Lehrbuch

der

freiwilligen Kriegs-Krankenpflege

beim Heere des

Deutschen Reiches

von

Friedrich von Criegern-Thumitz,

Königl. Sächs. Geheimen Regierungsrate, Landesdelegierten der freiwilligen Krankenpflege und Vorsitzenden im Direktorium des Landesvereins zur Pflege im Felde verwundeter und erkrankter Krieger im Königreich Sachsen, Mitglied des Centralkomitees der deutschen Vereine vom roten Kreuze.

Mit einer Karte.

Bearbeitet und herausgegeben im Auftrage des

Centralkomitees der deutschen Vereine vom roten Kreuze.

Zweite, verbesserte und vermehrte Auflage.

Leipzig,

Verlag von Veit & Comp.

1891.

Druck von Metzger & Wittig in Leipzig.

Dem unvergeßlichen Andenken der erhabenen
Allerdurchlauchtigsten Schutzherrin des roten Kreuzes
in Deutschland

weiland Ihrer Majestät

der Kaiserin und Königin

Augusta

in ehrfurchtsvoller Erinnerung
und
unerlöschlicher Dankbarkeit

geweiht

vom

Verfasser.

Vorwort zur ersten Auflage.

Seit dem Erscheinen meines unter dem Titel: „Das rote Kreuz in Deutschland“ im Jahre 1883 herausgegebenen Handbuches der freiwilligen Krankenpflege, einer Arbeit, welche des von weiland Ihrer Majestät der Kaiserin und Königin Augusta gestifteten Preises für würdig erachtet worden war, haben sich die thatsächlichen Verhältnisse ganz wesentlich verändert. Der Inhalt des „Roten Kreuzes“ ist in vielen Beziehungen von den Ereignissen überholt worden und erscheint daher zum Teil veraltet. Jedenfalls war dasselbe als praktisches Handbuch nicht mehr voll verwendbar, und dieser Übelstand würde sich auch durch Veranstaltung einer neuen Auflage nicht haben beseitigen lassen. Einen entsprechenden Ersatz zu schaffen, erschien daher geboten. Hierzu trat der ehrenvolle Auftrag des Centralkomitees der deutschen Vereine vom roten Kreuz, den zu erfüllen in dem Geiste, in welchem derselbe gegeben worden ist, der Verfasser in beinah dreijähriger Arbeit sich ernst bemüht hat. Die Arbeit selbst war keine leichte. Schon die Bewältigung und Ordnung des gewaltigen Stoffes, der sich noch während der Arbeit fort und fort bis in die letztverflossene Zeit hinein vermehrte, bot große Schwierigkeiten. Ob das Ergebnis dieser Arbeit als ein gelungenes betrachtet werden kann, darüber zu urteilen muß anderen überlassen werden. Daß das Werk in vielen Beziehungen verbesserungsfähig und verbesserungsbedürftig ist, daß die Notwendigkeit von Ergänzung und Vervollständigung in manchen Punkten bald hervortreten wird, niemandem kann dies klarer einleuchten, als dem Verfasser selbst.

Allein ein vorläufiger Abschluß der Arbeit erschien nach so langer Zeit geboten, und so hat sich denn der Verfasser entschlossen, das Buch in der vorliegenden Form jetzt zu veröffentlichen. Dem „Roten Kreuz“ ist seiner Zeit eine erfreuliche Teilnahme entgegengebracht worden. Auf diese Thatsache wagt der Verfasser die Hoffnung zu gründen, daß eine ähnliche fördernde Teilnahme auch diesem Lehrbuche zu teil werden möge. Nur unter dieser Voraussetzung kann das Bestreben des Verfassers, Nutzen zu schaffen, die große Sache des roten Kreuzes zu fördern und dessen Leistungsfähigkeit zu erhöhen, von einigem Erfolge gekrönt werden.

Das gegenwärtige Lehrbuch beschäftigt sich allein mit der nationalen Seite der freiwilligen Hilfe in Deutschland. Der Verfasser hat dementsprechend abgesehen von jedem Eingehen auf die Verhältnisse in außerdeutschen Staaten und Ländern, sowie von einer Darstellung der Gesamtinstitution der freiwilligen Hilfe in ihrer geschichtlichen Entwickelung, nicht minder von jeder eingehenden Untersuchung über das Wesen und die Stellung der internationalen Hilfe und über die internationale Bedeutung des roten Kreuzes. Erörterungen über die Genfer Konvention, ihre Geschichte, ihre Bedeutung, ihre Mängel u. s. w. sind ebenfalls ausgeschlossen geblieben.

Daß die Darstellung auf die freiwillige Hilfe im Seekriege sich nicht erstreckt, bedarf wohl keiner besonderen Rechtfertigung.

Endlich hat es der Verfasser auch vermieden, auf dasjenige, was die freiwillige Hilfe in Deutschland bisher bereits geleistet hat, zurückzukommen. In dieser Beziehung muß auf die Ausführungen im „Roten Kreuz" verwiesen werden.

Das vorliegende Buch soll an erster Stelle ein Lehrbuch sein. — Bereits bei den Besprechungen des „Roten Kreuzes" wurde von maßgebender Stelle aus der Wunsch ausgesprochen, daß der Verfasser die neue Organisation der freiwilligen Krankenpflege an der Hand der in Geltung stehenden staatlichen Vorschriften bezüglich der einzelnen Dienstverrichtungen eingehend präzisieren und formulieren möchte. Diesen Wunsch zu erfüllen, hat der Verfasser versucht. Als leitenden Grundsatz hat derselbe daran festgehalten: daß der Inhalt des Buches einem jeden, der in den Dienst der freiwilligen Krankenpflege zu treten oder der innerhalb derselben irgend welche Stellung einzunehmen beabsichtigt, sei es als Delegierter, sei es als Mitglied eines Vereinsvorstandes, als freiwilliger Pfleger oder Träger, sei es als einfaches Vereinsmitglied u. s. w., Auskunft geben soll nicht nur über die gesamte Organisation und die Aufgaben, welche die freiwillige Kriegskrankenpflege im allgemeinen zu erfüllen hat, nicht minder über die Zuständigkeit der einzelnen Organe und deren Beziehungen sowohl zu einander als zu den Staats- und Militärbehörden, sowie zu dem Kaiserlichen Kommissar und Militärinspekteur, sondern besonders auch über die Voraussetzungen, Arbeiten und Pflichten, welche mit den einzelnen Funktionen selbst verbunden sind. Es soll dienen beim Selbststudium, als Hilfsbuch beim Unterrichte, nach Befinden selbst für den Lehrenden, und als Nachschlagebuch in der Praxis.

Es ist allgemein anerkannt, welche Wichtigkeit die Vor- und

Ausbildung der einzelnen Mitglieder des Institutes der freiwilligen Krankenpflege namentlich in den letztverflossenen Jahrzehnten gewonnen hat. Nur an ein Wort sei erinnert, welches der hochselige Kaiser Wilhelm I. im Jahre 1880 am Vorabende des Sedantages den Soldaten des deutschen Heeres zurief: „Möge die Armee noch immer eingedenk sein, daß sie nur dann große Erfolge erzielen kann, wenn der Fleiß in der Vorbildung für den Krieg nie ermüdet, und wenn auch das Geringste nicht mißachtet wird, um der Ausbildung ein sicheres und festes Fundament zu geben." Diese beherzigenswerten Worte haben auch für die freiwillige Krankenpflege ihre volle Bedeutung.

Eines freilich ist seit dem Jahre 1883 nicht viel anders geworden: die beklagenswerte Unkenntnis der einschlagenden Verhältnisse in weiteren Kreisen. Die Zahl derjenigen, welche mit dem vorliegenden Gegenstande nur einigermaßen vertraut sind und welche wenigstens die in Geltung stehenden staatlichen Vorschriften wirklich kennen, ist eine überraschend kleine auch heute noch. Selbst in den Kreisen, welche sich praktisch mit der freiwilligen Krankenpflege beschäftigen, bis hinein in einzelne Vereinsleitungen finden sich in dieser Beziehung recht bedenkliche Lücken neben ebenso bedenklichen Auffassungen der gegebenen Verhältnisse. Durch einzelne Veröffentlichungen aus neuester Zeit ist der Beweis erbracht worden, daß das Verständnis im allgemeinen ein mangelhaftes ist, und daß namentlich die Grundgesetze nicht richtig aufgefaßt und in ihrer Tragweite und Bedeutung nicht genügend gewürdigt werden. Nur diese Unkenntnis löst das traurige Rätsel der Teilnahmlosigkeit und des mangelnden Interesses, welche den Bestrebungen des roten Kreuzes in weiteren Kreisen der Bevölkerung während des Friedens entgegentreten. Man darf aber an der Hoffnung festhalten, daß sich aus genügender Kenntnis eine erhöhte Teilnahme entwickeln werde.

Diese Kenntnis zu erlangen ist aber nicht so leicht. Die Thätigkeit des roten Kreuzes und das Hilfsvereinswesen sind im Laufe der Zeit zu einer Wissenschaft geworden, welche erlernt werden muß. Nicht jeder, der es will, kann es. Vorzugsweise wird es immer mit einigen Schwierigkeiten verbunden bleiben, für die Verbindung der freiwilligen Hilfe mit dem Staatswesen, für deren Einordnung in das Militärsanitätswesen ein wirkliches Verständnis zu gewinnen. Erhöht werden diese Schwierigkeiten durch den Umstand, daß die Kreise der freiwilligen Krankenpflege selbst erst nach und nach von anfänglich unrichtigen und unklaren Auffassungen zum richtigen, wirklich sachentsprechenden Standpunkt vorgeschritten sind. Hierzu kommt, daß diese Entwickelung der Dinge in den verschiedenen Ländern, Staaten, Orden und Vereinen eine durchaus verschiedenartige gewesen ist. Endlich sind die verschiedenen maßgebenden Bestimmungen zerstreut, und es bedarf einer mühevollen Arbeit, dieselben zusammenzusuchen und zusammenzustellen.

Aus allen diesen Gründen erscheint die Annahme gerechtfertigt, daß auch weitere Kreise Zeit und Lust finden werden, von den hochwichtigen Grundgesetzen und Einrichtungen der freiwilligen Krankenpflege wenigstens Kenntnis zu nehmen, wenn denselben die Arbeit durch eine Sammlung des zerstreuten Materiales, durch eine vergleichende Zusammenstellung der zu verschiedenen Zeiten und an verschiedenen Orten gemachten Erfahrungen und durch eine Darlegung der Auffassungen und Grundsätze, welche gegenwärtig allgemein als die richtigen Anerkennung erlangt haben, wesentlich erleichtert wird.

Dies ist der zweite Zweck des vorliegenden Lehrbuches. Dasselbe soll dazu beitragen, das allgemeine Interesse an der Sache zu erwecken und zu fördern, indem es für jedermann, also auch für solche, welche von der freiwilligen Krankenpflege und deren Bestrebungen bisher nichts, wenig oder in der Hauptsache falsches gewußt haben, die Möglichkeit bieten, ohne zu große Mühe ein klares Bild von dem gegenwärtigen Stande der Dinge, sowie von der Bedeutung, den Zielen und Aufgaben der freiwilligen Krankenpflege zu gewinnen.

Dieser Zweck wird freilich nur dann erreicht werden können, wenn das Buch nicht allein in den zunächst beteiligten, sondern auch in weiteren Kreisen der Bevölkerung Verbreitung findet und gelesen wird.

Und in diesem Sinne bezweckt das Buch allerdings eine Agitation zu gunsten der Arbeiten und Bestrebungen des roten Kreuzes, aber eine Agitation, welche kaum geeignet erscheinen dürfte, Befürchtungen zu erwecken oder Beunruhigung hervorzurufen. Denn auch die freiwillige Krankenpflege selbst bedarf noch einer längeren Friedenszeit und Friedensarbeit, um auf den Standpunkt zu gelangen, auf welchem sie zu sagen berechtigt sein würde: wir sind fertig, bereit und im stande, das zu leisten, was von uns verlangt wird und verlangt werden muß. Im übrigen braucht man in dieser Beziehung nur einen vergleichenden Blick auf andere Länder zu werfen, um zu sehen, welche rührige Thätigkeit zu gunsten der freiwilligen Krankenpflege auch während des tiefsten Friedens dort entfaltet wird.

Wohl hat die freiwillige Krankenpflege eine große Zukunft, wohl erscheint sie berufen, in künftigen Kriegen eine einflußreiche, wichtige Stellung einzunehmen, allein nur unter der alleinigen und unerläßlichen

Voraussetzung, daß sie selbst ihre Stellung und Aufgabe richtig erfaßt und daß das Gefühl der Gemeinsamkeit innerhalb der Orden und Vereine immer mehr ausgebildet wird, gleichzeitig aber auch das Gefühl der Zusammengehörigkeit mit dem vaterländischen Heere.

Die Überzeugung muß endlich Gemeingut werden, daß es nur durch eine völlige Ein- und Unterordnung unter die Staatsgewalt und durch ein planmäßiges, gesetzlich geordnetes Zusammenwirken mit dem Heeressanitätsdienst möglich werden kann, die vorliegenden Aufgaben, welche nicht allein humanitäre, sondern vorzugsweise auch patriotische und nationale sind, einer wirklich gedeihlichen Lösung entgegenzuführen.

Diese Erkenntnis, man dürfte wohl sagen Selbsterkenntnis zu fördern, Klarheit zu schaffen in so manchen Punkten, bezüglich derer zum Teil immer noch irrige, die Sache selbst schädigende Ansichten und Auffassungen verbreitet sind, den Nachweis zu liefern, daß diejenigen auf falschen Wegen wandeln, welche die Aufgaben, die Ziele und den Wirkungskreis der freiwilligen Hilfe stets erweitert sehen wollen, und endlich für die Arbeit des roten Kreuzes noch einen neuen Stamm von Frauen und Männern zu gewinnen, welche geneigt sind, diese Arbeit wirklich ernst zu nehmen und derselben eine mehr als beiläufige und vorübergehende Teilnahme zu schenken — das sind endlich die weiteren Aufgaben, deren Lösung in den nachfolgenden Ausführungen angestrebt worden ist.

Soweit in diesen Ausführungen, bei denen auf Objektivität, Vollständigkeit des Inhaltes, Klarheit, Deutlichkeit und leichte Verständlichkeit der Darstellung das größte Gewicht gelegt worden ist, Ansichten ausgesprochen werden, sind dieselben als persönliche Ansichten des Verfassers aufzufassen, welche zwar auf innerster, durch langjährige Arbeit und Erfahrung gewonnener Überzeugung beruhen, durch welche aber das Centralkomitee selbst in keiner Weise gebunden oder präjudiziert wird. Die Ansichten anderer sind hierbei sorgfältig erwogen und verwertet worden. Im Interesse der Vollständigkeit und Deutlichkeit hat daher der Verfasser mehrfach auf prägnante Kürze verzichten zu sollen geglaubt und selbst Wiederholungen, da wo er sie für geboten erachtete, nicht gescheut. Im allgemeinen hat derselbe das Bestreben festgehalten, bei jedem einzelnen Teile der Arbeit das gesamte, auf den betreffenden Punkt bezügliche Material zusammenzufassen.

Dieses Lehrbuch sollte der Allerdurchlauchtigsten Schutzherrin des roten Kreuzes in Deutschland, weiland Ihrer Majestät der Kaiserin und Königin Augusta gewidmet sein. Allerhöchstdieselbe hatte diese allerunterthänigste Widmung allergnädigst angenommen und genehmigt. Gehoben durch dieses freudige Bewußtsein hatte der Verfasser den Tag, an welchem es ihm vergönnt sein würde, die vollendete Arbeit der allergnädigsten Beschützerin dankerfüllt zu Füßen zu legen, mit Ungeduld herbeigesehnt. Und als nun die Arbeit wirklich vollendet war, da kam jener schmerzerfüllte Tag, welche die unvergeßliche Kaiserin aus diesem Leben abrief und ihrem hohen, heil- und segenspendenden Berufe entriß.

Nun ruht sie in kühler Gruft an der Seite des vorangegangenen Gemahls aus von der Arbeit unermüdlicher Pflichterfüllung, ein leuchtendes Vorbild für alle.

Und so sei denn diese Arbeit, welche bestimmt ist, diejenigen Zwecke zu fördern, welche der hochseligen Kaiserin ans Herz gewachsen waren, in ehrfurchtsvoller Ergebenheit und unerlöschlicher Dankbarkeit tief trauernd dem unvergeßlichen Andenken Ihrer Majestät der Kaiserin und Königin Augusta geweiht. Möge es uns gelingen, in ihrem Geiste an der Lösung unserer Aufgabe weiter zu arbeiten.

Bautzen, am 12. Januar 1890.

Der Verfasser.

Vorwort zur zweiten Auflage.

Die in dem Vorworte zur ersten Auflage des Lehrbuches ausgesprochene Hoffnung, daß demselben aus den beteiligten Kreisen eine rege, fördernde Teilnahme entgegengebracht werden möchte, hat sich in reichem Maße erfüllt. Die Beurteilung, welche dem Werke in der Öffentlichkeit und namentlich von sachverständiger Seite zu teil geworden, ist die denkbar günstigste. Durch diese Thatsache fühlt sich der Verfasser hochgeehrt, aber auch zu lebhaftem Danke gegen alle diejenigen verpflichtet, welche dem Buche und dessen Studium ihre Aufmerksamkeit zugewendet haben. Namentlich fühlt er sich gedrungen, diesem Danke dem Centralkomitee der deutschen Vereine vom roten Kreuz und dessen hohem Präsidium gegenüber Ausdruck zu geben für die mächtige Förderung, welche dasselbe einer Verbreitung des Buches in Vereins- und anderen verwandten Kreisen hat angedeihen lassen.

Gleichen Dank widmet er dem um eine sachgemäße Weiterentwickelung der freiwilligen Krankenpflege so hochverdienten Chef der Medizinalabteilung im Königl. preuß. Kriegsministerium, sowie denjenigen Herren Sanitätsoffizieren, welche dem Buche und dem in demselben behandelten Gegenstande eine so wertvolle und fördernde Teilnahme zugewendet haben.

Der von vielen Seiten an das Centralkomitee herangetretene Wunsch, in den Besitz einer größeren Anzahl von Exemplaren des Werkes zu gelangen, hat den Beweis erbracht, daß durch die Veröffentlichung des Lehrbuches ein thatsächlich vorhandenes Bedürfnis erfüllt worden ist, er hat aber auch, da das Centralkomitee die Erfüllung dieses Wunsches für angezeigt erachtete, dazu geführt, daß bereits gegenwärtig eine zweite Auflage veranstaltet werden mußte.

Wenn nun auch diese zweite Auflage das Werk in der Hauptsache in seiner alten Form belassen hat, so gab dieselbe doch zu vielfachen Berichtigungen, Verbesserungen und Ergänzungen Veranlassung. Bei den ersteren haben die wertvollen Bemerkungen bei den Besprechungen des Buches volle Berücksichtigung gefunden. Die Ergänzungen betreffen vorzugsweise die Darstellung der Verhältnisse der deutschen Landesvereine vom roten Kreuz, die Veränderungen, welche inzwischen in der Verfassung der Genossenschaften freiwilliger Krankenpfleger ins Leben getreten sind, die Weiterentwickelung der Kolonnen freiwilliger Krankenträger und vor allen Dingen die eingehende Besprechung der zerlegbaren, transportablen Lazarettbaracke, deren innere Einrichtung und des transportablen Barackenlazarettes. Der fünfte Teil des sechsten Abschnittes, die Bereitstellung des Materiales während des Friedens, ist fast ganz umgearbeitet und wesentlich vervollständigt worden. Hierbei hat der Verfasser die inzwischen ergangenen neuen Erlasse des Centralkomitees, des Vorstandes des vaterländischen Frauenvereines u. s. w., sowie die neuerschienenen Werke[1] auf dem Gebiete der freiwilligen Krankenpflege sorgfältig berücksichtigt.

Wer das Buch in seiner neuen Gestalt einer Durchsicht würdigt, wird den Beweis erbracht finden, daß während des Jahres 1890 in der Entwickelung der freiwilligen Krankenpflege kein Stillstand eingetreten,

[1] Nach Vollendung des Druckes sind noch erschienen: 1. Die sechste Auflage des Leitfadens für den Unterricht der freiwilligen Krankenträger, (vergl. S. 277) neu bearbeitet und mit ganz wesentlichen Ergänzungen und Verbesserungen versehen von Oberstabsarzt Dr. Rühlemann; und 2. Lehrbuch für Krankenpflegerinnen von Dr. Göring, dirig. Arzt des Vereinskrankenhauses zum roten Kreuz in Bremen. Bremen, Druck von Carl Schumann. 1891. (Vergl. S. 230.)

sondern daß dieselbe ohne Rast weiter fortgeschritten ist. Und darum darf der Verfasser die Thatsache, daß die erste Auflage seines Lehrbuches nach dem Ablaufe nur eines Jahres wenigstens in einigen Punkten bereits als veraltet bezeichnet werden muß, als eine hocherfreuliche bezeichnen.

Diesen gedeihlichen Fortgang verdanken wir der gewissenhaften und aufopfernden Arbeit aller Beteiligten. Wir verdanken ihn aber vor allen Dingen der Thatsache, daß die Vereine vom roten Kreuz des mächtigen und fördernden Schutzes, der denselben bisher von allerhöchster Stelle aus zu teil geworden war, nicht verlustig gegangen sind, da Ihre Majestäten der Kaiser Wilhelm II. und die Kaiserin Auguste Viktoria nicht nur das Protektorat über den preußischen Verein zur Pflege im Felde verwundeter und erkrankter Krieger beziehentlich über den vaterländischen Frauenverein übernommen, sondern auch der Gesamtheit der deutschen Vereine vom roten Kreuz in ihrem Werke selbstloser und aufopfernder Nächstenliebe allerhöchstihren Schutz und allerhöchstihre Fürsorge ausdrücklich zugesagt haben. Aus der Geschichte des letztverflossenen Jahres müssen wir die erhebende Überzeugung gewinnen, daß das große Werk der unvergeßlichen Schutzherrin des roten Kreuzes, Ihrer Majestät der hochseligen Kaiserin Augusta, in gleichem Sinne weiter geführt werden wird.

Und in dieser freudigen Zuversicht sendet der Verfasser diese zweite Auflage in die Welt, hoffend, daß auch sie freundliche Aufnahme finden und den erhofften Nutzen schaffen werde.

Eine Hoffnung, welche der Verfasser in dem Vorworte zur ersten Auflage auszusprechen wagte, hat sich freilich bisher nicht erfüllt.

In den weiteren, außerhalb der Vereinsthätigkeit stehenden Schichten der Bevölkerung hat das Lehrbuch die erwünschte Teilnahme und Verbreitung noch nicht gefunden. Der zweite, in der gedachten Vorrede als besonders wichtig hervorgehobene Zweck des Buches kann daher als erreicht noch nicht angesehen werden. Der Verfasser giebt aber trotz alledem die Hoffnung nicht auf, daß es der vorliegenden zweiten Auflage doch noch gelingen werde, diese Teilnahme zu gewinnen, zumal der Versuch gemacht werden soll, das Buch mehr, als dies bei der ersten Auflage im Bereiche der Möglichkeit lag, auf dem Wege des Buchhandels zu verbreiten. Soll aber dieser Zweck erreicht werden, so bedarf der Verfasser der werkthätigen Unterstützung seiner und der Sache Freunde. Und diese erbittet er.

Dresden, im Januar 1891.

Der Verfasser.

Inhalt.

Zweiter Teil.

Die freiwillige Krankenpflege.

Dritter Abschnitt.

Vierter Abschnitt.

Fünfter Abschnitt.

Sechster Abschnitt.

Einleitung.

Der Krieg ist heute noch, wie er es vor Jahrhunderten gewesen, „ein furchtbar Schrecknis und ein roh gewaltsam Handwerk". Aber doch wie anders, als zu den Zeiten, wo vor der sogenannten Kriegsraison jede menschliche Rücksicht verstummen mußte. Der antike Satz, daß der Feind rechtlos sei, wird von dem modernen Rechte der zivilisierten Völker verworfen.

Die gegenwärtige Auffassung geht vielmehr dahin: so sehr auch die Kriegseröffnung in ihren Wirkungen die Rechtsordnung verändert, so hebt sie dieselbe doch keineswegs auf, selbst nicht in dem Verhältnisse der kriegführenden Parteien zu einander. Das Völkerrecht verbindet auch diese während des Krieges; es beschränkt sie in der Anwendung von Gewaltmitteln insoweit, als dieselben die Schranken der Rechtsnotwendigkeit nicht überschreiten und durchbrechen dürfen. Noch in den dreißiger Jahren dieses Jahrhunderts stellte Vattel in seinem berühmten Werke: „Le droit des gens ou principes du droit international" (Das Völkerrecht oder die Grundsätze des internationalen Rechtes) den Grundsatz auf: alle Unterthanen der kriegführenden Staaten sind als Feinde anzusehen und zu behandeln. Heute hat dieser Satz ganz wesentliche Einschränkungen erfahren. Allgemein geht man bei der Kriegführung von dem Grundsatze aus, daß sich die Staaten und die Armeen, nicht aber die einzelnen, durch den Krieg keineswegs rechtlos gewordenen Einwohner als Feinde gegenüberstehen. Man erkennt aber auch den weiteren Satz des älteren Kriegsrechtes: „füge deinem Feinde so viel Schaden zu, als du irgend kannst", nicht mehr als Richtschnur an; es hat sich derselbe vielmehr verwandelt in den Satz: „du sollst und darfst deinem Feinde nur so viel Schaden zufügen, als die Erreichung des Kriegszweckes es verlangt".

Und diesem Kriegszwecke steht eine möglichst weitgehende Fürsorge für die unvermeidlichen Opfer des Krieges keineswegs entgegen. Auch die Staaten haben mehr und mehr anerkannt, daß es eine allgemeine nationale und selbst internationale Pflicht sei, nach Möglichkeit und innerhalb der vom Kriegszwecke selbst gezogenen Grenzen dafür Sorge zu tragen, daß diejenigen, welche ihr Leben und ihre Gesundheit für das Vaterland aufs Spiel setzen, möglichst wenig leiden und ihrer Gesundheit möglichst rasch wieder entgegengeführt werden. Und diese Fürsorge gilt nicht allein den Verwundeten und Kranken der eigenen Armee, sondern sie erstreckt sich auch auf den Feind. Für den der feindlichen Armee angehörigen Verwundeten und Kranken, welcher in die Hand des Gegners gelangt, soll in bezug auf die Darbringung ärztlicher Hilfe in gleicher Weise gesorgt werden, wie für den Soldaten des eigenen Heeres.

Aus der Anerkennung dieses Grundsatzes sind die Bestrebungen auf Sicherstellung dieser Erleichterungen durch Aufstellung fester, völkerrechtlicher, von allen Staaten durch Vertrag anerkannter Prinzipien hervorgegangen, und diese Bestrebungen haben im Jahre 1864 zu dem Abschlusse der Genfer Konvention geführt, welche im Vereine mit den Beschlüssen der Genfer Konferenz vom 26. Oktober 1863 die erste und vornehmlichste Grundlage für die Teilnahme der nicht zur Armee gehörigen Bevölkerung an der Fürsorge für die Verwundeten und Kranken im Kriege bildet.

Dieser Genfer Konvention vom 22. August 1864 sind sämtliche europäische und zahlreiche außereuropäische Regierungen beigetreten. Dagegen haben die später unterm 20. Oktober 1868 vereinbarten Zusatzartikel zu derselben noch keine allseitig formelle Genehmigung seitens der Regierungen gefunden, wohl aber sind dieselben seiner Zeit für den deutsch-französischen Krieg durch Vereinbarung zwischen den kriegführenden Mächten als eine zu befolgende Richtschnur (modus vivendi) anerkannt worden.[1]

Allein noch eine weitere segensreiche Folge hat diese Anerkennung gehabt.

Seit dieser Zeit gehen mehr, als dies vorher je geschehen, in allen europäischen Staaten mit den Bestrebungen, möglichst viele Wunden zu schlagen, gleich eifrige Bestrebungen Hand in Hand, das Los der Verwundeten und Kranken im Kriege zu erleichtern, sowie Einrichtungen zu treffen, welche die Erreichung dieses Zweckes ermöglichen und fördern.

Überall hat man dem Kriegssanitätsdienste erneute Aufmerk-

---

[1] Die Genfer Konvention nebst Zusatzartikeln ist in der Anlage I wörtlich abgedruckt.

samkeit zugewendet, überall hat man die Verwendung großer Mittel für die Vervollkommnung der betreffenden Einrichtungen nicht gescheut, überall wenden die Träger der Kronen und namentlich die edlen Frauen, welche die Throne schmücken, diesen im edelsten Sinne des Wortes menschlichen Bestrebungen ihre werkthätige Teilnahme zu, und überall beteiligt sich gegenwärtig die gesamte Bevölkerung der zivilisierten Staaten durch die freiwillige Hilfe und Krankenpflege an der Fürsorge für die Verwundeten und Kranken im Kriege.

Diese freiwillige Mithilfe der Völker zur Linderung der Leiden Verwundeter und Kranker im Kriege verfolgt auf der einen Seite internationale Zwecke, d. h. die Vereine haben die Verpflichtung übernommen, den Verwundeten und Kranken der kriegführenden Heere auch in den Kriegen Hilfe zu bringen, an denen der eigene Staat nicht beteiligt ist (sog. Hilfe der Neutralen). Aus diesem Grunde führten die betreffenden Vereine des roten Kreuzes vielfach die Bezeichnung: „internationale Vereine zur Pflege verwundeter und erkrankter Krieger".

Auf der anderen Seite haben es bereits die Beschlüsse der Genfer Konferenz vom 26. Oktober 1883 in § 5 als eine vorzugsweise Pflicht der Hilfsvereine der kriegführenden Mächte und ihrer Komitees anerkannt: daß sie ihren eigenen Armeen Hilfe bringen sollen.

Diese nationale Seite der freiwilligen Hilfe, d. h. die Fürsorge für die Verwundeten und Kranken des eigenen, vaterländischen Heeres ist im Laufe der Zeit mehr und mehr in den Vordergrund getreten, namentlich auch bei den Bestrebungen der freiwilligen Krankenpflege in Deutschland. Und auch an dieser Stelle soll diese nationale Arbeit allein in den Kreis der Betrachtung gezogen werden.

Wohl steht es zweifellos fest, daß der Staat in erster Linie verpflichtet ist und bleibt, für die Opfer des Krieges und vorzugsweise für diejenigen, welche bei der Erfüllung der Heerespflicht verwundet werden oder erkranken, zu sorgen. Ebenso fest steht es aber, daß der Staat lediglich innerhalb der Grenzen des Erreichbaren arbeiten kann. Es wird demselben niemals möglich sein, die idealen Anforderungen christlicher Menschenliebe in ihrem vollen Umfange zu erfüllen und allen Opfern des Krieges in ihrer Gesamtheit wirklich ausreichenden Beistand zu leisten, ihnen dieselbe pflegende Fürsorge angedeihen zu lassen, welche während wohlgeordneter Friedenszustände geboten werden kann. Dies liegt einfach in dem Wesen des Krieges und der mit jeder Kriegführung verbundenen, unvermeidbaren Übelstände.

In dessen Erkenntnis hat der Staat die dargebotene Mitarbeit der freiwilligen Hilfe gern und bereitwillig angenommen, aber nicht allein in dem Bewußtsein, hierdurch sachlich und persönlich unterstützt zu werden und so die Hilfsquellen für eine möglichst ausreichende Fürsorge für die Verwundeten und Kranken zu vermehren, sondern namentlich auch in der richtigen Erkenntnis, daß ihm gleichzeitig eine sittlich-politische Verpflichtung obliege, ein solches auf den heiligen Gefühlen der Vaterlandsliebe und der Menschenliebe beruhendes Anerbieten nicht abzuweisen, sondern dasselbe zu nähren und der Allgemeinheit dienstbar zu machen.

„Den Abstand, um welchen das staatlich Erreichbare hinter den berechtigten Forderungen der Menschenliebe zurückbleibt, vermag nur die freiwillige Krankenpflege auszufüllen.“ Das sind Worte aus hohem Munde, deren hohe Bedeutung nicht oft genug in das Gedächtnis zurückgerufen werden kann.

Und in diesem Sinne erscheint die freiwillige Krankenpflege, dieses dritte Aufgebot des Volkes, welches hinter den Reihen der in der Front Kämpfenden steht und diese durch das Bewußtsein des Naheseins helfender und tröstender Liebe stärkt, nicht nur berechtigt, sondern auch unentbehrlich. Die freiwillige Krankenpflege, welche ihre Arbeit freiwillig in den Dienst des Staates stellt, bildet gegenwärtig einen Bestandteil der Wehrkraft des deutschen Volkes: je lebens- und leistungsfähiger sie ist, desto stärker wird die Wehrkraft des Vaterlandes sein. Keine Armee der Welt und sei sie noch so gewaltig, noch so vorzüglich organisiert, wird jemals in der Lage sein, im Falle des Krieges diese freiwillige Mitarbeit des Volkes wieder entbehren zu können, und darum hat die Behauptung ihre volle Berechtigung, daß es Pflicht der Staaten und deren Regierungen sei, den Bestrebungen der freiwilligen Krankenpflege, welcher Humanität und Vaterlandsliebe eine ebenso große und segensreiche als schwierige Aufgabe stellen, und in der ein Arbeitsfeld entstanden ist, an welches vor wenig Jahrzehnten noch niemand gedacht hat, nicht nur Wohlwollen entgegen zu bringen, sondern dieselben auch thatsächlich zu fördern und sachlich zu unterstützen.

Und letzteres ist im deutschen Vaterlande in vollem Umfange geschehen.

Was zunächst die Fürsorge für den amtlichen Sanitätsdienst anlangt, so wurde, nachdem seiner Zeit auf Grund der in den Jahren 1864 und 1866 gemachten Erfahrungen, die „Instruktion über das Sanitätswesen der Armee im Felde vom 29. April 1869“ erlassen worden war, an deren Stelle die Kriegssanitätsordnung vom 10. Januar 1878 publiziert (für das Königlich sächsische Armeekorps eingeführt durch Allerhöchste Entschließung vom 28. Juni und durch Verordnung des Königlichen Kriegsministeriums vom 1. Juli 1878), welche die im Kriege 1870/71 gemachten reichen Erfahrungen verwertet, und durch welche die Kriegskrankenpflege in Deutschland in erfolgreichster Weise geregelt worden ist. Aber auch hiermit wurde die gesetzgeberische Thätigkeit nicht als abgeschlossen betrachtet. Die Felddienstordnung vom 23. Mai 1887 enthält im Abschnitt J verschiedene den Sanitätsdienst betreffende Vorschriften, und in der Kriegsetappenordnung vom 3. September 1887 sind zahlreiche neue Bestimmungen getroffen worden, welche zum Teil Erläuterungen, zum Teil aber auch Abänderungen der in der Kriegssanitätsordnung enthaltenen Vorschriften bezwecken. Soweit jedoch die Kriegssanitätsordnung durch diese neueren Bestimmungen nicht ausdrücklich abgeändert worden ist, bleibt dieselbe für alle weiteren Maßnahmen und Einrichtungen in Geltung.

Im Königreiche Bayern ist in direktem Anschlusse an diese Kriegssanitätsordnung unterm 10. Februar 1879 eine Kriegssanitätsordnung für das Königlich bayerische Heer erlassen worden. Die Einrichtungen des amtlichen Sanitätsdienstes im Königreich Bayern stimmen in materieller Beziehung mit denen der übrigen deutschen Staaten vollkommen überein. Der Inhalt der einzelnen Paragraphen und auch die Reihenfolge derselben in der Kriegssanitätsordnung findet sich bis auf wenige Ausnahmen, die an anderer Stelle zu erwähnen sind, in der bayerischen Sanitätsordnung wieder. Ebenso haben Felddienstordnung und Kriegsetappenordnung in Bayern volle Geltung.

Zum Kriegssanitätsdienste im weiteren Sinne gehört auch der Gesundheitsdienst für die mobile Armee im Kriege. Unter diesem Gesundheitsdienste versteht man die pflichtmäßige und sachverständige Fürsorge der hierzu Berufenen für die Erhaltung eines guten Gesundheitszustandes innerhalb der Armee. Dieselbe umfaßt dementsprechend alle Maßregeln, welche bezwecken, die allgemeinen Lebensbedingungen auch im Felde zu erfüllen, eine geregelte Lebensweise innerhalb der Armee durchzuführen, insbesondere aber solche Krankheiten zu verhüten und abzuwehren, welche durch das Kriegsleben und die Anhäufung von großen Truppenmassen hervorgerufen werden, namentlich also Vernichtung von Ansteckungsstoffen und Durchführung geeigneter Vorsichtsmaßregeln gegen drohende Epidemieen.

Die Kriegssanitätsordnung für das deutsche Heer vom 10. Januar 1878 enthält die genauesten Vorschriften über die Zusammensetzung und

Art der Nahrung im Felde, über die Wahl der Nahrungsmittel, ihre Zubereitung und Prüfung, über Wasserversorgung der Truppen, Reinigung und Untersuchung des Wassers, über die unentbehrliche Pflege des Körpers, über den Gesundheitsdienst auf Märschen, besonders mit Rücksicht auf Sonnenstich und Hitzschlag, über die bei Anlage von Biwaks, Lagern und Lazaretten notwendigen Maßregeln, über das Verhalten in denselben, sowie in den Quartieren, über die Sanitätsausrüstung der Truppen im Felde, nicht minder über die zu treffenden Maßregeln zur Verhütung der Weiterverbreitung und zur Vernichtung von Ansteckungsstoffen unter besonderer Berücksichtigung sanitätspolizeilicher Maßnahmen, sowie der Armeekrankheiten unter Hinzufügung besonderer Anleitung zum Desinfektionsverfahren.

Die Durchführung dieser Vorschriften erfolgt allein durch die Organe des Staates, d. h. unter der Oberleitung der höheren Kommandobehörden und unter Mitwirkung der Militärverwaltungsbehörden (Intendantur, auch Generalstab) durch das militärärztliche Personal (Sanitätsoffiziere).

Der freiwilligen Krankenpflege ist bei der Durchführung dieses Gesundheitsdienstes nirgends eine Mitwirkung eingeräumt. Es wird daher auf diesen Teil des Kriegssanitätsdienstes nicht näher einzugehen sein. Vielmehr wird hier lediglich die zweite, dem allgemeinen Interesse bei weitem näher stehende Aufgabe des Kriegssanitätsdienstes in Frage kommen können: Die Fürsorge für die verwundeten und erkrankten Krieger, die Kriegskrankenpflege, der Verwundeten- und Krankendienst.

Bei dieser Fürsorge ist der freiwilligen Krankenpflege durch die oben bereits genannten Gesetze und Verordnungen und namentlich auch durch den als Anlage II zu § 6 der Kriegsetappenordnung erlassenen: „Organisationsplan der freiwilligen Krankenpflege im Kriege" eine ganz wesentliche Mitwirkung eingeräumt worden. Eine genaue Kenntnis dieser Grundgesetze bildet für alle diejenigen Orden, Vereine, Genossenschaften und Personen, welche teilnehmen wollen an den Arbeiten des roten Kreuzes, eine ganz unentbehrliche Voraussetzung, und darum wird, ehe zur freiwilligen Krankenpflege selbst übergegangen werden kann, zunächst und vor allen Dingen eine möglichst klare Darstellung von den Einrichtungen des staatlichen Sanitätsdienstes im Kriege, denen sich die freiwillige Krankenpflege anzuschließen hat, gegeben werden müssen.

Erster Teil.

Der amtliche Sanitätsdienst.

Der amtliche Sanitätsdienst.

Im Kriege sind für das Heer und den gesamten Sanitätsdienst drei große **Bereiche** zu unterscheiden:

1. der Bereich der operierenden Armee (Feldarmee),
2. der Bereich der Etappeninspektionen und
3. der Bereich der Besatzungsarmee (der Generalgouverneure und stellvertretenden Generalkommandos).

Erster Abschnitt.

Die operierende Armee (Feldarmee) und der amtliche Sanitätsdienst bei derselben.[1]

Die operierende Armee (Feldarmee) erstreckt sich rückwärts vom Feinde bis zu dem Beginne des Etappenrayons. Die Grenze wird in jedem einzelnen Falle von den obersten Kommandobehörden festgestellt.

I. Die Zusammensetzung der Armee.

Nach dem durch Seine Majestät den Kaiser und König befohlenen „Ordre de Bataille" besteht die Feldarmee aus Armeen, diese aus Armeekorps, Kavalleriedivisionen und Reservedivisionen.

Ein Armeekorps besteht in der Regel aus zwei bis drei Infanteriedivisionen, der Korpsartillerie, den Munitionskolonnen und Trains. Das bei einem Armeekorps befindliche Jägerbataillon wird in der Regel einer Infanteriebrigade zugeteilt.

Eine Infanteriedivision besteht aus zwei Infanteriebrigaden, einem Kavallerieregimente (Divisionskavallerie), einem Feldartillerieregimente (Divisionsartillerie), ein bis zwei Feldpionierkompanien, einem Divisionsbrückentrain und einem Sanitätsdetachement.

Eine Kavalleriedivision besteht aus Kavalleriebrigaden und reitender Artillerie.

Eine Reservedivision ist im allgemeinen wie eine Infanteriedivision zusammengesetzt.

---

[1] Über Organisation der Armeesanität und eine Anzahl damit in Verbindung stehender Fragen vgl. auch: Generalarzt a. D. Dr. Alexander Ochwadt: „Das Kriegsheilwesen im Einklange mit der kulturellen Entwickelung der Zivilisation und Humanität." (Berlin 1889, Funke u. Naeter.)

II. Das Sanitätspersonal der operierenden Armee.

(Ärzte und Hilfspersonal.)

Die oberste Leitung des gesamten Sanitätsdienstes auf dem Kriegsschauplatze liegt in den Händen des Chefs des Feldsanitätswesens (siehe im zweiten Abschnitte unter III. A, S. 34).

Jeder Truppenteil besitzt seine Ärzte (Truppenärzte).

Zu jedem Armeeoberkommando gehört ein Armeegeneralarzt als ärztlich-technischer Referent, zu jedem Armeekorps ein Korpsgeneralarzt, dem die Divisionsärzte bei den Divisionskommandos unterstehen. Diese sind die direkten Vorgesetzten der übrigen Truppenärzte. Zu wissenschaftlich-technischen Zwecken, und um die dirigierenden und behandelnden Ärzte mit maßgebendem Rate zu unterstützen bei der Behandlung der Verwundeten und Kranken, werden der Feldarmee konsultierende Chirurgen (hervorragende Civilärzte und Autoritäten, besonders Professoren der Chirurgie) beigegeben, deren Thätigkeit sich in der Hauptsache auf die Verbandsplätze und Lazarette erstreckt.

Als Hilfspersonal befinden sich bei der Armee: die Krankenträger, Lazarettgehilfen bez. Oberlazarettgehilfen und Militärkrankenwärter. Außerdem sind in jeder Kompanie vier Mann als Hilfskrankenträger ausgebildet, welche bis zum Gefecht in der Front verbleiben.

Die Verwundeten und Kranken, sowie das gesamte Sanitätspersonal stehen unter dem Schutze der Genfer Konvention[1] und trägt letzteres als Neutralitätszeichen die weiße Binde mit dem roten Kreuze.

III. Einrichtungen für die Pflege der Verwundeten und Kranken.

Zu den Einrichtungen für die Pflege der Verwundeten und Kranken gehört zunächst die Ausrüstung der Offiziere und Mannschaften mit den sogenannten Verbandpäckchen. Es wird nämlich für jeden Offizier u. s. w. und Mann der Feld-, der Feldreservearmee und der Etappentruppen ein Verbandpäckchen, bestehend aus zwei antiseptisch imprägnierten Mullkompressen, einer antiseptisch imprägnierten Cambricbinde, einer Sicherheitsnadel und einem zugleich als Umhüllung dienenden Stück wasserdichten Stoffes schon im Frieden in den Militärlazaretten, und wo

[1] Die Genfer Konvention ist in Anlage I wörtlich abgedruckt.

solche nicht vorhanden, bei den Truppenteilen vorrätig gehalten. Im Felde sind die Verbandpäckchen seitens der Mannschaften in dem linken Vorderschoß des Waffenrockes, des Attila und der Ulanka, zwischen Futter und Tuch eingenäht, zu tragen. Die Kosten der Verbandpäckchen fallen dem Medizinalfond zu. (§ 25 der Kriegssanitätsordnung.)

Der Inhalt des Verbandpäckchens soll bei Anlegung des ersten Verbandes (Notverbandes) Verwendung finden.

Weiter besitzt jeder Lazarettgehilfe Tasche und Labeflasche, jeder Arzt sein Besteck. Zur Feststellung der Person trägt jeder Soldat eine Erkennungsmarke um den Hals.

Jedes Bataillon und jedes Kavallerieregiment ist mit je einem Medizinwagen ausgerüstet, welcher außer mit den erforderlichen Arznei- und Verbandmitteln mit je vier Krankentragen und zwei Bandagetornistern versehen ist.

Die übrigen Truppenteile führen an Stelle des Medizinwagens Medizin- und Bandagekasten auf ihren Fahrzeugen mit sich, außerdem aber auch Krankenbecken.

Als Einrichtungen für die Pflege der Verwundeten und Kranken im eigentlichen Sinne des Wortes befinden sich bei der Feldarmee folgende:

A. Kantonnementslazarette u. s. w.

Auf den Märschen werden die Kranken in Krankenstuben und Kantonnementslazaretten oder auch im nächsten Ortskrankenhause untergebracht. Transportable Kranke werden auf Sammelplätzen konzentriert und zurückbefördert. Bei längerem Verweilen in Ortschaften wird der Sanitätsdienst ähnlich wie in der Garnison geordnet (Krankenstuben und Ortslazarette).

B. Truppenverbandplatz.

Die Truppenverbandplätze auf dem Gefechtsfelde dienen den Truppenärzten zur Sammlung der Verwundeten. Dort erhalten dieselben auch die erste sachverständige Hilfe auf dem Schlachtfelde selbst (§§ 7 und 29 der Kriegssanitätsordnung; §§ 302 und 303 der Felddienstordnung) durch die Truppenärzte (Hilfs- oder Notverbandplatz). Die Hälfte der letzteren und der bei der Truppe befindlichen Lazarettgehilfen bleibt dort zurück, während die andere Hälfte den Truppen weiter ins Gefecht folgt.

Die Hilfskrankenträger, welche aus der Truppe selbst entnommen werden, sich durch eine rote Armbinde kennzeichnen, und nicht unter dem

Schutze der Genfer Konvention stehen, folgen mit den Tragen und Bandagetornistern der Truppe ins Gefecht und schaffen die Verwundeten aus der Feuerlinie bis zum Truppenverbandplatze zurück (§ 3 der Krankenträgerordnung).

Dieser wird, sobald ein Gefecht einen größern Umfang annimmt, durch die Aufstellung des Medizinwagens bez. Kastens an einem dem Gewehrfeuer, womöglich auch dem Geschützfeuer entzogenen, leicht zugänglichen Platze, in dessen Nähe sich, wenn irgend möglich, Wasser befinden muß, etabliert. Wenn es Zeit und Umstände gestatten und es auch sonst im Interesse der Sache erforderlich erscheint, können mehrere Truppenverbandplätze zu einem vereinigt werden.

Die Hilfe selbst hat sich zunächst in der Hauptsache zu konzentrieren auf die Untersuchung über die Art der Verwundung, auf Anlegung des notwendigsten Verbandes (Anlegung von Notverbänden) und auf Ausführung unaufschiebbarer Operationen, wenn vorheriger Transport nach den Sanitätsdetachements (Hauptverbandplatz) oder nach einem Feldlazarette nicht möglich erscheinen sollte.

Es liegt außerdem dem Truppenarzte die Verpflichtung ob, für die Unterbringung dieser Verwundeten in der Nähe des Truppenverbandplatzes so lange zu sorgen, bis entweder das Sanitätsdetachement in Wirksamkeit tritt, oder bis ein direkter Transport in das Lazarett hergestellt ist. Zu letzterem Zwecke sollen womöglich Vorspänner herangeschafft werden; eventuell sind hierzu leere Lebensmittelwagen zu benutzen.

C. Sanitätsdetachements und Hauptverbandplatz.

In erweitertem Maße sollen diese erste Hilfe leisten: die Sanitätsdetachements (§§ 7 und 34—54 der Kriegssanitätsordnung; §§ 304 u. 305 der Felddienstordnung und §§ 30 bis mit 42 der Krankenträgerordnung). Jedes mobile Armeekorps besitzt drei, jede Reservedivision ein Sanitätsdetachement. Jeder Infanteriedivision wird eins der drei Detachements dauernd unterstellt, das dritte bleibt zur unmittelbaren Verfügung des kommandierenden Generals. Ein Sanitätsdetachement besteht aus: einem Kommandeur, Leutnants, einem ersten Stabsarzte, Stabs- und Assistenzärzten, einem Feldapotheker, Zahlmeister, Feldwebel, Unteroffizieren, Gefreiten, 176 Krankenträgern, acht Lazarettgehilfen und acht Militärkrankenwärtern, sowie den erforderlichen Trainmannschaften. An Material ist vorhanden: ein zweispänniger Lebensmittelwagen, zwei zweispännige Sanitätswagen, zwei zweispännige Packwagen und acht zweispännige Krankenwagen, letztere zum Teil

Modell C./72 und C./74 für je zwei, zum Teil C./87 für je vier liegende Verwundete. Auf den Krankenwagen werden die Krankentragen samt Tragegurten fortgeschafft, und zwar mit jedem Wagen C./72 und C./73 innen zwei, auf dem Verdeck fünf, mit jedem Wagen C./87 innen neun.

Die Krankentrage besteht aus einem Holzgestelle (Tragestangen) mit eisernen Querbändern und eisernen Füßen, einer stellbaren Kopflehne und einem Überzuge aus braunem Segeltuche. In der Mitte zu beiden Seiten der Trage befinden sich Klappen von demselben Stoffe, um den Gelagerten festzuschnallen, unter der Kopflehne die Verbandmitteltasche. Die Krankentragen werden von zwei Mann mittels der Tragegurte getragen.

Jedes Detachement zerfällt in zwei Sektionen (Züge) zu je 40 Rotten, welche eventuell selbständig an verschiedenen Orten thätig sein können und je wieder in zwei Halbzüge zerfallen. Jeder Halbzug wird von einem Offizier kommandiert. Aus den vier Flügelrotten jedes Zuges wird eine Reservepatrouille zu vier Tragen gebildet. Jeder Zug besteht aus 72 Mann mit 18 Tragen und zerfällt in sechs Patrouillen. Jede Patrouille besteht aus zwölf Mann mit drei Tragen, zu jeder Trage gehören vier Mann (Nr. 1 Kopfnummer, Nr. 2 Beckennummer, Nr. 3 Fußnummer und Nr. 4 Unterstützungsnummer).

Das Sanitätsdetachement steht unter militärischem Kommando. Der kommandierende Offizier bezw. der Leutnant leitet die Entwickelung der Krankenträger, die erforderlichen Beitreibungen sowie die Maßnahmen für die Rückbeförderung der Verwundeten. Dagegen leitet den gesamten Dienst auf dem Hauptverbandplatze der Divisionsarzt. Für den Ausnahmefall, daß derselbe nicht sofort zur Stelle sein sollte, übernimmt bis zu dessen Ankunft der erste Stabsarzt des Detachements diese Leitung. —

Die Sanitätsdetachements folgen den Truppen unmittelbar ins Gefecht. Das betreffende Detachement tritt in Verwendung entweder ganz oder nur ein Zug desselben, sobald Verluste bei einem Gefechte eintreten und sobald der Kommandeur der Truppe, dem es unterstellt ist, es befiehlt. Für die Auswahl des Platzes für den Hauptverbandplatz gelten dieselben Rücksichten, wie sie oben für den Truppenverbandplatz dargelegt sind.

Ersterer wird kenntlich gemacht durch die deutsche Flagge (schwarz-weiß-rot) und eine weiße Flagge mit rotem Kreuze. Falls ein zur Benutzung geeignetes Gebäude nicht vorhanden ist, wird ein Verbindezelt aufgestellt. Die Aufstellung des Verbindezeltes nebst Signalvorrichtung erfolgt durch die Reservepatrouille.

Sobald die Sanitätsdetachements zur Verwendung gekommen, hört die selbständige Thätigkeit der Truppenverbandplätze in der Regel auf. Letztere werden von ersteren aufgenommen und mit denselben möglichst vereinigt, um Personal und Material der Truppenverbandplätze so rasch als möglich den vorrückenden Truppen wieder nachzusenden. Auch die Sanitätsdetachements mit dem Hauptverbandplatze, bez. eine Sektion desselben werden bei erheblichem Vorrücken der Truppen weiter vorgeschoben.

Die Aufgabe der Sanitätsdetachements besteht in der Hauptsache in der Errichtung des Hauptverbandplatzes, dem Aufsuchen der Verwundeten durch die Krankenträger unter der Oberleitung des Detachementskommandeurs und in dem Transporte derselben von dem Gefechtsfelde und den Truppenverbandplätzen nach dem Hauptverbandplatze auf Tragen und Wagen, soweit dieselben nicht gehen können. Zwischen Gefechtslinie und Hauptverbandplatz befindet sich der Wagenhalteplatz (§ 33 der Krankenträgerordnung). Die mit Verwundeten vollbeladenen Krankenwagen fahren nach dem Hauptverbandplatze und kehren, nachdem sie entladen worden, möglichst bald nach dem Wagenhalteplatze zurück. Bis zum Wagenhalteplatze werden marschunfähige Kranke getragen.

Auf dem Hauptverbandplatze werden die Verwundeten gelagert, erquickt,[1] untersucht, verbunden und eventuell auch operiert, falls die Operation absolut notwendig und unaufschiebbar erscheint. Bezüglich der Verbände beschränkt man sich auf die notwendigsten. Hier erfolgt auch die Vorbereitung der Verwundeten für den Transport nach den verschiedenen Heilstätten, namentlich also die Fixierung frakturierter Gliedmaßen. Zu diesen Vorbereitungsarbeiten gehört endlich auch die Feststellung der Diagnose, d. h. um den Ausdruck zu gebrauchen, die Sortierung der Verwundeten in Schwerverwundete (Nichttransportierbare) und in Leichtverwundete (Transportierbare). Es werden die in der Sanitätsordnung vorgeschriebenen Wundtäfelchen angeheftet, welche die Art der Verletzung angeben und sich auch darüber aussprechen, welche Hilfe den Verwundeten auf den Verbandplätzen geleistet worden

[1] In dieser Beziehung heißt es in dem von Coler-Wernerschen Werke über die transportable Lazarettbaracke S. 376: Den Sanitätsdetachements der deutschen Armee fällt die Aufgabe zu, die dem Verbandplatze zugeführten Verwundeten, darunter auch solche, welche gar nicht in die nächsten Feldlazarette aufgenommen, sondern alsbald auf größere Entfernungen hin nach den rückwärtigen Hospitalanlagen abgeschoben werden, mit Suppen, Fleischbrühe, warmen Getränken zu erquicken. Hierzu sind sie mit Vorräten und Kocheinrichtungen versehen.

ist, sowie ein Gutachten enthalten über deren Transportfähigkeit. Weiße Täfelchen bringen zum Ausdruck, daß eine sofortige Lazarettbehandlung notwendig erscheint, rote Täfelchen bedeuten, daß der Verwundete ohne erhebliche Nachteile einen weiteren Transport auszuhalten fähig ist. Die Schwerverwundeten werden sofort in die Feldlazarette geschafft, die Leichtverwundeten nach den sogenannten Sammelplätzen und von dort direkt zur weiteren Evakuation nach dem nächsten Etappenorte.

Dies die Hilfe auf dem Schlachtfelde selbst.

D. Feldlazarette.

Unmittelbar hinter dem Schlachtfelde beginnt der Wirkungskreis der mobilen Feldlazarette (§§ 7 und 55—100 der Kriegssanitätsordnung; §§ 306 und 307 der Felddienstordnung). Sie sind vorzugsweise dazu bestimmt, die während der Schlacht von den Verbandplätzen oder unmittelbar von den Truppen kommenden Verwundeten in möglichster Nähe des Schlachtfeldes in Lazarettpflege zu nehmen. Sind sie hierzu nicht mehr erforderlich, so dienen sie zur Aufnahme und Behandlung Kranker. Sie stehen zur Verfügung des kommandierenden Generals, bez. des Kommandeurs einer selbständigen Division. Ausnahmsweise finden dieselben auch entsprechende Verwendung behufs Unterstützung des Sanitätsdetachements auf dem Hauptverbandplatze.

Jedes mobile Armeekorps ist im Besitze von 12 Feldlazaretten für je 200 Verwundete und Kranke. Jede Reservedivision enhält in der Regel 3 Feldlazarette (Reservefeldlazarette). Die Feldlazarette stehen unter dem Befehle ihres Chefarztes (Oberstabsarzt, ausnahmsweise Stabsarzt), dem die Disziplinarstrafgewalt eines nichtdetachierten Kompaniechefs zusteht.[1] — Das Personal eines Feldlazarettes umfaßt außer dem Chefarzte: Stabs- und Assistenzärzte, Feldapotheker, Lazarettinspektor, Rendant, Oberlazarettgehilfen als Lazarettaufseher, Lazarettgehilfen, Militärkrankenwärter u. s. w.

Die Feldlazarette können in zwei Sektionen geteilt werden, und jede Sektion kann sich im Bedarfsfalle selbständig etablieren. Vorübergehend kann das Personal der Feldlazarette, ehe diese vollständig etabliert sind, zur Unterstützung des Hauptverbandplatzes herangezogen werden Der kommandierende General, bezw. Divisionskommandeur oder überhaupt die Kommandobehörde, welcher ein Feldlazarett zugeteilt ist, ordnet dessen Etablierung an.

[1] In allen Sanitätseinrichtungen, von welchen von hier an die Rede sein wird, gelangt das chefärztliche Prinzip zur strikten Durchführung.

Da die Thätigkeit der Feldlazarette eine längere ist, als die der bisher genannten Sanitätseinrichtungen, so sollen dieselben in der Regel in Gebäuden, Gehöften u. s. w. eingerichtet werden, welche zwar möglichst nahe dem Schlachtfelde, aber doch nicht im unmittelbaren Gefechtsbereiche liegen und gegen das feindliche Feuer gesichert sind. Können die Feldlazarette in einer Stadt etabliert werden, so ist vorzugsweise zu beachten, daß die Gebäude den wesentlichen Erfordernissen einer Heilanstalt entsprechen. Die Lazarettanlage wird mit der schwarz-weiß-roten Flagge und der weißen Fahne mit rotem Kreuze kenntlich gemacht.

Sind ausreichende Gebäude für die Unterbringung der Kranken nicht vorhanden, so sind Zelte und Baracken zu errichten. (Über Zelte und Baracken siehe am Schlusse dieser Abteilung.)

Von der erfolgten Etablierung ist Meldung an das Generalkommando u. s. w. zu erstatten, gleichzeitig aber auch an die Etappeninspektion wegen des Bedarfs an Personal und Material für die Ablösung des Lazarettes. Denn der Chefarzt hat in allen Fällen darauf Bedacht zu nehmen, daß die Ablösung seines Lazarettes so schnell als möglich bewirkt werde, damit dasselbe seiner Truppe wieder folgen könne. Die Ablösung darf jedoch nicht übereilt werden, damit die weitere Behandlung der Verwundeten und Kranken nicht darunter leidet. —

Auch das etablierte Feldlazarett bleibt unter dem Befehle des Generalkommandos. Sobald dasselbe aber infolge des Vorrückens der Truppen die Fühlung und Verbindung mit seinem Armeekorps so weit verloren hat, daß ihm der tägliche Befehl nicht mehr zugehen kann, tritt dasselbe unter den Befehl der Etappeninspektion, welche dann die weiteren Bestimmungen und Maßnahmen zu treffen und die Ablösung des Feldlazarettes herbeizuführen hat. Hierüber ist sofort in jedem einzelnen Falle vom Etappengeneralarzte dem Oberkommando, bezw. den sonst beteiligten Behörden und Organen Meldung zu erstatten (vergl. § 24 Ziff. 5 der Kriegsetappenordnung; §§ 308 und 309 der Felddienstordnung; sowie unten unter III. B). Nach erfolgter Ablösung muß das nunmehr wieder mobil gewordene Feldlazarett bestrebt sein, so rasch als möglich den Anschluß an sein Armeekorps zu gewinnen.

Bei rückgängiger Bewegung der Truppen kehrt das nach den Bestimmungen des Chefarztes zurückgelassene Personal in Gemäßheit des Artikels 3 der Genfer Konvention erst nach vollständiger Sicherung der weitern Behandlung und Pflege der Kranken zur Armee zurück.

Die Vorschriften über Behandlung, Pflege, Wartung, Beköstigung

u. s. w. der Kranken sind enthalten in §§ 65 flg. der Kriegssanitätsordnung. Hier sei nur hervorgehoben, daß nach der Ankunft in den Feldlazaretten die Verwundeten zunächst gelagert, verpflegt und so schnell als möglich in ärztliche Behandlung genommen werden. Diejenigen, welche im Feldlazarette weder sterben, noch als geheilt wieder zu ihrem Truppenteile entlassen werden können, sind nunmehr durch den umfangreichen Apparat der Evakuation weiter rückwärts in andere, im Bereiche der Etappeninspektionen oder der stellvertretenden Generalkommandos in der Heimat liegende Lazarette zu transportieren.

Als ganz besonders wichtig sei zum Schlusse noch auf die beherzigenswerte Bestimmung in § 65 Ziff. 4 der Kriegssanitätsordnung aufmerksam gemacht, wo es heißt: „In allen Verhältnissen aber, unter denen Lazarette thätig sind, hat das Personal derselben, wie das gesamte Sanitätspersonal des Heeres überhaupt immer den Grundsatz zu bewahren, daß das Vertrauen des Heeres zu seinem Sanitätspersonale nicht nur in der wissenschaftlichen und dienstlichen Tüchtigkeit desselben, sondern ebenso sehr in der Teilnahme beruht, welche jedem einzelnen Verwundeten und Kranken gewidmet wird."

Über improvisierte Hospitalanlagen in Form von Zelten und Baracken enthält die Kriegssanitätsordnung in § 57 Ziff. 2 folgende Bestimmung:

„Erforderlichenfalls hat für die bessere Unterbringung der Kranken die Errichtung von Zelten und weiterhin von Baracken zu erfolgen. Erstere sind vom Lazarettreservedepot zu beziehen."

Jedes Lazarettreservedepot führt 80 Krankenzelte mit sich. — In § 63 der Anlage zur Kriegssanitätsordnung (Gesundheitsdienst im Felde) ist es jedoch den Feldlazaretten zur weiteren Aufgabe gemacht: „auch außer den ihnen zu Gebote stehenden etatsmäßigen Zelten für den ersten Schutz der Verwundeten je nach der Jahreszeit und Örtlichkeit und den vorhandenen Mitteln durch Herrichtung von Schutzdächern, leichten Feld- oder Zeltbaracken Sorge zu tragen, bis die mögliche Benutzung von Transportmitteln auf Landwegen und Eisenbahnen, bezw. der Zustand der Verwundeten die Überführung derselben in stehende Kriegs- oder Etappenlazarette oder bis in die Reservelazarette gestattet."

Die Beschreibung eines für zwölf Betten berechneten Krankenzeltes aus wasserdicht präpariertem Zeltstoff, die Anleitung zur Aufstellung dieses Zeltes und zur Behandlung desselben sind in § 64 der oben angezogenen Anlage gegeben.

Das Zelt ist seit alter Zeit als zeitweiliges Unterkunftsmittel für

2*

Kranke und Verwundete der Feldarmee benutzt worden. Dasselbe erscheint mit Rücksicht auf seine leichte Beweglichkeit und Transportfähigkeit besonders wertvoll. Die Transportfähigkeit allein kann jedoch das entscheidende Moment nicht bilden. Das haben die in den letzten Kriegen gemachten Erfahrungen gezeigt. Das Krankenzelt hat sich zu dauernder Benutzung in kalter Jahreszeit, namentlich in offener Gegend und auf höher gelegenen Geländen als unzulänglich erwiesen, so daß unter diesen Verhältnissen die Unterbringung in denselben nur als ein notwendiges Übel betrachtet werden könnte. Indessen hat man die großen Vorteile der leichten Verpackungs- und Transportfähigkeit der Zelte durch die Herstellung von Baracken unter Anwendung der leichten Zeltbekleidung nutzbar zu machen versucht. —

Die Feld- oder Zeltbaracke ähnelt in ihrer Verwendbarkeit sehr dem Zelte. Sie ist nicht etatmäßig und wird bei keiner Sanitätsformation mitgeführt. Sie soll an Ort und Stelle aus vorhandenem, bezw. vorgefundenem Material errichtet (improvisiert) werden und sind die Arbeitskräfte hierzu von der Ortsbehörde zu requirieren oder bezügliche Anträge an die betreffenden Befehlshaber zu richten (§ 57 Ziff. 2 der Kriegssanitätsordnung, § 63 Ziff. 2 der Anlage). Es handelt sich bei derselben um möglichste Schnelligkeit der Ausführung für die voraussichtlich nur in der guten Jahreszeit notwendige Benutzung von kürzerer Dauer (§ 65 der Anlage). An derselben Stelle werden noch spezielle Anweisungen für die Errichtung und Benutzung dieser Zeltbaracke gegeben. Indes wird die mobile Armee nur in den seltensten Fällen imstande sein, aus sich selbst den Bedarf derartiger an Ort und Stelle zu schaffenden Anlagen zu decken. (Vergl. die Ausführungen S. 47 flg. des von Coler-Wernerschen Werkes.)

In bezug auf die eigentlichen Baracken heißt es in § 63 unter Ziff. 3 der Anlage:

„Handelt es sich um voraussichtlich längere Behandlung der Verwundeten bezw. Kranken in demselben Orte, dann empfehlen sich festere Baracken, deren Herrichtung ebenfalls namentlich durch die voraussichtliche Dauer der Benutzung (Jahreszeit) bedingt wird.“

Die Bestrebungen, Baracken herzustellen und zu verwenden, begannen bereits vor 100 Jahren.[1] Gegenwärtig sollen Baracken wegen ihrer festeren Bauart vorzugsweise im Anschluß an Reservelazarette er-

[1] Über die Entwickelung der nicht versendbaren Lazarettbaracke siehe Abschn. 1 des von Coler-Wernerschen Werkes.

richtet werden. Im Felde werden dieselben wohl nur bei etablierten Kriegslazaretten in Frage kommen. Über den Bau und die Benutzung der Baracke giebt § 66 der Anlage die erforderliche Anweisung; eine Abbildung ist Blatt II beigefügt. Als Material wird dort in der Hauptsache Holz ins Auge gefaßt. Doch ist man infolge der gemachten Erfahrungen in neuerer Zeit aus einer Reihe von Gründen von der reinen Holzkonstruktion mehr und mehr abgegangen.

Es ist keine Frage, daß die baldige und zweckmäßige Unterbringung der Verwundeten und Kranken in geeigneten Pflegestätten einen ganz wesentlichen Einfluß auf die Wundheilung und Genesung ausübt. Namentlich wird von der Leitung des Militärmedizinalwesens das Vorhandensein der Verpflichtung, die Erfolge, welche die antiseptische Wundbehandlung im Felde verspricht, durch möglichst günstige Gestaltung der Unterbringung der Verwundeten zu unterstützen und zu sichern, ganz ausdrücklich betont.

Es steht fest, daß selbst in einem reich bevölkerten Lande die vorhandenen Baulichkeiten weder ausreichen noch überall geeignet sein können zu befriedigenden Hospitalanlagen, geschweige denn, wenn der Kriegsschauplatz je in einem armen, dünn bevölkerten Lande mit wenigen, weit auseinander liegenden Ortschaften sein sollte. Aus diesen Gründen ist die immobile Baracke als temporäres Hospital in Kriegszeiten namentlich zur Deckung plötzlichen Massenbedarfes an Pflegestätten eingeführt worden. So sind im Kriege 1870/71 in 84 Orten Deutschlands bei 114 Lazaretten 481 Krankenbaracken — Holz- und Backsteinbauten — mit 13 978 Lagerstätten errichtet worden und in Benutzung gewesen. Auch ist mehrfach der Versuch gemacht worden, die Krankenbaracke auf dem Kriegsschauplatze einzuführen. Überall ist die Barackenbehandlung von dem günstigsten Erfolge begleitet gewesen. (Über die immobile Baracke vergl. Abschnitt I des von Coler-Wernerschen Werkes.)

Allein die immobile Baracke hat einen großen Nachteil: sie ist nicht überall zu haben. Die Erfahrung hat gelehrt, daß der Erbauung zweckdienlicher und ausreichender Barackenanlagen im Felde an Ort und Stelle und mit den zur Verfügung stehenden Hilfskräften oft ganz unüberwindliche Schwierigkeiten entgegenstehen (Fehlen des Materiales und geschulter Arbeitskräfte). Auf diese unliebsamen Erfahrungen gründen sich die Bestrebungen, die immobile Baracke mobil zu machen, d. h. ein Konstruktion zu finden, die es ermöglicht, die Baracke im Inlande fertig zu stellen, und dann in ihre einzelnen Teile zerlegt, nach dem Orte des Bedarfes zu transportieren und dort aufzustellen, die aber gleichzeitig auch die Füglichkeit bietet zum Wiedergebrauche an einem andern Orte und bei anderer Gelegenheit.

Diese Bestrebungen auf Einführung einer trasportablen Lazarettbaracke sind hervorgegangen aus zwingenden Notständen im Kriege. Der dieser Barackenkonstruktion zu Grunde liegende Gedanke und dessen Verwirklichung stellt, wie Generalstabsarzt Dr. von Coler in seinem in der ersten Sitzung der (18.) Abteilung für Militärsanitätswesen des internationalen medizinischen Kongresses in Berlin über die Verwendung versendbarer Krankenbaracken im Frieden und im Krieg, gehaltenen Vortrage hervorhob: Die Reaktion der helfenden Krankenpflege auf die stetig gesteigerten Kampf- und Vernichtungsmittel der modernen Kriegsführung dar. — In Zukunft wird das Sanitätswesen jeder größeren Armee mit der transportablen Baracke rechnen müssen, nachdem es sich herausgestellt hat, daß dieselbe ein nicht mehr zu entbehrendes Hilfsmittel der Krankenpflege im Kriege repräsentirt.

Nachdem die österreichische Militärverwaltung während der Okkupation Bosniens und der Herzegowina die ersten erfolgreichen Versuche zur praktischen Verwendung transportabler Baracken gemacht hatte, beschäftigte sich die im Herbst 1884 in Genf tagende dritte internationale Konferenz der Gesellschaften vom roten Kreuze mit dieser Frage. Derselben war von Ihrer Majestät der Kaiserin und Königin Augusta ein namhafter Preis für eine hervorragende Leistung auf dem Gebiete des Feldsanitätswesens zur Verfügung gestellt worden, und wurde damals von der Konferenz beschlossen, diesen Preis für das beste Modell einer transportablen Lazarettbaracke auszusetzen. Die ausgeschriebene Konkurrenzausstellung von Modellen transportabler Baracken fand Anfang September 1885 in Antwerpen statt. Dieselbe lieferte eine so reiche Auswahl von Bauarten, daß hierdurch eine Klärung der bisher noch nicht gesichteten Anschauungen über die zweckmäßigste Gestaltung der transportablen Baracke gesichert und auf dem Wege der dauernden Einführung derselben ein wichtiger Fortschritt erzielt worden ist. — Einige dieser Muster erschienen auch für die Zwecke des Militär- und insbesondere des Kriegssanitätswesens brauchbar. Namentlich war dies der Fall bei der nach Döcker schem System erbauten Baracke von Christoph und Unmack (aus Filzpappe), welche mit einem ersten Preise ausgezeichnet wurde und der sich bereits damals die preußische Militärsanitätsverwaltung zuwendete, weil sie in bezug auf ihre Verwendbarkeit und in gesundheitlicher Beziehung die meisten Aussichten bot. Näher auf die einzelnen in Frage kommenden

Konstruktionsarten einzugehen, würde zu weit führen. Zum Bau dieser Baracken werden bisher angewendet die reine Eisenkonstruktion, Konstruktion aus Eisengerippe mit verschiedenartiger Bekleidung (Wellblech, Asbestplatten, Steinfliesen und Segelleinwand, Linoleum, Pappe, Korkplatten, Holz, zum Teil rein, zum Teil mit Blechbeschlag, Leinwand), reine Holzkonstruktion, welche nach Ansicht maßgebender Sachverständiger jedoch möglichst zu vermeiden sein dürfte, und die Herstellung aus Holzgerippe mit verschiedenartiger Bekleidung (Eisenblech, Pappe, Gips- und Mörtelgußplatten, Holz mit Leinwand und Leinwand allein). In einem hochbedeutsamen von Professor Dr. von Langenbeck, Dr. von Coler und Dr. Werner herausgegebenen Werk,[1] wurde die ganze in den Ausstellungsobjekten vertretene Idee zur Darstellung gebracht, und in ihrer Bedeutung für die Barackenfrage gewürdigt. Namentlich wurden die Gründe eingehend dargelegt, welche zu einer Umgestaltung der immobilen Baracke in eine zerlegbare und versendbare notwendigerweise führen mußten.

Indes boten die im Jahre 1886 bekannt gegebenen Barackenmuster, so brauchbar sie auch erscheinen mochten, in Mangel ausreichender Erfahrungen nach keine Gewähr dafür, daß sie „ein allzeit wirksames Mittel zur Erreichung der Ziele sein würden, für welche sie ins Auge gefaßt waren". Hierüber vermochten nur Versuche eine Entscheidung zu verschaffen. Diese sind inzwischen angestellt worden,[2] und zwar hat in 71 Garnisonen in allen Teilen des Deutschen Reiches unter den verschiedensten klimatischen, geographischen und örtlichen Verhältnissen und zu den verschiedensten Jahreszeiten eine sorgfältige planmäßige Prüfung einer Anzahl von Barackenmodellen stattgefunden.

Die allgemeine Verwendung der transportablen Baracke für den Kriegsbedarf im Felde setzt voraus: 1. daß ein Muster gefunden werde, welches eine billige und schnelle Herstellung gestattet, 2. bequem zerleg- und versendbar, sowie 3. leicht gebaut ist, um bei möglichst geringem Gewicht in größerer Zahl zur Not auch auf Landwagen befördert und fortgeschafft werden zu können, 4. gleichwohl aber die erforderliche Dauerhaftigkeit besitzt, um die Unbilden eines nicht immer schonen-

[1] „Die **transportable Lazarettbaracke** mit besonderer Berücksichtigung der von Ihrer Majestät der Kaiserin und Königin Augusta hervorgerufenen Barackenausstellung in Antwerpen im September 1885, herausgegeben vom Wirklichen Geheimen Rat Prof. Dr. von Langenbeck, Generalarzt Dr. von Coler und Stabsarzt Dr. Werner." (Mit 24 lithographierten Tafeln; Berlin 1886, Verlag von August Hirschwald.)

[2] Über die einzelnen Versuche vgl. das angezogene von Coler-Wernersche Werk. II. Auflage Abteilung III. S. 174 flg.

den Kriegstransportes, öfteren Abbruches und erneuten Wiederaufstellung durch 5. ein fachlich nicht vorgebildetes Personal zu ertragen, eine Baracke die 6. feuersicher, 7. leicht desinfizibar, 8. mit genügenden Heiz- und Ventilationseinrichtungen versehen, und daher 9. unter möglichst verschiedenartigen klimatischen Verhältnissen den Anforderungen an eine zweckentsprechende Unterkunft genügt, nicht nur Schutz gegen die Witterungseinflüsse in den wechselnden Jahreszeiten bietet, sondern 10. auch bei allen durch Transportrücksichten ihr auferlegten Beschränkungen in der räumlichen Ausdehnung und Bauart doch einen gesundheitsgemäßen Aufenthalt für die darin unterzubringenden Verwundeten und Kranken gewährleistet.[1]

Die angestellten Versuche bezogen sich daher:

1. auf die Schnelligkeit des Aufbaues durch ungeübte Arbeiter, 2. auf die Verwendbarkeit, 3. auf die Verpackung zum Transport und die Verfrachtung, 4. auf die Standsicherheit gegenüber Winddruck und Schneebelastung, 5. auf die Dauerfähigkeit, 6. auf die Dichtigkeit der Wandungen, welche Schutz gegen die Unbilden der Witterung gewähren sollen, 7. auf die Heiz- und Ventilationsfähigkeit im Winter und im Sommer und 8. auf andere vorwiegend vom Standpunkt der Verwaltung aus wichtige Fragen.

Da, wie bereits bemerkt, für die Erfüllung aller dieser Voraussetzungen von vornherein die Döckersche Baracke[2] die meiste Aussicht bot, wurde dieselbe in erster Linie zu den anzustellenden Versuchen heran-

[1] Vgl. hierüber die Ausführungen in dem Werke über die transportable Lazarettbaracke, wo es heißt: „Solche Durchschnittsbaracken, die überall und unter allen Umständen zu verwerten sind, werden das ideale Ziel für Armeeverwaltungen sein, welche damit rechnen müssen, ihren etwaigen Barackenvorrat jederzeit unter den verschiedenartigsten Bedingungen mit Erfolg benutzen zu können; sie werden aber wahrscheinlich niemals das Vollkommenste repräsentieren, was sich vom hygienischen Standpunkte der Krankenunterbringung sonst bei freier Wahl des Ortes und der Art der Verwendung erreichen ließe. Ein Modell, das nicht nur zerlegbar, sondern auch leicht transportabel und überall brauchbar sein soll, muß sich gewisse Beschränkungen in der baulichen Anlage und Ausführung auferlegen, die nicht erforderlich sind, wenn die beschränkenden Bedingungen in Wegfall kommen; dasselbe wird deshalb für die Armeeleitung, welche allgemeine Gesichtspunkte verfolgt, das zweckmäßigste Barackensystem bilden können, ohne für eine Lokalverwaltung, welche nur die örtlichen Verhältnisse zu berücksichtigen braucht, in demselben Maße erstrebenswert zu sein."

[2] Näheres über die Konstruktion dieser Baracke vgl. die 2. Auflage des Werkes, S. 87, 93, 95, 175 (Kistenfußboden und Moostorffüllung), 185 (Leinwandbekleidung), sowie die Ausführungen im III. Abschnitte, S. 78 flg., und S. 279 (Aufstellung, Abbrechen, Ausbessern, Verpacken und Verladen der Baracke).

gezogen, auch soweit die Wohn- und Wirtschaftsbaracken in Frage kamen.[1]

Alle diese Versuche haben die Vorzüglichkeit der Döckerschen Baracke dargethan[2] (vgl. S. 272 des Werkes) und den Nachweis erbracht, daß dieselbe für die in Frage kommenden Zwecke der Militärsanitätsverwaltung als die brauchbarste anzusehen ist, und nicht nur eine

---

[1] Die Versuche wurden nicht auf diese Barackenform beschränkt, da es schon im Hinblick auf den Massenbedarf im Kriege zweckmäßig erscheint, nicht von dem einen Muster abhängig zu sein, zumal dasselbe unter Patentschutz steht. Versuche wurden außerdem angestellt: 1. mit dem zerlegbaren Krankenhause des Regierungs- und Baurates Dr. zur Nieden in Berlin (vgl. S. 188 und Tafel XVI des von Coler-Wernerschen Werkes). Dieselbe ist hergestellt unter Verwendung eines mit Holz bezw. Leinwand bekleideten Holzgerippes, und ist bei deren Konstruktion auf Lüftungs- und Heizungseinrichtungen (Verwendbarkeit auch bei großer Kälte) ganz besondere Rücksicht genommen. Die Brauchbarkeit der Baracke ist in der Praxis, so z. B. im städtischen Lazarett in Posen und im zweiten Berliner Garnisonlazarett zu Tempelhof, erprobt worden. Vgl. Zerlegbare Häuser (transportable Baracken), ihre Herstellung, innere Einrichtung und Verwenduug, sowie der Ersatz derselben durch Notzelte und Notbaracken von Dr. Julius **zur Nieden** u. s. w. (Berlin 1889, Selbstverlag des Verfassers, in Kommission bei Otto Enslin). 2. Mit der Bernhardt-Groveschen Stahlwellenblechbaracke (prämiiert auf der Berliner Hygiene-Ausstellung 1883), von welcher eine Anzahl zur Verwendung im Bereiche der Etappeninspektion Dresden an im Bereiche der Inspektion liegenden Eisenbahnknotenpunkten angeschafft worden sind. 3. Mit der von Vogler und Noah in Hannover konstruierten Eisenblechbaracke. Alle diese Baracken haben sich als brauchbar und verwendbar erwiesen. Interesse erregt weiter ein in der deutschen Zeitschrift für Chirurgie, 29. Band, 2. und 3. Heft 1889 (Leipzig, F. C. W. Vogel) enthaltener Aufsatz: Die Errichtung und Einrichtung transportabler Baracken und Barackenlazarette von Dr. med. Waldhauer sen. und Civilingenieur Windelbandt. Es handelt sich hier um eine Baracke aus gedörrtem Holze. Näheres über diese Baracke siehe in der Anmerkung Seite 27 der ersten Auflage dieses Lehrbuches. In Frankreich sind mit drei Mustern Versuche angestellt worden: mit den Baracken Espitallier (gepreßtes Papier), Tollet (Eisen, Holz und gepreßte Papierplatten) und Dr. Nive (Holzrahmen mit einem Gitterwerke von Eisendraht, welches eine Schicht von verhärteter Gelatine trägt, Gewicht nur 1500 kg).

[2] Dieses Urteil wird bestätigt aus den nicht unter preußischer Verwaltung stehenden deutschen Heeresteilen. Vgl. Generalarzt Professor Dr. Roth (XII. Kgl. Sächs. Armeecorps): Jahresbericht über die Leistungen und Fortschritte auf dem Gebiete des Militärsanitätswesen für 1888, S. 160, bei Gelegenheit der Besprechung einer Arbeit des Generalstabsartes der schwedischen Armee Dr. Edholm, der sich in gleichem Sinne ausspricht. Statistischer Sanitätsbericht über das XIII. (Kgl. Württemberg. Corps). In gleichem Sinne lautet das Urteil des Corpsgeneralarztes des ersten Kgl. Bayer. Armeecorps.

als Notbehelf ausreichende, sondern eine allen Ansprüchen genügende Krankenunterkunft gewährt. Freilich hat dieselbe im Laufe dieser Versuche manche Änderung ihrer ursprünglichen Gestalt erfahren, von denen als eine der wichtigsten hervorzuheben, daß die Filzpappbekleidung durch eine doppelte Leinwandbekleidung ersetzt worden ist, ohne daß die Heizfähigkeit beeinträchtig ward, während die Ventilationsfähigkeit eine wesentliche Steigerung erfuhr. Die in dieser Weise verbesserte Döckersche Baracke stellt sich daher dar, als die zur Zeit beim Heere des Deutschen Reiches angenommene transportable Militär-Lazarettbaracke, wenn auch in den bestehenden Gesetzen und Verordnungen noch keine auf dieselbe bezüglichen Bestimmungen und Anordnungen vorhanden sind. —

Um die Brauchbarkeit und Verwendbarkeit der transportablen Baracke zu erhöhen, und dieselben in die Lage zu versetzen, unabhängig von den Hilfsquellen der jeweiligen Örtlichkeit, ihre Thätigkeit zur rechten Zeit und an der geeigneten Stelle überall da entfalten zu können, wo kriegerische Ereignisse und Krankheitsnot dies eben wünschenswert machen, erschien es notwendig, die Fürsorge auch auf die innere Ausstattung der Baracken auszudehnen und so wirklich transportable Lazarette mit allem Zubehör an Baulichkeiten und innerer Einrichtung herzustellen. Zur Erreichung dieses Zweckes beschloß die im Herbste 1887 zu Karlsruhe tagende vierte internationale Konferenz der Vereine vom roten Kreuze mit ausdrücklicher Billigung Ihrer Majestät der hochseligen Kaiserin und Königin Augusta, welche der Konferenz die hierzu erforderlichen Mittel in hochherzigster Weise zur Verfügung gestellt hatte, einen Wettbewerb auszuschreiben, für die beste innere Einrichtung eines transportablen Lazarettes, d. h. die zweckmäßigste Feststellung und Beschaffung sämtlicher Gegenstände, welche zur Einrichtung und Benutzung eines für eine gewisse Anzahl von Verwundeten oder Erkrankten bestimmten transportablen Lazarettes erforderlich sind. Das Ergebnis dieses Wettbewerbes ist dargestellt in einem vom Centralkomitee der deutschen Vereine herausgegebenen, hochbedeutsamen Werke.[1]

[1] Die innere Einrichtung eines transportablen Lazarettes als Bericht über einen von Ihrer Majestät der hochseligen Kaiserin und Königin Augusta huldvollst herbeigeführten und im Juni 1889 zu Berlin abgehaltenen Wettbewerb bearbeitet von Dr. Werner, Oberstabsarzt und Referent im K. Kriegsministerium, Medizinalabteilung, und Dr. Schütte, Sanitätsrat und Mitglied des Centralkomitees der deutschen Vereine vom roten Kreuz, Berlin 1890. Verlag von August Hirschwald.

Hiernach handelt es sich gegenwärtig nicht mehr allein um die transportable Lazarettbaracke, sondern gleichzeitig um die Herstellung in sich geschlossener, versendbarer Hospitäler mit den dazu gehörigen Baulichkeiten und deren innerer Ausstattung.

Diese veränderte Sachlage gab Veranlassung zur Herausgabe einer zweiten, vermehrten Auflage des oben angezogenen Werkes über die transportable Lazarettbaracke, in welcher die Darlegung der bei den angestellten Versuchen über die Eignung der Baracken für die Krankenunterbringung und Behandlung gemachten Erfahrung als IV. Abschnitt neu aufgenommen wurde, während der Inhalt des oben angezogenen Werkes über die innere Einrichtung den V. Abschnitt bildet.[1]

---

[1] Der gegenwärtige Titel lautet: „Die transportable Lazarett-Baracke von Prof. Dr. von Langenbeck, Generalarzt m. d. R. als Generalleutnant, Wirklichem Geheimen Rat; Dr. von Coler, Generalarzt I. Klasse und Abteilungschef bei der Militär-Medizinalabteilung des Kriegsministeriums, und Dr. Werner, Stabsarzt, kommandiert zur Militärabteilung des Kriegsministerium. — **Zweite vermehrte Auflage** herausgegeben von Dr. von Coler, Generalstabsarzt der Königl. preuß. Armee, Chef des Sanitätscorps und der Medizinalabteilung des Kaiserl. Kriegsministeriums, Wirklichem Geheimen Ober-Medizinalrate, und Dr. Werner, Oberstabsarzt im Kriegsministerium, Medizinalabteilung. Mit 24 lithographiierten Tafeln und zahlreichen Holzschnitten im Texte, Berlin 1890, Verlag von August Hirschwald." Dieser Titel deckt sich, wie in der Vorrede ausdrücklich betont wird, nicht mehr vollkommen mit dem Inhalte des Buches, und würde richtiger gelautet haben: „Das transportable Lazarett". Für die Beibehaltung des alten Titels war aber maßgebend die pietätsvolle und dankerfüllte Erinnerung an Ihre hochselige Kaiserin und Königin **Augusta**, welche das ganze hier in Rede stehende Unternehmen ins Leben gerufen, und der Wunsch, den Namen „von Langenbeck", als des Mannes, der an der erfolgreichen Durchführung des Wettbewerbes in Antwerpen und dem Zustandekommen des über denselben erstatteten Berichtes einen so wirksamen und fördernden Anteil hatte, auch nach seinem für die Wissenschaft und die Krankenpflege zu früh erfolgten Dahinscheiden mit diesem Druckwerke dauernd in Verbindung zu wissen. Mit der Herausgabe dieser zweiten Auflage können aber die Arbeiten als vollkommen abgeschlossen noch nicht bezeichnet werden. Denn das Centralkomitee des preußischen Vereins zur Pflege im Felde verwundeter und erkrankter Krieger hat eine weitere Preisschrift ausgeschrieben über das Thema: „Welche Maßregeln und Organisationen sind anzustreben und welche im Frieden vorzubereiten, um die Unterbringung nicht transportabler Verwundeter und Kranker in gesunden Räumen in möglichster Nähe des Kriegsschauplatzes sicher zu stellen, mit Berücksichtigung der Bestimmungen der Kriegssanitätsordnung und der Organisation der freiwilligen Krankenpflege im Felde." — Das Ergebnis dieses Wettbewerbes ist durch eine hierzu ernannte Jury am 30. November 1890 festgestellt worden. Der Preis ist einer unter dem Motto: „Suum cuique" eingegangenen, hochbedeutsamen Schrift, als deren Verfasser sich

Sachlich sei zur Ergänzung und Erläuterung noch folgendes hinzugefügt. Die transportable Baracke bietet ein sehr wichtiges Hilfsmittel:

1. zur Ergänzung bereits vorhandener Hospitäler und
2. zur Errichtung kleinerer oder größerer selbständiger Lazarette.

Im letzteren Falle wird es beim Mangel dazu verwendbarer Gebäude nötig werden, für Wohn- und Wirtschaftszwecke besondere Nebenbauten zu errichten (Küchenbaracke, Wohnbaracke für Ärzte, Apotheker, Pfleger u. s. w., Operationsräume, Depoträume u. s. w.). Die oben erwähnten Versuche wurden daher auf die Wohn- und Wirtschaftsbaracken ausgedehnt, und ergab sich hierbei, daß auch in dieser Beziehung die Döckerschen Muster der wirtschaftlichen Anforderung der Krankenpflege am meisten genügen. Ein solches kleines, selbständiges Lazarett wird in der Regel auf 60 Kranke berechnet sein, und aus 4 Kranken- und 2 Wohn- resp. Wirtschaftsbaracken bestehen.

In welchem Umfange die transportablen Baracken in Zukunft benutzt werden, hängt im Wesentlichen von den Eigenschaften des künftigen Kriegsschauplatzes ab. Während in einem Kulturstaate wie Frankreich das transportable Lazarett mehr eine Frage der Zweckmäßigkeit war, wird dieselbe zur zwingenden Notwendigkeit werden, sobald der Kriegsschauplatz in einem wenig kultivierten, dünn bevölkerten Lande liegt, wo die vorhandenen Baulichkeiten von vornherein der Zahl und Beschaffenheit nach für die Unterbringung zahlreicher Verwundeter und Kranker unausreichend erscheinen. Hier soll und muß das transportable Lazarett überhaupt geeignete Räume für die möglichst rasche Unterbringung Kranker und Verwundeter aller Art bieten.

Unter allen Verhältnissen soll aber die transportable Baracke und deren Verwendung ein geeignetes Mittel bieten, einer übermäßigen Ausdehnung der Krankenzerstreuung entgegenzutreten.

Als leitender Grundsatz für die Unterbringung der Verwundeten und Kranken gilt auch heute noch, daß dieselben in den Hospitälern der rückwärtigen Linien, zumal in den Reservelazaretten eine bessere Gelegenheit zu Wiederherstellung finden, und deshalb diesen, wenn irgend an-

---

der Oberstabsarzt Dr. Haase, Regimentsarzt im Eisenbahnregimente in Berlin herausgestellt hat, erteilt worden. Diese preisgekrönte Schrift wird durch den Druck veröffentlicht werden.

In bezug auf die Aufnahme des neuen IV. Abschnittes sagt die Vorrede: „Erst in dieser Vollständigkeit vermag das Buch seiner Aufgabe voll gerecht zu werden, indem es nunmehr neben einem geschichtlichen Überblick über die Entwickelung der Krankenbaracke von der immobilen zur versendbaren Form eine Darstellung sowohl ihrer besten Herstellung wie ihrer sachgemäßen Verwendung in sich vereinigt."

gänglich, zu überweisen sind. Aber diese Vorteile sollen den Verwundeten und Kranken **nicht um jeden Preis** und **nicht unter Gefährdung ihres Zustandes** verschafft werden. Und es steht fest, daß ein sehr erheblicher Teil der Verwundeten und Kranken, und gerade die am **schwersten Leidenden**, der Schwere ihrer Verletzung oder Erkrankung halber entweder **gar nicht** oder doch erst **sehr spät** in die rückwärts belegenen Hauptlazarette befördert werden, und der Vorzüge derselben teilhaftig werden können. Auf der anderen Seite zeigen die in Frankreich gemachten Erfahrungen, daß unter dem herrschenden **Notstande** in einem **Umfange** von der Rücksendung Gebrauch gemacht werden mußte, wie sie sonst nicht stattgefunden haben würde. Und trotzdem vergingen **Wochen**, ehe es durch Abschub der leichter Verletzten gelang, für die Zurückbleibenden erträgliche Unterkunft zu schaffen. Aus diesen Erwägungen ist man dazu gelangt, die Schädlichkeit der Krankenaufhäufung nicht durch eine übermäßig ausgedehnte Evakuation schwer Verwundeter auf weite Entfernung, sondern auf dem Wege der **Krankenzerstreuung** am Orte selbst durch die Errichtung möglichst kleiner Lazarette, und durch **Vorschiebung** derselben an die Endpunkte der Eisenbahn- und auf den Land-Etappenlinien zu beseitigen. Diese Baracken-Lazarette sollen solchen Schwerverwundeten, welche keinen Transport vertragen, binnen kürzester Frist nicht nur ein geeignetes Obdach, sondern eine gesunde Unterkunftsstätte bieten, an welcher sie eine den Anforderungen der aseptischen Wundpflege entsprechende Hospitalbehandlung finden, wie sie die Behandlung schwerer Wunden verlangt. Die Baracke soll daher **mehr** als ein bloßer **Notbehelf** sein, und den Ansprüchen an ein salubres Hospital genügen.

Sie soll aber weiter die **Möglichkeit** bieten, die Belegung **ungeeigneter** Privatgebäude zu vermeiden und auf Verwendung derselben als Lazarett zu **verzichten**, sowie den Mangel an „**schicklichen**“ Unterkunftsräumen ausgleichen.

Endlich bietet die transportable Baracke ein geeignetes Mittel zur Errichtung ausreichender, für die **ansteckenden Krankheiten** genügender, örtlich zweckentsprechend angelegter **Seuchenlazarette** behufs Isolierung der Infektionsträger für solche **Kranke**, welche wegen der Natur ihrer Krankheit nicht transportiert werden dürfen. Es ist eine feststehende Thatsache, daß der Krankentransport die Ausdehnung der **Seuchen befördert**, und daß die Krankenzerstreuung ein sehr zweischneidiges Hilfsmittel auf dem Gebiete kriegshygienischer Maßnahmen ist. Die Verwendung der Kranken- und Seuchenbaracke bietet ein vortreffliches Werkzeug für die nachdrückliche Ausübung der **Feldsanitätspolizei**, die prophylaktische Bekämpfung der Infektionskrankheiten und für die Verhütung deren Ausbreitung unter den Feldtruppen, sowie ein sehr geeignetes Mittel zur Verhinderung einer Verschleppung der Kriegsseuchen in das Hinterland. — Solche Seuchenlazarette müssen in genügender Nähe der Armee angelegt werden, um die Verbindung mit dieser aufrecht erhalten zu können, aber doch hinreichend abgesondert, um die Berührung mit der Marsch- und Etappenlinie zu verhindern.

Die transportable Baracke wird vornehmlich an und in der Nähe von Eisenbahnen und Wasserstraßen zur Verwendung gelangen. Dort stehen dieser Verwendung ernstliche Bedenken nicht entgegen. (Benutzung der leer nach dem Kriegsschauplatze abgehenden Lazarettzüge bis an die Endstationen der Eisenbahnen.) Ihre Verwendbarkeit wird ganz wesentlich erhöht durch die schmalspurigen Feldbahnen, welche es möglich machen werden, sie bis zu den vorderen Linien der Krankenunterbringung vorzuschieben. Es können aber derartige Barackenlazarette selbst auch an Orten angelegt werden, wohin sie nur mittels Fuhrwerks befördert werden können, und zwar unter Benutzung der für die Krankenevakuation bestimmten Landwagen.

„Im allgemeinen darf man wohl behaupten, daß schon heute, ohne Beanspruchung einer Belastung des Armeetrains lediglich mit den bisher für Krankenbeförderungszwecke üblichen und gewährten Transportmitteln, sich in der Verwirklichung des Wunsches, die versendbare Baracke auf dem Kriegsschauplatze eingeführt zu sehen, Beachtenswertes leisten ließe."

Durch die Einführung der transportablen, zerlegbaren Baracke soll der Gebrauch der immobilen Baracke keineswegs ausgeschlossen werden. Dort, wo deren Errichtung an Ort und Stelle möglich ist und die erforderlichen Arbeitskräfte vorhanden sind, sollen derartige immobile Barackenanlagen auch in Zukunft angelegt und benutzt werden, namentlich auch auf dem Kriegsschauplatze.

Die Verwendung der transportablen Baracke im Frieden kommt hier nicht in Betracht. Soweit diese Friedensverwendung auf die kriegsvorbereitende Thätigkeit Einfluß gewinnt, wird das Erforderliche im sechsten Abschnitte unter V gesagt werden.

E. Absuchung des Schlachtfeldes.

Nach dem Gefechte ist jeder Truppenteil auch ohne besondere höhere Anordnung verpflichtet, das Schlachtfeld in seiner Nähe nach Verwundeten, und zum Schutze derselben gegen plünderndes Gesindel durch Patrouillen absuchen zu lassen.

Zweiter Abschnitt.

Der amtliche Sanitätsdienst im Bereiche der Etappeninspektionen.

Die Vorschriften über den Sanitätsdienst in dem Bereiche der Etappeninspektionen sind enthalten in Teil III Abschnitt 10 bis mit 15, §§ 101—178 der Kriegssanitätsordnung und in der Kriegsetappenordnung vom 3. September 1887 §§ 1, 2, 3, 4, 6, 10, 12, 24, 32, 35 und Anlage III zu § 10.

I. Zweck und Einrichtungen des Etappenwesens.

Zunächst erscheint es unumgänglich notwendig, eine Übersicht zu geben über die Einrichtungen und den Zweck des Etappenwesens selbst.

Dasselbe hat im großen und ganzen die Aufgabe, die rückwärtige Verbindung der operierenden Armee mit der Heimat aufrecht zu erhalten. Zu den Aufgaben, deren Lösung dem Etappenwesen obliegt, gehört daher namentlich auch die Heranziehung des Nachschubes aller Bedürfnisse für die Armee, die Zurückführung aller von der Armee abgehenden Menschen, Pferde und Gegenstände, also auch der **Kranken und Verwundeten**, und die Unterbringung, Verpflegung bezw. Wiederherstellung der zu und von der Armee gehenden Personen u. s. w., wenn und solange deren Verbleib innerhalb des Bereiches der Etappenbehörden zu erfolgen hat.

A. Begrenzung des Etappenbereiches.

Die unmittelbare Wirksamkeit der Etappenbehörden erstreckt sich von der durch die obersten Kommandobehörden festzustellenden

Grenze des von der operierenden Armee besetzten Bereiches rückwärts bis zur Grenze des eigenen Landes, bezw. bis zur Grenze des unter die Verwaltung von Generalgouvernements gestellten feindlichen Gebietes, unter Umständen auch für solche Korpsbezirke, welche zum Kriegsschauplatze gehören.

Die ganze Etappeneinrichtung stützt sich, soweit dies möglich, auf die Eisenbahnen. Für die einzelnen Armeen werden bestimmte Etappenlinen und an diesen Etappenorte festgestellt, auch geschieht dies für die einzelnen, eine Armee bildenden selbstständigen Armeekorps.

B. Der Etappenhauptort.

An der Endstation jeder Eisenbahnlinie, die zur Armee führt, bestimmt der Generalinspekteur einen Etappenhauptort, d. h. einen Stationsort, an dem der Betrieb der Eisenbahnen hinter der operierenden Armee endigt und auf dem die Verteilung des ankommenden und die Ansammlung, bezw. Absendung des zurückzuführenden lebenden und toten Armeemateriales stattfindet.

C. Etappenanfangsort.

In den heimischen Bezirken werden vom Chef des Feldeisenbahnwesens im Einvernehmen mit dem Reichseisenbahnamte Etappenanfangsorte bestimmt, an welchen die vorzuführenden Transporte zu sammeln, die zurückkehrenden zu zerteilen sind. Jeder Etappenanfangsort muß eine Haupteisenbahnstation sein. Für jedes Armeekorps wird ein solcher Anfangsort bestimmt. — Vom Etappenanfangsorte werden die Transporte möglichst im geschlossenen Zügen bis zum Etappenhauptorte geführt.

II. Die Leitung der Etappen.

A. Generalinspekteur des Etappen- und Eisenbahnwesens.

An der Spitze des gesamten Etappenwesens der Armee steht der Generalinspekteur des Etappen- und Eisenbahnwesens, welcher dasselbe nach den Anweisungen des Chefs des Generalstabes der Feldarmee leitet und sich in der Regel im großen Hauptquartiere aufhält.

B. Etappeninspektion.

Für jede Armee oder für jedes selbständig operierende Armeekorps besteht eine Etappeninspektion, an deren Spitze ein

Etappeninspekteur (General) mit einem Stabschef, Adjutanten und dem sonst erforderlichen Personale steht.

Bei derjenigen Armee, welcher die bayerischen Armeekorps zugeteilt sind, wird das Personal der Etappeninspektion nach dem Ermessen des bayerischen Kriegsministeriums durch Zuteilung bayerischen Personales verstärkt.

Die Etappeninspektion hat ihr Quartier in möglichster Nähe des Armeeoberkommandos zu nehmen.

Der Etappeninspekteur ressortiert einerseits vom Generalinspekteur, andererseits von seinem Oberbefehlshaber (dem Armee- oder Korpskommandanten). Er hat jedoch für den betreffenden Etappenbereich seine Obliegenheiten unter eigener Verantwortlichkeit zu erfüllen. Die Generalinspektion beschränkt sich auf die Erteilung allgemeiner Anordnungen. Diese Obliegenheiten bestehen in der Hauptsache in der Feststellung der Land-Etappenstraßen, in der Ordnung der Transporte auf Land- und Wasserstraßen, einschließlich der flüchtigen Feldbahnen, und im Schutze der Eisenbahnen und der auf denselben zu führenden Transporte. An einer andern Stelle der Kriegsetappenordnung sind diese Obliegenheiten folgendermaßen geschildert: „Die jedesmaligen Bedürfnisse der Armee möglichst zu befriedigen, kommende vorherzusehen und sich darauf vorzubereiten, den Rücken der Armee zu decken, ihr ohne Stockung zuzuführen, was sie braucht, und abzunehmen, was sie ausscheidet, für die Aufrechterhaltung der regelmäßigen, zur Erfüllung der Etappenzwecke erforderlichen Verbindungen zu sorgen, alle Unordnungen und Unbotmäßigkeiten im Rücken der operierenden Armee sowohl seitens der Armeeangehörigen als seitens der Bevölkerung zu verhüten und unnachsichtlich zu strafen."

Ihre Thätigkeit beginnt mit dem Augenblicke, an dem das Oberkommando der Armee den Befehl über die untergestellten Truppen u. s. w. übernimmt.

Zu den Befugnissen des Etappeninspekteurs gehört ferner: die Ernennung der Etappen-Kommandanten aus der Mitte des ihm zur Disposition stehenden Personales.

C. Etappenkommandanten und Etappenorte.

Jeder Etappenort erhält einen Stabsoffizier oder Hauptmann als Etappenkommandanten. Vergl. hierüber unten unter III. D. —

Wenn der Etappenhauptort (siehe oben) nicht unmittelbar an das Bereich der operierenden Armee stößt, so hat der Etappenkommandant für die Bildung von zu den einzelnen Armeekorps führenden Etappenstraßen zu sorgen; ebenso auf dem Kriegsschauplatze, wenn dort keine Eisenbahnen vorhanden sind. Existieren dort Eisenbahnen, so sind dennoch Etappenstraßen neben den Eisenbahnen einzurichten. An diesen Straßen werden dann aller drei Meilen Landetappenorte eingerichtet. Werden darüber andere Bestimmungen nicht getroffen, so reicht der Bezirk jedes Etappenortes bis zur halben Entfernung vom nächsten, und in den Richtungen, wo andere Etappenorte nicht vorhanden sind, so weit, als der Kommandant seinen Einfluß ausdehnen kann und will.

Niemand darf länger an einem Etappenorte bleiben, als unumgänglich nötig ist. —

Kein Angehöriger der Armee darf sich auf der Etappenstraße ohne Marschroute oder schriftlichen Ausweis einer Militärbehörde bewegen, auch in keiner Art von der durch die Marschroute vorgeschriebenen Richtung abweichen. Der Führer einer Truppe oder eines Detachements, sowie einzeln eintreffende Militärpersonen haben sich gleich nach der Ankunft am Etappenorte beim Kommandanten zu melden.

Ohne Anweisung der Kommandantur kann niemand Quartier, Verpflegung oder Vorspann auf der Etappe oder deren Bezirke erhalten.

Dies die allgemeine Einrichtung und die allgemeinen Aufgabeu des Etappenwesens. In diese fügt sich nun der Dienst der Kriegskrankenpflege in folgender Weise ein:

III. Der Dienst der Kriegskrankenpflege und die Sanitätseinrichtungen im Bereiche der Etappeninspektionen.

Für die Leitung der verschiedenen Dienstzweige sind dem Generalinspekteur des Etappenwesens eine Reihe hoher Offiziere und Beamter unterstellt, darunter zunächst:

A. Der Chef des Feldsanitätswesens.

Demselben liegt die Leitung des Feldsanitätsdienstes auf dem gesamten Kriegsschauplatze einschließlich des Etappenbereiches ob. Er ist dem Generalinspekteur untergeordnet und verpflichtet, die Direktiven desselben zur Ausführung zu bringen. Allein es geschieht dies innerhalb seiner Dienstanweisung unter eigener Verantwortlichkeit. Er bildet die Centralstelle für die Leitung des Sanitätsdienstes auf dem Kriegsschauplatze, ist der unmittelbare Vorgesetzte des gesamten Sanitätspersonales auf dem Kriegsschauplatze, und hat über dasselbe die Disziplinarstrafbefugnis eines Divisionskommandeurs. Zum Chef des Feldsanitätswesens wird entweder der Generalstabsarzt der Armee und Chef der Medizinalabteilung des preußischen Kriegsministeriums selbst, dem auch während des Friedens die Oberleitung der Vorbereitungen obliegt, ernannt, oder es wird ein Generalarzt mit dieser Feldstelle ausdrücklich beliehen. Der Chef des Feldsanitätswesens hält sich mit dem Generalinspekteur im großen Hauptquartier auf. Dort erhält er vom Generalinspekteur die Anweisungen und Mitteilungen, welche ihn in den Stand setzen, in Verbindung mit den Etappen- und Eisenbahnbehörden sowohl den augenblicklichen Bedürfnissen für Unterbringung, Pflege und Verteilung der Kranken und Verwundeten zu entsprechen, als auch Vorsorge zu treffen für die nach dem Gange der Operationen zu erwartenden Anforderungen an die Organisation des Feldsanitätswesens. Für die Sicherstellung des gesamten Feldsanitätswesens hat er durch ununterbrochene Verbindung mit den betreffenden Kriegsministerien Sorge zu tragen. An diese richtet er die entsprechenden Forderungen, und durch deren Vermittelung erhält er sich über die in der Heimat getroffenen Anordnungen auf dem Laufenden.

Ihm stehen die Sanitätszüge und Krankenzüge zur Verfügung. (Vergl. hierüber unten unter E, a u. b: Sanitäts- und Krankenzüge.) (Kriegssanitätsordnung § 19; Kriegsetappenordnung §§ 1, 2d und 6.)

B. Der Etappengeneralarzt.

Bei jeder Etappeninspektion befindet sich ein Generalarzt, Derselbe hat dem Chef des Sanitätswesens und dem Armeegeneralarzt gegenüber dieselbe Stellung, wie der Generalarzt eines Armeekorps. Seine Stellung zum Etappeninspekteur und zum Chef des Stabes ist dieselbe, wie die des Korpsgeneralarztes zum kommandierenden General und zum Chef des Generalstabes des Armeekorps. Er dient dem Inspekteur als sachverständiger Beirat für die in dessen Dienstbereich erforderlichen und zu veranlassenden gesundheitlichen Maßregeln, und ist der direkte Vorgesetzte aller im Bereiche der Etappeninspektion dauernd oder vorübergehend dienstthuenden Ärzte und Beamten, sowie des übrigen zum Sanitätsdienste bestimmten Personales.

Ihm liegt ob:

1. die Leitung der Einrichtung, Belegung, Ablösung, Leerung bez. Schließung der Lazarette innerhalb seines Dienstbereiches;

3*

2. die Fürsorge für die Freimachung der etablierten Feldlazarette zum Zwecke weiterer Verwendung derselben durch Ablösung durch die Kriegslazarette;

3. die Organisation einer ausreichenden, ständigen Krankenpflege in den Kriegslazaretten;

4. Regelung der Evakuation, d. h. Zusendung aller transportfähigen Verwundeten und Kranken zur Vermeidung von Überbürdung und zur Verhütung einer gefahrbringenden Überhäufung nach der Heimat durch die Sanitäts- und Krankenzüge;

5. Regelung der Thätigkeit der Feldlazarettdirektoren und der Krankentransportkommission;

6. Herbeiführung einer geeigneten Verwendung des den obgenannten unterstellten Kriegslazarettpersonales, einschließlich des Personales der freiwilligen Krankenpflege;

7. die Leitung der Thätigkeit der freiwilligen Krankenpflege innerhalb des Etappenbezirkes im Einverständnisse mit dem Armeedelegierten;

8. die Fürsorge für die stete Bereitschaft des Lazarettreservedepots (vergl. hierüber unten unter C, d);

9. die Überweisung der Geheilten und Invaliden an die nächsten Etappenkommandanturen, und

10. die Aufsichtsführung über die ärztliche Rapport- und Berichterstattung innerhalb des Bereiches der Etappeninspektion.

(Kriegssanitätsordnung § 101; Kriegsetappenordnung § 3 unter Nr. 2 und § 24.)

C. Die der Etappeninspektion beigegebenen ausführenden Organe und Hilfsanstalten.

Behufs Ausführung der der Inspektion in bezug auf den Sanitätsdienst übertragenen Aufgaben sind derselben beigegeben:

a) eine Krankentransportkommission;

b) ein Feldlazarettdirektor für jedes zu der betreffenden Armee gehörige Armeekorps;

c) das Kriegslazarettpersonal für jedes zu der betreffenden Armee gehörige Armeekorps, und

d) ein Lazarettreservedepot.

Sanitätszüge werden den Etappeninspektionen je nach Bedarf durch den Chef des Feldsanitätswesens überwiesen (§ 6 der Kriegssanitätsordnung, § 12 der Kriegsetappenordnung).

a) Die Krankentransportkommissionen.

(Abschnitt 14, §§ 128—138 der Kriegssanitätsordnung.)

Den Krankentransportkommissionen liegt die Krankenverteilung ob. Eine solche Kommission besteht unter Leitung eines Oberstabsarztes als Chefarzt aus zwei Stabsärzten, 4 Assistenzärzten und dem betreffen den Verwaltungsunter-, bezw. Begleitpersonal. Jede Kommission ist in drei getrennten Sektionen verwendbar.

Standort der Krankentransportkommission ist zunächst der Etappenhauptort. Von dort aus geht sie ganz oder in Sektionen je nach Bedürfnis vor. Namentlich hat sie sich bezw. eine Sektion derselben nach einer Schlacht, unter dringenden Umständen ohne den Befehl dazu abzuwarten, an den an der Eisenbahn belegenen Ort zu begeben, nach welchem die Verwundeten transportiert werden. Sobald nun die Feldlazarette durch die Krankentransportkommissionen Mitteilung von der Möglichkeit des Weitertransportes, bezw. der einstweiligen Unterbringung der Überzuführenden erhalten, veranlassen dieselben den Transport bis zur nächsten Eisenbahnstation. Die hierzu erforderlichen Fahrzeuge sind von den vorgesetzten Behörden beziehungsweise durch die nächste Etappe zu beschaffen. Über deren Herrichtung zum Verwundetentransporte enthalten die §§ 48 und 49 der Krankenträgerordnung die erforderlichen Vorschriften. Unter allen Umständen müssen diese Wagen mit Strohschüttung, bez. Strohsäcken versehen sein. Ausnahmsweise können auch die Fahrzeuge der Sanitätsdetachements und der Proviant- und Fuhrparkkolonnen zu dieser Evakuation nach der nächsten Eisenbahnstation benutzt werden. (Über Herrichtung der Proviantwagen für den Transport Schwerverwundeter vgl. § 48 der Krankenträgerordnung.)

An diesem ersten, d. h. am nächsten der Armee belegenen Etappenorte treffen nun zusammen sowohl diejenigen Leichtverwundeten, welche direkt vom Schlachtfelde ohne Berührung der Feldlazarette zur Evakuation gebracht worden, als auch die aus den Feldlazaretten dahin evakuierten Verwundeten und Kranken. Die Leichtkranken und Leichtverwundeten werden in den Leichtkranken-Sammelstellen vereinigt, eventuell in den Etappenlazaretten untergebracht.

Hat eine Etappenlinie eine besondere Länge erlangt, so empfiehlt es sich, an einem größeren Eisenbahnknotenpunkt in der Nähe der rückwärtigen Grenze des Wirkungskreises der Kommission eine Grenzstation zu errichten und dort einer Sektion den Standort anzuweisen.

Die Krankentransportkommission übernimmt den Dienst bei den Krankensammelstellen und den Erfrischungs-, Verband- und Übernachtungsstellen, sorgt dafür, daß die ankommenden Verwundeten und Kranken erfrischt, ärztlich untersucht, verbunden, sortiert (in Leichtkranke, Schwerkranke, Leichtverwundete, und Schwerverwundete), die transportunfähigen den Etappenlazaretten, die transportfähigen den Krankensammelstellen bis zu ihrer Weiterbeförderung überwiesen werden, und daß bei der Weiterbeförderung die richtige Verteilung in die Sanitäts- und Krankenzüge stattfindet.

Die der Lazarettpflege Bedürftigen sind möglichst zuerst zu verladen und, wenn gleichzeitig ein Sanitäts- und ein Krankenzug vorhanden sind, ist den Schwerverwundeten und Schwerkranken der Sanitätszug zu sichern.

Bei der Ablassung dieser Züge hat die Kommission den Chefarzt oder leitenden Arzt, bezw. den Transportführer mit allen erforderlichen Mitteilungen zu versehen, damit diese unterwegs wegen der Erfrischung und Verpflegung der Kranken, sowie Erneuerung der Verbände, Abgabe einzelner, nicht weiter Transportfähiger an den betreffenden Eisenbahnstationen, das Geeignete je nach Verlauf der Fahrt auszuführen und wahrzunehmen selbst in der Lage sind. Dies ist von besonderer Wichtigkeit bei den Hilfslazarett- und Krankenzügen.

Sobald die vorhandenen Lazarettzüge dem Bedarfe nicht mehr genügen, liegt es den Krankentransportkommissionen ob, auf Anordnung oder Ermächtigung des Generalinspekteurs des Etappen- und Eisenbahnwesens aus Wagen, welche der Chef des Feldeisenbahnwesens zur Verfügung stellt (gedeckte, nicht mit festen Sitzvorrichtungen versehene Güterwagen und Personenwagen vierter Klasse ohne die Vorrichtung fester Ständer im Innern), Hilfslazarettzüge im Wege der Improvisierung unter Zuhilfenahme des zur Disposition stehenden Materiales an Ort und Stelle einzurichten (vgl. §§ 161 flg. und die Beilagen 44 und 45 der Kriegssanitätsordnung).

b) Die Feldlazarettdirektoren.

(§§ 11 und 102 der Kriegssanitätsordnung.)

Dieselben stehen unter dem direkten Befehl der Etappeninspektion, bezw. des Etappengeneralarztes. Erstere weist den ihr zugehörigen Feldlazarettdirektoren nach Anhörung des Etappengeneralarztes besondere Bezirke mit einem bestimmten Standorte zu, in denen ihnen die Sicherstellung des Sanitätsdienstes obliegt. In diesen Dienstbezirken sind sie die direkten Vorgesetzten der Ärzte, Beamten und des andern Saniätspersonales, und haben sie dort die Disziplinarstrafbefugnisse eines nicht selbständigen Bataillonskommandeurs.

Die Feldlazarettdirektoren sind ausführende Organe der Etappeninspektionen. Denselben liegt die Aufgabe ob, durch fortgesetzte Inspizierungen an Ort und Stelle alle einer prompten Ausübung der Krankenpflege entgegenstehende Hindernisse und Übelstände zu beseitigen und Sorge zu tragen für die Erzielung eines wirksamen und ordnungsmäßigen Ineinandergreifens der Thätigkeit der einzelnen, für die Krankenpflege im Bereiche der Etappeninspektion bestimmten Behörden und Organe, Insonderheit ist es ihre Aufgabe, die Errichtung von stehenden Kriegs- und Etappenlazaretten vorzubereiten, deren Etablierung zu leiten, nach der Etablierung den Ärzten zur Seite zu stehen, das Erforderliche wegen der Krankenverteilung herbeizuführen, die rechtzeitige Ablösung der Feldlazarette zu bewerkstelligen, den Dienst bei den Leichtkranken-Sammelstellen zu überwachen und überhaupt alles sonst für die Pflege der Verwundeten und Kranken Ersprießliche persönlich zu vermitteln und in die Wege zu leiten. Einem der Feldlazarettdirektoren wird außerdem die Revision des Lazarettreservedepots übertragen. Der am Mobilmachungsorte einer Etappeninspektion mobil werdende Feldlazarettdirektor kann zur Fertigstellung dieses Depots herangezogen werden.

c) Die Kriegslazarette und das Kriegslazarettpersonal.

(§§ 105 und 106 der Kriegssanitätsordnung.)

Als eigentliche Lazaretteinrichtungen finden wir im Rayon der Etappen die stehenden Kriegslazarette. Diese sind dazu bestimmt, die Ablösung und den Ersatz der Feldlazarette zu bewirken. Ausnahmsweise können sie auch zur unmittelbaren Aufnahme von Kranken und Verwundeten bestimmt werden. Im großen und ganzen sollen sie ganz dieselben Mittel zur Herstellung gewähren, wie die Feldlazarette.

Da letztere, wie oben bereits dargelegt, wegen ihrer leichteren Beweglichkeit und mit Rücksicht darauf, daß sie nicht so groß sind, die Bestimmung haben, sich allen Bewegungen der Armee möglichst anzuschließen, mithin leicht der Fall eintreten kann, daß dieselben, kaum etabliert, durch die nachrückenden Kriegslazarette wieder abgelöst werden, so darf man wohl sagen, daß in den Kriegslazaretten der Schwerpunkt für die Verwundetenpflege auf dem Kriegsschauplatze liegt, und daß es vorteilhaft erscheinen kann, die Verwundeten direkt dorthin zu schicken, bezw. zu transportieren. Auch die Kriegslazarette etablieren sich mit der Armee vorrückend möglichst in der Nähe derselben. Sie sind aber wegen der Vergrößerung des Lazarettkörpers schon an sich schwerfälliger als die Feldlazarette, tragen mehr einen stabilen Charakter und erscheinen daher geeigneter, Schwerverwundeten, für welche bei einem weiteren Transporte Gefahren entstehen könnten, selbst bei größerer, massenweiser Anhäufung eine längere, geordnete Behandlung angedeihen zu lassen. Bei Unzulänglichkeit der zur Verfügung stehenden Krankenräume wird namentlich hier zur Aufstellung und zum Bau von Baracken zu schreiten sein.

In den stehenden Kriegslazaretten beginnt die eigentliche Krankenverteilung, deren Zweck in der Hauptsache darin besteht, die im Felde stehenden Kriegs- und Etappenlazarette baldmöglichst für neuen Zugang von der Feldarmee und aus den Feldlazaretten wieder frei zu machen und ein Anhäufen von Kranken und Verwundeten an ein und derselben Stelle möglichst zu vermeiden. Deshalb wird eine fortwährende Überführung der Kranken und Verwundeten nach den im Inlande errichteten Reservelazaretten anzustreben sein.

Das Personal der Kriegslazarette besteht aus Oberstabsärzten, Stabsärzten, Assistenzärzten, Feldapothekern, Lazarettinspektoren, Rendanten, Oberlazarettgehilfen, Lazarettgehilfen und Militärkrankenwärtern.

Die etatmäßigen Arztstellen werden in der Regel nur durch früher gediente Militärärzte des Friedens- und Beurlaubtenstandes besetzt. Im Bedarfsfalle können aber auch Civilärzte verwendet werden, mit denen vom Kriegsministerium über die Verwendung Vertrag abgeschlossen worden ist, und welche der Etappeninspektion zur Verfügung gestellt werden.

d) Das Lazarettreservedepot.

(Abschnitt 12, §§ 109—123 der Kriegssanitätsordnung.)

Die Regel, daß die Bedürfnisse der für den Sanitätsdienst erforderlichen Gegenstände im Feindesland durch Requisition oder in einzelnen Fällen durch freien Ankauf zu beschaffen sind, gilt auch jetzt noch (§§ 28 Ziff. 12, 98 Ziff. 3, 109 Ziff. 2 und 113 Ziff. 1 der Kriegssanitätsordnung).

Allein in den Fällen, wo die Ergänzung der Abgänge auf diesem Wege nicht ausführbar ist, soll sowohl den Truppen, als auch den im Felde stehenden Feld-, Kriegs- und Etappenlazaretten der Bedarf durch die Lazarettreservedepots zugeführt werden. Gleichzeitig sollen dieselben besorgt sein für die Ergänzung des Krankentransportmateriales.

Mit der Mobilmachung wird jeder Etappeninspektion ein Lazarettreservedepot überwiesen. Die bayerischen mobilen Sanitätsformationen beziehen ihren Bedarf an Sanitätsmaterial aus den Lazarettreservedepots der Etappeninspektion jener Armee, bei welcher die bayerischen Armeekorps eingeteilt sind (Bayerische Kriegssanitätsordnung § 109 Nr. 4).

Der Hauptfortschritt gegen die bisherige Einrichtung besteht darin, daß die Lazarettreservedepots, welche früher immobil waren, also weder Wagen noch Bespannung besaßen und daher im Bedarfsfalle Pferde und Wagen sich erst im Wege der Requisition beschaffen mußten, nach der neuen Verordnung mobil gemacht worden sind. Es besitzt jedes Lazarettreservedepot 20 mit Train bespannte Fahrzeuge.

Das Personal besteht aus zwei Offizieren, einem Lazarettinspektor, einem Feldapotheker, einem chirurgischen Instrumentenmacher, Unteroffizieren u. s. w.

Die regelmäßige und unausgesetzte Füllung der Reservedepots selbst erfolgt von den Etappenhauptorten aus, entweder mit der Eisenbahn oder mittels Vorspannfuhrwerkes in den Fällen, wo es nicht möglich ist, daß die bespannten Lazarettreservedepots zurückgehen bis zu den Eisenbahnstationen. Der § 113 der Sanitätsordnung enthält in bezug auf die Füllung der Lazarettreservedepots die wichtige Bestimmung, daß diese zu erfolgen hat: von den sogenannten Sammelstationen aus, und zwar aus den daselbst errichteten immobilen Güterdepots. Von dort aus werden die verlangten Gegenstände den Feld- und anderen Lazaretten entweder durch die Eisenbahn oder durch die Feldpost, oder endlich durch die Kolonne des Depots zugeführt. Reicht diese nicht aus, so werden Fahrzeuge von der Etappeninspektion zur Verfügung gestellt, oder es werden Fahrzeuge von der nächsten Etappenkommandantur auf Antrag beschafft.

Von den etablierten, insbesondere von den der Etappeninspektion unterstellten Lazaretten werden die Gegenstände, soweit es irgend möglich, mittels eigener Fahrzeuge abgeholt.

Wenn Schlachten bevorstehen, so wird das Depot, bezw. ein Teil desselben möglichst weit auf der Etappenstraße vorgeschoben, um den zu errichtenden Lazaretten der Krankentransportkommission möglichst rasch und reichlich Vorräte an Lazarettbedürfnissen, Labemitteln u. s. w. zuführen zu können.

D. Etappenorte und Kommandanturen.

(§§ 3, 12 und Abteilung C [§§ 30—37] der Kriegsetappenordnung.)

Jede Etappeninspektion verfügt über Etappenkommandanturen zur Verwendung im Etappendienste. Sofort bei der Mobilisierung wird jeder Inspektion das Personal für drei Kommandanturen überwiesen. Die anderweitig für diesen Zweck zur Verfügung zu stellenden Offiziere, Ärzte und Beamten bleiben bis zur Berufung durch die Etappeninspekteure in ihren Mobilmachungsorten.

Jeder Etappenort erhält einen Stabsoffizier oder Hauptmann als Etappenkommandanten. Demselben werden ein Adjutant und die nötigen Schreiber beigegeben. Tritt ein Bedürfnis hierzu ein, so kann dieses Personal verstärkt werden.

Aufgabe des Etappenkommandanten ist es, den ganzen Durchgangsverkehr von und zur Armee zu vermitteln, dazu die sein Ressort betreffenden Vorbereitungen zu treffen, für die Sicherung der Verkehrswege u. s. w. seines Bezirkes zu sorgen und erforderlichen Falles Transportkommandos zu stellen.

Die erforderlichen Mitteilungen empfängt der Kommandant teils von der Etappeninspektion, teils von dem Generalgouvernement seines Bezirkes, teils endlich von seinem stellvertretenden Generalkommando, nicht minder auch von denjenigen Eisenbahnbehörden, welche Anforderungen an den Etappenort zu stellen haben.

Der Etappenkommandant ist dem am Etappenorte befindlichen Bahnhofskommandanten gleich gestellt; bei vorkommenden Meinungsverschiedenheiten entscheidet bis zum Austrage derselben auf dem Dienstwege der dem Patente nach älteste der beiden Kommandanten. Die Wirkungskreise dieser beiden Behörden liegen nebeneinander und sind räumlich geschieden; dieselben sind jedoch auf gegenseitige Verbindung und Unterstützung angewiesen.

Für die Verpflegung der mittels Eisenbahn durchgehenden Truppen, also auch der Verwundeten und Kranken, sowie der in den Krankensammelstellen Untergebrachten hat in der Regel der Bahnhofskommandant zu sorgen.

Der Etappenkommandant ist jedoch verpflichtet, dem ersteren in bezug auf Herbeischaffung und Zubereitung der Lebensmittel — insbesondere bei bevorstehenden Massentransporten — reichtzeitig jede mögliche Unterstützung zu leihen.

Für die Verpflegung derjenigen Truppen und Personen, welche

im Etappenorte oder Etappenbezirke durch den Etappenkommandanten unterzubringen sind, hat dieser zu sorgen.

An jedem Etappenorte sind Vorbereitungen und Veranstaltungen zur Versorgung und Unterbringung der durchpassierenden Verwundeten und Kranken erforderlich. Zu diesem Zwecke können sich an den Etappenorten folgende Personen und Sanitätseinrichtungen, welche der Etappenkommandantur unterstellt sind oder mit derselben in direkter Verbindung stehen, befinden:

a) der Etappenarzt,
b) der Lazarettpfarrer,
c) die Etappenlazarette,
d) die Krankensammelstellen und Erfrischungs- und Verbandstellen, und
e) die Leichtkranken-Sammelstellen.

a) Der Etappenarzt.

(§ 103 der Kriegssanitätsordnung und § 35 Ziff. 3 und 4 der Kriegsetappenordnung.)

Einige Etappenärzte werden bei den einzelnen Kommandanturen nur im Falle wirklichen Bedarfes angestellt, und nur in Fällen, in denen es unbedingt notwendig erscheint, findet hierzu eine Überweisung von Militärärzten statt. Zunächst soll der Etappenkommandant versuchen, sich der Mitwirkung der im Orte befindlichen Civilärzte zu versichern und diese zu verwenden, und zwar selbst im Feindeslande. Ist dies nicht möglich, so wird einem herbeigezogenen Civilarzte die Wahrnehmung der Funktionen eines Etappenarztes übertragen. Die Überweisung eines solchen Arztes ist im Falle eintretenden Bedarfes bei der vorgesetzten Behörde des Etappenortes zu beantragen, und zwar im Inlande bei dem stellvertretenden Generalkommando, welches die Kommandantur eingesetzt hat. Ein solcher Bedarfsfall liegt vor, sobald die Errichtung eines Etappenlazarettes notwendig wird. Dem Etappenarzte liegt dann der Dienst in dem Etappenlazarette, auf der Krankensammelstelle, der Verbandstation und eventuell auch auf den Leichtkranken-Sammelstellen ob.

b) Lazarettpfarrer.

(Kriegsetappenordnung § 30 Ziff. 3.)

Als Lazarettpfarrer sind diejenigen zur Thätigkeit auf dem Kriegsschauplatze herangezogenen Civilgeistlichen zu verwenden, welche Aufnahme in den Etat der Truppen nicht finden können.

c) Die Etappenlazarette.

(§ 104 der Kriegssanitätsordnung; § 35 Ziff. 4 der Kriegsetappenordnung.)

In den Etappenlazaretten werden diejenigen Leichtkranken und Verwundeten untergebracht, bei denen eine rasche Herstellung zu erwarten steht. Von den Etappenlazaretten aus können sie nach Eintritt der Genesung leicht wieder zur Armee entlassen werden. In diese Etappenlazarette haben auch die Kranken von durchrückenden oder den Etappeninspektionen direkt unterstellten Truppenteilen Aufnahme zu finden, nicht minder diejenigen Verwundeten und Kranken, deren Weitertransport sich als unthunlich herausstellt, sobald ein stehendes Kriegslazarett nicht am Orte oder in der Nähe ist. Das Pflegepersonal ist aus der freiwilligen Krankenpflege zu entnehmen. Ausnahmsweise und unter ganz bestimmten Voraussetzungen und Bedingungen kann auch das Personal der Kriegslazarette und der Krankentransportkommissionen Verwendung finden.

Die Entscheidung der Frage, ob an einem Etappenorte ein Etappenlazarett zu errichten, hängt von der Etappeninspektion, und zwar in der Mehrzahl der Fälle von dem betreffenden Feldlazarettdirektor ab. An Orten, an welchen sich Krankentransportkommissionen oder Sektionen derselben befinden, wird die Errichtung in der Regel notwendig erscheinen. Ob Etappenlazarette da, wo sich bereits stehende Kriegslazarette befinden, einzurichten sind, hängt von den Verhältnissen ab.

Die Lazarettlokalitäten bestimmt der Kommandant, nötigenfalls nach Anhörung des ihm zur Verfügung stehenden Arztes.

Mannschaften, welche den Verdacht erregen, Krankheiten nur vorzuschützen, ohne wirklich krank zu sein (sogen. Simulanten), müssen immer nach Orten befördert werden, wo sie in die Behandlung von Militärärzten treten können.

d) Die Krankensammelstellen, sowie die Verband-, Übernachtungs- und Erfrischungsstellen.

(§§ 104 und 130 der Kriegssanitätsordnung; § 33 Ziff. 4 der Kriegsetappenordnung.)

Krankensammelstellen werden vom Etappenkommandanten an den Etappenhauptorten und an denjenigen Etappenorten errichtet, an welchen eine Krankentransportkommission odere eine Sektion derselben ihren Standort haben. Findet die Errichtung der Sammelstelle auf einem Bahnhofe oder in unmittelbarster Nähe desselben statt, so liegt sie dem Bahnhofskommandanten ob, welcher für diesen Zweck auf den Bahnhöfen zum Bahndienst entbehrliche Räume, zweckentsprechende Gebäude oder Plätze u. s. w. zu benutzen hat. Die Sammelstellen dienen vorzugsweise zur Aufnahme derjenigen Verwundeten und Kranken, die in den Feldlazaretten keine Aufnahme mehr haben finden können und daher direkt nach der Eisenbahn transportiert werden. Sie sind an sich **Warteräume**, welche den Kranken und Verwundeten bis zu ihrer Aufnahme in die Züge zum Aufenthalte und Schutze gegen die Witterung dienen sollen. Allein die ankommenden Verwundeten und Kranken sollen gleichzeitig verpflegt und erfrischt (**Erfrischungsstation**), ärztlich untersucht und erforderlichen Falles verbunden werden (**Verbandstation**). Auch sollen diese Sammelstellen die Möglichkeit zum Übernachten bieten (**Übernachtungsstellen**), für welchen Fall sie dann mit den erforderlichen Einrichtungen, namentlich mit Lagerungseinrichtungen zu versehen sind. Von besonderer Wichtigkeit erscheint, daß in diesen Sammelstellen eine nochmalige Sonderung der weiter Transportfähigen von den Nichttransportfähigen vorzunehmen ist. Die Transportfähigen werden vermittelst der Sanitäts- und Krankenzüge weiter zurück nach der Heimat befördert. Auch diejenigen Leichtverwundeten und Leichtkranken, bei denen eine *rasche* Wiederherstellung nicht erwartet werden darf, werden in Krankenzügen der Heimat zugeführt. Dagegen werden diejenigen Leichtverwundeten und Leichtkranken, bei denen eine solche rasche Wiederherstellung voraussichtlich eintreten wird, an die Etappenlazarette abgegeben. Dorthin oder in die am Orte befindlichen Kriegslazarette gelangen auch diejenigen Verwundeten und Kranken, deren Weitertransport sich als unthunlich herausgestellt hat.

Den **Dienst** an den Sammelstellen übernimmt die **Krankentransportkommission**. Doch kann geeigneten Falles die Erfrischungsstation sogleich oder später auf Veranlassung der Krankentransportkommission im Einvernehmen mit dem Militäreisenbahndirektor bezw. der Linienkommandantur statt von dem staatlichen Personal von der freiwilligen Krankenpflege übernommen werden.

Die **Verpflegung** stellt auf den Bahnhöfen der Bahnhofskommandant, an anderen Orten der Etappenkommandant sicher.

e) Leichtkranken-Sammelstellen.

(§ 103 Ziff. 4 der Kriegssanitätsordnung; § 35 Ziff. 4 Abs. 4 der Kriegsetappenordnung.)

Deren Einrichtung kann auf Anordnnng des Etappeninspekteurs beziehungsweise des Armeeoberbefehlshabers zu dem Zwecke erfolgen, um eine größere Anzahl Leichtverwundeter und Leichtkranker, bei denen baldiger Wiedereintritt der Dienstfähigkeit zu erwarten steht, unterzubringen. Die Leichtkranken-Sammelstellen befinden sich im Anschlusse an die Etappenlazarette. Ob sie aber letzteren als zugehörig zu unterstellen sind oder bei größerer Ausdehnung neben denselben für sich zu bestehen haben, bestimmt die Etappenkommandantur.

E. Die Beförderung der Verwundeten und Kranken auf der Eisenbahn.

(Abschnitt 15, §§ 139—178, Beilagen E und F Nr. 41, 42, 43, 44, 45 und 46 der Kriegssanitätsordnung; §§ 6, 12 und 24 der Kriegsetappenordnung; sowie 4. Kapitel §§ 50 flg. der Krankenträgerordnung.)

Der Transport der Verwundeten und Kranken auf der Eisenbahn erfolgt in

Sanitätszügen und

Krankenzügen.

Die Sanitätszüge zerfallen wiederum in

Lazarettzüge und

Hilfslazarettzüge.[1]

a) Sanitätszüge:

Lazarettzüge sind die für den Transport derjenigen Schwerverwundeten und Schwerkranken, welche nur liegend und in besonderen Lagerungsvorrichtungen transportirt werden müssen, bestimmten Züge, welche eine geschlossene Formation mit einem etatmäßigen ständigen Personal und Material bilden nnd im Inlande „aus den dazu bereits im Frieden im voraus vorbereiteten Personenwagen vierter Klasse und sonst dazu geeigneten Wagen zusammengestellt werden“ (§ 139, Ziff. 2 der Kriegssanitätsordnung). Über Personal und Material, Ausstattung und Zusammensetzung dieser Züge enthält die Sanitätsordnung (§§ 141 flg. und namentlich Beilage 42) ganz bestimmte und ausführliche Vorschriften.

Ein jeder Zug besteht aus 41 Wagen, darunter 30 Krankenwagen mit je 10 Lagerstätten, also für 300 Schwerverwundete und Kranke,

[1] Vgl. hierüber auch: Der Eisenbahntransport verwundeter und erkrankter Krieger von Dr. Julius zur Nieden. (1882. Landsberg a. W., Selbstverlag.)

1 Arztwagen, 2 Küchenwagen, 2 Speisevorratswagen u. s. w. Alle Krankenwagen sind nach dem Durchgangssystem gebaut und mit Plattformen versehen. Als Lagerstätte dienen mit Matratze und Decke versehene Krankentragen, welche an mit Haken versehenen festen Ständern mit den Tragstangenenden vermittelst der dazu bestimmten Spiralfedern eingehängt werden. Da alle Wagen Durchgangswagen sind und in jedem ein Gang freigelassen wird so gestattet dies freie Kommunikation innerhalb des ganzen Zuges während der Fahrt. Verpflegung erfolgt im Zuge selbst, auf dem sich genügendes ärztliches, Pflege- und Transportpersonal befindet.

Sobald die vorhandenen Lazarettzüge dem Bedarfe nicht mehr genügen, liegt es den Krankentransportkommissionen ob, auf Anordnung oder Ermächtigung des Generalinspekteurs des Etappen- und Eisenbahnwesens aus Wagen, welche der Chef des Feldeisenbahnwesens zur Verfügung stellt (gedeckte nicht mit festen Sitzvorrichtungen versehene Güterwagen und Personenwagen vierter Klasse ohne die Vorrichtung fester Ständer im Innern), Hilfslazarettzüge im Wege der Improvisierung unter Zuhilfenahme des zur Disposition stehenden Materials an Ort und Stelle einzurichten (vgl. §§ 161 flg. und die Beilagen 44 und 45 der Kriegssanitätsordnung). Hier werden die Tragen entweder nach Hamburger System mittels sogenannter Teufelsklauen, in deren untern Schenkel mit Ringen ein in eine Gliederkette endender Federapparat eingehängt ist, befestigt, oder auf Blattfedern nach dem Grundschen System aufgestellt. Unter Umständen findet eine Vereinigung beider Systeme statt (gemischtes System). (§§ 50, 51 und 52 der Krankenträgerordnung.)

Nach Bedarf können derartige improvisierte Hilfslazarettzüge, wenn sie mit den Erfordernissen eines Lazarettzuges, wie Küchenwagen u. s. w. versehen sind, in Lazarettzüge umgewandelt und demgemäß in den Etat einrangirt werden. Wenn das nicht geschieht, werden die Hilfslazarettzüge nach Abgabe der letzten Verwundeten oder Kranken abgerüstet; das Personal kehrt mit dem Ausrüstungsmaterial in den dazu erforderlichen Wagen ungesäumt zu der Krankentransportkommission, von welcher es abgesandt war, zurück, soweit die Etappeninspektion nicht andere Verfügung getroffen hat.

Lazarett- und Hilfslazarettzüge zusammen bilden den Begriff der Sanitätszüge. Leichtverwundete und Leichtkranke sind von dem Transport auf Sanitätszügen gänzlich ausgeschlossen (§ 130 Ziff. 6 der Kriegssanitätsordnung).

b) Krankenzüge.

Diesen Sanitätszügen stehen gegenüber die Krankenzüge, zum Transporte aller derjenigen Verwundeten und Kranken bestimmt, welche sich, wenn auch mit Unterstützung, noch selbst in den Wagen begeben können, und deren Zustand eine längere Fahrt auch in sitzender Stellung gestattet. Sie dienen daher vorzugsweise zum Transporte der Leichtkranken und Leichtverwundeten und nur ausnahmsweise auch für andere, wenn die Sanitätszüge zum Transporte der Schwerverwundeten und Schwerkranken nicht genügen, also namentlich (§§ 130 und 140 der Kriegssanitätsordnung) nach großen Schlachten zur Vermeidung plötzlicher Anhäufung von Verwundeten.

Die Krankenzüge werden aus Personenwagen erster, zweiter und dritter Klasse, ausnahmsweise auch der vierten Klasse, und aus Güterwagen zusammengesetzt. Letztere müssen aber mit Subsellien, oder an deren Statt wenigstens mit Strohsäcken oder reichlicher Strohschüttung versehen sein. Die größerer Schonung bedürfenden Kranken und Verwuudeten werden in den Wagen erster und zweiter Klasse untergebracht, während die weniger Leidenden in den Wagen dritter Klasse oder in den zuletzt erwähnten Wagen der vierten Klasse und Gepäckwagen Unterkunft finden. Diese Züge gehen nur dann als geschlossene Züge und gesondert von anderen Transporten, wenn sie die volle Leistung einer Fahrt beanspruchen (§ 172 Ziff. 2 der Kriegssanitätsordnung). Im übrigen sollen für diese Züge, da für Leidende ein längerer Transport in sitzender Stellung, namentlich die Nacht hindurch, zu anstrengend sein würde, Übernachtungsstationen (siehe oben D. d) eingerichtet werden, an denen die Kranken ein Lager, Gelegenheit zum Reinigen und Beköstigung erhalten.

Auch die Krankenzüge werden in den meisten Fällen nach der Natur der Sache von den dazu berufenen Behörden im Falle des Bedarfs zu improvisieren sein (vgl. §§ 171 flg. und Beilage 46 der Kriegssanitätsordnung). Das bei den Krankenzügen verwendete Transportmaterial wird nach beendeter Fahrt entweder unmittelbar nach dem Abgangsorte des Zuges zurückgeführt, oder, wenn das nicht ausführbar ist, dem Güterdepot der betreffenden Sammelstation wieder zugesendet.

Die Sanitäts- und Krankenzüge stehen dem Chef des Feldsanitätswesens zur Verfügung. Derselbe ordnet deren Heranziehung an und setzt sich über die Art und Weise, wie dies zu geschehen, mit dem Chef des Eisenbahnwesens ins Einverständnis. Nach Bedarf verteilt er die Sanitätszüge an die einzelnen Etappeninspektionen (§ 6 der Kriegsetappenordnung). Sanitäts- und Krankenzüge werden dann dorthin geführt, wo die für den Einzeldienst der Krankenzerstreuung eingesetzten Krankentransportkommissionen stationiert sind. Letztere nehmen sie in Empfang und bewirken die weitere Entsendung an diejenigen Orte, welche zur Aufnahme der Kranken vorbereitet sind.

Um über die Art und Weise, in welcher die Krankenverteilung mittels der Sanitäts- und Krankenzüge bewirkt wird, und darüber, wie die einzelnen Fahrten dieser Züge selbst geregelt werden, einen möglichst klaren Einblick zu gewinnen, bedarf es noch der Hinzufügung einiger erläuternder Bemerkungen. Es kommen hierbei die Vorschriften in den §§ 131, 132, 137, 138, 147 Ziff. 1 und 195 Ziff. 5 der Kriegssanitätsordnung in Betracht.

Die Fahrdisposition der Züge wird von den Etappenbehörden (Etappeninspektion, Militäreisenbahndirektion, Etappen-Generalarzt), denen die Krankentransportkommission als ausführendes Organ zur Verfügung steht, getroffen und ausgegeben. Als Grundlage für die in dieser Richtung zu treffenden Dispositionen dient denselben die Orientierung, welche ihnen durch die Vermittelung der Linienkommandanturen aus der Heimat zugeht.

Das Verfahren ist folgendes:

Jeder Linienkommandantur werden vom Kriegsministerium eine Anzahl Reservelazarette behufs ihrer Belegung zur Verfügung gestellt, wobei die für Schwerverwundete und für einzelne Arten von Kranken bestimmten ausdrücklich als solche bezeichnet werden (§ 137 Ziff. 2 der Kriegssanitätsordnung). — Von diesen Lazaretten werden am 1., 6., 11., 16., 21. und 26. jeden Monats Meldungen über die in einem jeden derselben bereits belegten oder noch verfügbaren Lagerstellen an die Linienkommandantur, welcher sie zugeteilt sind, erstattet (§ 137 Ziff. 5 der Kriegssanitätsordnung). Von letzteren ergeht dann von fünf zu fünf Tagen eine summarische Mitteilung über die in dem betreffenden Bezirke noch vorhandenen, belegbaren Lazarettlagerstellen an die betreffende Krankentransportkommission (§ 138 Ziff. 5 der Kriegssanitätsordnung). Die Krankentransportkommission giebt diese Meldungen dann weiter an den Etappengeneralarzt bezw. an die Etappeninspektion und Militäreisenbahndirektion, welche dann auf Grund dieser Unterlagen ihre Entschließungen über die Zielpunkte der einzelnen Züge fassen und so deren Fahrt dirigieren.[1] Diese Entschließung wird dann dem betreffenden ausführenden Organe (der Krankentransportkommission) zur weiteren Aus- und Durchführung eröffnet. Die Bestimmung darüber, welche der ihnen überwiesenen Reservelazarette durch die vom Kriegsschauplatze kommenden Verwundeten zu belegen sind, trifft die betreffende Linienkommandantur (§ 137 Ziff. 3 der Kriegssanitätsordnung).

Die Vertheilung der Verwundeten und Kranken in die Züge gehört zur Zuständigkeit des Etappengeneralarztes. Hinsichtlich des Fahrbetriebes werden die erforderlichen Anordnungeu von der Militäreisenbahndirektion, oder in Betracht der Besatzungsarmee von den Linienkommandanturen nach Maßgabe der in der Militäreisenbahnordnung enthaltenen Vorschriften getroffen.

F. Die Beförderung der Verwundeten und Kranken außerhalb der Eisenbahn.

(§ 126 Ziff. 5, § 130 Ziff. 7, § 177 Ziff. 1 der Kriegssanitätsordnnng, § 37 Ziff. 6 der Kriegsetappenordnung; IV. Teil, 3. Kapitel §§ 47, 48 und 49 der Krankenträgerordnung.)

Von dem Transporte der Verwundeten und Kranken zu Wagen bis in die Feldlazarette bezw. die Sammel- und Verladestationen auf der Eisenbahn ist bereits oben die Rede gewesen. Hier kommt lediglich der Weitertransport von den innerhalb des Bereiches der Etappeninspektion belegenen Heilstätten und Sammelstellen nach rückwärts in Betracht. Wenn auch der Eisenbahntransport hier die Regel bilden wird, so können doch immerhin Fälle vorkommen, in denen man genötigt ist, andere Transportmittel zu wählen. Namentlich werden solche Fälle eintreten in Ländern, in denen das Eisenbahnnetz noch nicht zu einem dem Bedürfnis völlig entsprechenden Ausbau gelangt ist, oder bei Überlastung der Eisenbahn nach großen Aktionen, bezw. bei Anhäufung großer Massen von Verwundeten und Kranken an einzelnen Stellen, oder endlich beim Transport aus seitwärts von der Eisenbahn

[1] Eine dahin gehende ausdrückliche Bestimmung enthält die Kriegssanitätsordnung allerdings nicht. Doch ergiebt sich die Richtigkeit dieser Auffassung aus der im Schlußsatze des § 132 Ziff. 1 enthaltenen Bestimmung („Hinsichtlich des Fahrbetriebes der Sanitäts- und Krankenzüge u. s. w. werden die erforderlichen Anordnungen von der bezüglichen Eisenbahnbehörde [Militäreisenbahndirektion oder Linienkommandantur] getroffen") und aus der Bestimmung in § 147 Ziff. 1 („Den Lazarettzügen läßt die Etappeninspektion, welcher sie überwiesen sind, im Einverständnis mit den Miltitäreisenbahnbehörden durch ihre Organe die Befehle über den Bestimmungsort zur Aufnahme der Kranken zugehen.").

etablierten Lazaretten nach den Eisenbahnstationen. Denn nicht immer wird es möglich sein, alle oder selbst nur die Mehrzahl der Lazarett in unmittelbarer Nähe der Eisenbahn anzulegen.

Zwei Transportmittel kommen hier in Betracht: 1. der Transport auf dem Wasser zu Schiff und 2. der Transport zu Wagen auf Landwegen.

In bezug hierauf heißt es in § 126 unter Ziff. 5 der Kriegssanitätsordnung:

„Wo irgend thunlich, sind Wasserstraßen für den Krankentranspor zu benutzen.

Für diese, wie für die Benutzung von Landstraßen hat die Etappenbehörde wegen Bereitstellung genügender Fahrzeuge und sonstiger Sicherstellung der bezeichneten Transporte das Erforderliche zu veranlassen."

Beim Krankentransport auf Wasser- und Landstraßen finden die für den Eisenbahntransport gegebenen Bestimmungen betreffs des Dienstes der Krankentransportkommission entsprechende Anwendung (§ 130 Ziff. 7 der Kriegssanitätsordnung). Die absendende Krankentransportkommission hat beim Abgang eines jeden Transportes über Stärke desselben, Umfang und Art der vorzubereitenden Verpflegung u. s. w. Meldung, soweit möglich telegraphisch, an die Etappenkommandantur des Bestimmungsortes zu erstatten (§ 130 Ziff. 7 und § 177 Ziff. 1 und 2 der Kriegssanitätsordnung).

Über den Transport auf Wasserstraßen bestehen zur Zeit besondere Vorschriften nicht.

Was den Transport zu Wagen auf den Landwegen anlangt, so schlägt hier zunächst die Bestimmung in § 37 Ziff. 6 der Kriegsetappenordnung ein, daß in den einzelnen Etappenorten auf Errichtung eines Fuhrparkes Bedacht zu nehmen ist.

Nur in ganz seltenen Fällen werden zu diesen Krankentransporten wirkliche Krankenwagen zur Verfügung stehen. (Vergl. § 43 der Krankenträgerordnung.) In der Regel wird der Transport mittels anderer Fahrzeuge: auf Landwagen, dazu hergerichteten Proviantwagen, oder auf mit Tragen versehenen Leiterwagen u. s. w. erfolgen müssen. Die Vorschriften über die Herrichtung dieser Wagen zum Zwecke des Transportes von Schwerverwundeten sowie über die Ausführung des Transportes selbst befinden sich im IV. Teile, 3. Kapitel §§ 47, 48 und 49 der Krankenträgerordnung. Es bleibt jedoch dem leitenden Sanitätsoffiziere überlassen, auch auf andere, als die in der Krankenträgerordnung angegebene Art Wagen zum Verwundetentransporte herzurichten. (Über Herrichtung von Bauernwagen zum Landtransporte Verwundeter vergl. Taschenbuch der feldärztlichen Improvisationstechnik von Dr. Julius Port, Oberstabsarzt — vom internationalen Komitee des Roten Kreuzes zu Genf gekrönte Preisschrift — II. Teil; und desselben Aufsatz: „Ratschläge für die Krankentransportkommission" im 1. Heft der Deutschen militärärztlichen Zeitschrift für 1877. Ferner: Transport Verwundeter auf Bauernwagen von Dr. v. Hase. Illustrierte Monatsschrift der ärztlichen Polytechnik, Jahrg. X., 1888.)

Auf die Einzelheiten dieser Bestimmungen an dieser Stelle näher einzugehen, würde zu weit führen.

Dritter Abschnitt.

Der Sanitätsdienst bei der Besatzungsarmee.

(Teil IV der Kriegssanitätsordnung.)

I. Bereich der Besatzungsarmee.

Dieser Bereich beginnt an der Grenze des eigenen Landes (Bereich des stellvertretenden Generalkommandos), bezw. an der Grenze der unter die Verwaltung von Generalgouverneurs gestellten feindlichen Gebietsteile (Übergangsstationen).

II. Leitendes Personal.

An der Spitze des amtlichen Sanitätsdienstes steht hier der Chef der Medizinalabteilung im Kriegsministerium, bezw. der stellvertretende Generalarzt beim stellvertretenden Generalkommando. Zur Unterstützung der Ärzte an den Reserve- und Festungslazaretten können Civilchirurgen von Bedeutung als chirurgische Konsulenten angestellt werden.

Der Sanitätsdienst bei den Truppen und militärischen Instituten wird durch Ärzte und Lazarettgehilfen, deren Zahl die betr. Etats angeben, nach den im Frieden geltenden bezw. besonderen Bestimmungen versehen.

Bei den Kommandanturen von Festungen und größeren Garnisonen befinden sich Garnisonsärzte in Gemäßheit des Friedensetats.

III. Sanitätseinrichtungen.

A. Reservelazarette.

(Abschn. 17, §§ 183—198 der Kriegssanitätsordnung.)

Als Sanitätseinrichtung in diesem Rayon sind vor allen Dingen die Reservelazarette hervorzuheben, welche dazu bestimmt sind, die vom Kriegsschauplatze kommenden Verwundeten und Kranken aufzunehmen. Die bereits im Frieden bestehenden Garnison- und Speziallazarette bestehen zwar auch im Kriege weiter, verwandeln sich aber nach den Bestimmungen der Sanitätsordnungen von selbst mit der

Mobilisierung in Reservelazarette, so daß ihr Namen verschwindet. Außerdem werden im Falle des Bedarfes neue Reservelazarette errichtet, und zwar wird deren Errichtung von den betreffenden Militär- und Civilbehörden bereits im Frieden vorbereitet. Die Fertigstellung erfolgt sodann nach Ausbruch des Krieges nach der Anordnung des Kriegsministeriums.

Diese Lazarette sind dazu bestimmt, die ihnen von der Feld- und Besatzungsarmee zugehenden Verwundeten und Kranken aufzunehmen.

Die Leitung der Verwundetenpflege in denselben liegt dem Chefarzte, bezw. an Orten, wo sich eine Mehrzahl von Lazaretten befindet, besonders zu ernennenden Reservelazarettdirektoren ob.

Ist der Chefarzt nicht ein Militärarzt des Friedens-, Beurlaubten- oder reaktivierten Standes, so liegt die Leitung des Reservelazarettes in den Händen einer einzusetzenden Lazarettkommission.

Zu dieser gehört außer einem vom stellvertretenden Generalarzte bestimmten ordinierenden Arzte (dem dirigierenden Arzte) ein Offizier, und zwar bei Lazaretten über 150 Lagerstätten ein Stabsoffizier, bei 30 bis 150 eingerichteten Lagerstätten ein Hauptmann, bei bis zu 30 Lagerstätten ein Subalternoffizier, als militärisches Mitglied.

Außerdem setzt sich das Personal zusammen aus 1 bis 2 ordinierenden Ärzten, 1 assistierenden Arzte, 3 Lazarettgehilfen und 6 Krankenwärtern auf je 100 Kranke nach der Wichtigkeit der Fälle. Für je 400 Kranke ist ein Apotheker vorgesehen. Das wirkliche Bedürfnis an Heil- und Pflegepersonal einschließlich des Apothekers hat der stellvertretende Generalarzt festzustellen.

Für die Ausrüstung der Reservelazarette hat die stellvertretende Intendantur im Einvernehmen mit dem stellvertretenden Generalarzte Sorge zu tragen.

Werden an einem Orte mehrere Reservelazarette errichtet, so bestimmt auf Vortrag des stellvertretenden Generalarztes das stellvertretende Generalkommando, ob ein und welcher Arzt ausschließlich mit der gemeinschaftlichen Leitung dieser Lazarette als Reservelazarettdirektor zu beauftragen ist.

Die Abholung und Überführung der Verwundeten und Kranken vom Bahnhof in die aufzunehmenden Reservelazarette wird von letzteren selbst besorgt. Der stellvertretende Generalarzt bestimmt ein für allemal denjenigen Chefarzt oder diejenige Lazarettkommission, welcher (bezw. welche) die Abholung und Zutheilung der Kranken zu den einzelnen Lazaretten zu besorgen hat. An Orten, wo ein Lazarettdirektor ernannt ist, hat dieser das Erforderliche wegen Abholung und Verteilung der Kranken anzuordnen.

Für die Entlassung der Mannschaften der Feldarmee aus den Reservelazaretten gilt folgendes:

a) die Geheilten werden der nächsten Etappenkommandantur überwiesen;

b) die zum fernern Militärdienste dauernd oder zeitig unbrauchbar befundenen Mannschaften werden in der Regel den betreffenden Ersatztruppenteilen behufs der Entlassung überwiesen.

c) Rekonvaleszenten können an die Ersatztruppe überwiesen werden;

d) nach Ermessen des betreffenden Chefarztes oder der Lazarettkommission können Kranke und Verwundete an Vereinslazarette abgegeben werden, und endlich

e) können solche Kranke, welche einer besondern ärztlichen Behandlung zur Zeit und voraussichtlich überhaupt nicht mehr bedürfen, in Privatpflege gegeben werden.

Ausgeschlossen hiervon sind ansteckende Kranke bezw. Rekonvaleszenten innerhalb ansteckungsfähiger Stadien, und solche Kranke, deren Leiden voraussichtlich zur Dienstunbrauchbarkeit führt, welche aber einer Lazarettbehandlung noch bedürftig sind; endlich solche Kranke, deren Krankheitsangaben von zweifelhafter Glaubwürdigkeit sind (Simulanten).

B. Festungslazarette und Krankendienst in armierten Festungen.

(§ 181 der Kriegssanitätsordnung.)

Die Festungslazarette sind Reservelazarette in armierten Festungen. Bei eintretender Mobilmachung erhalten sonach alle in der Festung vorhandenen oder neu einzurichtenden Lazarette der Militärverwaltung den Namen „Festungslazarette“.

Der leitende Art ist der sachverständige, ärztliche Beirat des Festungskommandanten; im Falle des Bedarfs sind Civilpersonen im Wege des Vertrags zum Dienste heranzuziehen.

Diejenigen in den Festungslazaretten befindlichen Kranken, deren baldige Wiederherstellung nicht mit Sicherheit zu erwarten steht, sind, soweit möglich, vor Beginn oder bei Unterbrechung einer Einschließung durch Überführung in außerhalb der Festung gelegene Reservelazarette oder Civilanstalten zu entfernen.

Dem leitenden Arzte liegt die Sorge für Beibehaltung einer ausreichenden Reserve an Sanitätsmaterial ob. Außerdem hat er sofort die Ausbildung geeigneter Mannschaften zum Lazarettgehilfen- und Krankenwärterdienst zu veranlassen, auch beim Festungskommandanten die Ausbildung von Krankenträgern zu veranlassen, sowie aus den bei den Truppen etwa vorhandenen, bereits ausgebildeten Krankenträgern die Bildung von Formationen, ähnlich den Sanitätsdetachements, zu erwirken.

IV. Das Sanitätsmaterial.

(§§ 122 und 123 der Kriegssanitätsordnung; § 10 der Kriegsetappenordnung und die Anlage III zu § 10: Dienstvorschrift für das Güterdepot einer Sammelstation.)

Die auszuführenden Gütertransporte einschließlich des Sanitätsmaterials aller Art werden in der *Heimat* an den *Etappenanfangsorten* gesammelt und von dort aus möglichst in geschlossenen Zügen vorgeführt bis zu den *Sammelstationen*. Diese Sammelstationen werden an der Eisenbahn, in nicht zu grßer Entfernung vom Kriegsschauplatze, jedoch hinter dem Etappen*hauptorte* zurückliegend errichtet. An jeder dieser Sammelstationen wird außer dem Verpflegungsmagazin auch ein *Güterdepot* für sonstige *Armeebedürfnisse* angelegt, welches einen Regulator für das Vorströmen dar Güter bildet, namentlich also den Zweck hat, Vorräte aller Art für die Armee bereit zu halten und die als *Militärgut* — d. h. Effekten jeder Art zum Dienstgebrauche des Heeres — aus der Heimat ankommenden Frachtstücke, einschließlich der Lazarettvorräte und der Lieferungen der freiwilligen Krankenpflege, zu *entladen*, *unterzubringen* und *weiter zu befördern* bezw. zu verwalten. Die Größe und Einrichtung der Depots ist bedingt durch die *Zahl der Armeekorps*, für welche der Nachschub bewirkt werden soll. Aus diesen Güterdepots erfolgt unter gewissen Voraussetzungen die Ergänzung der Bestände der Lazarettreservedepots (§ 117, Ziff. 1 Abs. 2 der Kriegssanitätsordnung).

Das Depot zerfällt in *zwei* Abteilungen:

a) die *Lazarett*abteilung und

b) die Abteilung für *Durchgangsgut*.

Die *Bestände* werden demgemäß je nach ihrer Bestimmung eingeteilt

zu a) in *Lagergut*, d. h. diejenigen Bestände, welche zur Deckung des eintretenden Bedarfs an Lazarettgegenständen dienen sollen, und

zu b) in *Durchgangsgut*, d. h. Frachtgüter, die nur der Weiterbeförderung wegen im Depot lagern.

a) Das *Lagergut*, welches getrennt von dem Durchgangsgut möglichst in besonderen Räumen unterzubringen ist, wird dem Depot von den Kommando- und Militärverwaltungsbehörden, d. h. dem Generalinspekteur des Etappen- und Eisenbahnwesens, dem Generalintendanten bezw. der vorgesetzten Militärintendantur, der Etappeninspektion, dem

Chef des Feldsanitätswesens und der Bahnhofskommandantur der betreffenden Sammelstation selbst überwiesen.

Die Verausgabung erfolgt ebenfalls in Gemäßheit schriftlicher oder telegraphischer Ausgabeanweisungen der obgenannten Kommando- und Militärbehörden. Ohne eine solche Anweisung darf keine Verausgabung stattfinden. In dringenden Fällen ist telegraphisch bei der vorgesetzten Intendantur anzufragen.

b) Als Durchgangsgut dürfen nur solche Frachtstücke angenommen werden, welche als Militärgut zu betrachten und in gehöriger Weise mit der Adresse des Empfängers versehen sind.

Die Weiterbeförderung der für die Feldsanitätsverwaltungen eingegangenen militärischen Frachtgüter, sowie der für die Kranken und Verwundeten bestimmten, bei der Sammelstation angelangten freiwilligen Gaben wird nach Anordnung des Chefs des Feldsanitätswesens bezw. unter Mitwirkung des Etappengeneralarztes von den Eisenbahnbehörden auf den Eisenbahnen oder von den Etappenbehörden auf Land- und Wasserstraßen geregelt.

Die Sammelstationen sind den Bahnhofskommandanturen unterstellt. An deren Befehle und Weisungen ist daher das gesamte Personal der Güterdepots gebunden, namentlich hinsichtlich der allgemeinen militärischen Ordnung und des Verkehrs mit den Eisenbahnbehörden. Die Oberaufsicht über das Güterdepot selbst steht dem Vorstande des Magazins an der Sammelstation (Sammelmagazin für Verpflegsmittel der Armee) zu. Derselbe hat das Güterdepot den Militär- und Civilbehörden gegenüber zu vertreten, darauf zu sehen, daß die Depotbestände gut und sicher untergebracht sind und der Weiterbeförderung keine Hindernisse entgegentreten. Vorstand des Güterdepots ist ein Lazarettinspektor. Diesem sind als Hilfspersonal beigegeben: ein Rendant, ein Apotheker, vier Oberlazarettgehilfen als Aufseher und eine Anzahl Unteroffiziere. Außerdem wird jedem Güterdepot ein Unterdelegierter der freiwilligen Krankenpflege mit einem Depotdetachement zugetheilt. (Vgl. die Ausführungen im zweiten Teile.)

Von den Sammelstationen erfolgt das Vorschieben der Züge nach den Etappenhauptorten. Von dort aus erfolgt die Verteilung und Absendung der Güter zur Armee. Als Hauptregel gilt, daß die angesammelten und aus dem heimatlichen Hinterlande zugeführten Vorräte der Armee derart nachzuführen sind, daß letztere dieselben möglichst bequem mit ihren eigenen Transportmitteln heranziehen kann. Endet die Eisenbahn an einem zu weit zurückliegenden Etappenhauptorte, so wird das Material mit dem **Etappenfuhrparke** bezw. auf dem Wasserwege oder durch flüchtige Feldbahnen weiter vorgeschoben.

In bezug auf das Sanitätsmaterial der Armee ist noch hinzuzufügen, daß über die **Ausstattung** der einzelnen Formationen folgende Bestimmungen in der Kriegssanitätsordnung enthalten sind:

1. über das Sanitätsmaterial für den Sanitätsdienst bei der **Truppe** siehe oben S. 15;

2. über die etatsmäßige Ausstattung der **Sanitätsdetachements** siehe § 49 der Kriegssanitätsordnung und Beilage 5 und 6 derselben (medizinisch-chirurgischer und ökonomischer Etat) sowie oben S. 17;

3. über die etatsmäßige Ausstattung der **Feldlazarette**: § 63 und Beilagen 5 und 6 der Kriegssanitätsordnung; §§ 63 ff. der Anlage: „Gesundheitsdienst" im Felde; über Zelte und Baracken siehe oben S. 21 ff.;

4. über die Ausstattung der **Kriegslazarette** mit Material: § 107 Ziff. 4 der Kriedssanitätsordnung (die Kriegslazarette übernehmen das Material der abrückenden Feldlazarette, welche sie ablösen, und beziehen den weiteren Bedarf aus dem betr. Lazarettreservedepot);

5. über die Ausstattung der **Lazarettreservedepots**: § 115 und Beilagen 5 und 6 der Kriegssanitätsordnung;

6. über Inventar und Material für die Ausstattnng der **Sanitäts- und Krankenzüge**: §§ 145, 162, 163 und 171 Ziff. 8 und Beilagen 41, 42, 44 u. 45 der Kriegssanitätsordnung, sowie oben S. 46;

7. über die Ausstattung der **Reservelazarette**: § 184 der Kriegssanitätsordnung. Diese Ausstattung erfolgt nach den Bestimmungen des Reglements für Friedenslazarette und der Instruktion über die Versorgung der Armee mit Arzneien und Verbandmitteln.

(Im übrigen vgl. über das Sanitätsmaterial die Ausführungen im sechsten Abschnitte des zweiten Teiles.)

Die gesamten Formationen des Sanitätsdienstes im Bereiche der Feldarmee, der Etappeninspektionen und der Besatzungsarmee sind in der Anlage II bildlich dargestellt. Diese vom **Königl. Oberstabs- und Regimentsarzt Dr. Körting** in Hamburg entworfene und zu einem anderen Zwecke gefertigte Darstellung ist so überaus klar und übersichtlich, daß durch dieselbe das Verständnis der ganzen, thatsächlich doch ziemlich verwickelten Organisation ganz wesentlich gefördert und erleichtert wird. Herrn **Oberstabsarzt Dr. Körting** gebührt daher im Interesse der Sache für die gütige Bereitwilligkeit, mit welcher er die Benutzung und den Abdruck **seiner** ebenso vortrefflichen als mühevollen **Arbeit gestattet** hat, **wärmster, aufrichtigster Dank.**

Zweiter Teil.

Die freiwillige Krankenpflege.

Erster Abschnitt.

Begriff und allgemeine Stellung der freiwilligen Krankenpflege.[1]

A. Die staatlichen Vorschriften über die freiwillige Krankenpflege.

Dieselben befinden sich:

1. in der Kriegssanitätsordnung vom 10. Januar 1878, neue Ausgabe von 1888 mit verschiedenen Abänderungen der ursprünglichen Fassungen (Teil VI §§ 205—227 und außerdem noch in folgenden Paragraphen: 9, 49 Ziff. 3, 63 Ziff. 3, 101 Ziff. 9 und 16, 104 Ziff. 3,

---

[1] Im siebenten Hefte der „Beihefte zum Militärwochenblatt" (herausgegeben vom Generalmajor z. D. v. Estorff, Berlin, Mittler u. Sohn) für 1889 findet sich ein Aufsatz unter dem Titel: „Die freiwillige Krankenpflege im Kriege, besonders in bezug auf die freiwillige Sanitätskolonnen." Derselbe enthält eine Zusammenfassung alles dessen, was für und über die freiwillige Krankenpflege in geschichtlicher und gesetzlicher Beziehung zu wissen notwendig ist. Der anonyme Verfasser geht aus von den Leistungen der freiwilligen Hilfsthätigkeit in den Befreiungskriegen 1813—1815, giebt einen geschichtlichen Überblick über die Entwickelung und die Leistungen des Preußischen Vereins seit seiner Begründung, sowie eine Darstellung der den deutschen Vereinen verliehenen Berechtigungen in Beziehung zu der durch die Kriegssanitätsordnung und die Etappenordnung planmäßig geregelten Bereitstellung der freiwilligen Krankenpflege in ihren verschiedenen Verwendungszweigen. Namentlich bringt derselbe den Nachweis, in welcher Weise und mit welcher Berechtigung das im Frieden gehörig geschulte Personal im Kriege zu einer Verwendung zu bringen ist. Der Aufsatz ist namentlich für das preußische Kolonnenwesen beachtenswert.

Abs. 2, 113 Ziff. 4, 128 Ziff. 5, Abss. 2 und 6, 130 Ziff. 1, 143 Ziff. 3, 160 Ziff. 1, 2 und 3, 173 Ziff. 1, 181 Ziff. 10, 193 Ziff. 1 und 196 Ziff. 5 — die bayerische Kriegssanitätsordnung stimmt hierin mit der preußischen überein),

2. in der Felddienstordnung vom 23. Mai 1887 (Abschnitt J, §§ 310, 311 und 312) und

3. in der Kriegsetappenordnung vom 3. September 1887 (§ 6 und Anlage II zu § 6: Organisationsplan der freiwilligen Krankenpflege).

Für das Königreich Bayern tritt noch hinzu ein im Jahre 1889 (in der akademischen Buchdruckerei von F. Straub in München) erschienener: „Organisationsplan der freiwilligen Krankenpflege im Kriege für das Königreich Bayern.“ Derselbe trägt offiziellen Charakter an sich, ist im Einverständnisse der Königl. Kriegsministeriums erlassen worden und stellt sich als ein den freiwilligen Sanitätsdienst nach allen Richtungen hin regelndes Instruktionsbuch dar.[1]

Die neuen Bestimmungen in der Felddienst- und Kriegsetappenordnung enthalten zum Teil Erläuterungen, zum Teil aber auch Abänderungen der im 6. Teile der Kriegssanitätsordnung enthaltenen Vorschriften über die freiwillige Krankenpflege. Letztere bleiben jedoch, soweit sie durch diese neueren Bestimmungen nicht ausdrücklich abgeändert oder modifiziert worden sind, als Grundlage für alle weiteren Maßnahmen und Einrichtungen in Geltung (§ 8 der Anlage II).

Die Krankenträgerordnung und das Unterrichtsbuch für Lazarettgehilfen enthalten, so wichtig deren Inhalt für die freiwillige Krankenpflege auch ist, keine Bestimmungen, welche sich direkt auf letztere beziehen.

B. Begriffsbestimmung der freiwilligen Krankenpflege.

Eine bestimmte Definition des Begriffes „freiwillige Krankenpflege“ enthalten diese staatlichen Verordnungen nicht. Nach § 9 in Verbindung mit den übrigen Bestimmungen der Kriegssanitätsord-

[1] Der Inhalt dieses Organisationsplanes weist nach, wie weit Bayern in den Vorbereitungsarbeiten vorgeschritten ist. Bei den Vorarbeiten zu diesem wertvollen Werke hat sich das Mitglied des bayr. Centralkomitees General Robert v. Xylander die hervorragendsten Verdienste nicht nur um Bayern, sondern um die gesamte freiwillige Krankenpflege erworben.

nung war darunter zu verstehen: einesteils der Gesamtheit der Hilfeleistungen an Material, Geld u. s. w., welche der Militärkrankenpflege durch Privatwohlthätigkeit zu teil wird, andernteils und vorzugsweise die Gesamtheit derjenigen Personen, welche nicht Mitglieder des Heeres sind, aber doch mitwirken an der Verwundeten- und Krankenpflege im Kriege, seien es Mitglieder von Vereinen und Genossenschaften oder auch Privatpersonen.

Die Kriegssanitätsordnung faßt diese Gesamtheit von Personen als eine Einheit auf, welche dem amtlichen Sanitätsdienste gegenüber allein repräsentiert wird durch den „Kaiserlichen Kommissar und Miltiärinspekteur der freiwilligen Krankenpflege". Für Bayern nimmt innerhalb des Königreiches das Landeskomitee diese Stellung ein.

Eine größere Präzisierung giebt der § 1 der Anlage II, indem derselbe als berechtigt zur Unterstützung des Kriegssanitätsdienstes bezeichnet die deutschen Vereine vom roten Kreuze und die mit ihnen verbündeten deutschen Landesvereine, sowie die Ritterorden (Johanniter, Malteser, St. Georgsritter), welche sich schon im Frieden innerhalb des Deutschen Reiches den Zwecken der Krankenpflege widmen.

Sonstige Gesellschaften u. s. w., welche zu den deutschen Vereinen vom roten Kreuz in keiner Beziehung stehen, sind von solcher Berechtigung überhaupt ausgeschlossen.

Ihre Zulassung hängt in jedem einzelnen Falle von der Genehmigung des betreffenden Kriegsministeriums ab. Der bezügliche Antrag ist an den Kaiserlichen Kommissar und Militärinspekteur der freiwilligen Krankenpflege, bezw. dessen Stellvertreter, in Bayern an den Vorsitzenden des bayerischen Landeskomitees zu richten.

Wird die Genehmigung erteilt, so wird die betreffende Gesellschaft gleichzeitig den Vereinen vom roten Kreuz attachiert, sofern nicht einer der in Betracht kommenden Ritterorden ihre Protektion übernimmt. In Bayern wird die betreffende Gesellschaft dem bayerischen Landeshilfsverein oder dem bayerischen Frauenverein attachiert.

Mithin ist gegenwärtig unter dem Begriffe freiwillige Krankenpflege zu verstehen: Die Gesamtheit der von den dazu berechtigten Vereinen und Ritterorden gewährten Unterstützung des Kriegssanitätsdienstes an Personal und Material, sowie die zur Ausübung dieser unterstützenden Hilfsthätigkeit berechtigten Personen, Orden und Vereine.

C. Stellung der freiwilligen Krankenpflege dem Staate und dem amtlichen Sanitätsdienst gegenüber.[1]

Die Kriegssanitätsordnung stellt den Grundsatz an die Spitze, daß die freiwillige Krankenpflege keinen selbständigen Faktor neben der staatlichen bilden dürfe, daß ihr eine Mitwirkung überhaupt nur insoweit eingeräumt werden könne, als sie dem staatlichen Organismus eingefügt und von der Staatsbehörde geleitet werde, weil sie andernfalls nicht fördernd, sondern hemmend auf den Betrieb des Krankendienstes einwirken müsse (§ 206 der Kriegssanitätsordnung und der bayerischen Kriegssanitätsordnung).

Ganz ausdrücklich und wiederholt wird betont, daß die freiwillige Krankenpflege lediglich im engsten Anschlusse und in Unterordnung unter die staatlichen Organe nach deren Weisungen mitzuwirken habe, daß das einheitliche Zusammenwirken unter allen Umständen gesichert und gewahrt bleiben und jeder Zersplitterung vorgebeugt werden müsse. Die Felddienstordnung bestätigt dies in § 310, wo es heißt: „Mit der Mobilmachung wird die freiwillige Krankenpflege den staatlichen Einrichtungen eingefügt."

Auch die Kriegsettappenordnung spricht in § 6 Abs. 2 denselben Grundsatz aus: „Die freiwillige Krankenpflege hat keinen selbständigen Wirkungskreis neben der staatlichen, sondern wird derselbeu eingefügt"; und in § 1 der Anlage II. (Organisationsplan der freiwilligen Krankenpflege) wird dies des weiteren dahin erläutert, daß die den Vereinen und Ritterorden eingeräumte Berechtigung die Voraussetzung habe: „daß genannte Vereine und Orden hinsichtlich Regelung dieser Unterstützung den Anordnungen der Militärbehörde

[1] Mit der freiwilligen Krankenpflege und speziell mit der Frage: „Unter welchen positiven, verpflichtenden Bedingungen kann die freiwillige Krankenpflege als ein nicht zu unterschätzender Gewinn und als wertvolle Stärkung der amtlichen Feldsanität zur Kriegszeit erachtet werden?" beschäftigt sich auch das 1889 in Berlin bei Funke u. Naeter erschienene Werk des Generalarztes a. D. Dr. Alexander Ochwadt: „Das Kriegsheilwesen im Einklange mit der kulturellen Entwickelung der Civilisation und Humanität." Da jedoch Verfasser den Inhalt des bereits im Jahre 1887 erlassenen Organisationsplanes der freiwilligen Krankenpflege gar nicht in den Kreis seiner Betrachtung zieht, so kann auf diese zum Teil gewiß sehr wertvollen, zum Teil aber veralteten und durch die Thatsachen bereits überholten Ausführungen nicht näher eingegangen werden.

und ihrer einzelnen zuständigen Organe unbedingt Folge leisten."

Die vom Staate erlassenen Verordnungen stellen nun die Formen und Bedingungen fest, unter denen der Staat für die Armee in Kriegszeiten eine Unterstützung seitens der freiwilligen Hilfe annehmen will und kann, und unter denen letztere zur Gewährung dieser Hilfe als berechtigt anerkannt wird. In dieser Berechtigung liegt gegen den frühern Zustand, nach welchem die freiwillige Krankenpflege lediglich geduldet wurde und nur an einzelnen Punkten ergänzend eintrat, ein wesentlicher prinzipieller Fortschritt: sie bildet gegenwärtig einen integrierenden Teil des Kriegssanitätsdienstes; es wird vom Staate auf ihre Mitarbeit innerhalb bestimmt festgesetzter Grenzen gerechnet, und zwar nicht allein behufs Verbesserung des Loses der Verwundeten und Kranken, sondern auch behufs teilweiser Entlastung des Staates und mittelbarer Erhöhung der Schlagfertigkeit der Armee. Letzteres geschieht dadurch, daß durch die Mitwirkung des Personales der freiwilligen Krankenpflege und durch Herbeiführung von Pflegematerial ein Teil des staatlichen Personales frei gemacht wird und an Orten zur Verwendung gelangen kann, an welchen die Mitwirkung der freiwilligen Hilfe ausgeschlossen erscheinen muß (d. h. mit der Armee vorrücken kann), während durch Zuführung von Material durch die freiwillige Hilfe staatliches Material für die ersten Linien verwendbar wird.[1]

Selbstverständlich stehen dieser Berechtigung nunmehre auch ganz bestimmte Pflichten gegenüber, deren Erfüllung unter allen Umständen gefordert werden muß.

Die Vorschriften über die Mitwirkung der freiwilligen Hilfe zerfallen in zwei Kategorien: in solche, wo es heißt: Hier kann und darf die freiwillige Krankenpflege helfend eintreten, aber auch in solche, wo gesagt wird: Hier soll und muß dieselbe mitwirken an der Erfüllung des Zweckes des staatlichen Sanitätsdienstes. Aus der letztern Thatsache folgt aber mit Notwendigkeit, daß auf die Mitwirkung der freiwilligen Hilfe überhaupt nicht mehr verzichtet werden kann und soll, und daß eventuell vom Staate selbst für das Vorhandensein von Einrichtungen und Organisationen Sorge getragen werden müßte, welche im stande sind, den vom Staate in dieser Richtung erlassenen Vorschriften auch wirklich zu entsprechen.

[1] Vgl. die Ausführungen in dem Aufsatze des Beiheftes zum Militärwochenblatte S. 297.

Streng genommen erscheint gegenwärtig nur noch der Entschluß teilzunehmen an den Arbeiten der freiwilligen Krankenpflege, als absolut freiwillig. Sobald derselbe gefaßt und ausgeführt ist, dann kommt nicht nur die sittliche Notwendigkeit hinzu, der sich ein jeder zu unterwerfen hat, sondern auch der gesetzliche Zwang, welcher sich namentlich auch darin äußert, daß niemand das Recht hat, so zu handeln, wie er will, und ebensowenig das Recht, aufzuhören, wann und wie er will. Eine Einstellung der Thätigkeit ist nur unter ganz bestimmter Voraussetzung und unter Erfüllung ganz bestimmter Formen möglich und gestattet. Und was das Handeln betrifft: so gelangt in allen erlassenen Vorschriften das Verhältnis zwischen Vorgesetzten und Untergebenen zur strengen Durchführung. Ein jeder muß gehorchen, selbst der höchste; und wer zu befehlen hat, darf dies nur thun innerhalb der ihm vom Staate übertragenen Zuständigkeit.

Die Akten über diese Frage können als geschlossen angesehen werden. Es giebt wohl niemanden mehr, welcher für die freiwillige Krankenpflege dem Staate, der Armeeleitung und dem amtlichen Sanitätsdienste gegenüber eine größere Selbständigkeit in Anspruch nehmen möchte, als derselben in den bestehenden Vorschriften gewährt ist. Zu einer umfassenden Selbstthätigkeit ist derselben mehr als genügender Raum gegeben. Jeder Orden, jeder Verein, jeder Einzelne muß von dem Bewußtsein durchdrungen sein, daß er nur einen kleinen Teil eines großen Ganzen bilde, daß er sich einordnen und vor jedem Übergriffe hüten müsse. Denn jeder Übergriff kann das Ganze gefährden. Die Armee ist eine große, komplizierte Maschine; ein Sandkorn, welches zwischen die Räder kommt, kann die Leistungsfähigkeit dieser Maschine zerstören oder doch wesentlich beeinträchtigen. Zum Schlusse seien daher nur noch die beherzigenswerten Worte in aller Gedächtnis zurückgerufen, welche Miß Florence Nightingale seinerzeit in einem Schreiben an die damalige Frau Kronprinzessin des Deutschen Reiches ausgesprochen hat: „In jedem großen Kriege wird freiwillige Hilfe jeder Art immer sehr wünschenswert und selbst unentbehrlich sein; aber meine Erfahrung ist, daß sie sich ganz genau im Verhältnis, wie sie der Thätigkeit und Organisation des Staates inkorporiert und mit ihr verschmolzen ist, nützlich erweist; im anderen Falle wird sie nachteilig und selbst bedenklich."

Zweiter Abschnitt.

Wirkungskreis der freiwilligen Krankenpflege im Kriege.

Die Thätigkeit der freiwilligen Krankenpflege ist in der Regel eine lediglich **ergänzende**, eine **Hilfsthätigkeit**. Es wird derselben lediglich die Befugnis zur **Mitwirkung** beim Kriegssanitätsdienste, zur Unterstützung der einzelnen Einrichtungen und Organisationen desselben zugesprochen. Die Fälle, in denen derselben eine gewisse Selbständigkeit (Selbstthätigkeit) übertragen wird, sind durch den Staat im voraus festgesetzt und stellen sich als Ausnahmen dar. Die Selbstübernahme einzelner Zweige der Sanitätspflege gelangt zur Geltung:

a) in der Errichtung von Erfrischungs- und Verbandstandstationen,

b) in der Ausrüstung und Bereitstellung von Sanitäts- und Krankenzügen,

c) in der Übernahme einzelner Zweige der Wirtschaftsverwaltung in den Reserve-, bezw. Festungslazaretten,

d) in der Errichtung und Bereitstellung von Vereinslazaretten und Rekonvaleszentenstationen.

Das Nähere hierüber siehe weiter unten.

I. Wirkungskreis der freiwilligen Krankenpflege im Bereiche der operierenden Armee.

Der in der Kriegssanitätsordnung (§ 209) ausgesprochene Grundsatz:

„daß im Bereiche der operierenden Armee die freiwillige Hilfe in der Regel nicht zur Verwendung kommen solle, sondern daß dieselbe im Rücken der Feldarmee, d. h. im Bereiche der Etappeninspektionen, sowie der heimatlichen, stellvertretenden Kommandobehörden das geeignete Feld für ihre Thätigkeit finden werde," gelangt im Organisationsplane der freiwilligen Krankenpflege (§ 2 Abs. 1; § 2 Ziff. 1 des bayrischen Organisationsplane) zu noch schärferem Ausdrucke, indem es dort heißt:

„Die Aufgabe der freiwilligen Krankenpflege besteht in der Unterstützung des Militärsanitätsdienstes: a) im Inlande, b) im Bereiche der Etappenbehörden, und zwar in dreifacher Hinsicht; in der Krankenpflege, dem Krankentransport und in dem Depotdienst.

Nur besondere Notstände können die Verwendung von Formationen u. s. w. der freiwilligen Krankenpflege in erster Linie, d. h. im Anschluß an die operierenden Truppen bedingen; die Genehmigung hierzu kann unter solchen ausnahmsweisen Verhältnissen von dem betreffenden Armeeoberkommando erteilt werden."

In bezug hierauf sind zur gänzlichen Ausschließung von Mißverständnissen, welche immerhin noch möglich sein könnten, einige erläuternde Worte hinzuzufügen.

Es muß von vornherein zugestanden werden, daß in einigeu wenigen Kreisen der früher so weit verbreitete Irrtum: daß der Schwerpunkt der freiwilligen Hilfe an sich auf dem Schlachtfelde, bezw. in dessen unmittelbarer Nähe liege, und daß es zu beklagen sei, wenn die staatlichen Vorschriften das Gebiet derselben nicht bei, sondern im Rücken der Armee festsetze, noch aufrecht erhalten wird. Dieses geradezu krankhafte Bestreben nach einer Thätigkeit auf oder wenigstens in unmittelbarer Nähe des Schlachtfeldes beruht auf der durchaus unrichtigen Auffassung, als biete sich nur oder doch hanptsächlich außerhalb des Vaterlandes im Bereiche der operierenden Armee genügende Gelegenheit zu wahrhaft gedeihlichem Wirken, als sei die Thätigkeit dort verdienstlicher als im Bereiche der Etappeninspektionen oder der Besatzungsarmee.

Diese Anschauungen sind falsch und sachlich unberechtigt. Daß eine Mitwirkung auf dem Schlachtfelde selbst nicht ausgeschlossen sein soll, geht aus der im Organisationsplane enthaltenen Ausnahmebestimmung hervor. Allein die Regel kann, soll und darf diese Mitwirkung nicht bilden. Dort liegt der Schwerpunkt allein im amtlichen Sanitätsdienste und im Sanitätspersonale der Armee.

Diese von allen Organen der freiwilligen Krankenpflege ganz und voll geteilte Auffassung wird in verständlichster Weise begründet in einer Besprechung des „Roten Kreuzes“ in Nr. 26 des Militärwochenblattes vom Jahre 1883. Dort heißt es wörtlich:

„Daß eine Mitwirkung auf dem Schlachtfelde selbst nicht ausgeschlossen, ist ja zweifellos. Hierin aber den Hauptzweck der freiwilligen Krankenpflege sehen, dies als Regel hinstellen, dahin gehende Neigungen fördern, hieße die Existenz der freiwilligen Krankenpflege leichtsinnig auf's Spiel setzen. Nach dieser Richtung hin weiter zu gehen als die Kriegssanitätsordnung, hieße die Armee schädigen, welche im Hinblick auf ihre Eigenart, will sie sich nicht ernstlichen Gefahren aussetzen, nur militärisch geschulte Personen in unmittelbarster Nähe der operierenden Truppen zulassen kann.

Die freiwillige Hilfsthätigkeit darf also in vorderster Linie niemals zur Regel werden, ebensowenig wie die in Reserve stehenden, zum Eingriff in die Aktion stets bereiten Truppen es als ein Recht ansehen dürfen, angesichts des verzweifeltsten Ringens in die Schlachtlinie gezogen werden zu müssen. Dieses grundsätzliche Festhalten am Reserveverhältnis der freiwilligen Krankenpflege ist es recht eigentlich, in welcher sie die festeste Wurzel ihrer Existenz hat und wodurch dieselbe auch bei unvorhergesehenen Fällen in idealster Weise ihren Beruf zu erfüllen vermag. Um dies zu erreichen, ist es unumgänglich erforderlich, die freiwillige Hilfe erst dann in die erste Linie zu berufen, wenn die amtlichen, für korrekte Verhältnisse ausreichend bemessenen Hilfsorgane und Anstalten sich einem Notstande gegenüber befinden oder in einen solchen zu kommen befürchten müssen. Von der richtigen Beurteilung der Situation an maßgebender Stelle wird es abhängen, diesen Moment rechtzeitig zu erkennen, von dem Geschick der Befehlsführung, die entsprechenden Maßregeln zu treffen.

Nicht daß es eines besonderen Studiums der Truppenführung in bezug hierauf bedürfte. Allgemein gültige, täglich in Anwendung kommende Grundsätze, die Kenntnis des Krieges und seiner Eigentümlichkeiten geben ihr überreiche Anhaltspunkte nach dieser Richtung hin.

Daß die freiwillige Krankenpflege auch bei der Armee nach bestem Wissen und Vermögen ihre Pflicht thun werde, setzen wir nicht nur voraus, wir wissen es aus der Erfahrung dreier Kriege, aber es läuft nun einmal, wie schon gesagt, den vitalsten Interessen der Armee zuwider, ohne Not andere als schulgemäß vorgebildete militärische Organe dort fungieren zu lassen, wo die Empfindlichkeit des Heeresmechanismus am größten ist. Auf dem eigentlichen Kriegsschauplatze, diesen meinen wir, ist es mit dem menschlichen Wollen nicht allein gethan, dort ist das militärische Können und Fühlen in allen seinen so verschiedenartigen Wandlungen, vom unbedingtesten Gehorchen bis zu den die Entscheidung über die Existenz des Thrones und Vaterlandes oftmals in einem Worte bergenden Befehlen, das allein Maßgebende."

Im Rücken der Armee, im Bereiche der Etappeninspektionen und der Besatzungsarmee harren, wie aus den Ausführungen iu den folgenden Abschnitten klar zu ersehen sein wird, die allerwichtigsten Aufgaben ihrer Lösung. In manchen Beziehungen kann man wohl sagen, daß die wahre, unüberwindliche Not erst hinter dem Schlachtfelde angeht in den einer großen Schlacht folgenden Tagen, wo durch den plötzlichen Verwundetenandrang dem Sanitätsdienste eine ungeheuere, schier unüberwindliche Not erwächst. Dr. Port sagt in bezug hierauf sehr treffend:

„Das Schlachtfeld mit allen seinen Schrecken ist nichts gegen das, was sich hier hinter den Kulissen abspielt. Wer wirklich helfen will, der muß hier helfen."

Es mögen also diejenigen, deren Thatendurst immer wieder nach dem Schlachtfelde drängt, sich beruhigen; sie finden in der zweiten und dritten Linie ein genügendes Thätigkeitsfeld, und sie können glauben, daß die Lösung der dort vorhandenen Aufgaben in ihrem vollen Umfange der Anspannung aller Kräfte des gesamten Personals der freiwilligen Hilfe bedarf. Auch die angestrengteste Arbeit wird in der Regel kaum ausreichen, diese Aufgabe voll zu bewältigen, und es werden immer beklagenswerte Fälle übrig bleiben, wo eine solche Bewältigung überhaupt außerhalb des Bereiches der Möglichkeit liegt. —

Die ausnahmsweise Verwendung in erster Linie beschränkt sich auf die Einräumung der Befugnis:

1. zur Entsendung von Transportkolonnen an die Armee im Anschluß an die Sanitätsdetachements;

2. zur Gestellung von Krankenpflegern und Krankenpflegerinnen für die Feldlazarette;

3. zur Errichtung von Vereinslazaretten auf dem Kriegsschauplatze und

4. zum Transporte von Verwundeten und Kranken aus den Feldlazaretten nach der Eisenbahn.

Auf den Truppenverbandplätzen findet eine Mitwirkung der freiwilligen Krankenpfleger niemals statt.

Zu 1. (§ 209 Ziff. 4 der Kriegssanitätsordnung, sowie §§ 1 und 30 flg. der Krankenträgerordnung.)

Diese einem Sanitätsdetachement (über Sanitätsdetachements vgl. des ersten Teiles ersten Abschnitt III. C) angeschlossenen Transportkolonnen unterstehen dem Kommandeur desselben in jeder Beziehung, auch auf Märschen, in Kantonnements u. s. w. Sie dürfen sich von dem Detachement, dem sie zugewiesen, nicht ohne vorgängige Genehmigung der Kommandobehörde trennen.

Da hiernach dieses Personal — die Trägerkolonne — in die Sanitätsdetachements eingefügt wird und absolut unter miliärisches Kommando tritt, so verliert es mit dem Moment der Einfügung und auf die Dauer dieser Verwendung den Charakter der Freiwilligkeit.

Über die Art der Verwendung dieser Transportkolonnen enthält weder die Felddienstordnung noch § 209 der Kriegssanitätsordnung besondere Bestimmung. Da aber in den Sanitätsdetachements die Verwundetenpflege in den Hintergrund tritt, während der Schwerpunkt in dem Transporte derselben liegt, so ist anzunehmen, daß dieses Personal in der Regel als Krankenträger verwendet werden wird (vgl. des zweiten Teiles fünften Abschnitt unter II. B. b).

Dies folgt schon aus der Bezeichnung „Transportkolonne" und aus der bereits erwähnten Thatsache, daß einem Sanitätsdetachement 176 militärische Krankenträger, dagegen nur 16 Mann Pflegepersonal angehören (8 Lazarettgehilfen, 8 militärische Krankenwärter). Die Zuteilung einiger geschulter Krankenpfleger erscheint nicht unpraktisch, schon um deswillen nicht, weil dieselben auf dem Hauptverbandplatze genügende Beschäftigung finden werden, und weil das Personal des Sanitätsdetachements in Zeiten der Ruhe eventuell auch zum Krankendienst in die Lazarette kommandiert werden kann. Die Zuteilung von Pflegerinnen an diese Kolonnen erscheint unbedingt ausgeschlossen.

Bezüglich der in § 49 Ziff. 3 der Kriegssanitätsordnung erwähnten Zuteilung der Gaben der freiwilligen Krankenpflege gilt die allgemeine Regel.

Zu 2. Die Zuweisung von ausgebildeten Krankenpflegern und Pflegerinnen für die Feldlazarette wird in der Regel nur in dem Falle eintreten, wenn diese Feldlazarette längere Zeit etabliert bleiben, wenn ein besonderer Notstand vorhanden ist, und wenn deren Heranziehung seitens des Armeeoberkommandos für erforderlich erachtet wird (§ 2 Ziff. 1 Abs. 2 des Organisationsplanes und § 209 Ziff. 1 unter b der Kriegssanitätsordnung). Die Zuweisung an die Feldlazarette erfolgt durch die Etappeninspektionen (§ 211 Ziff. 1 der Kriegssanitätsordnung). Der Chefarzt weist jeder der ihm zur Disposition gestellten Personen einen bestimmten Wirkungskreis zu (§ 211 Ziff. 3 der Kriegssanitätsordnung), und ist dieses Personal der freiwilligen Krankenpflege demselben vollständig unterstellt. Der Chefarzt ist berechtigt zur selbständigen Entlassung, sobald er die Überzeugung gewinnt, daß eine Person zur Verwendung nicht mehr geeignet erscheint.

Der Widerruf einer erteilten Genehmigung bleibt jederzeit vorbehalten.

Zu 3. und 4. Über die Errichtung von Vereinslazaretten im Bereiche der operierenden Armeen, sowie über Verwendung der freiwilligen Krankenpflege bei dem Transporte aus den Feldlazaretten nach der Eisenbahn finden sich weder in der Kriegssanitätsordnung, noch in der Kriegsetappenordnung, bezw. im Organisationsplane irgend welche nähere Bestimmungen. Es wird also der Erlaß weiterer Anordnungen zu erwarten sein, oder es soll die nähere Regelung durch die leitenden Organe für den einzelnen Fall vorbehalten bleiben.

II. Wirkungskreis der freiwilligen Krankenpflege im Bereiche der Etappenbehörden.

In diesem Bereiche ist die Mitwirkung der freiwilligen Krankenpflege eine regelmäßige. Die Unterstützung des Militärsanitätsdienstes besteht hier

A. in der Krankenpflege,

B. in dem Krankentransporte und

C. im Depotdienst.

Die staatliche Leitung der Thätigkeit der freiwilligen Krankenpflege in diesem Rayon liegt in den Händen des Etappengeneralarztes. Namentlich hat derselbe mit Hilfe des betreffenden Delegierten bei der Etappeninspektion (des Armeedelegierten) die geeignete Verwendung des von der freiwilligen Hilfe gestellten Lazarett-, Etappen- und Depotpersonales herbeizuführen (§ 24 der Kriegsetappenordnung; § 101 Ziff. 9 und 16, § 208 Ziff. 1 der Kriegssanitätsordnung; über das Personal der freiwilligen Krankenpflege siehe unten im fünften Abschnitte).

A. Unterstützung in der Krankenpflege.

Dieselbe erfolgt:

a) in den Kriegslazaretten, und zwar durch Gestellung von ausgebildeten Krankenpflegerinnen, Krankenpflegern und Köchen, bezw. Köchinnen (Lazarettpersonal). Dieses Lazarettpersonal wird dem Kriegslazarettpersonale des betreffenden Korps attachiert, und im Bedarfsfalle vom Etappengeneralarzte im Einvernehmen mit dem Armeedelegierten den Feldlazarettdirektoren überwiesen, welche dann im Einverständnisse mit dem Korpsdelegierten die Verwendung bei den einzelnen Kriegslazaretten regeln. Das einem Kriegslazarette überwiesene freiwillige Pflegepersonal untersteht direkt dem Chefarzte (§ 6 a Ziff. 1 des Organisationsplanes; § 19 des bayerischen Organisationsplanes).

b) Die Verwendung dieses Pflegepersonales in den Etappenlazaretten wird in der Hauptsache dieselbe sein. Die Bestimmung darüber, ob und in welchem Umfange Teile eines Lazarettdetachements an die Etappenlazarette abzugeben seien und damit den Etappendelegierten unterstellt werden, erfolgt vom Armeedelegierten (§ 104 Ziff. 3 Abs. 2 der Kriegssanitätsordnung; § 6 a Ziff. 3 des Organisationsplanes).

c) Die Thätigkeit auf den Verband- und Erfrischungsstationen, sowie bei den Leichtkranken-Sammelstellen.

Zum Dienste soll hier das Personal der freiwilligen Krankenpflege herangezogen werden. Allein, abgesehen von der Gestellung von Personal, kann geeigneten Falles auf Veranlassung der Krankentransportkommission und im Einvernehmen mit dem Militäreisenbahndirektor, bezw. der Linienkommandantur die Erfrischungsstation sogleich oder später statt von dem staatlichen Personale von der freiwilligen Krankenpflege übernommen und durch Delegierte des Kaiserlichen Kommissars geleitet werden (§ 210 Ziff. 3 der Kriegssanitätsordnung). — Für innerhalb der bayerischen Korpsbezirke liegende Bahnhöfe bedarf es außerdem der Zustimmung des bayerischen stellvertretenden Generalkommandos (§ 210 Ziff. 3 Abs. 2 der bayerischen Kriegssanitätsordnung).

Das herangezogene Personal wird teils zur eigentlichen Krankenpflege zu verwenden und daher aus dem Lazarettdetachement zu entnehmen sein. Hauptsächlich wird aber auch Verwaltungspersonal notwendig sein, und dieses wird den Stationen vom Etappendelegierten, bezw. der Etappeninspektion aus dem für jede Inspektion gebildeten Begleitdetachement überwiesen.

B. Unterstützung im Verwundeten- und Krankentransporte.

Bei der Evakuation aus dem Bereiche der Etappeninspektion nach den Reservelazaretten erweitert sich das Thätigkeitsfeld der freiwilligen Krankenpflege sehr erheblich. Der Schwerpunkt liegt hier in der Gestellung von Begleit- und Transportpersonal. Für jede Etappeninspektion wird ein Begleitdetachement für die Krankentransporte gebildet, welches zur Verfügung des betreffenden Etappendelegierten steht.

Außerdem wird für jede Etappeninspektion ein besonderes Transportdetachement aufgestellt, welches zunächst dem Lazarettreservedepot, bezw. der Trainkolonne desselben attachiert wird.

Dieses Transportdetachement dient zur Verbindung des Etappen-Hauptortes mit den vorgeschobenen Lazaretten und stellt außerdem die erforderlichen Abteilungen, um innerhalb der einzelnen Etappenorte den Krankentransport (vom Bahnhofe nach den einzelnen Lazaretten und umgekehrt) zu übernehmen (§ 6 b. Abs. 1, 3 und 4 des Organisationsplanes; §§ 20 flg. des bayerischen Organisationsplanes).

Diese Aufgabe für die freiwillige Krankenpflege erscheint um so bedeutungsvoller, als die Kriegssanitätsordnung für einzelne Fälle die Verwendung des etatmäßigen Personales der Krankentransportkommissionen als Begleitpersonal geradezu verbietet (§ 128 Ziff. 7 und unten unter c).

Von dem Etappendelegierten, bezw. der Etappeninspektion und dem Etappengeneralarzte werden daher Abteilungen des Begleit- und Transportdetachements den einzelnen Transportkommissionen zugeteilt und dann von diesen nach Bedürfnis verwendet (§ 128 Ziff. 5 und 6, § 210 Ziff. 1 der Kriegssanitätsordnung). Während seiner Verwendung auf dem Transporte ist dieses Personal gleich dem staatlichen in disziplinarischer Beziehung dem leitenden Arzte unterstellt, der den einzelnen ihren bestimmten Wirkungskreis zuweist und dessen Anordnungen in bezug auf die Wartung und Pflege der Kranken und Verwundeten in allen Fällen unbedingt auszuführen sind. Der Chefarzt ist demgemäß in Fällen fortgesetzten Ungehorsams, oder wenn ihm überhaupt nach seinem Urteile einzelne der ihm zugewiesenen Personen für den betreffenden Dienst nicht mehr geeignet erscheinen, zu deren sofortigen und selbständigen Entlassung berechtigt (§§ 210 Ziff. 1, 211 Ziff. 1, 2 und 3 Abs. 1 der Kriegssanitätsordnung).

Die Verwendung selbst erfolgt:

a) bei den Lazarettzügen, b) bei den Hilfslazarettzügen und c) bei den Krankenzügen.

a) Verwendung bei den Lazarettzügen.

Bei diesen soll in der Regel das Begleitpersonal aus der Zahl der verfügbaren Lazarettgehilfen und Militärkrankenwärter, oder des unter Benutzung der staatlichen Annahmestellen vertragsmäßig engagierten Personals (§ 197 der Kriegssanitätsordnung) entnommen und nur in den Fällen, wenn dieses nicht ausreicht, von geeigneten Anerbietungen seitens der freiwilligen Krankenpflege Gebrauch gemacht werden. Die Mitwirkung der freiwilligen Krankenpflege wird daher auch hier eine nur ausnahmsweise und verhältnismäßig seltenere sein. Allein es hat hier in Betracht zu kommen, daß es der freiwilligen Hilfe durch § 209 Ziff. 2 der Kriegssanitätsordnung unter der Voraussetzung, daß seitens der zuständigen Behörden ein Bedürfnis hierzu anerkannt wird, den in § 160 der Kriegssanitätsordnung gestellten Bedingungen entsprochen werden kann, und das Kriegsministerium die Aufstellung solcher geschlossener Lazarettzüge ausdrücklich gestattet (§ 6 b. Abs. 3 des Organisationsplanes), nachgelassen wird, auf Antrag des Kaiserlichen Kommissars Lazarettzüge aus eigenen Mitteln zu errichten und unter eigener Verwaltung und Leitung in den Dienst zu stellen.

Unter diesen in § 160 gestellten Bedingungen ist die wichtigste die, daß ein Lazarettzug der freiwilligen Krankenpflege allen für die staatlichen Lazarettzüge aufgestellten Voraussetzungen voll und ganz entsprechen muß.

Darüber, ob ein Bedürfnis zur Aufstellung solcher Züge vorliegt und ob dieselben für Armeezwecke zugelassen werden sollen, entscheidet nach § 160 a. a. O. der Generalinspekteur des Etappen- und Eisenbahnwesens. —

Der Kaiserliche Kommissar, bezw. auf dessen Requisition der stellvertretende Miltitärinspekteur, werden daher eintretenden Falles ihre Anträge an die betreffenden Kriegsministerien zu richten haben.

In Bayern hängt die Entscheidung darüber, ob und in welchem Umfange die Aufstellung eines geschlossenen Lazarettzuges der bayerischen freiwilligen Krankenpflege planmäßig vorzusehen ist, von der Bestimmung des bayerischen Kriegsministeriums ab (bayerische Kriegssanitätsordnung § 160 Ziff. 1 und § 209 Ziff. 2, Abs. 2; sowie § 27 des bayerischen Organisationsplanes).

Auf den Fahr- und Dienstbetrieb eines solchen Zuges finden im allgemeinen die in den §§ 141—159 der Kriegssanitätsordnung für die staatlichen Lazarettzüge gegebenen Bestimmungen entsprechende Anwendung. Wem die Leitung eines solchen Zuges zustehen wird, darüber enthält die Sanitätsordnung keine ausdrücklichen Bestimmungen.[1] Dagegen ist ausdrücklich angeordnet, daß dieser Leiter des Zuges alle Anordnung für den innern Dienst des Zuges zu treffen hat, sowie daß er für genaue Ausführung der durch die staatlichen Organe ihm gegebenen Anweisungen in bezug auf Beförderung und Ablieferung der Kranken der Krankentransportkommission, bezw. der betreffenden vorgesetzten Etappeninspektion verantwortlich ist (§ 160 Ziff. 2 Abs. 1 und unter 3).

Etwaige Fälle von Unbotmäßigkeit seitens eines Kranken u. s. w. hat der Leiter der nächsten Bahnhofskommandantur, welche nach Befinden Abhilfe schafft, zu melden (§ 160 Ziff. 2, Abs. 2). Eine Disziplinarstrafgewalt über die im Zuge befindlichen Kranken steht daher dem Leiter eines Lazarettzuges der freiwilligen Krankenpflege nicht zu.

Die in den früheren Feldzügen gemachten Erfahrungen berechtigen zu der Annahme, daß die Zahl der etatsmäßig einzustellenden Lazarettzüge eine wichtige Beihilfe bringen wird zur Befriedigung des ersten, dringendsten Bedürfnisses, daß aber die große Masse der umfassenden Evakuationsarbeit durch sie allein gewiß nicht wird überwunden werden können. Für jeden, der sich mit der freiwilligen Hilfe praktisch beschäftigt hat, wird daher die derselben gestattete Einstellung selbständiger

---

[1] Verfasser glaubt aus den Bestimmungen in § 208 Ziff. 1 und 2, § 160 Ziff. 1 und § 209 Ziff. 2 der Kriegssanitätsordnung (an letzterer Stelle heißt es: „unter eigener Verwaltung und Leitung") mit ziemlicher Sicherheit folgern zu dürfen, daß mit dieser Leitung ein vom Kaiserlichen Kommissar ernannter, vom Hauptdelegierten bei der betreffenden Etappeninspektion zu bestimmender Delegierter beauftragt werden wird. Allein vielfach wird auch die Ansicht festgehalten, daß das Kommando eines Lazarett- und Krankenzuges stets in militärischen Händen liegen müsse. Vielleicht werden in dieser Beziehung noch allgemeine Anordnungen getroffen werden. Sollte dies nicht der Fall sein und wäre die oben dargelegte Ansicht des Verfassers unrichtig, so würde die Bestimmung darüber, wer das betr. Kommando in jedem einzelnen Falle zu führen habe, Sache der betr. Militärbehörde sein. — Für die Ansicht des Verfassers spricht aber auch noch die Bestimmung in § 160, daß dem Leiter des Zuges von den staatlichen Organen Anweisungen über die Beförderung und Ablieferung der Kranken gegeben werden sollen. Hiernach würde der Leiter des Zuges nicht aus der Mitte der staatlichen Organe zu entnehmen sein.

Lazarettzüge seitens der freiwilligen Krankenpflege als etwas höchst Wünschenswertes, ja Notwendiges erscheinen. Auch von maßgebender Seite ist bereits darauf hingewiesen worden, daß die Aufstellung und Ausrüstung geschlossener Lazarettzüge seitens der freiwilligen Krankenpflege vorzugsweise ins Auge zu fassen sein werde. Allein die praktische Ausführung, namentlich die Bereitstellung im Frieden, bietet die größten Schwierigkeiten. Denn wie auf der einen Seite das Bedürfnis zur Errichtung derartiger geschlossener Züge von den zuständigen Behörden ausdrücklich anerkannt werden muß, so müssen auch die Züge selbst den für die staatlichen Lazarettzüge festgesetzten Erfordernissen vollständig entsprechen. Über den Umfang und die Einrichtung dieser Züge und des durch sie zu bewirkenden Transportes enthält die Kriegssanitätsordnung, wie bereits im zweiten Abschnitte des ersten Teiles, unter III. E mitgeteilt worden ist, ganz bestimmten und detaillierten Vorschriften aus denen hervorgeht, daß die gestellten Ansprüche sehr hohe sind. Hier sei nur daran erinnert, daß der Zug aus 41 Wagen (= 82 Achsen) zu bestehen hat, worunter sich befinden: 30 Krankenwagen, 1 Arztwagen, 2 Küchenwagen, 2 Wagen für Lazarettgehilfen, 1 Magazinwagen, 2 Speisevorratwagen, 1 Verwaltungs- und Apothekenwagen, 1 Gepäckwagen und 1 Feuerungsmaterialwagen. Die eigentliche Ausstattung, die Herstellung der gesamten Lazaretteinrichtung einschließlich der Verpflegungsgegenstände, sowie die Gestellung des gesamten ärztlichen, Verwaltungs-, Pflege- und Begleitpersonales wird der freiwilligen Krankenpflege obliegen (vgl. § 27 des bayer. Organisationsplanes). Dieses Personal hat, abgesehen vom Zugsbetriebspersonal, zu bestehen aus: 1 Chefarzt, Assistenzärzten, 1 Rendanten, Oberlazarettgehilfen, Lazarettgehilfen und Krankenwärtern, Köchen u. s. w. (§ 142 der Kriegssanitätsordnung; vgl. die betreffenden Bestimmungen im Kriegsverpflegungsetat). Die Überwindung aller dieser Schwierigkeiten würde zwar große Mittel in Anspruch nehmen, aber doch möglich sein. Eine unüberwindliche Schwierigkeit für die Bereitstellung solcher geschlossener Züge bereits während des Friedens wird dagegen nach der unmaßgeblichen Ansicht des Verfassers in der Unmöglichkeit der Beschaffung des erforderlichen Wagenmaterials gefunden werden müssen. Es ist kaum anzunehmen, daß die erforderlichen 41 Wagen seitens des Staates bezw. der Eisenbahnbehörden der freiwilligen Krankenpflege bereits während des Friedens dauernd zur Verfügung gestellt werden würden. Und daran, daß die freiwillige Krankenpflege diese Wagen aus ihren Mitteln käuflich erwerben könnte und sollte, ist wohl nicht zu denken. Die freiwillige Hilfe wird daher wohl auf Hilfslazarettzüge zukommen müssen.

b) Verwendung bei den Hilfslazarettzügen.

Bei den Hilfslazarettzügen (Zügen, welche zum Transport von Schwerverwundeten, d. h. liegend zu Transportierenden benutzt und von den militärischen Behörden im Falle des Bedarfes improvisiert werden) enthält die Kriegssanitätsordnung im § 165 Ziff. 3 die Bestimmung, daß, sofern das staatlicherseits überwiesene Pflege- und Begleitpersonal nicht ausreicht, der Bedarf aus dem Personale der freiwilligen Krankenpflege entnommen werden soll (§ 165 Ziff. 3 und § 210).

Dagegen fehlt in § 164 eine Bestimmung über die Überlassung der Einrichtung und Einstellung solcher Züge an die freiwillige Krankenpflege. Wenn es daher nach dem Wortlaute des § 164 zweifelhaft erscheinen könnte, ob die freiwillige Krankenpflege berechtigt sein solle, Hilfslazarettzüge zu errichten und in den Dienst zu stellen, so sprechen gegen eine solche Auffassung die oben dargelegten Bestimmungen. Vielmehr erscheint die Annahme gerechtfertigt, daß die in bezug auf die Lazarettzüge gegebenen Vorschriften gleichzeitig auf die Ausrüstung und Einstellung von Hilfslazarettzügen analoge Anwendung finden sollen, und daß die freiwillige Krankenpflege eintretenden Falles als berechtigt angesehen werden darf, auf Antrag des Kaiserlichen Kommissars und unter ausdrücklicher Genehmigung des Kriegsministeriums Hilfslazarettzüge nach Ausbruch des Krieges auszurüsten und, sobald sie den in der Kriegssanitätsordnung enthaltenen Voraussetzungen voll entsprechen, der amtlichen Sanitätsleitung zur Einstellung in den Etat des amtlichen Transportmateriales und zur eventuellen Verwendung anzubieten. Für diese Auffassung spricht auch die in § 170 der Kriegssanitätsordnung enthaltene Bestimmung, daß Hilfslazarettzüge, wenn sie einmal vollständig organisiert sind, dann als wirkliche Lazarettzüge in den Etat eingestellt werden können. Im Falle des wirklich vorhandenen Bedarfes wird voraussichtlich solchen Anträgen gern Folge geleistet werden, da kein Grund vorliegt, derartige Züge anders zu behandeln als etatsmäßige Lazarettzüge.

Auch die Ausrüstung von Hilfslazarettzügen wird große Schwierigkeiten bereiten, namentlich wird der Betrieb erhebliche Geldmittel in Anspruch nehmen. Allein die Schwierigkeiten sind bei weitem nicht so unüberwindliche wie bei den Lazarettzügen. Namentlich im Kriege, wenn die allgemeine Notlage alle Herzen bewegt und zugleich die Beutel selbst der Geizigen öffnet, wird die Beschaffung der Mittel möglich werden. Im Falle dringenden Bedarfes dürften auch die an einen solchen Zug, sobald er nicht nachträglich als wirklicher Lazarettzug in den Etat eingestellt werden soll, nach dem Wortlaute der Kriegssanitätsordnung zu stellenden Ansprüche einigermaßen modifiziert werden; man wird voraussichtlich dann jeden Zug als verwendbar acceptieren, der überhaupt so eingerichtet ist, daß er seinen Zweck erfüllen kann, ohne die Schwerverwundeten und Schwerkranken zu schädigen. Endlich wird es während des Krieges schon eher möglich sein, die erforderlichen Wagen durch die Vermittelung des Kaiserlichen Kommissars und des Chefs des Eisenbahnwesens von der Eisenbahnverwaltung leihweise zu erhalten, vielleicht wie dies 1870/71 in Württemberg und Baden geschehen, gegen Entrichtung einer Wagenmiete, wenn der betreffende Verein die ausdrückliche Verpflichtung übernimmt, innerhalb einer gewissen Frist diese Wagen zu Lazarettwagen einzurichten.

Im Frieden wird man sich daher beschränken können auf möglichste Bereitstellung desjenigen im Mobilmachungsfalle schwer zu beschaffenden Materiales, welches eintretenden Falles notwendig sein wird zur raschen Einrichtung eines Hilfslazarettzuges: Lagerungsmaterial, namentlich Bahren, Fixations- und Suspensationsapparate nach den Vorschriften in den Beilagen 42 und 44 zu § 145 und § 163 der Kriegssanitätsordnung, sämtliche Einrichtungsstücke für den Küchenwagen, wie für die anderen in § 114 aufgeführten Wagen. Außerdem aber auch die listenmäßige Feststellung der Zusammenstellung und Rangierung des Personal- und Wagenbedarfes und des medizinisch-chirurgischen, sowie des ökonomischen Etats eines für 200 Kranke berechneten Lazarettzuges (§ 27 des bayerischen Organisationsplanes. Über diese vorbereitenden Friedensarbeiten und die Beschaffung, sowie Bereithaltung des erforderlichen Materiales vgl. im sechsten Abschnitt unter V).

c) Verwendung bei den Krankenzügen.

Was die Krankenzüge anlangt, so bestimmt § 173 Ziff. 1 der Kriegssanitätsordnung präzeptiv, daß das Pflege- und Begleitpersonal von der der Transportkommission zur Disposition gestellten freiwilligen Begleitkolonne zu stellen sei. Ein besonderes ärztliches Personal wird in der Regel diesen Zügen nicht beigegeben, es wird daher der freiwilligen Krankenpflege eventuell auch freistehen, in dieser Richtung Fürsorge unter Inanspruchnahme der Vermittelung der Krankentransportkommission zu treffen.

Die Kriegssanitätsordnung enthält darüber, wer bei den Krankenzügen das Zugkommando führen soll, keine Bedingungen.

Der § 174 sagt in Abs. 1 allerdings, daß jedem geschlossenen Krankenzuge zwei Feldgendarmen zur Aufrechterhaltung der polizeilichen Ordnung und ein militärisches Begleitkommando unter einem Unteroffizier als Kommandoführer in der Weise mitzugeben sei, daß jedem Krankenwagen ein Soldat als aufsichtführende Person zugeteilt werden könne. Eine Bestimmung jedoch darüber, wer die Leitung des Krankenzuges selbst zu übernehmen habe, findet sich nirgends. Der Abs. 1 des § 174 erwähnt allerdings gewisse Funktionen des Transportführers; wer aber dieser Transportführer sein soll, das wird nicht gesagt. Es kann wohl kaum in der Absicht liegen, dem Unteroffizier, welcher das Begleitkommando befehligt, oder den Feldgendarmen die Leitung der Krankenzüge selbst zu übertragen. Vielmehr liegt die Annahme nahe, daß es im einzelnen Falle einer speziellen Bestimmung der betreffenden anordnenden Militärbehörde überlassen bleiben solle, wem das Kommando eines solchen Zuges zu übertragen sei. In der Regel wird dieses Kommando wohl in militärische Hände gelegt werden. Da aber den Krankenzügen Militärärzte nicht beigegeben werden, so erscheint es gar nicht unwahrscheinlich, daß die Zugführung eintretenden Falles auch einem Beauftragten der freiwilligen Krankenpflege übertragen werden kann.

Zu 3 wird das Erforderliche im sechsten Abschnitt des zweiten Teiles, welcher von dem Material der freiwilligen Krankenpflege (dem Depotwesen) handelt, ausgeführt werden.

III. Wirkungskreis der freiwilligen Krankenpflege im Bereiche der Besatzungsarmee.

Das innerhalb jedes Korpsbezirks bereitzustellende Personal gliedert sich gleichfalls in Lazarett-, Transport- und Depotpersonal.

Die Stärke und Zusammensetzung des Lazarettpersonals richtet sich nach der Zahl und dem Umfange der der freiwilligen Krankenpflege zu überweisenden, bezw. von ihr zu errichtenden Lazarette.

Das Transportpersonal wird teils zum inneren Transportdienst (Transport von den Bahnhöfen nach den Lazaretten u. s. w.), teils als Begleitpersonal auf den Eisenbahnlinien verwendet.

In diesem heimatlichen Bezirk findet die freiwillige Krankenpflege ein Thätigkeitsfeld:

A. in den Reservelazaretten,
B. in den Festungslazaretten,
C. in den Vereinslazaretten,
D. in den Rekonvaleszentenstationen,
E. in den Privatpflegestellen,
F. auf den Ausladestationen und beim Transport der Verwundeten und Kranken von den Bahnhöfen nach den Lazaretten und
G. in der Gestellung von Begleitpersonal auf den inländischen Eisenbahnlinien, eventuell
H. bei den Verpflegungs- und Erfrischungsstationen.

A. Die freiwillige Krankenpflege in den Reservelazaretten.

Die Beteiligung an der Lazarettpflege im Lande muß für die Zeit des Krieges als die bei weitem wirksamste und wichtigste Aufgabe der freiwilligen Krankenpflege anerkannt werden. Es unterliegt auch gar keinem Zweifel, daß die Militärverwaltung in diese Beteiligung den Schwerpunkt der freiwilligen Hilfe legt. —

Für die Reservelazarette hat nun die freiwillige Krankenpflege zunächst ausgebildete Krankenpfleger und Krankenpflegerinnen bereit zu stellen (§ 209 Ziff. 1 b und § 7 Ziff. 1 des Organisationsplanes). Die Thätigkeit der Vereine in den Reservelazaretten ist in ihrem ganzen Umfange dem Lazarettvorstande unterstellt, dessen Anordnungen maßgebend sind (§ 214 Ziff. 1 der Kriegssanitätsordnung). Auch für diesen Dienst sind nur vollständig ausgebildete und zuverlässige Krankenpfleger und Krankenpflegerinnen zuzulassen (§ 214 Ziff. 2 der Kriegssanitätsordnung), und werden dieselben bei ihrer Verwendung in das amtliche Personal vollständig eingeordnet.

Für eine in gewisser Beziehung selbständige Wirksamkeit ist aber schon insofern eine Möglichkeit eröffnet, als in § 209 Ziff. 1 d der Kriegssanitätsordnung eine weitgehende Bestimmung dahin getroffen wird, daß die Übernahme einzelner Zweige der Lazarettverwaltung seitens der freiwilligen Krankenpflege erfolgen kann (§ 31 des bayerischen Organisationsplanes). Auch in diesem Falle, so z. B. wenn die freiwillige Krankenpflege die Beköstigung und die Wäsche selbständig übernimmt, bleibt deren Thätigkeit dem Lazarettvorstande in der oben dargelegten Weise unbedingt unterstellt, dessen Anordnungen maßgebend sind.

Hierbei ist nachgelassen, daß eventuell für diese Leistungen der freiwilligen Krankenpflege aus den Staatskassen eine entsprechende Geldentschädigung gewährt werden darf.

Eine spezielle Bestimmung darüber, welche Zweige in den Reservelazaretten vorzugsweise von der freiwilligen Krankenpflege zu übernehmen sein werden, findet sich in der Sanitätsordnung nicht. Nur der § 116 erwähnt als solche Zweige beispielsweise Wäschereinigung und Beköstignng. Diese Erwähnung faßt insofern eine nähere Definition in sich, als sie das an anderen Stellen gebrauchte Wort „Zweige der Lazarettverwaltung" vertauscht mit dem bezeichnenden Ausdrucke: „einzelne Zweige der Wirtschaft" und in den Punkten 1 und 2 von der „Verwaltung des Haushaltes" und „von den ökonomischen Angelegenheiten der Vereinslazarette" die Rede ist.

Die Übernahme von Verwaltungszweigen in Lazaretten kann erfolgen entweder auf Ersuchen der Militärbehörden oder infolge eines von der freiwilligen Krankenpflege freiwillig gemachten Anerbietens. Allein die der freiwilligen Krankenpflege hier zufallende Aufgabe geht noch weiter. Es kann und soll ihr unter gewissen Voraussetzungen auch die Erweiterung und allmähliche Übernahme der in den ersten 10 Mobilmachungstagen einzurichtenden Reservelazarette zufallen. Es ist sogar die Füglichkeit ins Auge gefaßt, daß die freiwillige Krankenpflege die Errichtung eines oder des anderen Reservelazarettes von vornherein selbständig übernimmt, vorausgesetzt, daß die Verantwortung für dessen Fertigstellung bis spätestens zum 10. Mobilmachungstage getragen werden kann.

Welch' gewaltige, schwerwiegende Aufgabe! Wenn die freiwillige Krankenpflege jemals in die Lage kommen will, diese in sie gestellten Erwartungen in ihrem vollen Umfange zu erfüllen, so muß sie alle ihre Kräfte anspannen. Gegenwärtig würde sie dazu kaum in der Lage sein. Unter allen Umständen stehen derselben zur Zeit für die selbständige Errichtung von Reservelazaretten bis zum 10. Mobilisierungstage weder genügendes Personal noch genügendes Material, bezw. Geld zur Verfügung. Es gilt nun für die Zukunft zu arbeiten. —

B. Die Festungslazarette.

Da diese in der Hauptsache sich als Reservelazarette charakterisieren, so gilt für sie das unter A. Gesagte und werden daher die für die Reserve- und Vereinslazarette geltenden Bestimmungen auf die Festungslazarette analoge Anwendung zu finden haben. Die Kriegssanitätsordnung enthält spezielle Bestimmungen über die Verwendung der freiwilligen Krankenpflege in Festungslazaretten nicht. In § 290 Ziff. 3 wird nur gesagt, daß die freiwillige Krankenpflege in belagerten Festungen ein geeignetes Feld ihrer Thätigkeit finden werde. Dagegen bestimmt § 4 Ziff. 4 b des Organisationsplanes, daß zu den Gouverneuren, bezw. Kommandanten armierter Festungen nach Bedarf ein Festungsdelegierter treten soll. Eine ausgiebige Verwendung der freiwilligen Krankenpflege in armierten Festungen ist ins Auge gefaßt. Dies geht auch unter allen Umständen aus der Vorschrift in § 7 Ziff. 5 des Organisationsplanes, nach welcher das erfoederliche Personal und Material — soweit es sich nicht an Ort und Stelle vorfindet — von der freiwilligen Krankenpflege zu liefern sein wird, hervor.

C. Vereinslazarette.

(§ 209 unter c und § 215 der Kriegssanitätsordnung.)

Vereinslazarette, welche im Inlande von den Orden oder Vereinen errichtet werden, müssen mindestens 20 Betten enthalten. Die Verwundeten und Kranken, welche in denselben verpflegt werden sollen, werden nach dem Ermessen des betreffenden Chefarztes oder der Lazarettkommission aus den staatlichen Reservelazaretten dahin überwiesen. Aufnahme anderer Kranker und Verwundeter ist der militärischen Kontrole halber nicht gestattet. Ausgeschlossen von der Aufnahme sind weiter solche Kranke, welche an einer ansteckenden Krankheit leiden innerhalb der ansteckungsfähigen Stadien, ferner solche Kranke, deren Leiden voraussichtlich zur Dienstunbrauchbarkeit führen wird, die aber einer Lazarettbehandlung noch bedürftig erscheinen, endlich solche, deren Krankheitsangaben von zweifelhafter Glaubwürdigkeit sind (der Simulation Verdächtige, § 193 der Kriegssanitätsordnung).

Diese Lazarette sind der Aufsicht des Kaiserlichen Kommissars und seiner Delegierten (in Bayern des Landeskomitees und seiner Organe), sowie in ärztlicher und medizinalpolizeilicher Beziehung der des Chefarztes, bezw. der Lazarettkommission, bezw. des dirigierenden Arztes des am Orte vorhandenen oder nächstbelegenen Reservelazarettes, des Reservelazarettdirektors und des stellvertretenden Generalarztes unterworfen.

Für die Handhabung der Disziplin unter den Kranken und die sonstigen staatlichen Interessen sorgt entweder der Chefarzt, bezw. die Kommission des am Orte schon bestehenden oder des zunächstgelegenen Reservelazarettes oder eine besondere, für das betreffende Vereinslazarett gebildete Lazarettkommission, welche aus dem Chefarzt des Vereinslazarettes und einem dazu besonders zu ernennenden Offizier zu bestehen hat. Dieser Offizier ist bei einem Lazarett bis zu 30 Betten ein Subalternoffizier, bis zu 150 Betten ein Hauptmann und bei mehr als 150 Betten ein Stabsoffizier (vgl. S. 54).

Die Ausstattung des Lazarettes erfolgt durch den betreffenden Orden oder Verein.

Ärztliche Behandlung, Beköstigung, Arzneiverpflegung, die gesamte innere Verwaltung liegt den Vereinen ob, die hierfür mit der kompetenten Behörde die Gewährung einer Geldvergütung vereinbaren können (§§ 215 flg. und § 193 der Kriegssanitätsordnung).

Eine Mitwirkung der obgenannten staatlichen Organe tritt nur insoweit ein, als sanitätliche Rücksichten in Betracht kommen.

Für Bayern enthalten § 38 des Organisationsplanes sowie die im September 1890 erschienene Instruktion zur Errichtung von Vereinslazaretten sehr eingehende Spezialbestimmungen.

D. Rekonvaleszentenstationen.

Die Vereine können auch Anstalten für die Aufnahme von Genesenden (§ 209 Ziff. 1 d und 221 der Kriegssanitätsordnung) sogenannte Rekonvaleszentenstationen gründen oder mit den Vereinslazaretten verbinden. Für diese gilt dann analog das unter C. Ausgeführte. Beschränkt auf Annahme von Rekonvaleszenten sind

E. Die Privatpflegestätten,

an welche nach der Vorschrift in § 193 Ziff. 1 nur solche Kranke abgegeben werden dürfen, welche einer besonderen ärztlichen Behandlung zur Zeit und voraussichtlich überhaupt nicht mehr, dagegen noch einer längeren Pflege und Erholung bedürfen. Diese freiwilligen Pflegestätten gehören nur im weiteren Sinne zur freiwilligen Krankenpflege. Allein dieselbe ist dabei doch insofern direkt interessiert, als die Anerbietungen zur Errichtung von Pflegestätten nur von solchen Personen acceptiert werden dürfen, die durch eine Bescheinigung des Vorstandes eines vom Staate anerkannten Pflegevereins oder eines Ritterordens nachweisen, daß sie vollständige Gewähr für die ordnungsmäßige Pflege des oder der Aufzunehmenden bieten (§ 221 Ziff. 2 der Kriegssanitätsordnung).

Ausgeschlossen von der Aufnahme sind auch hier Rekonvaleszenten von ansteckenden Krankheiten, sobald noch eine Ansteckungsmöglichkeit vorliegt, solche Rekonvaleszenten, die voraussichtlich dienstunbrauchbar werden, und solche, bei denen der Verdacht der Simulation vorliegt (§ 193 Ziff. 1 Abs. 2 der Kriegssanitätsordnung; § 39 des bayerischen Organisationsplanes).

F. Die Ausladestationen und der Transport der Verwundeten und Kranken von den Bahnhöfen nach den Lazaretten.

Die von der betreffenden Linienkommission zu bestimmenden Ausladestationen werden sich immer gleichzeitig zu Verband- und Erfrischungsstationen gestalten. Die Art und Weise der Mitwirkung der freiwilligen Krankenpflege durch Gestellung von Personal und Lieferung von Material wird daher dieselbe sein wie an den übrigen Verband- und Erfrischungsstationen. Hierzu tritt der Transport der Verwundeten und Kranken nach den Reservelazaretten.

G. Begleitpersonal auf den Eisenbahnlinien im Inlande.

Dieses wird vom Korpsdelegierten dem Liniendelegierten zur Verfügung gestellt. Es dient als Begleitpersonal der Sanitäts- und Krankenzüge im Inlande. Die Ablösung des von der Etappeninspektion gestellten Begleitpersonals erfolgt an der betreffenden Grenzstation, eventuell am Etappenanfangsorte.

H. Verpflegungs- und Erfrischungsstationen.

Der § 7 unter Nr. 3 Abs. 2 des Organisationsplanes der freiwilligen Krankenpflege bestimmt, daß es von den Verhältnissen abhängig zu machen sei, ob und inwieweit Verpflegungs- und Erfrischungsstationen auf einzelnen Linien des Inlandes der freiwilligen Krankenpflege übergeben werden sollen. Geschieht dies, so hat die freiwillige Krankenpflege den gesamten Dienst zu übernehmen, das Personal zu gestellen und das erforderliche Material zu liefern. Die Entscheidung über diese Übergabe liegt in den Händen des stellvertretenden Generalkommandos. — Bei den in staatlicher Verwaltung befindlichen Stationen regelt sich die Mitwirkung der freiwilligen Krankenpflege in der bereits dargelegten Weise.

Eine vollkommene Übersicht des gesamten Wirkungskreises der freiwilligen Krankenpflege im Kriege, sowohl im Bereiche der operierenden Armee als auch im Bereiche der Etappeninspektionen und der Besatzungsarmee, ergiebt sich aus der als Anlage II beigefügten Zusammenstellung des Herrn Oberstabs- und Regimentsarztes Dr. Körting, auf welche daher auch an dieser Stelle verwiesen wird. — Die Formationen der freiwilligen Krankenpflege sind in dieser Zusammenstellung **rot unterstrichen**.

Dritter Abschnitt.

Die Friedensaufgaben der freiwilligen Krankenpflege.

I. Die ergänzende Friedensthätigkeit.

Mit dem Friedensschlusse hat die aus der Kriegführung entspringende Thätigkeit der freiwilligen Hilfe ihr Ende nicht erreicht: es gilt, den Opfern des Krieges auch dann noch die erforderliche Hilfe angedeihen zu lassen.

Unter dieser Hilfe ist jedoch nicht die Fürsorge für die Invaliden und deren regelmäßige Unterstützung gemeint. Für diese wird, zum Teil allerdings unter Mitwirkung der Vereine vom roten Kreuz, von anderer Seite gesorgt (Kaiser-Wilhelm-Stiftung). Jedenfalls gehört die Frage der Invalidenunterstützung nicht in den Rahmen der vorliegenden Arbeit.

Allein zahlreiche Opfer des Krieges sind auch nach dem Friedensschlusse noch nicht wieder im Vollbesitze ihrer Gesundheit. Viele von denen, welche im Feldzuge für das gefährdete Vaterland gekämpft haben, leiden noch immer an ihren Wunden und deren Folgen, oder sie werden von Krankheiten ergriffen, welche mit Erkrankungen während des Feldzuges in ursachlichem Zusammenhange stehen oder als direkte Folge der im Kriege erduldeten Strapazen sich darstellen. Es ist daher notwendig, daß die Vereine auch im Frieden fortfahren, allen denen ihre Fürsorge angedeihen zu lassen, welche noch an den im Kriege erhaltenen Wunden und Krankheiten, oder an deren Folgen, oder an Krankheiten leiden, welche mit einer im Feldzuge erhaltenen Wunde oder einer während desselben erlittenen Krankheit und den erduldeten Strapazen in direktem ursachlichen Zusammenhange stehen, solange dieselben der ärztlichen, bezw. der Lazarettbehandlung bedürfen, d. h. als noch nicht geheilt anzusehen sind.

Durch diese dem Kriege nachfolgende Thätigkeit der freiwilligen Hilfe muß die Kriegsthätigkeit ergänzt werden (Ergänzende Friedensthätigkeit).

Und auf diese bezog sich die zweite Resolution des I. (Nürnberger) Vereinstages, welche lautete:

„Der deutsche Vereinstag erachtet es als eine der nächstgelegenen Friedensaufgaben des deutschen Centralkomitees und der mit ihm verbundenen Landesvereine, denjenigen Personen des Militär- und Militärbeamtenstandes, namentlich den im Landwehr- und Reserveverhältnisse befindlichen, welche zur Behebung von Verwundungen und Krankheiten, die sie sich im Kriege zugezogen, Badekuren bedürfen, und denen zur Bestreitung der Kosten dieser Kuren nach Lage der bestehenden Bestimmungen aus staatlichen Fonds die erforderlichen Mittel nicht überwiesen werden können, letztere möglichst aus Vereinsmitteln zu gewähren."

Nur darf sich diese Hilfe nicht auf die Gewährung von Badekuren beschränken, sondern sie muß sich erstrecken auf jede Hilfeleistung, welche zur Erreichung der Heilung erforderlich erscheint (Gewährung freier ärztlicher Behandlung und von Arzneien, Aufnahme in Lazarette und Krankenhäuser u. s. w.). Diese Hilfeleistung darf erst dann aufhören, wenn festgestellt ist, daß durch eine weitere ärztliche Behandlung u. s. w. eine Besserung des Zustandes nicht mehr herbeigeführt werden kann. Es können daher auch Invaliden, soweit es sich um Fortsetzung des Heilverfahrens und nicht um Gewährung von Unterstützungen zum Lebensunterhalt handelt, Ansprüche an die Hilfe der Vereine erheben.

Zu dieser ergänzenden Friedensthätigkeit dürfte auch die Beschaffung künstlicher Glieder zu rechnen sein.

II. Die eigentliche Friedensthätigkeit.

Die Friedensthätigkeit der Vereine im eigentlichen, strengen Sinne des Wortes, d. h. die Thätigkeit, welche mit dem Kriege in keinem Zusammenhange steht, z. B. Gemeindekrankenpflege, Armenpflege, Hilfeleistung bei großen Unglücksfällen und bei Epidemien, kann hier nicht oder wenigstens nur soweit in Betracht kommen, als diese Thätigkeit doch die Kriegsvorbereitung mittelbar unterstützen soll.

Nicht wenige Vereine enthalten statutarische Bestimmungen, durch welche dieselben verpflichtet oder ermächtigt werden, bei Unglücksfällen und allgemeinen Notständen helfend einzutreten. Namentlich die Frauenvereine vom roten Kreuz wenden dieser Friedensthätigkeit den größten Teil ihrer Thätigkeit, ihrer Kräfte und ihrer Mittel zu.

Gewiß ist diese Thätigkeit eine reich gesegnete, gewiß dient dieselbe dazu, die Lebens- und Leistungsfähigkeit der Vereine an sich zu erhöhen, gewiß haben die Männervereine es oft schmerzlich empfunden, daß es ihnen durch die Entwickelung, welche die Dinge bei uns in Deutschland genommen haben, nicht vergönnt gewesen ist, sich ein derartiges Thätigkeitsfeld zu schaffen: allein für das rote Kreuz selbst kommt *diese* Friedensthätigkeit nicht in Betracht. Sie birgt auch eine gewisse Gefahr in sich; und zwar insofern, als diejenigen Vereine, welche sich einer weit umfassenden Friedensthätigkeit widmen, trotz eines Kriegsausbruches nicht mehr im Stande sein werden, diese Thätigkeit während des Krieges ohne weiteres einzustellen. Es kann dies seiner Zeit zu einem bedenklichen Hemmnis für die Entfaltung einer den vor liegenden Aufgaben wirklich entsprechenden gedeihlichen Kriegsthätigkeit werden, wenn Kräfte und Mittel schon durch anderweite Thätigkeit während des Krieges voll oder wenigstens wesentlich in Anspruch genommen werden.

Thatsache ist es aber, daß in manchen Vereinen, welche zweifellos eine ebenso hervorragende als segensreiche Friedensthätigkeit entfalten, die *kriegsvorbereitende* Thätigkeit *wegen* dieser Friedensarbeit in einer für die Zwecke des roten Kreuzes geradezu nachteiligen Weise in den Hintergrund tritt, daß man die Verwendung von Mitteln, welche bereits im Frieden zur Erfüllung eines unmittelbar vorliegenden Zweckes nützliche Verwendung finden können, zur Vorbereitung auf einen vielleicht in ferner Zukunft liegenden, unter allen Umständen unerwünschten Fall, als eine nicht zu verantwortende Verschwendung und daher irrationell aufzufassen geneigt ist.

Die Kriegskrankenpflege kann hierdurch schwer geschädigt werden, und es ist daher Pflicht, auf diese Gefahr im Interesse der großen Sache des roten Kreuzes aufmerksam zu machen. Das eine thun und das andere nicht lassen! Ein Verein, der sich Verein vom roten Kreuz nennt, hat auch die Verpflichtung, die Aufgaben, welche das rote Kreuz auferlegt, zu erfüllen, und dies kann nur geschehen, wenn er sich im *Frieden* auf seine künftige Kriegsthätigkeit *entsprechend vorbereitet*.

III. Die kriegs-vorbereitende Friedensthätigkeit.

Mit dieser vorbereitenden Friedensthätigkeit haben wir uns an dieser Stelle allein zu beschäftigen.

Schon Artikel 5 der Beschlüsse der internationalen Konferenz zu Genf vom 26. Oktober 1863 bestimmt:

„In Friedenszeiten beschäftigen sich die Sektionen und Ausschüsse mit dem, was nötig ist, um sich im Kriege wahrhaft nützlich machen zu können."

Dieser Artikel ist in mehr oder weniger veränderter Fassung in die Statuten der meisten Hilfsvereine übergegangen. Überzeugungstreue Kämpfer für das rote Kreuz haben die Unentbehrlichkeit einer vorbereitenden Friedensthätigkeit von jeher mit aller Energie betont.

Es sei hier nur erinnert auf die unermüdliche Thätigkeit, welche Geheimer Sanitätsrat Dr. Brinkmann nach dieser Richtung hin entfaltet hat. Schon in seiner Arbeit „über freiwillige Krankenpflege im Kriege", dann im Jahre 1867 in einem am 10. Dezember in der Generalversammlung des preußischen Vereins zur Pflege verwundeter und erkrankter Krieger zu Berlin gehaltenem Vortrage, ferner als Referent auf der internationalen Konferenz zu Berlin (1869, 22. bis 27. April) und auf dem I. Vereinstage der deutschen Vereine vom roten Kreuz (Nürnberg, 23., 24. und 25. Oktober 1871), endlich in seiner gewaltigen Festrede bei der Feier des 25jährigen Stiftungstages des preußischen Landesvereins (26. Februar 1889) hat Dr. Brinkmann die Notwendigkeit, die Kriegshilfe schon im Frieden vorzubereiten, in so gründlicher und erschöpfender Weise nachgewiesen, daß auch heute noch auf diese Ausführungen Bezug genommen werden muß, sobald von der Friedensthätigkeit der Vereine die Rede ist.

„Nur so werden wir, schon ehe der Krieg ausbricht, frei von der erdrückenden Last der verschiedenartigsten Sorgen mit klarem Blicke die zweckmäßigsten, unmittelbaren Maßregeln ergreifen können, und werden uns die Kräfte, Kenntnisse und Mittel dazu nicht fehlen."

Diese Worte Dr. Brinkmanns haben noch heute ihre volle Geltung.

Wenn die freiwillige Hilfe in früheren Kriegen und namentlich im Anfange ihrer Thätigkeit nicht immer das erreicht hat, was sie gewollt und angestrebt, wenn die thatsächlich geleisteten Dienste nicht alle berechtigten Erwartungen erfüllen konnten, so lag der Grund davon in der Hauptsache darin, daß die Hilfe nicht genügend vorbereitet war. Es ist Thatsache, daß in den Jahren 1864 und 1866 die rechte, erfolgreiche Thätigkeit erst begann, nachdem bereits Ströme Blutes geflossen und die schreckenerregenden Ereignisse die Nation zu werkthätiger Teilnahme aufgerüttelt hatten. Eine Besserung dieses Zustandes war bei dem Ausbruche des Krieges 1870/71 allerdings eingetreten; allein das anzustrebende Ziel war bei weitem noch nicht erreicht. Erkennt dies doch der Bericht des Königlichen Kommissars über die Thätigkeit der freiwilligen Krankenpflege während dieses Krieges mit den einfachen Worten an: „1870 mußte die Organisation über Nacht erfolgen."

Und der Bericht des Centralkomitees über seine Thätigkeit und die Wirksamkeit der mit ihm verbundenen Vereine sagt:

„Wenn die deutschen Vereine wenig vorbereitet in den plötzlich und in ungewohnt großer Ausdehnung an sie herangetretenen Krieg hineingezogen sind und während desselben auf ihrem Gebiete Großes geleistet haben, so folgt daraus keineswegs, daß ihre Aufgabe nun für zeitweise abgeschlossen zu erachten, und daß es ihnen daher vergönnt sei, einen weiteren Krieg ohne weitere Vorbereitungen in der Zuversicht zu erwarten, gleiche Opferwilligkeit werde sie dann nicht nur ohne weiteres zu gleichen Leistungen, sondern auch zur Überwindung oder Vermeidung der im letzten Kriege hervorgetretenen Schwierigkeiten und Mängel in den Stand setzen."

Es darf nicht verschwiegen werden, daß die Folge dieser mangelnden Vorbereitung in vielen Fällen Verwirrung war, und daß mit den Gaben der Nation und den zur Verfügung stehenden Personen mehr hätte geleistet werden können und sollen, wenn über deren Verwendung von Anfang an mehr Klarheit geherrscht hätte. Die Organisation selbst war wohl da, aber in der Hauptsache nur in der Theorie, auf dem Papier; allein sie sollte während des Krieges ein- und durchgeführt werden, und das brachte die Verwirrung.

An den maßgebenden Stellen hat man sich diesen unliebsamen Erfahrungen nicht verschlossen. Man ging auch seitens der Vereine sofort an die Arbeit, und es bildete dementsprechend die vorbereitende Friedensthätigkeit einen Hauptgegenstand der Beratungen auf dem II. Vereinstage zu Frankfurt a. M. (27. und 28. September 1880). Und wenn nun auch die gegenwärtige Sachlage inzwischen sich wesentlich verändert hat, wenn auch so manches, was damals als Wunsch ausgesprochen wurde, inzwischen zur Thatsache geworden ist, so erscheint es doch zweckdienlich, die in Frankfurt gefaßten Beschlüsse auch hier ins Gedächtnis zurückzurufen. Die Beschlüsse lauteten:

1) Die freiwillige Krankenpflege bezw. die Vereine haben sich auf diese ihre Kriegsthätigkeit im Frieden sorgfältig vorzubereiten. Diese Vorbereitung hat zu bestehen:

A. in der Aufrechterhaltung und dem möglichsten Weiterausbau der bestehenden Vereinsorganisation, wobei namentlich eine Zusammenfassung der in den Männer- und Frauenvereinen enthaltenen Kräfte in gemeinsamer Organisation anzustreben ist;

B. in der Aneignung und Verbreitung der erforderlichen Kenntnis der Heereseinrichtungen und der über die Sanitätspflege bestehenden gesetzlichen Vorschriften (Kriegssanitätsordnung und die dazu gehörigen Verordnungen);

C. in Ausarbeitung eines Mobilisierungsplanes in doppelter Richtung:

a. Klarstellung darüber, auf welche Aufgaben man seine Kräfte zu konzentrieren gedenkt, und

b. Aufstellung und Evidenthaltung der dazu erforderlichen Personen- und Sachetats. Dabei wird

c. die Ausführung der Bestimmung in § 226 Ziff. 1 (gemeinsame Tracht für die freiwillige Krankenpflege auf dem Kriegsschauplatze) ins Auge zu fassen sein.

2) In sachlicher Richtung wird sich die praktische vorbereitende Friedensthätigkeit der Vereine daher namentlich zu erstrecken haben:

A. auf die Ausbildung geschulter Krankenpfleger und Pflegerinnen;

B. auf die Schulung von Transportkolonnen und Sanitätspersonal;

C. auf Beschaffung bezw. Bereitstellung des erforderlichen Materials für die eventuelle Errichtung von Vereinslazaretten, Aufstellung von Hilfslazarettzügen und für Unterstützung des Landtransportes und Aufstellung der dazu erforderlichen Personenetats;

D. auf die Aufrechterhaltung von Vereinsdepots, namentlich aber auch auf die Errichtung von Musterdepots,

und zwar zu A, C und D

in Gemeinschaft mit den Frauenvereinen.

3) Das deutsche Centralkomitee hat unter Mitwirkung der einzelnen Landesvereine und im Einvernehmen mit der Leitung der deutschen Frauenvereine des roten Kreuzes Veranstaltung dahin zu treffen, daß zur Ausführung dieser vorbereitenden Friedensthätigkeit nunmehr endlich geschritten werde. Zu diesem Zwecke ist es notwendig,

einen Mustermobilisierungsplan für die gesamte Vereinsthätigkeit auszuarbeiten und den Landesvereinen zuzustellen, denen es dann überlassen bleibt, diesen allgemeinen Plan den örtlichen Verhältnissen anzupassen. Diese Mobilisierungspläne sind seinerzeit zur Prüfung und weiteren Veranlassung dem Kaiserlichen Kommissar und durch dessen Vermittelung dem Kriegsministerium zu unterbreiten. Nicht minder geboten erscheint die Ausarbeitung eines Leitfadens für die Vereinsthätigkeit.

Gehen wir nun über zu der gegenwärtigen Sachlage, so ist zunächst hervorgehoben, daß sowohl die Kriegssanitätsordnung als auch der Organisationsplan der freiwilligen Krankenpflege die vorbereitende Friedensthätigkeit als eine für die Kriegsthätigkeit unentbehrliche Voraussetzung ansieht und vorschreibt.

Die Kriegssanitätsordnung räumt in § 208 Ziff. 4 und 5 das Recht, teilzunehmen an den Arbeiten der freiwilligen Krankenpflege im Kriege **nur** denjenigen Vereinen ein, die sich schon **im Frieden** den Zwecken der Krankenpflege gewidmet haben.

Diese Bestimmung wird ergänzt durch § 1 des Organisationsplanes, wo die Berechtigung, den Kriegssanitätsdienst zu unterstützen, lediglich den deutschen Vereinen vom roten Kreuz und den mit ihnen verbündeten deutschen Landesvereinen, sowie den Ritterorden verliehen wird, **welche sich schon im Frieden innerhalb des Deutschen Reiches den Zwecken der Krankenpflege widmen.**

Alljährlich wird dem Kaiserlichen Kommissar durch das Kriegsministerium mitgeteilt, welche Vorbereitungen seitens der freiwilligen Krankenpflege für den Mobilmachungsfall planmäßig zu treffen sind (d. h. getroffen werden müssen, wenn dieselbe überhaupt zur Kriegsthätigkeit zugelassen werden soll).

Der freiwilligen Krankenpflege liegt die Verpflichtung ob, dem Kaiserlichen Kommissar alljährlich Übersichten über den vorhandenen Bestand an Personal und Material einzusenden. Dieser hat diese Übersichten alljährlich bis zum 10. Juli dem Kriegsministerium vorzulegen, welches daraus ersehen wird, in welchem Umfange die freiwillige Krankenpflege diesen Aufgaben zu entsprechen imstande ist.

Erläuternd sei noch darauf aufmerksam gemacht, daß in den Ländern, welche eigene Kriegsministerien besitzen, diese Berichte durch die Landesdelegierten an die betreffenden Kriegsministerien zu erstatten sind, welche sodann die Mitteilung der Übersichten an den Kaiserlichen Kommissar und Militärinspekteur vermitteln.

Das Kriegsministerium (bezw. die betr. Landeskriegsministerien) ist berechtigt, sich durch bezügliche Musterung davon zu überzeugen, daß diese Vorbereitungen dem thatsächlichen Bedürfnis entsprechen (§ 2 des Organisationsplanes der freiwilligen Krankenpflege).

Die überaus große Wichtigkeit dieser jährlichen Berichte und Nachweisungen wird von dem Centralkomitee der deutschen Vereine vom roten Kreuz ganz ausdrücklich anerkannt und betont. Denn dasselbe bezeichnet es in einem an die deutschen Landesvereine gerichteten Rundschreiben vom 5. November 1889 als ganz besonders wichtig, daß diese alljährlichen Berichte über die vorbereitende Friedensthätigkeit in den einzelnen Ländern, Provinzen und Bezirken an die betr. Centralstellen (Centralkomitee und Landesvereins- bezw. Provinzialvereinsdirektorien) nach einem bestimmten gleichmäßigen Schema wirklich und eingehend erstattet werden, und daß namentlich die Landesvereine die von ihnen den Landesbehörden einzureichenden Nachweisungen über die Leistungsfähigkeit der Vereine auch an das Centralkomitee der deutschen Vereine gelangen lassen. Gleichzeitig hebt es hervor, daß der Zweck dieser Nachweisungen vor allen Dingen darin bestehe, den staatlichen Behörden den ziffermäßigen Nachweis zu liefern, daß sie mit den Vereinen als einen wirklichen, leistungsfähigen Faktor rechnen können und dürfen.

Unter diesen Umständen könnte es unnötig erscheinen, auf die Frage der Notwendigkeit einer vorbereitenden Friedensthätigkeit überhaupt noch näher einzugehen. Dies ist jedoch keineswegs der Fall.

Denn es steht fest, daß das Volk, welches fast immer nur die unmittelbaren, greifbaren Ziele im Auge hat, der Friedensthätigkeit der Vereine des roten Kreuzes, soweit dieselbe nicht unmittelbare Zwecke verfolgt, sondern der Vorbereitung auf einen künftigen Krieg gewidmet ist, auch heute noch kein genügendes Verständnis entgegenbringt.

Die in dieser Beziehung gemachten Erfahrungen sind so unerfreulicher Art, daß das Centralkomitee des preußischen Vereins zur Pflege im Felde verwundeter und erkrankter Krieger in einem an die Provinzialvereine Preußens gerichteten Rundschreiben vom 5. November 1889 zu dem einigermaßen pessimistischen Ausspruche gelangt:

„Die große Menge wird doch für unsere Vereinsbildung im Frieden nicht in Betracht kommen.“

Auch der anonyme Verfasser des oben bereits erwähnten Aufsatzes im 7. **Beihefte zum Militärwochenblatte** sagt in dieser Beziehung sehr richtig:

„Was die vorbereitende Friedensthätigkeit anbetrifft, so sind über die Notwendigkeit derselben die Stimmen aller dieser Frage Näherstehenden einig. **Wenig oder gar kein Verständnis für dieselbe ist aber in den weiteren Schichten der Bevölkerung, selbst in den gebildeteren und höheren Klassen, zu finden.** — Es hält eben schwer, den **Wahn** zu bekämpfen, daß im Falle der Not, bei Ausbruch des Krieges die nationale Begeisterung, der edle Eifer des einzelnen genüge, um für alles im Frieden Verabsäumte sofort Ersatz zu schaffen und dem Satze Glauben zu verschaffen, daß eine Hilfe zu spät kommt, die erst im Falle des Bedürfnisses aus dem Nichts geschaffen werden muß."

Kriegsbereit sein, das ist heutzutage **eine**, vielleicht **die oberste** Aufgabe, welche der moderne europäische Staat zu lösen hat. **Kriegsbereit** muß auch die freiwillige Krankenpflege sein.

Es ist Thatsache, daß von einem großen Teile der deutschen Nation die vorbereitende Kriegsthätigkeit mit einer gewissen Gleichgültigkeit, ja selbst Geringschätzung betrachtet wird, ja daß man geneigt ist, dieselbe als eine Art Sport abfällig zu beurteilen. Es ist weiter Thatsache, daß die Arbeit im Frieden sich bisher auf die engsten Vereinskreise beschränkt hat und auch da als eine allenthalben genügende nicht anerkannt werden konnte.

Man darf auch nicht verkennen, daß dieser Friedensarbeit ganz erhebliche Schwierigkeiten entgegenstehen. Namentlich fällt dabei ins Gewicht, daß die Hauptthätigkeit des roten Kreuzes für eine Eventualität bestimmt erscheint, deren Nichteintreten der heißeste Wunsch der ganzen civilisierten Welt ist und sein muß, und daß daher die Abneigung, ohne zwingende Notwendigkeit Maßregeln zu ergreifen, welche den Eintritt einer solchen Eventualität zur notwendigen Voraussetzung haben, immerhin psychologisch erklärlich erscheint.

Es mag ferner daran erinnert werden, daß es stets Personen mit einem engeren Anhange giebt, die sich nicht einordnen wollen in ein großes, schon vorhandenes Gefüge, sondern durchaus etwas Apartes sein und eine eigene selbständige Rolle spielen wollen. Diese Leute sind entschiedene Gegner einer planvollen Friedensarbeit seitens der Vereine, weil sie auf die Unordnung und Verwirrung, welche beim Mangel genügender Vorbereitung im Augenblicke des Kriegsausbruches entstehen müssen, im Interesse ihres eigenen Ehrgeizes spekulieren.

Allen diesen Leuten seien die denkwürdigen Worte ins Gedächtnis zurückgerufen, welche der ruhmreiche Feldherr Prinz Friedrich Karl seinerzeit in Gitschin ausgesprochen hat: „Mein einziges Verdienst besteht in der stillen, vorbereitenden Arbeit an diesem Riesenorganismus."

Die noch heute vielverbreitete Ansicht (Verfasser ist im Besitze zahlreicher, aus jüngster Zeit stammender Briefe, in denen ihm mit derselben auf seine Bitte um Unterstützung der Vereinsthätigkeit entgegengetreten worden ist), daß im Falle der Not, d. h. im Falle des Ausbruches eines Krieges, die nationale Begeisterung Ersatz schaffen werde für alles im Frieden Versäumte, birgt einen folgenschweren Irrtum in sich.

Wohl ist es wahr, daß in dem Augenblicke, wo das Vaterland in Gefahr ist, das Feuer der Begeisterung aller Herzen ergreift, daß diese Begeisterung jeden Patrioten mit unwiderstehlicher Kraft hinreißt, mitzuarbeiten, zu helfen, Opfer zu bringen, und daß dann in solchen Zeiten bei weitem mehr geleistet werden kann und geleistet wird, als bei einem ruhigen Verlauf der Dinge. Allein diese Begeisterung, so herrlich sie ist, vermag die dauernde, auf ruhiger Überlegung und festbegründeter Überzeugung beruhende Begeisterung, die unermüdliche, gleichmäßige, wohlüberlegte Arbeit nicht zu ersetzen. Es ist eine alte Wahrheit, daß wer da suchet, im Augenblicke des Bedarfes in der Regel nicht findet. So auch hier. Wenn die Begeisterung erst in dem Augenblicke eintritt, wo der erste Schuß fällt, dann ist es zu spät. Die Leute werden dann zwar helfen wollen, aber es nicht können. Rechtzeitig muß das Notwendige bereit gehalten werden. Dies gilt vom gewöhnlichen Leben, dies gilt in noch höherem Maße auch hier.

Für den Frieden erwächst aber aus dieser irrtümlichen, völlig unberechtigten Auffassung die so überaus nachteilige Folge, daß die Zahl der Mitglieder der Vereine vom roten Kreuz zu der Bevölkerungszahl in einem nicht annähernd richtigen Verhältnisse steht, daß daher den Vereinen oft nicht die erforderlichen Kräfte zur Verfügung stehen und es in der Regel an den zur Durchführung einer wirklich zweckentsprechenden Friedensarbeit unbedingt erforderlichen großen Geldmitteln fehlt.

Das Centralkomitee der deutschen Vereine vom roten Kreuz hat diesem Übelstande von jeher die ernsteste Aufmerksamkeit zugewendet. Nachdem es bereits unterm 18. Dezember 1887 in einem an alle deutschen Landesvereine und an die Vorstände sämtlicher preußischer Provinzialvereine gerichteten Rundschreiben auf die Notwendigkeit einer gesteigerten und wohlorganisierten Friedensthätigkeit hingewiesen hatte, nimmt dasselbe Gelegenheit, in seinem oben bereits erwähnten Rundschreiben vom 5. November 1889 auf die Frage der Friedensthätigkeit nochmals näher einzugehen.

Das Centralkomitee erkennt zunächst die Thatsache an, daß der Erlaß des Organisationsplanes ein frischeres und lebhafteres Interesse in den einzelnen Ländern und Provinzen für die Sache der freiwilligen Krankenpflege im Kriege geweckt und vielfach eine Reorganisation der vom Kriege 1870 her noch bestehenden, sowie auch die Begründung zahlreicher neuer Vereine zur Folge gehabt habe.

Allein auf der anderen Seite hebt das Rundschreiben hervor, daß die Bedeutung und Tragweite dieses Organisationsplanes noch nicht überall genügend erkannt und verbreitet sei, namentlich auch § 1 desselben nicht in seiner ganzen Tragweite gewürdigt werde.

Die Entfaltung einer selbständigen, durch Verbindung mit den maßgebenden Behörden richtig bemessenen Friedensthätigkeit mit festen Zielen und Zwecken wird als eine unabweisbare Notwendigkeit bezeichnet und hervorgehoben, daß nur die im Frieden vorbereitete und planmäßig organisierte freiwillige Krankenpflege imstande sein werde, den gewaltigen Anforderungen in Kriegszeiten gerecht zu werden, und daß nur sie die genügende Garantie gegen eine Vergeudung der Mittel und Kräfte biete, mögen dieselben zur Zeit der Not auch noch so reichlich dargeboten werden.

Für die Vereine selbst sei es aber ein dringendes Bedürfnis, bereits im Frieden auf diejenige Thätigkeit hingewiesen zu werden, welche voraussichtlich den im Kriege an sie zu stellenden Anforderungen entspreche. Es sei von größter Wichtigkeit, den einzelnen Vereinen (Zweig- und Lokalvereinen) die Lösung bestimmter und besonderer Aufgaben zuzuweisen.

Das Rundschreiben fährt dann fort:

„Es wird vielfach übersehen, daß die Friedensorganisation und die Friedensarbeit eine Bedingung ist für die Existenz der Vereine, und daß wir der maßgebenden Stelle gegenüber in eine sehr ernste Lage geraten, wenn wir den an uns gestellten Anforderungen nicht entsprechen können.

„Wenn in einzelnen Berichten noch immer die Annahme wiederkehrt, daß die Vereine in Friedenszeit sich zu keiner ernsten, vorbereitenden Thätigkeit entschließen, im Kriege aber sicher, ihren historischen Überlieferungen treu, das Höchstmögliche leisten würden, so müssen wir mit Nachdruck darauf hinweisen, daß beim Festhalten an einer solchen Auffassung die Erwartungen, die an maßgebender Stelle durch Gewährung des Organisationsplanes vom 3. September 1887 an die Thätigkeit der Vereine vom roten Kreuz geknüpft worden sind, **hinfällig** sind, daß wir in die unserer Institution völlig unwürdige Lage kommen würden, den aus dem Organisationsplane für uns erwachsenen und erstrebten **Rechten** gegenüber nicht auch die **Pflichten** einer bevorzugten Stellung übernehmen und voll und ganz erfüllen zu können."

Diese vorbereitende Friedensthätigkeit der Vereine wird sich nach drei Richtungen hin zu erstrecken haben. Sie wird sein müssen:

1. eine theoretische,
2. eine organisatorische und
3. eine sachlich-praktische.

Auf die sachlich-praktischen Vorbereitungsarbeiten selbst wird unten im fünften und sechsten Abschnitte speziell zurückzukommen sein. Es ist daher hier auf diese Frage nicht näher einzugehen. —

Was die organisatorischen Arbeiten anlangt, so geben die Ausführungen im vierten Abschnitte unter IV (Vereine und Ritterorden) über den gegenwärtigen Stand der Sache, namentlich soweit die einzelnen Landesvereine und die Frauenvereine vom roten Kreuz in Frage kommen, Auskunft. Aus diesen Ausführungen ergiebt sich, daß man in dieser Arbeit bereits weit vorgeschritten, daß aber das Endziel noch nicht erreicht ist, und daß, wie das Centralkomitee in seinem neuesten Rundschreiben ausdrücklich hervorhebt, noch manche Fehler in der bestehenden Organisation zu verbessern sein werden. — Hierzu bedarf es noch langer, fortgesetzter und umsichtiger Arbeit.

An dieser Stelle sei noch folgendes betont:

Je mehr die Thätigkeit und das Eingreifen der freiwilligen Krankenpflege im Kriege durch staatliche Verordnung bestimmt und durch Schaffung eines ausgedehnten Netzes amtlicher Vermittelungsorgane geregelt wird, desto klarer tritt auch die Notwendigkeit hervor, die Vereine des roten Kreuzes so zu organisieren, daß sie bei Ausbruch eines Krieges imstande sind, möglichst schnell, also wenn irgend thunlich, sogleich mit der offiziellen militärischen Sanitätspflege in volle Aktion zu treten und die ihnen obliegenden Aufgaben in möglichster Vollkommenheit zu erfüllen.

Die Geschichte der freiwilligen Krankenpflege und ihrer Leistungen zeigt, welch ein weitgehender Unterschied im Erfolge zwischen dem opferbereitesten Helfen getrennt arbeitender einzelner Personen und Vereine, und dem planmäßigen, geordneten Auftreten einer anerkannten öffentlich-rechtlichen, in sich selbst wohlorganisierten Institution besteht. Darin liegt ja eben der so oft unterschätzte Vorteil der ritterlichen und geistlichen Genossenschaften, daß deren Mitglieder durch das Band einer von alters her feststehenden Organisation miteinander verbunden sind und sich so immer als die Teile eines mächtigen Ganzen fühlen. Nie und nimmer wird ein nur auf seine eigene Thätigkeit und Tüchtigkeit angewiesener Verein oder eine isoliert stehende Genossenschaft dasselbe zu leisten imstande sein, wie eine durch sachgemäße, intelligende Organisation in und unter sich verbundene Gemeinheit von Vereinen und Genossenschaften.

Das Ziel dieser Organisation muß sein:

Möglichste Centralisation unter möglichster Wahrung der Selbständigkeit und Aktionsfähigkeit der einzelnen Glieder. Festhalten an der einheitlichen Organisation ohne Aufgabe der leistungsfähigen und historisch begründeten Vielheit. Wirkliche Ausnutzung der vorhandenen Kräfte durch vernünftige Arbeitsteilung und gegenseitige Ergänzung. Die bekannte Regel: getrennt marschieren und vereint schlagen, hat ihre Geltung auch für die freiwillige Krankenpflege.

Die Schwierigkeiten treten hervor, sobald es gilt, das Verhältnis zwischen Centralisation und Decentralisation in bestimmten Vorschlägen darüber festzustellen, welche Funktionen und Kompetenzen dem Centralorgane und welche den einzelnen Gliedern zu überlassen sind.

Auch hier ist der Grundsatz an die Spitze zu stellen: Das Centralorgan soll regieren und nicht verwalten, es soll anordnen und verfügen, was geschehen und auf welche Weise die beschlossene Maßregel ausgeführt werden soll, die Ausführung aber den verbündeten Organen möglichst selbst überlassen. Durch die Centralisation soll neben der planmäßigen Einheit im Handeln vor allen Dingen die Ausgleichung der Hilfe, d. h. die Möglichkeit gesichert werden, das an einem Orte Fehlende durch das an einem anderen Orte vielleicht im Überflusse Vorhandene zu ergänzen.

Diese Auffassung ist gegenwärtig allgemein als richtig anerkannt, Und während früher eine Zeit lang eine Neigung zu ziemlich weitgehender Centralisation die Übermacht gewinnen zu wollen schien, hat jetzt, nachdem durch die staatlichen Anordnungen und durch die fortgeschrittene Organisation die Garantie gegen jede Möglichkeit einer schädlichen Zersplitterung der Kräfte geboten worden ist, allmählich die Überzeugung mehr und mehr Platz gegriffen, daß man am richtigen Flecke auch decentralisieren, d. h. den Einzelvereinen diejenige Selbständigkeit und Handlungsfreiheit gewähren müsse, welche zur Entfaltung einer wirkungsvollen, eingreifenden Thätigkeit ganz unentbehrlich erscheint. Aus den Ausführungen im vierten Abschnitte wird sich die Richtigkeit dieser Behauptung ergeben. Sie ergiebt sich auch aus der Thatsache, daß als Einheit der Hilfsthätigkeit im Frieden und im Bereiche der Besatzungsarmee im Kriege das Armeekorps angenommen worden ist.

Das bereits mehrfach angezogene Rundschreiben des preußischen Centralkomitees vom 5. November 1889 sagt in dieser Beziehung:

„Wir müssen für die gesamte Hilfeleistung im Vaterlande die weitestgehende Selbständigkeit der Provinzialvereine im Kriege (d. h. für die Kriegsthätigkeit im Bereiche der Besatzungsarmee) wie im Frieden anstreben und den Provinzialvereinen die engste Verbindung mit den Korpsintendanturen- und mit den Herren Korpsgeneralärzten auf das dringendste empfehlen."

Auf der anderen Seite wird aber als eine ganz besonders wichtige Aufgabe der Centralstelle betont: die einzelnen Provinzial- und Zweigvereine über die Zwecke und Ziele ihrer Friedensthätigkeit regelmäßig zu unterrichten, bezw. für bestimmte Leistungen im Ernstfalle zu verpflichten, bei bestehenden Mißverhältnissen zwischen den vorhandenen Mitteln und den zu erfüllenden Aufgaben einen Ausgleich durch ihr vermittelndes Auftreten anzubahnen und endlich auch bei der Erledigung schwebender, streitiger Fragen durch seine sachverständige Vermittelung eine Verständigung herbeizuführen.

Auf das spezielle Verhältnis des deutschen Centralkomitees zu den einzelnen Landesvereinen und des preußischen Centralkomitees zu seinen Provinzialvereinen wird unten im vierten Abschnitte unter **IV. A. a** näher einzugehen sein. —

Was die theoretischen Vorarbeiten anlangt, so kommt hier zuerst in Frage die Aneignung und Verbreitung der erforderlichen Kenntnisse der Heereseinrichtungen und der über die Sanitätspflege bestehenden Vorschriften. In dieser Beziehung sei auf die Ausführungen im ersten Teile verwiesen.

Es dürfte allerdings zu wünschen sein, daß innerhalb der Vereine auf eine Aneignung dieser Kenntnisse mehr als bisher Bedacht genommen werde. Denn noch in seinem Berichte über die Thätigkeit während des Krieges 1870/71 betont es der Königliche Kommissar ausdrücklich: daß die Ritterorden um deswillen besonders zur Verwendung bei der

Feldarmee geeignet erscheinen müßten, weil deren Mitglieder in der Regel eine genauere Kenntnis der Militärverhältnisse und der Heereseinrichtungen besäßen, und daß bei Besetzung von Hauptposten auf diese Kenntnisse militärischer Verhältnisse und Organisation ganz ausschlaggebender Wert gelegt werden müsse.

Es dürfte also im wohlverstandenen Interesse der Vereinsleitungen liegen, bereits im Frieden alles zu thun, was zur Verbreitung dieser Kenntnisse beitragen kann. Außer dieser Kenntnis von bestehenden Einrichtungen, Gesetzen und Verordnungen erscheint auch eine fortgesetzte Belehrung über alle wichtigen Fragen und Verbesserungen im Militärkrankenverpflegungs- und Transportwesen unentbehrlich. Mehrere Vereine haben dahingehende Bedingungen in ihre Statuten aufgenommen.

Zu den theoretischen Vorarbeiten gehört in gewisser Beziehung auch die Aufstellung eines Mobilisierungsplanes, obgleich diese Aufstellung ihre eminent praktische Seite hat. Von einer solchen Aufstellung ist von jeher viel die Rede gewesen. Allein es ist in den meisten Fällen beim Reden geblieben. Es standen der thatsächlichen Aufstellung zu große Schwierigkeiten entgegen. Namentlich tappte man im Dunkeln in bezug auf die präjudizielle Frage, welche Aufgaben der freiwilligen Krankenpflege vom Staate zur Erfüllung zugewiesen werden würden. Dies ist jetzt anders geworden. Durch den Erlaß des Organisationsplanes ist in dieser Beziehung Klarheit geschaffen. In der Hauptsache stehen die Aufgaben fest, an deren Lösung die freiwillige Krankenpflege mitarbeiten soll und darf. Wie die Dinge jetzt liegen, kann nicht nur, sondern es muß ein Mobilisierungsplan aufgestellt werden. Dies ergiebt sich einfach aus den oben bereits mitgeteilten Bestimmungen bezüglich der alljährlich einzureichenden Nachweisungen über die thatsächliche Leistungsfähigkeit.

Mehrere Vereine haben solche Pläne bereits aufgestellt, so z. B. der bayerische in seinem Organisationsplane und in der 1890 veröffentlichten Instruktion zur Errichtung von Vereinslazaretten der freiwilligen Krankenpflege im Kriege (vgl. im sechsten Abschnitte unter V.), ferner Württemberg, das Königreich Sachsen durch das zwischen Landesverein und Albertverein getroffene Übereinkommen, endlich einzelne preußische Provinzialvereine. (Vgl. die Ausführungen im vierten Abschnitte unter IV.) Vereine und Orden, die dies noch nicht gethan, werden bald nachfolgen müssen.

Nachdem durch den Organisationsplan im allgemeinen Bestimmung darüber getroffen worden ist, was die freiwillige Krankenpflege im Kriegsfalle leisten soll und darf, wird es Aufgabe der Vereine und Orden sein, für den einzelnen Fall durch Aufstellung von Mobilisierungsplänen darüber zur Klarheit zu gelangen: was sie innerhalb des feststehenden Rahmens leisten können und wollen.

Der einzelne Verein oder Orden kann nicht alles leisten, d. h. es wird ihm nicht möglich sein, seine Thätigkeit gleichzeitig auf alle diejenigen Gebiete zu erstrecken, auf denen der freiwilligen Krankenpflege eine unterstützende Mitwirkung eingeräumt worden ist. Die einzelnen Vereinsleitungen 2c. werden sich daher vor und bei der Aufstellung eines Mobilisierungsplanes vor allen Dingen die präjudizielle Frage beantworten müssen: welche Mittel, sowohl sachliche als persönliche, erfordern die verschiedenen Aufgaben und deren sachgemäße Lösung, und welche Mittel stehen dem deiner Leitung unterstellten Vereine hierzu zu Gebote.

Hieran schließt sich dann notwendig die Beantwortung der zweiten Frage: nach welcher Richtung hin sollen die vorhandenen Mittel nutzbar gemacht werden, d. h. auf welche Aufgaben will der Verein seine Thätigkeit richten und konzentrieren. Denn ein wirklicher, großer Nutzen kann nicht durch möglichste Vielgeschäftigkeit geschaffen werden, vielmehr ist es unbedingt besser, auf wenigen Gebieten viel, als auf vielen Gebieten wenig zu leisten.

Wenn daher eine Vereins- oder Ordensleitung zu der pflichtmäßigen Überzeugung gelangt, daß die zur Verfügung stehenden Mittel nicht ausreichend erscheinen, um einzelne, bestimmte, vielleicht besonders kostspielige oder besonders schwierige Aufgaben in den Kreis der Vereinsthätigkeit zu ziehen, so müssen solche Partieen von vornherein im Interesse einer rationellen Verwertung der vorhandenen Mittel von der Arbeit ausgeschlossen werden.

Auf der anderen Seite kann aber durch die Aufstellung eines solchen Planes die Aufmerksamkeit auf solche Punkte gelenkt werden, die bisher zwar unbeachtet geblieben waren, denen aber der Verein sich vielleicht mit bestem Erfolge zuwenden kann.

Diejenigen Vereine, welche bei reiflicher Überlegung die Überzeugung gewinnen, daß sie zu selbständigen Unternehmungen überhaupt nicht stark genug sind, werden gut daran thun, in Erwägung zu ziehen, wo und wie sie durch Anschluß an einen größeren Verein die Möglichkeit zur Entfaltung einer wirklich nutzbringenden Thätigkeit gewinnen können.

Gleichzeitig wird und soll diese Aufstellung eines Mobilisierungsplanes erwünschte Veranlassung bieten, ernstlich zu überlegen, auf welche Weise größere und neue Mittel für die Erhöhung der Leistungsfähigkeit des Vereins, bezw. des Ordens gewonnen werden können.

Endlich wird durch eine solche Ordnung und Verteilung der Arbeiten der einzelnen Vereine allein ein sofortiges und zugleich planmäßiges Vorgehen derselben im Falle einer Mobilisierung, sowie die Entfaltung der ausgleichenden und ergänzenden Thätigkeit seitens der Centralstellen ermöglicht.

Die mit der Aufstellung eines Mobilisierungsplanes notwendig verbundene Aufstellung eines Personenetats wird den Vereinen und Orden, welche selbständige Anstalten (Lazarette, Verbandstationen, Sanitätszüge u. s. w.) errichten und einrichten wollen, Gelegenheit geben, diejenigen geeigneten Personen, welche sie mit Leitung derselben oder mit Hilfeleistungen bei deren Verwaltung betrauen wollen, auszuwählen und sich dadurch in die Lage zu setzen, bereits während des Friedens die erforderlichen Vorkehrungen in Beziehung auf deren Ausbildung und Beschäftigung zu treffen.

Im übrigen vgl über den Personenetat und über das Personal der freiwilligen Krankenpflege die Ausführungen im fünften Abschnitte.

Hier seien nur einige Bemerkungen, welche sich auf die Vereinsmitglieder beziehen, hinzugefügt. — Es wird nämlich festzustellen sein, welche Vereinsmitglieder bereit sind, im Kriegsfalle persönlich thätig zu sein. Zu diesem Zwecke haben manche Vereine einen Unterschied zwischen persönlich thätigen (aktiven) und nur zahlenden (nicht aktiven) Mitgliedern bereits in den Statuten festgesetzt. Um sich die erforderliche Zahl aktiver Mitglieder zu sichern, wird es sich empfehlen, bei denjenigen Personen, welche bereits früher erfolgreich thätig gewesen sind, anzufragen, ob sie eintretenden Falls geneigt sein würden, wiederum in Thätigkeit zu treten.

Allein es darf dabei nicht außer acht gelassen werden, daß Viele und leider nicht immer die Schlechtesten sich erst dann melden, wenn ihrer Ansicht nach der Fall des wirklichen Bedarfes vorliegt, d. h. beim Ausbruche eines Krieges. Auch auf diese muß das Augenmerk gerichtet werden, wenn auch erst in zweiter Linie. Es ist daher Pflicht der Vereinsleitungen, Umschau zu halten unter den Bewohnern des Landes, die sich zur Zeit von der Vereinsthätigkeit noch fern halten, und diejenigen auszuwählen, welche für den Dienst unter dem roten Kreuz geeignet erscheinen. Direkte Aufforderung zur Beteiligung an der Vereinsthätigkeit im Frieden unter Darlegung der Unrichtigkeit der weitverbreiteten gegenteiligen Ansicht kann in vielen Fällen erwünschten Erfolg haben, namentlich wenn bei der Aufforderung gleichzeitig darauf hingewiesen wird, daß, weil die Dispositionen bereits im Frieden getroffen werden müssen, eine entsprechende Verwendung selbst der ausgezeichnetsten Kräfte dann nicht möglich sein werde, wenn die Meldung zu spät, d. h. erst nach Ausbruch des Krieges erfolge, und daher derjenige, welcher sich nicht rechtzeitig zur Disposition stelle, Gefahr laufe, keine oder nur ungeeignete Verwendung zu finden.

Unter den Personen, welche schließlich zur Disposition stehen, wird gewissenhafte Auswahl in der Richtung getroffen werden müssen: zu welchen Stellungen, Funktionen und Arbeiten sie am tauchlichsten erscheinen.

Aber auch die nur zahlenden Mitglieder sind für die Vereine von größter Wichtigkeit: Die Höhe der laufenden Einnahmen wirkt in der Mehrzahl der Fälle geradezu bestimmend auf die Friedensthätigkeit und auf die Leistungsfähigkeit überhaupt. Es gilt also die Mitgliederzahl möglichst zu vermehren. Man darf nicht warten, bis sich Mitglieder freiwillig melden; die Vereinsleitungen müssen agitieren. Der Erlaß von Aufrufen in öffentlichen Blättern in Friedenszeiten erscheint aus mancherlei Gründen bedenklich, bleibt auch in der Mehrzahl der Fälle so gut als wirkungslos. — Erfolg verspricht allein die persönliche Thätigkeit der Vereinsleitungen und der Vereinsmitglieder, sowie der Erlaß direkter Aufforderungen zum Beitritt, schriftlich oder mündlich, an eine möglichst große Zahl von Personen, die im Besitze hinreichender Mittel sind, um dem erhabenen Zwecke des roten Kreuzes einen klingenden Beitrag zu gewähren. Die Erfahrung lehrt, daß auf diesem Wege unermüdliche Arbeit doch mehr oder weniger endlich zum Ziele führt.

Bei der Aufstellung eines **Sachetats** handelt es sich um eine Evidentmachung der materiellen Mittel an Geld und Material, welche den Vereinen zur Verfügung stehen, sowohl im Frieden für die vorbereitende Thätigkeit, als für den Fall des Ausbruches eines Krieges. In letzterer Beziehung wird auch darauf Rücksicht zu nehmen sein, welche Mittel den Vereinen voraussichtlich neu zufließen werden. Die Ergebnisse der während früherer Kriege veranstalteten Sammlungen werden hier einen verhältnismäßigen sicheren Anhalt bieten.

Man wird aber auch gleichzeitig feststellen müssen, welche Kosten die Ausbildung und die Unterhaltung des Personales, die Bereitstellung des erforderlichen Materials, die Ausrüstung von Lazarettzügen, die Übernahme des Dienstes in den Reservelazaretten, die Ausrüstung von Vereinslazaretten verursachen werden und müssen (Voranschlag eines Ausgabebudgets).

Nur auf diese Weise kann eine annähernd zutreffende Übersicht über das Verhältnis der erforderlichen zu den wirklich vorhandenen Mitteln gewonnen werden.

Im übrigen sind in bezug auf den Sachetat die Ausführungen im sechsten Abschnitte zu vergleichen.

Zum Schlusse noch ein ernstes Wort. Es ist Thatsache, daß die Nachweisungen und Berichte über die Vorbereitungsarbeiten in den Jahren 1888 und 1889 eine auffallend geringe Leistungsfähigkeit nachgewiesen haben, und zwar ganz vorzugsweise in bezug auf die Übernahme der staatlicherseits zu errichtenden Reservelazarette und auf die Errichtung von Vereinslazaretten. Dieser Mangel ist an maßgebender Stelle ganz besonders aufgefallen.

Es ist Thatsache, daß die Vereine für den Fall einer rasch eintretenden Mobilisierung zur Zeit nicht in der Lage sein würden, die der freiwilligen Krankenpflege zugewiesenen Aufgaben in ihrem vollen Umfange und in genügender Weise zu erfüllen.

Um dieses Ziel zu erreichen, bedarf auch die freiwillige Krankenpflege der Segnungen eines länger andauernden Friedens, und diese Frist muß benutzt werden, durch einsichtsvolle, unermüdliche Arbeit das noch nicht Vorhandene zu schaffen, die wahrgenommenen Lücken auszufüllen.

Durch diese Friedensarbeit muß dafür gesorgt werden, daß in dem Augenblicke, wo das Vaterland ruft, wo es gelten wird, die Heimat zu schützen, wo Väter, Gatten, Söhne und Brüder hinausziehen werden in den blutigen Kampf, Orden und Vereine imstande sind, wohlvorbereitet und wohlgerüstet in ihre Arbeit, welche die Wunden heilen und dazu helfen soll, unsere Lieben zu erhalten, einzutreten. Wir wollen sorgen, daß uns seiner Zeit nicht ein verhängnisvolles: „Zu spät!" entgegenschalle, sondern daß wir, gehoben durch das Bewußtsein, da, als es noch Zeit war, alles gethan zu haben, was in unseren Kräften stand, die noch schwerere Arbeit der Kriegsthätigkeit beginnen können. Dieses Bewußtsein wird in schwerer Zeit ein erhebender, stärkender Trost sein. Und wo strenge Pflichterfüllung angestrebt und erreicht wird, kann auch der Segen Gottes nicht fehlen.

Vierter Abschnitt.

Die Leitung der freiwilligen Krankenpflege.

Der in § 9 der Kriegssanitätsordnung ausgesprochene Grundsatz, daß die freiwillige Krankenpflege im engsten Anschlusse an die staatlichen Organe nach deren Weisung zu wirken habe, ist in den betreffenden Spezialbestimmungen ganz strikt durchgeführt. Überall erscheint sie den staatlichen Sanitätseinrichtungen ein- und untergeordnet. Denn auch dort, wo der freiwilligen Krankenpflege eine selbständigere, selbstthätige Stellung eingeräumt wird, wie z. B. bei den Vereinslazaretten, freiwilligen Sanitätszügen u. s. w., bleibt den staatlichen Behörden die oberste Leitung vorbehalten. Die leitenden Spitzen der freiwilligen Krankenpflege, der Kaiserliche Kommissar und Militärinspekteur auf dem Kriegsschauplatze und der stellvertretende Kaiserliche Kommissar im Bereiche der Besatzungsarmee sind nicht Organe der freiwilligen Krankenpflege, sondern Organe des Staates, Beauftragte der obersten Heeresleitung. Selbst sie haben ihre militärisch-staatlichen Vorgesetzten, ersterer neben dem Oberkommando des Heeres den Chef des Feldsanitätswesens, letzterer das stellvertretende Generalkommando und den demselben beigegebenen Generalarzt. In Bayern (vgl. § 3 des bayerischen Organisationsplanes), wo die Leitung der freiwilligen Krankenpflege dem bayerischen Landeskomitee obliegt, untersteht dasselbe dem Königlichen Kriegsministerium, bezw. dem Chef der Medizinalabteilung und dessen Stellvertreter.

Die Aufgabe der betreffenden Kommandobehörden und der leitenden Sanitätsinstanzen soll in der Wahrung und Sicherung des erforderlichen und einheitlichen Zusammenwirkens, des rechtzeitigen Ineinandergreifens der verschiedenen Organe und Einrichtungen beruhen. Namentlich sollen sie unter allen Umständen jeder Zersplitterung vorbeugen. Im übrigen sind die von der Kriegssanitätsordnung gegegenen Bestimmungen über Disziplin, Listenführung, Verpflegung u. s. w.

eintretenden Falles auch für sämtliche Organe und Einrichtungen der freiwilligen Hilfe maßgebend.

Diese Leitung des Staates und der Kommandobehörden ist dann eine nur mittelbare, wenn die betreffenden Befehle und Anordnungen zunächst an die unmittelbar leitenden, aber vom Staate ernannten und bestätigten Organe der freiwilligen Krankenpflege selbst erteilt werden. Sie wird aber eine unmittelbare in den Fällen, in denen das Personal der freiwilligen Krankenpflege zur Mitarbeit in einer Formation berufen wird, welche unter militärischer oder militärärztlicher Leitung steht, oder in denen das Personal und Material der freiwilligen Hilfe den staatlichen Formationen und Einrichtungen wirklich eingeordnet wird.

Die unmittelbare Leitung der freiwilligen Krankenpflege erfolgt:

I. durch den Kaiserlichen Kommissar und Militärinspekteur der freiwilligen Krankenpflege;

II. durch den stellvertretenden Militärinspekteur und dessen Centralstelle;

III. durch die Delegierten der freiwilligen Krankenpflege, und

IV. soweit die Vereine vom roten Kreuz und die Ritterorden in Frage kommen,

A. durch das Centralkomitee der deutschen Vereine vom roten Kreuz, bezw. durch die Vorstände (Direktorien) der mit denselben verbündeten deutschen Landesvereine,

B. durch die betreffenden Ordensvorstände.

I. Der Kaiserliche Kommissar und Militärinspekteur.

Der Kaiserliche Kommissar und Militärinspekteur der freiwilligen Krankenpflege ist die leitende Spitze der gesamten freiwilligen Krankenpflege (§ 207 Ziff. 1 der Kriegssanitätsordnung und § 9 Ziff. 2 der bayerischen Kriegssanitätsordnung; § 6 Abs. 5 der Kriegsetappenordnung; § 1 Ziff. 4 des Organisationsplanes). Derselbe wird von Sr. Majestät dem Kaiser und König bereits im Frieden ernannt. Er ist als Mandatar des Kaisers ein Beamter, ein Organ des Staates und der Heeresleitung, keineswegs aber ein Organ der freiwilligen Hilfe selbst. Seine Zuständigkeit umfaßt das gesamte Deutsche Reich, einschließlich Bayern, wo dieselbe indes insofern eine beschränkte ist, als sich diese Leitung lediglich auf den Dienst der freiwilligen Krankenpflege auf dem Kriegsschauplatze erstreckt. Demselben liegt die Pflicht ob, sich dauernd mit den bezüglichen Kriegsministerien (also dem preußischen, bayerischen, sächsischen und württembergischen) und dem Chef des Feldsanitätswesens in Verbindung zu halten, um für seine Thätigkeit die leitenden Gesichtspunkte zu gewinnen (§ 207 Ziff. 1 der Kriegssanitätsordnung und § 6 Abs. 5 der Kriegsetappenordnung).

Im Königreich Bayern liegt dem bayerischen Landeskomitee für freiwillige Krankenpflege die Leitung der freiwilligen Krankenpflege ob. Dasselbe untersteht hinsichtlich der Regelung seiner Beziehungen zur Feldarmee der Leitung des Kaiserlichen Kommissars. Die Regelung seiner Beziehungen zur Besatzungsarmee erfolgt nach Direktiven des Königlich bayerischen Kriegsministeriums. Es ist zusammengesetzt aus zwei Vertretern des St. Georgi-Ritterordens, zwei Vertretern des Johanniterordens in Bayern, und fünf gemeinsamen Vertretern des bayerischen Landeshilfsvereins und des bayerischen Frauenvereins (§ 5 des bayer. Organisationsplanes).[1] Das Kriegsministerium und das Ministerium des Innern haben sich vorbehalten, sich im Landeskomitee durch stimmberechtigte Delegierte vertreten zu lassen. Im Kriege ist dasselbe behufs der Vermittelung der Beziehungen zum Kaiserlichen Kommissar bei demselben durch einen eigenen Delegierten im großen Hauptquartier derjenigen Armee, bei welcher sich die bayerischen Korps befinden, vertreten.

Sämtliche, die bayerische freiwillige Krankenpflege betreffenden Requisitionen des Kaiserlichen Kommissars, des stellvertretenden Militärinspekteurs, bezw. dessen Centralstelle, sowie der Organe desselben ergehen an dieses Landeskomitee, welches mit dem Königlich bayerischen Kriegsministerium in direktem Verkehre steht. Andererseits werden alle Beziehungen bayerischer Vereine u. s. w. zum Kaiserlichen Kommissar und dessen Organe ebenfalls durch das Landeskomitee vermittelt (bayerische Kriegssanitätsordnung § 207 Ziff. 1 Abs. 2; Punkt 1 der Vollzugsvorschriften zur Anlage II. zu § 6 der Kriegsetappenordnung). Alle in Bayern zur Übernahme von Krankenpflegedienst bereiten Genossenschaften, Vereine und Personen haben ihre Anerbietungen nicht wie in den anderen deutschen Staaten an den Kaiserlichen Kommissar oder an dessen Delegierte, sondern an das bayerische Landeskomitee zu richten und dessen Einberufungsschreiben zu gewärtigen, sowie dessen weiteren Bestimmungen hinsichtlich ihrer Verwendung bei den Lazaretten Folge zu leisten (§ 224 Ziff. 1 der bayerischen Kriegssanitätsordnung). Speziell ist zu bemerken, daß das bayerische

---

[1] Nachtrag II. zum Organisationsplane der freiwilligen Krankenpflege &c. für das Königreich Bayern vom September 1890 zu § 5 Ziff. 2 Abs. 1.

Landeskomitee angewiesen ist, die Thätigkeit der Vereine u. s. w. „auf allgemeiner territorialer Grundlage“ möglichst zu konzentrieren.

Beim Eintritt der Mobilmachung begiebt sich der Kaiserliche Kommissar mit dem erforderlichen Unterpersonal ins große Hauptquartier, in welcher Richtung ihm bereits im Frieden die erforderlichen Angaben — soweit angängig — durch das Kriegsministerium gemacht werden. Dort leitet er im Einverständnisse mit dem Generalinspekteur des Etappen- und Eisenbahnwesens, bezw. dem Chef des Feldsanitätswesens, den gesamten Dienst der freiwilligen Krankenpflege auf dem Kriegsschauplatze. Die unmittelbare Leitung derselben innerhalb des Bereiches der Besatzungsarmee giebt er auf, begnügt sich vielmehr, Requisitionen und Anordnungen betreffs Fürsorge der freiwilligen Krankenpflege für die Feldarmee an den stellvertretenden Militärinspekteur zu erlassen.

Zur Kompetenz des Kaiserlichen Kommissars gehören weiter:

1. Die Regelung der Beziehungen des deutschen Centralkomitees und der Ordensvorstände zur Armee (§ 1 letzter Absatz des Organisationsplanes).

2. Die Einreichung der alljährlich dem Kriegsministerium vorzulegenden Übersichten über den vorhandenen Bestand an Personal und Material. In Bayern hat das Landeskomitee diese Übersichten halbjährlich (am 10. Dezember und 20. Juni) dem bayerischen Kriegsministerium einzureichen, welches deren Übersendung an den Kaiserlichen Kommissar vermittelt (§ 2 Ziff. 2 des bayerischen Organisationsplanes und bayerische Vollzugsverordnung). In den Königreichen Sachsen und Württemberg haben die Landesdelegierten alljährlich derartige Übersichten an die betreffenden Kriegsministerien einzureichen, welche deren Mitteilung an den Kaiserlichen Kommissar vermitteln.

3. Die Empfangnahme der alljährlich vom Kriegsministerium zu erlassende Mitteilung darüber, welche Vorbereitungen seitens der freiwilligen Krankenpflege für den Mobilmachungsfall planmäßig zu treffen sind, und die hierauf zu erlassenden weiteren Anordnungen (§ 2 Ziff. 3 des Organisationsplanes). Dem bayerischen Landeskomitee werden diese Mitteilungen alljährlich bis zum 10. Januar durch das bayerische Kriegsministerium zugehen (§ 2 Ziff. 3 des bayerischen Organisationsplanes). In den Königreichen Sachsen und Württemberg werden diese Anordnungen durch die betreffenden Landeskriegsministerien getroffen.

4. Auswahl und Ernennung der von den in Betracht kommenden Vereinen und Orden vorgeschlagenen Delegierten und Einholung

der erforderlichen Bestätigung derselben seitens des Kriegsministeriums, bezw. der betreffenden Kriegsministerien der in Frage kommenden Einzelstaaten Bayern, Sachsen und Württemberg (§ 4 Ziff. 5 des Organisationsplanes). Für Bayern werden die betreffenden Vorschläge für die Feldarmee vom Landeskomitee gemacht. Dagegen deckt dasselbe den Bedarf an eigenen Delegierten im Bereiche der heimatlichen stellvertretenden Kommandobehörden durch eigene Ernennung (§ 208 Ziff. 5 Abs. 2 der Kriegssanitätsordnung). (Näheres hierüber siehe unter III.)

5. Veröffentlichung der von Zeit zu Zeit zu erlassenden Verzeichnisse derjenigen Lazarettbedürfnisse und Erquickungsgegenstände, deren Beschaffung durch die freiwillige Krankenpflege und durch die Privatwohlthätigkeit besonders erwünscht erscheint (§ 213 Ziff. 1 der Kriegssanitätsordnung). Bezüglich Bayerns hat er das Landeskomitee zum Erlaß dieses Verzeichnisses zu veranlassen (bayerische Kriegssanitätsordnung § 212 Ziff. 1).

6. Ausstellung der von den Mitgliedern der freiwilligen Krankenpflege für die Dauer ihrer Dienstleistungen zu tragenden gestempelten weißen Binde mit dem roten Kreuz, nebst der zum Tragen derselben berechtigenden Ausweiskarte.

(Die Bestimmungen in § 207 Ziff. 2 a, b, c und d, § 212 Ziff. 2 und 4 sowie § 224 der Kriegssanitätsordnung haben nach den dispositiven Vorschriften des Organisationsplanes als aufgehoben zu gelten.)

In Bayern erhält der Landesdelegierte, bezw. dessen Stellvertreter, Vollmacht zur Ausstellung von Ausweiskarten u. s. w. Die Zeichnung derart für den Kriegsschauplatz auszustellender Vollmachten, Ausweiskarten u. s. w. erfolgt im Auftrage des Kaiserlichen Kommissars und Militärinspekteurs der freiwilligen Krankenpflege.

Bei räumlich getrennten Kriegsschauplätzen kann sich der Kaiserliche Kommissar auf einem derselben durch einen Generaldelegierten vertreten lassen; derselbe bedarf zur Ausübung seiner Funktionen der allerhöchsten Bestätigung.

Alle Staatsbehörden sind angewiesen, dem Königlichen Kommissar in ihren Ressorts die zur Ausübung seiner Thätigkeit erforderliche Auskunft zu geben und bereitwillig diejenige Hilfe und Unterstützung zu gewähren, welche nach den bestehenden Vorschriften zulässig ist (§ 227 Ziff. 6 der Kriegssanitätsordnung; allerhöchste Bestimmung von 1870). Die bayerische Kriegssanitätsordnung dehnt an derselben Stelle diese Vorschriften aus auf das bayerische Landeskomitee und die freiwillige Krankenpflege überhaupt.

II. Der stellvertretende Militärinspekteur und dessen Centralstelle.

Derselbe wird beim Eintritt der Mobilisierung von Sr. Majestät dem Kaiser und König ernannt, und fällt ihm die Aufgabe zu, den auf dem Kriegsschauplatze weilenden Kaiserlichen Kommissar zu vertreten und die Leitung der freiwilligen Krankenpflege im Inlande an dessen Stelle zu übernehmen. Alle die Funktionen, deren Erfüllung dem Kaiserlichen Kommissar im Frieden obliegen und die sich auf das Inland beziehen, gehen daher mit dem Kriegsausbruche an den stellvertretenden Militärinspekteur, welcher seinen Sitz in Berlin hat, über.

Auch dieser ist daher kein Organ der freiwilligen Hilfe selbst, sondern ein von der obersten Staatsgewalt ernannter und eingesetzter Mandatar, im weiteren Sinne des Wortes ein Beamter. Allein bei der Ernennung des stellvertretenden Militärinspekteurs tritt eine Rücksichtnahme auf die freiwillige Hilfe und deren Organisation schon einigermaßen hervor, indem aus den in § 3 Ziff. 3 Abs. 2 des Organisationsplanes gebrauchten Worten: „sofern er nicht etwa zum stellvertretenden Militärinspekteur Allerhöchst ernannt wird", hervorgeht, daß für diese Stellung das Augenmerk vorzugsweise auf den Vorsitzenden des Centralkomitees der deutschen Vereine vom roten Kreuz gerichtet werden soll.

Der stellvertretende Militärinspekteur ist verpflichtet, den Requisitionen und sonstigen Anordnungen des Kaiserlichen Kommissars betreffs Fürsorge der freiwilligen Krankenpflege für die Feldarmee Folge zu leisten. Er steht in direktem Verkehr mit dem Kriegsministerium und stellt seine Anträge nach Maßgabe der ihm vom Kaiserlichen Kommissar erteilten Direktiven (§ 3 Ziff. 3 Abs. 1 und Ziff. 4 des Organisationsplanes). Zur Ausführung der von ihm beschlossenen Maßregeln behufs Erledigung dieser Requisitionen wird er sich vorzugsweise der für das Inland bestellten Organe (Delegierten) der freiwilligen Krankenpflege zu bedienen haben. (Vergl. unten unter III.)

Es tritt dann in bezug auf Regelung der Beziehungen des Centralkomitees, bezw. der Vorstände der Landesvereine und der Ordensvorstände, zur Armee an die Stelle des Kommissars, er ernennt nach Ausbruch des Krieges die von den Vereinen und Ordensvorständen vorgeschlagenen Delegierten in dessen Auftrage (soweit Delegierte für die

Feldarmee in Frage kommen, selbstverständlich nach vorher eingeholter Genehmigung des Kommissars) und holt die erforderliche Bestätigung der Kriegsministerien ein, er erläßt die oben unter I. 5 näher bezeichneten Bekanntmachungen und besorgt dann durch seine bestellten Organe die Ausantwortung der Binde und der Ausweiskarte für die bei der Feldarmee zur Verwendung gelangenden Mitglieder der freiwilligen Krankenpflege.

Die Thätigkeit der freiwilligen Krankenpflege zur Unterstützung des Sanitätsdienstes bei der Besatzungsarmee leitet der stellvertretende Militärinspekteur selbständig im Namen und Auftrage des Kommissars.

Zur Erledigung der ihm obliegenden umfangreichen Geschäfte ist dem stellvertretenden Militärinspekteur eine Centralstelle beigegeben. Diese Centralstelle, welche ihren Sitz ebenfalls in Berlin hat, wird gebildet aus dem Vorsitzenden und vier bis sechs Mitgliedern des Centralkomitees des preußischen Vereins und ebensoviel Mitgliedern aus den übrigen Landesvereinen vom roten Kreuz, aus den Bevollmächtigten der in Betracht kommenden Ritterorden, sowie aus anderweiten zur Erledigung der Geschäfte heranzuziehenden geeigneten Mitarbeitern (§ 3 Ziff. 3 Abs. 1 des Organisationsplanes).

Außerdem wird die freiwillige Krankenpflege des Königreichs Bayern durch einen direkten Delegierten des bayerischen Landeskomitees in dieser Centralstelle vertreten (bayerische Vollzugsbestimmungen zum Organisationsplane und § 7 A des bayerischen Organisationsplanes). Durch diesen Delegierten werden alle Requisitionen der Centralstelle und des stellvertretenden Militärinspekteurs an das bayerische Landeskomitee vermittelt.

In dieser Zusammensetzung der Centralstelle tritt zuerst eine unmittelbare Mitwirkung der Vereine vom roten Kreuze und der Ritterorden an der Leitung der Thätigkeit der freiwilligen Krankenpflege hervor.

Der Vorsitzende des Centralkomitees, sofern er nicht etwa zum stellvertretenden Militärinspekteur ernannt worden ist, steht der Bearbeitung der bezüglichen Depot- und Rechnungsangelegenheiten vor. Im Falle der Ernennung des Vorsitzenden des Centralkomitees zum stellvertretenden Militärinspekteur ist die Leitung der betreffenden Depot- und Rechnungsangelegenheiten einem der in die Centralstelle delegierten Mitglieder des Centralkomitees nach Vereinbarung mit dem Militärinspekteur zu übertragen (§ 3 Ziff. 3 Abs. 2 des Organisationsplanes).

III. Die Delegierten der freiwilligen Krankenpflege.

Zur Vermittelung des Verkehrs mit den Militär- und Staatsbehörden und zur Leitung der freiwilligen Krankenpflege bedient sich der Kaiserliche Kommissar seiner Delegierten.

Er ernennt dieselben kraft der ihm hierzu vom Kaiser erteilten Vollmacht auf Vorschlag der in Betracht kommenden Vereine und Orden. Diese in Betracht kommenden Vereine sind: die deutschen Vereine vom roten Kreuz und die mit ihnen verbündeten Vereine einschließlich der Frauenvereine vom roten Kreuz, soweit dieselben im Centralkomitee der deutschen Vereine vom roten Kreuz vertreten sind; die Orden: der Johanniterorden, die in Deutschland bestehenden Verbände der Malteserritter und der bayerische Hausritterorden vom heiligen Georg. Diese Vereine und Orden sind berechtigt, „dem Kaiserlichen Kommissar Personen in Vorschlag zu bringen, welche sie für die Übernahme der Funktion von Delegierten für geeignet halten" (§ 4 Ziff. 5 des Organisationsplanes; § 208 Ziff. 5 der Kriegssanitätsordnung).

Die Delegierten bedürfen zur Ausübung ihrer Funktion der Bestätigung durch das Kriegsministerium, bezw. der einzelnen Landeskriegsministerien, und es ist Sache des Kaiserlichen Kommissars, bezw. des stellvertretenden Militärinspekteurs, diese Genehmigung einzuholen.

Für das Königreich Bayern gelten nach § 208 Ziff. 5 der bayerischen Kriegssanitätsordnung und § 7 des Organisationsplanes wesentlich abweichende Bestimmungen, indem

a) das bayerische Landeskomitee den Bedarf an eigenen Delegierten im Bereiche der heimatlichen stellvertretenden Kommandobehörden deckt, diese Delegierten daher nicht vom Kaiserlichen Kommissar, sondern vom Landeskomitee ernannt werden;

b) das bayerische Landeskomitee dem Kaiserlichen Kommissar diejenigen Personen, welche es für die Übernahme der Funktion von Delegierten außerhalb des Bereiches der heimatlichen stellvertretenden Kommandobehörden für geeignet hält, in Vorschlag bringt, und

c) die bayerischen Vereine u. s. w. ihre Vorschläge nicht an den Kaiserlichen Kommissar, sondern an das bayerische Landeskomitee zu richten haben.

Nach § 4 Ziff. 1 des Organisationsplanes sind: „die Delegierten der freiwilligen Krankenpflege die Organe, welchen die Leitung der dem Militärsanitätsdienst zu leistenden Unterstützungen in bestimmten Grenzen obliegt. Ihre Thätigkeit erfolgt im innigsten Verein mit den leitenden Militärärzten, welchen in betreff der Bedürfnisfrage und in allen sachlichen Beziehungen die Entscheidung zusteht."

Die während eines Krieges funktionierenden Delegierten teilen sich in solche

A. bei der Feldarmee und

B. bei der Besatzungsarmee.

A. Die Delegierten bei der Feldarmee sind folgende:

a) ein Armeedelegierter bei der Etappeninspektion jeder Arme;

b) ein Korpsdelegierter bei jedem Feldlazarettdirektor;

c) ein Etappendelegierter bei jeder Krankentransportkommission und

d) ein Unterdelegierter auf jeder Sammelstation.

B. Bei der Besatzungsarmee werden folgende Delegierte eingesetzt:

a) ein Korpsdelegierter bei jedem stellvertretenden Generalkommando;

b) je ein Festungsdelegierter zu den Gouverneuren, bezw. Kommandanten armierter Festungen;

c) je ein Reservelazarettdelegierter für den Bereich eines Reservelazarettdirektors;

d) je ein Liniendelegierter bei jeder Linienkommandantur.

Außerdem werden

C. Delegierte für die einzelnen Staaten und Provinzen als die unmittelbaren Organe des Kaiserlichen Kommissars bereits im Frieden ernannt (Landes- und Provinzialdelegierte[1], § 208 Ziff. 6 der Kriegssanitätsordnung). Behufs deren Vertretung in Abwesenheits- und Behinderungsfällen können vom Kaiserlichen Kommissar ständige Stellvertreter für die Landes- und Provinzialdelegierten ernannt werden (stellvertretende Landes- und Provinzialdelegierte), wie dies bereits mehrfach geschehen ist, außerdem aber Spezialdelegierte für Bezirke, Kreise und Orte (Bezirks-, Kreis- und Ortsdelegierte).

Die Zahl der Delegierten ist also eine verhältnismäßig kleine. Sie wird erheblich geringer sein, als sie während des Krieges 1870/71

[1] Letztere führen auch die Bezeichnung „Hauptdelegierte".

gewesen ist. So werden voraussichtlich für die Feldarmee nicht mehr als 5 Armeedelegierte, 5 Etappendelegierte und 9 Unterdelegierte für Sammelstationen ernannt werden. Die Zahl der Korps-, Festungs- und Liniendelegierten richtet sich nach der Zahl der zur Verwendung gelangenden Armeekorps, der Festungen, der Reservelazarettdirektoren und der Linienkommandanturen. Eine wesentliche Vermehrung der Delegiertenkategorien scheint selbst im Bereiche der Besatzungsarmee nicht in Aussicht genommen zu sein. Einige Bestimmungen lassen jedoch die Annahme gerechtfertigt erscheinen, daß an manchen Punkten eine solche Vermehrung nicht ausgeschlossen sein werde, so z. B. die Bestimmung, daß eintretenden Falles die Dienstleitung auf den Verband- und Erfrischungsstationen Delegierten des Kaiserlichen Kommissars übertragen werden kann und soll. Zur Vermeidung von Mißverständnissen sei darauf aufmerksam gemacht, das irgend welche Notwendigkeit, jeden Beauftragten eines Vereins oder Ordens, dem z. B. die ökonomische Leitung eines Vereinslazarettes obliegt, oder dem in einem Reservelazarette die Führung eines Wirtschaftszweiges übertragen wird, oder endlich dem Vorstande einer Verpfleg- und Erfrischungsstation u. s. w., gleichzeitig auch zum Delegierten der freiwilligen Krankenpflege zu ernennen, nicht vorliegt.

Allein, da nach dem in der Kriegssanitätsordnung, sowie auch in der Kriegsetappenordnung und im Organisationsplane konsequent durchgeführten Grundsatze ein direkter Verkehr der Vereine und Orden mit den Militär- und Staatsbehörden in der Regel ausgeschlossen sein soll, so liegt die Voraussetzung nahe, daß zur Erledigung gewisser Funktionen bei der Feldarmee den in § 4 des Organisationsplanes genannten Delegierten, z. B. den Armee- und Etappendelegierten (§ 208 Ziff. 2 der Kriegssanitätsordnung) Hilfsbeamte[1] beigegeben werden. Ob diesem höheren Hilfspersonal der Charakter als Delegierte (Hilfs- oder Unterdelegierte) beigelegt werden wird, läßt sich zur Zeit mit Bestimmtheit nicht entscheiden. Die Wahrscheinlichkeit spricht dagegen.

Gegenwärtig kommen, da es sich um eine Darstellung des geltenden Rechtes handelt, lediglich diejenigen Delegierten in Betracht, deren

---

[1] Der badische Landesverein spricht die Erwartung aus, daß dem Korpsdelegierten und eventuell auch dem Etappendelegierten bei der Feldarmee mit den Verhältnissen des Großherzogtums Baden vertraute Hilfsarbeiter mit der Bezeichnung als Schriftführer, und dem Unterdelegierten der Sammelstation mindestens ein badischer Rechnungsführer und Depotverwalter beizugeben bezw. zuzuteilen sein würden.

Ernennung durch die gegenwärtig in Kraft stehenden staatlichen Anordnungen vorgesehen ist.

Der bayerische Organisationsplan enthält auch hierüber Bestimmungen, indem es in § 7 B und C heißt:

„Hierzu kommen

fünf Persönlichkeiten für Verwendung als Hilfspersonal der vorbezeichneten Delegierten, als Delegierte zu stehenden Kriegs- und Etappenlazaretten, zu Krankensammel-, Erfrischungs- u. s. w. Stationen auf dem Kriegsschauplatze und

für jeden Korpsbezirk fünf Persönlichkeiten zu gleichem Zwecke, d. h. zur Verwendung als Vorstände von Vereinslazaretten, von Verband- und Erfrischungsstationen innerhalb des Korpsbezirkes."

Darauf muß besonders aufmerksam gemacht werden, daß bisher mit der Bezeichnung: „Delegierter der freiwilligen Krankenpflege" arger Mißbrauch getrieben worden ist. Denn die von Vereinen und Orden mit Führung bestimmter Geschäfte oder mit der Begleitung von Zügen und Transporten u. s. w. Beauftragten sind keine Delegierten der freiwilligen Krankenpflege. Den Titel „Delegierter" darf nur derjenige führen, welcher vom Kaiserlichen Kommissar, bezw. dem stellvertretenden Militärinspekteur, oder dem bayerischen Landeskomitee hierzu ernannt und für diese Funktion vom Kriegsministerium bestätigt worden ist.

Den wirklichen Delegierten, welche ein Dienstsiegel führen, steht in Dienstsachen die Porto- und Telegraphenfreiheit zu, unter der Bezeichnung „e. o. militaria" (§ 227 Ziff. 1 der Kriegssanitätsordnung). Im übrigen ist das Amt eines Delegierten ein Ehrenamt. Sie erhalten aber neben freier Fahrt auf der Eisenbahn freie Unterkunft und Beköstigung, Rationen für die Pferde nach speziellen Bestimmungen und eventuell Tagegelder (Diäten).

Sämtliche auf dem Kriegsschauplatze zur Verwendung kommende Delegierte haben eine Uniform zu tragen.

Soweit dieselben daher nicht an sich zum Tragen einer Uniform berechtigt sind, oder soweit dieselben nicht als Mitglieder eines Ritterordens eine Ordenstracht (Ordensuniform) tragen, sind sie verpflichtet, die durch allerhöchste Verordnung Sr. Majestät des Kaisers vom 4. Januar 1883 vorgeschriebene gleichmäßige Bekleidung anzulegen, und zwar schwarzen Oberrock mit Umlegekragen aus Tuch und zwei Reihen gelber Metallknöpfe mit aufgepreßtem Genfer Kreuz, sowie goldenen Achseltressen mit dem Genfer Kreuz, dunkelgraue Tuchhose mit

8*

ponceaurotem Vorstoß in Kniestiefeln oder lang zu tragen, schwarzgrauen Paletot aus Tuch mit gelben Metallknöpfen mit eingepreßtem Genfer Kreuz und mit Kapuze, weiße Tuchmütze mit schwarzem Rande aus Tuch und ponceaurotem Paspoil, Landeskokarde und darüber rotem Kreuz; kleinen Offizierdegen mit goldenem Portepee, wenn der Betreffende nicht zum Tragen des Offiziersportepees berechtigt ist.

Ein jeder Delegierte ist verpflichtet, eine namentliche Liste des ihm unterstellten Personals an diejenige Militärbehörde einzureichen, welcher er beigegeben ist, nicht minder allmonatlich Veränderungsnachweisungen vorzulegen.

A. Die Delegierten bei der Feldarmee.

a) Der Armeedelegierte.

Derselbe tritt zur Etappeninspektion jeder Armee. Er steht unter dem Befehle des Etappeninspekteurs und trifft seine Anordnung im Einverständnis mit dem Etappengeneralarzt. Mit dem Armeeoberkommando verkehrt er durch den Armeegeneralarzt. Sein Standquartier ist dasjenige des Etappeninspekteurs. Er ist der direkte Vorgesetzte des Korps-, des Etappen- und des Unterdelegierten bei den Sammelstationen (§ 4 Ziff. 2 und § 5 Ziff. 5 Abs. 2 des Organisationsplanes) und hat überhaupt die Aufgabe, die Thätigkeit der freiwilligen Krankenpflege bei einer Feldarmee unter der Oberleitung des Kaiserlichen Kommissars und nach den Anweisungen des Etappeninspekteurs zu leiten und zu regeln.

Sofort beim Eintritt der Mobilmachung begeben sich die Armeedelegierten mit dem zur Ausübung ihrer Funktionen unbedingt notwendigen Unterpersonale nach den Sammelpunkten der Etappeninspektionen, worüber denselben — soweit angängig — bereits im Frieden die erforderlichen Angaben durch das Kriegsministerium gemacht werden.

Ihnen liegt ob, wegen Nachsendung der Korps- und Etappendelegierten, sowie des sonstigen, planmäßig bereitgestellten Personales die bezüglichen Requisitionen an den stellvertretenden Militärinspekteur zu richten (§ 6 Ziff. 1 und 2 des Organisationsplanes). Er unterstützt den Etappengeneralarzt in den Dispositionen über die Verwendung des Personales der freiwilligen Krankenpflege (§ 24 Abs. 3 der Kriegsetappenordnung) und bestimmt namentlich auch, ob und in welchem Umfange Teile des für jedes Armeekorps gebildeten Lazarettdetachements an die Etappenlazarette abgegeben und zu diesem Zwecke dem Etappendelegierten unterstellt werden sollen (§ 6 Ziff. 3 a des Organisationsplanes).

An den Armeedelegierten werden Abschriften der an die Militärbehörden einzureichenden namentlichen Listen und der monatlichen Veränderungsnachweise gerichtet. Der Etappeninspektion derjenigen Armee, in welche die bayerischen Armeekorps eingeteilt sind, wird, wenn der Armeedelegierte kein Bayer ist, ein vom bayerischen Landeskomitee in Vorschlag gebrachter Delegierter als Adlatus des Armeedelegierten vom Kaiserlichen Kommissar zugeteilt werden, welcher die auf die bayerische freiwillige Krankenpflege bezüglichen Geschäfte nach den Anweisungen des Armeedelegierten unter entsprechender Berücksichtigung der inneren Organisation der genannten Krankenpflege zu bearbeiten hat (bayerische Vollzugsvorschriften und § 7 B, a des bayerischen Organisationsplanes).

Nachdem die Ernennung seitens des Kaiserlichen Kommissars eingegangen, wird auch für diesen Delegierten das bayerische Landeskomitee die Bestätigung des Königlich bayerischen Kriegsministeriums einholen.

Weitere Bestätigungen sind über die Thätigkeit und die Kompetenz der Armeedelegierten zur Zeit nicht getroffen.

b) Der Korpsdelegierte.

Jedem Feldlazarettdirektor wird ein Korpsdelegierter beigegeben. Derselbe steht direkt unter dem Armeedelegierten und trifft seine Maßnahmen im Einverständnis mit dem Feldlazarettdirektor (§ 4 Ziff. 3b des Organisationsplanes). Über die Aufgaben der Feldlazarettdirektoren siehe des ersten Teiles zweiten Abschnitt unter III. C, b. S. 38.

Der Korpsdelegierte steht an der Spitze des für jedes Armeekorps gebildeten Lazarettdetachements (§ 6 Ziff. 3 a Abs. 1 des Organisationsplanes).

Außerdem wird demselben im Verein mit dem betreffenden Feldlazarettdirektor die Verfügung zustehen über das für jede Etappeninspektion aufgestellte Transportdetachement, da dasselbe zur Verbindung des Hauptetappenortes mit den vorgeschobenen Lazaretten und zum Krankentransport von den Bahnhöfen nach den Lazaretten und umgekehrt dienen soll (§ 6 Ziff. 3 b Abss. 4 und 5 des Organisationsplanes).

Nach dem Eintritte der Mobilisierung wartet der Korpsdelegierte an seinem Wohnorte die weiteren Bestimmungen ab, welche ihm durch den stellvertretenden Militärinspekteur, bezw. in dessen Auftrag durch den betreffenden Landesdelegierten, zugehen. Sein Stationsort ist nicht etwa das Hauptquartier des betreffenden Korps, sondern derjenige Ort, an welchem der betr. Feldlazarettdirektor seinen offiziellen Sitz hat.

Weitere Spezialbestimmungen über die Aufgaben und die Kompetenz der Korpsdelegierten sind zur Zeit nicht getroffen.

Zum Feldlazarettdirektor des I. und II. bayerischen Armeekorps wird je ein Korpsdelegierter entsendet. Diese Delegierten ernennt das Landeskomitee, und erfolgt deren Bestätigung durch das Königlich bayerische Kriegsministerium (§ 7 B, C und § 8 Ziff. 2b und § 3 Abs. 2 des bayerischen Organisationsplanes).

c) Die Etappendelegierten.

Zu jeder Krankentransportkommission tritt ein Etappendelegierter, welcher unter dem Armeedelegierten den freiwilligen Sanitätsdienst auf der Etappenstraße regelt. Der Etappendelegierte steht an der Spitze derjenigen Abteilung des Lazarettdetachements, welches ihm vom Armeedelegierten behufs Verwendung in den Etappenlazaretten überwiesen wird (§§ 6 Ziff. 3 a Abs. 3 des Organisationsplanes).

Ferner steht ihm das für jede Etappeninspektion planmäßig gebildete Begleitdetachement zur Verfügung. Einen Teil dieses Personales kann er zur Besetzung und Verwaltung der auf den Bahnhöfen errichteten Verband- und Erfrischungsstationen verwenden (§ 6 Ziff. 3 b Abs. 1 und 2 des Organisationsplanes).

Der Etappendelegierte hat endlich auch darüber Bestimmung zu treffen, ob für die Errichtung von Zwischendepots für das Material der freiwilligen Krankenpflege an einzelnen Etappenorten ein Bedürfnis vorliegt (§ 6 Ziff. 3 c Abs. 1 des Organisationsplanes).

Endlich hat er den Unterdelegierten an den Sammelstationen die erforderlichen Weisungen zugehen zu lassen (vgl. unten unter d).

Auch der Etappendelegierte hat beim Eintritt der Mobilmachung an seinem Wohnorte den Eingang weiterer Bestimmungen abzuwarten.

Zur Krankentransportkommission derjenigen Armee, in welche die bayerischen Armeekorps eingeteilt sind, tritt ein Delegierter des bayerischen Landeskomitees als Ablatus des Etappendelegierten, sobald letzterer kein Bayer ist. Über dessen Zuständigkeit und Ernennung gilt das unter a Gesagte.

d) Der Unterdelegierte an den Sammelstationen.

Auf jeder Sammelstation befindet sich ein Unterdelegierter, welcher nach den Weisungen des Etappendelegierten die Verwaltung und die von den staatlichen Organen unabhängige Rechnungslegung über die freiwilligen Gaben besorgt und innerhalb der ihm von den zuständigen Eisenbahnbehörden eingeräumten Grenzen bei dem Nachschub von Personal und Material der freiwilligen Krankenpflege mitwirkt.

Derselbe ist der direkte Untergebene des Etappendelegierten und hat sich sofort beim Eintritt der Mobilisierung nach der ihm, soweit angänglich, bereits im Frieden durch das Kriegsministerium bezeichneten Sammelstation zu begeben. Das zur Ausübung seiner Funktion unbedingt notwendige Unterpersonal nimmt er sofort mit. Näheres über die Funktionen des Unterdelegierten siehe im sechsten Abschnitte „Material der freiwilligen Krankenpflege".

Zu der Sammelstation, welche mit den bayerischen Korpsbezirken in Beziehung steht, wird ein bayerischer Delegierter für die Funktion als Unterdelegierter oder als Adlatus desselben entsendet. Über dessen Zuständigkeit und Ernennung gilt das unter a Gesagte.

B. Die Delegierten bei der Besatzungsarmee.

Bei der Besatzungsarmee werden folgende Delegierte eingesetzt:

a) ein Korpsdelegierter bei jedem stellvertretenden Generalkommando;

b) ein Festungsdelegierter in jeder armierten Festung;

c) Reservelazarettdelegierte für die Bereiche der Reservelazarettdirektoren und

d) ein Liniendelegierter bei jeder Linienkommandantur.

(§ 4 Ziff. 4 des Organisationsplanes.)

a) Der Korpsdelegierte.

Der Korpsdelegierte hat die Beteiligung der freiwilligen Krankenpflege am Sanitätsdienste im Korpsbezirke zu regeln. Er ist der Vorgesetzte der unter b, c und d aufgeführten Delegierten und erteilt denselben Weisungen über die Art und Weise der Ausübung ihrer Funktionen. Das Amt des Korpsdelegierten wird in der Regel und der Natur der Sache nach in den selbständigen Ländern, die einen eigenen Korpsbezirk bilden, dem Landesdelegierten, ebenso in den Provinzen, welche einen Korpsbezirk bilden, dem Provinzialdelegierten in der Weise übertragen werden, daß dieselben mit dem Eintritte der Mobilisierung auch in die Stellung als Korpsdelegierte eintreten. Der Korpsdelegierte hat seinen Sitz an dem Orte zu nehmen, an welchem das stellvertretende Generalkommando sich befindet.

In Bayern werden zum Generalkommando des I. und II. Armeekorps bereis im Frieden je ein Korpsdelegierter vom Landeskomitee unter Bestätigung des Kriegsministeriums ernannt, welche zur Unterscheidung von dem Korpsdelegierten bei der Feldarmee als Korps-(Bezirks-)Delegierter des I., bezw. II. Armeekorps bezeichnet werden. In der Pfalz übernimmt im Mobilisierungsfalle der Vorsitzende des Kreisausschusses der Pfalz die Funktion und Bezeichnung als Kreisdelegierter der Pfalz. Dieser tritt in direkte Beziehung zum Landeskomitee und zu der im Regierungsbezirke der Pfalz befindlichen obersten bayerischen Militärterritorialbehörde. Demselben liegen hinsichtlich der freiwilligen Krankenpflege des Regierungsbezirkes alle Geschäfte und Beziehungen eines Korps-(Bezirks-)Delegierten ob; soweit erforderlich im Einverständnis mit dem Korps-(Bezirks-)Delegierten des II. Armeekorps (§ 7 C a Abs. 3 des bayer. Organisationsplanes).

Der Korpsdelegierte trifft Bestimmung über die Verwendung, bezw. Zuteilung des für den Korpsbezirk bereitgestellten Lazarett-, Transport- und Depotpersonals und teilt dasselbe den betreffenden Delegierten zu. Namentlich überweist er auch das erforderliche Personal und Material an die Festungsdelegierten und an die Reservelazarettdelegierten (§ 7 Ziff. 5 und 6 des Organisationsplanes). Er ordnet das Erforderliche an in bezug auf die Versorgung der im Korpsbezirke errichteten Lazarette und der innerhalb dieses Bereiches der freiwilligen Krankenpflege überwiesenen Verpflegungs- und Erfrischungsstationen aus dem am Etappenanfangsorte für das betreffende Armeekorps angelegten Depot der freiwilligen Krankenpflege. Wegen des zu bewirkenden Nachschubes behufs Komplettierung der Bestände der Sammelstationen erteilt er dem betreffenden Liniendelegierten die erforderlichen Instruktionen (§ 7 Ziff. 4 des Organisationsplanes). Im übrigen vgl. C unter „Landesdelegirter“.

b) Die Festungsdelegierten.

Zu den Gouverneuren, bezw. Kommandanten armierter Festungen tritt nach Bedarf ein Festungsdelegierter.

Die Thätigkeit der Festungsdelegierten richtet sich nach den näheren Bestimmungen der betreffenden Gouverneure, bezw. Kommandanten; das erforderliche Personal und Material wird — soweit es sich nicht an Ort und Stelle vorfindet — von ersteren bei den Korpsdelegierten beantragt (§ 4 Ziff. 4 b und § 7 Ziff. 5 des Organisationsplanes). Ob in Bayern Festungsdelegierte planmäßig vorzusehen sind, bestimmt das Königl. bayerische Kriegsministerium (§ 7 C b des bayer. Organisationsplanes).

c) Reservelazarettdelegierte.

Diese werden nur dann ernannt, wenn im Bereiche der Besatzungsarmee besondere Reservelazarettdirektoren aufgestellt werden. Jedem Reservelazarettdirektor wird für seinen Bereich ein Reservelazarettdelegierter zugeteilt, welcher dann die freiwillige Krankenpflege in den Reservelazaretten zu beaufsichtigen, die Vermittelung bei den Chefärzten u. s. w. zu übernehmen, für die gehörige Versorgung der Lazarette mit Personal und Material zu sorgen und das Erforderliche bei dem Landes-(Provinzial-) und Korpsdelegierten zu beantragen hat. Von letzterem werden ihm die erforderlichen personellen und materiellen Mittel zugewiesen (§ 4 Ziff. 4 c und § 7 Ziff. 6 des Organisationsplanes). In Bayern trifft die Bestimmung darüber, ob Lazarettreservedelegierte planmäßig bereit zu stellen sind, das Königl. Kriegsministerium. (§ 7 C c.)[1]

d) Die Liniendelegierten.

Jeder Linienkommandantur wird ein Liniendelegierter beigegeben, welcher den Verkehr zwischen dem Korpsdelegierten der Besatzungsarmee und dem Etappendelegierten der Feldarmee vermittelt.

Es wird also für jeden Armeekorpsbezirk ein Liniendelegierter ernannt. Soweit auf den Eisenbahnlinien des Inlandes Personal der freiwilligen Krankenpflege als Begleitpersonal zur Verwendung kommt, hat der Liniendelegierte das hierzu Erforderliche zu regeln. Zu diesem Zwecke wird ihm vom Korpsdelegierten ein Teil des Transportpersonals (siehe unten im fünften Abschnitte unter II. B) zur Verfügung gestellt. Wegen Komplettierung der Bestände der Sammelstationen aus dem am Etappenanfangsorte errichteten Depot der freiwilligen Krankenpflege hat er der Depotverwaltung die nötigen Direktiven zu erteilen. Die Zuständigkeit des Liniendelegierten erstreckt sich bis zur Sammelstation des betreffenden Armeekorps, wo diejenige des Etappendelegierten der Feldarmee beginnt (§ 4 Ziff. 4 d; § 7 Ziff. 3 Abs. 1 und Ziff. 4 des Organisationsplanes).

Für diejenigen Linienkommandanturen, deren Kommandanten vom Königl. bayerischen Kriegsministerium abgestellt werden, wird vom

---

[1] An denjenigen Orten, wo keine Reservelazarettdelegierte ernannt, aber doch Reservelazarette errichtet werden, sowie da, wo Erfrischungs- und Verbandstationen bestehen, werden Vereinsbevollmächtigte mit Hilfsarbeitern mit der Erledigung der betreffenden Geschäfte zu beauftragen sein.

Landeskomitee unter Bestätigung des Kriegsministeriums je ein Liniendelegierter ernannt und bestellt. Bezügliche Mitteilung erfolgt vom Königl. bayerischen Kriegsministerium (§ 7 c, d des bayerischen Organisationsplanes).

Für die Depots der freiwilligen Krankenpflege innerhalb des Bereiches der Besatzungsarmee werden besondere Delegierte des Kaiserlichen Kommissars nicht ernannt. Diese Depots stehen unter der direkten Leitung der Vereine, bezw. Orden, welche sie errichten und unterhalten. Der Depotverwalter ist daher Vereinsorgan, bezw. Vereinsbeamter. Dies bezieht sich namentlich auch auf das am Etappenanfangsorte zu errichtende Hauptdepot der freiwilligen Krankenpflege. Die Oberaufsicht über diese Depots gehört zur Zuständigkeit des Landes- und Provinzialdelegierten.

In Bayern lautet die betreffende Bestimmung in § 7: Hierzu (zu den Delegierten) kommt je ein Hauptdepotvorstand zum Depot der freiwilligen Krankenpflege am Etappenanfangsorte des I. und II. Armeekorps. (Hauptdepotvorstand des I. bezw. II. Armeekorpsbezirks.)

C. Die Territorialdelegierten.

Wie bereits gesagt worden, erstreckt sich die Thätigkeit des Kaiserlichen Kommissars und Militärinspekteurs auch auf die Friedenszeit und bedarf derselbe notwendig Organe, durch deren Inanspruchnahme er die ihm obliegenden vorbereitenden Friedensarbeiten für die freiwillige Krankenpflege zu erledigen in die Lage versetzt wird. Auch giebt es, wie weiter unten gezeigt werden wird, eine Reihe von Geschäften in Kriegszeiten, welche von den unter A und B aufgeführten, nach den Vorschriften des Organisationsplanes zu ernennenden Delegierten nicht erledigt werden können. Nach der Vorschrift in § 208 unter Ziff. 6 der Kriegssanitätsordnung, welche nach § 8 des Organisationsplanes ganz unzweifelhaft noch als in Kraft stehend anzusehen ist, sind für die einzelnen Staaten und Provinzen besondere Territorialdelegierte zu ernennen. Die Ernennungen dieser Landes- und Provinzialdelegierten ist für sämtliche deutsche Staaten und Provinzen bereits erfolgt. (Landesdelegierte, sofern es sich um außerpreußische Staaten handelt, Provinzialdelegierte, soweit Preußen in Frage kommt, da für diesen Staat ein Landesdelegierter nicht ernannt wird. Bekanntmachung des Königlichen Kommissars vom 8. Juli 1870.) In Preußen sind in der Regel die Oberpräsidenten zu Provinzialdelegierten ernannt worden. In Bayern sind der I. bezw. II. Vorsitzende des Landeskomitees mit der Funktion als Landesdelegierter, bezw. stellvertretender Landesdelegierter zu betrauen (§ 5 Ziff. 4 des bayerischen Organisationsplanes). Auch diese Delegierten bedürfen der Bestätigung seitens der Kriegsministerien.

Diese Delegierten besitzen infolge eingetretener Verständigung zugleich die Eigenschaft von Delegierten des deutschen Centralkomitees.

Zur Sicherung eines regelmäßigen Geschäftsganges werden den Landes- und Provinzialdelegierten in der Regel für Abwesenheits- und Behinderungsfälle ständige Stellvertreter (stellvertretende Landes- und Provinzialdelegierte) beigegeben. Auch sind dieselben angewiesen, sich im Kriegsfalle behufs besserer Erledigung der Geschäfte mit den nötigen Organen zu umgeben, wozu namentlich die Vereinsvorstände und die betreffenden Landes- oder Provinzial-Ordensvorstände heranzuziehen sind.

Die Zuständigkeit des Landes-, bezw. Provinzialdelegierten ist eine umfassende.

a) Er ist das beauftragte Organ des Kaiserlichen Kommissars und Militärinspekteurs für die gesamten Aufgaben der freiwilligen Krankenpflege innerhalb eines Landes oder einer Provinz und hat alle Aufträge desselben zu erledigen.

b) Es liegt ihm ob, in dessen Auftrag die Verbindung mit den Militärbehörden, namentlich also den Kriegsministerien und den stellvertretenden Generalkommandos aufrecht zu erhalten, bezw. für Ausführung der Befehle dieser hohen Behörden zu sorgen (§ 207 der Kriegssanitätsordnung).

c) Er hat die Thätigkeit der in einem Lande, bezw. einer Provinz bestehenden Vereine, Orden und Genossenschaften und der einzelnen Opferwilligen zu leiten und zu konzentrieren, den ersteren anzugeben, worauf sie ihre Thätigkeit besonders richten sollen, und für die Errichtung, bezw. Unterhaltung von Vereinslazaretten und eventuell von Verband- und Erfrischungsstationen zu sorgen.

Namentlich hat er auch darüber Aufsicht zu führen, daß sonstige Gesellschaften, Einzelpersonen u. s. w., welche zu den deutschen Vereinen vom roten Kreuz in keiner Beziehung stehen, nicht eine Thätigkeit ausüben, zu welcher sie nicht berechtigt sind. Eintretenden Falls hat er Aufsichtswegen diese Gesellschaften anzuhalten, um ihre Zulassung beim betreffenden Kriegsministerium nachzusuchen und im Genehmigungsfalle dafür zu sorgen, daß sich die betreffende Gesellschaft einem berechtigten Vereine vom roten Kreuz anschließt oder die Protektion einer der in Betracht kommenden Ritterorden erlangt (Organisationsplan unter Ziff. 3).

d) Er hat dem Kaiserlichen Kommissar die Liste der zu Delegierten in Vorschlag gebrachten Personen zur weiteren Entschließung gutachtlich vorzulegen und liegt ihm im Kriege innerhalb des Landes die Aufsichtsführung über die Thätigkeit der Delegierten bei der Besatzungsarmee ob.

e) Er überreicht dem Kaiserlichen Kommissar, bezw. soweit ein Land mit eigenem Kriegsministerium in Frage kommt, dem betreffenden Kriegministerium die alljährlich anzufertigenden Übersichten über den vorhandenen Bestand an Personal und Material der freiwilligen Krankenpflege in dem seiner Fürsorge überwiesenen Lande, bezw. in der betreffenden Provinz (§ 2 Ziff. 2 des Organisationsplanes).

f) An ihn richtet der Kaiserliche Kommissar, bezw. das betreffende Kriegsministerium seine Anordnungen darüber, welche Vorbereitungen für den Mobilmachungsfall planmäßig zu treffen sind (§ 2 Ziff. 3 des Organisationsplanes).

g) Er führt die Listen über das zur Disposition stehende Lazarett-, Etappen-, Transport- und Depotpersonal der freiwilligen Krankenpflege, sorgt eintretenden Falls für die Bereitstellung der erforderlichen Lazarett-, Begleit- und Depotdetachements für die Feld- und Besatzungsarmee. Namentlich liegt ihm im Kriege die Evidenthaltung des vorhandenen Bestandes an Personal, Geld und Material im Lande und in der Provinz und desjenigen ob, was den im Lande, bezw. der Provinz belegenen Lazaretten und Depots abgeht. Er führt daher auch die Oberaufsicht über das am Etappenanfangsorte zu errichtende Depot der freiwilligen Krankenpflege.

h) Er besorgt im Auftrage des Kaiserlichen Kommissars die Ausantwortung der gestempelten Armbinden, der Legitimationsscheine und der Freifahrtkarten, die in der Regel auf eine bestimmte Zeitdauer und einen bestimmten Auftrag zu beschränken sind.

i) Ihm liegt ob, die Erledigung der vom Kaiserlichen Kommissar, bezw. vom stellvertretenden Militärinspekteur erteilten Aufträge, gestellten Anfragen und erlassenen Requisitionen.

k) Endlich sollen den Landesdelegierten der Länder, welche ein eigenes Armeekorps besitzen, sowie den betreffenden Provinzialdelegierten die Funktionen als Korpsdelegierten bei den betreffenden Armeekorps der Besatzungsarmee übertragen werden.

Die Spezialdelegierten für Bezirke, Kreise und Orte.

Für die Regierungsbezirke (in Preußen Bezirke, in Bayern, Sachsen u. s. w. Kreise) werden Bezirks- oder Kreisdelegierte, für die Verwaltungsbezirke (Bezirke oder Kreise) Kreis- oder Bezirksdelegierte und für einzelne Orte, wo ein Bedürfnis hierzu hervortritt, Ortsdelegierte ernannt. Diese Delegierten sind die bereiten Organe der Landes- und der Provinzialdelegierten für den Bereich ihrer Kreise und Bezirke. Namentlich sollen diese Delegierten den bestehenden Vereinen Anregung geben, die Zahl ihrer Mitglieder zu vermehren, ihre Thätigkeit zu steigern und in Gemeinschaft mit den Frauenvereinen für die Ansammlung von Geld und Materialien Sorge zu tragen, die Bildung neuer Bezirks-, Kreis- und Lokalvereine veranlassen und auf die Formation, Ausbildung und Ausrüstung von Sanitäts- und Krankenträgerkolonnen hinwirken (Verfügung des Kaiserlichen Kommissars vom 8. Februar 1887).

IV. Die Vereine und die Ritterorden.

Durch den Organisationsplan für die freiwillige Krankenpflege im Kriege ist die Thätigkeit der Vereine vom roten Kreuz und der Ritterorden auf eine gegen früher wesentlich veränderte Grundlage gestellt worden. Erst durch diese neue Organisation ist denselben die Möglichkeit eröffnet worden, sich der Armee und dem amtlichen Sanitätsdienste organisch anzuschließen.

Nach § 1 des Organisationsplanes sind gegenwärtig berechtigt zur Unterstützung des Kriegssanitätsdienstes allein

1. die deutschen Vereine vom roten Kreuz und die mit ihnen verbündeten deutschen Landesvereine und

2. die Ritterorden (Johanniter-, Malteser-, St. Georgsritter), welche sich schon im Frieden innerhalb des Deutschen Reiches den Zwecken der Krankenpflege widmen.

Zur unerläßlichen Voraussetzung hat diese Berechtigung, daß diese Vereine hinsichtlich Regelung dieser Unterstützung den Anordnungen der Militärbehörde und ihrer einzelnen zuständigen Organe unbedingt Folge leisten.

Ausgeschlossen von solcher Berechtigung sind alle sonstigen Gesellschaften und Einzelpersonen, welche zu den deutschen Vereinen vom roten Kreuz in keiner Beziehung stehen.

Deren Zulassung hängt in jedem einzelnen Falle von der

Genehmigung des Kriegsministeriums ab. Der bezügliche Antrag ist an den Kaiserlichen Kommissar und Militärinspekteur der freiwilligen Krankenpflege, bezw. dessen Stellvertreter zu richten.

Wird die Genehmigung erteilt, so wird die betreffende Gesellschaft gleichzeitig den Vereinen vom roten Kreuz attachiert, sofern nicht einer der in Betracht kommenden Ritterorden ihre Protektion übernimmt.

Hiernach bilden die genannten Vereine und die Ritterorden die alleinberechtigte, gesetzlich garantierte und vorschriftsmäßig geschulte, bezw. ausgerüstete Sanitätsreserve für die Armee im Kriegsfalle.

Es kann in Zukunft niemand mehr persönlichen Anteil nehmen an der Thätigkeit der freiwilligen Krankenpflege, wenn er nicht einem Vereine vom roten Kreuz oder einem der drei Ritterorden als Mitglied oder einer Gesellschaft angehört, deren Zulassung vom Kriegsministerium auf Antrag des Kaiserlichen Kommissars und Militärinspekteurs genehmigt, und hierbei entweder einem Vereine vom roten Kreuz attachiert worden ist oder deren Protektion einer der Ritterorden übernommen hat. Diese seit Jahren von der Vereinsleitung angestrebte Ordnung der Dinge überträgt den Vereinen eine nicht dankbar genug anzuerkennende Berechtigung, verlangt aber auch gleichzeitig von ihnen Leistungen so vielfacher und umfangreicher Art, daß dieselben nicht erst beim Beginne eines Krieges in Angriff genommen werden dürfen. Die Aufgaben, welche durch die Bestimmungen des genannten Organisationsplanes den deutschen Vereinen überwiesen sind, bedürfen, wie im dritten Abschnitte bereits nachgewiesen worden, zu ihrer gedeihlichen Lösung nachhaltiger vorbereitender Friedensarbeit.

Der so geordnete Eintritt der freiwilligen Krankenpflege in den Rahmen des Militärsanitätsdienstes setzt innerhalb der Landesvereine eine Gemeinschaft der Männer- und Frauenvereine in den Leistungen für diesen Dienst voraus.

Bei der Leitung der freiwilligen Krankenpflege sind die deutschen Vereine vom roten Kreuz und die mit ihnen verbündeten Vereine vertreten durch das **Centralkomitee** der deutschen Vereine vom roten Kreuz zu Berlin, die Orden dagegen durch die Ordensvorstände.

Beide, Centralkomitee und Ordensvorstände, unterstehen hinsichtlich der Regelung ihrer Beziehung zur Armee der Leitung des Kaiserlichen Kommissars.

A. **Das Centralkomitee der deutschen Vereine vom roten Kreuz** und die deutschen **Landesvereine**, einschließlich der **Frauenvereine** vom roten Kreuz.

Die deutschen Vereine zur Pflege verwundeter und erkrankter Krieger beruhen auf den Beschlüssen der Genfer Konferenz vom 26. Oktober 1863, auf welcher die Idee der Vereinsbildung auf Grund der später in der Genfer Konvention verlautbarten Abmachungen zuerst eine greifbare Gestalt gewann. Diese Vereinsbildung repräsentiert die nationale Organisation der freiwilligen Krankenpflege in den einzelnen Ländern und durch dieselbe die Gewährung der internationalen Hilfe.

Das Königreich Württemberg rief bereits im Dezember 1863 den ersten Pflegeverein ins Leben. Diesem Beispiele folgten: das Großherzogtum Oldenburg (2. Januar 1864), das Königreich Preußen (6. Februar 1864), das Großherzogtum Mecklenburg-Schwerin (24. Juni 1864), die freie Stadt Hamburg (18. Oktober 1864), das Großherzogtum Hessen (Dezember 1864), das Königreich Sachsen (7. Juni 1866), das Großherzogtum Baden (29. Juni 1866) und das Königreich Bayern (5. Juni 1868). — Die Mehrzahl dieser Vereine nahm von Anfang an Männer und Frauen als Mitglieder auf, später entwickelte sich eine schärfere Trennung, so daß gegenwärtig die Vereine zur Pflege verwundeter und erkrankter Krieger in der Regel sich als „Männervereine“ darstellen.

Für die Thätigkeit der Frauen in der freiwilligen Krankenpflege bestehen:

Die deutschen Frauenpflegevereine vom roten Kreuz, die ihrer Bestimmung nach „dienen sollen im Kriege dem Volke in Waffen, im Frieden der Linderung der Not, wie und wo eine solche unerwartet hervortritt“.

Die Teilnahme der Frauen und deren Leistungen für das rote Kreuz haben bisher nirgends eine solche Ausdehnung erlangt wie in Deutschland. Es ist Thatsache, daß die Zahl der Frauenvereine, namentlich im Norden Deutschlands, die der Männervereine übersteigt.

Als Hauptvereine treten hervor: der vaterländische Frauenverein in Preußen, der bayerische Frauenverein, der Albertverein (Königreich Sachsen), der württembergische Wohlthätigkeitsverein, der badische Frauenverein, der Alice-Frauenverein im Großherzogtum Hessen, das patriotische Institut der Frauenvereine im

Großherzogtum Sachsen-Weimar, der mecklenburgische Marien-Frauenverein u. s. w.

Jeder dieser Vereine ist in sich selbst fest gegliedert.

Dieselben sind zur Unterstützung im Kriegssanitätsdienst berechtigt, insoweit sie mit den Landesvereinen vom roten Kreuz organisch verbündet („die mit ihnen verbündeten deutschen Landesvereine") und im Centralkomitee vertreten sind.

Wohl besitzen die deutschen Frauenvereine auch eine eigene Organisation in und unter sich selbst.

Am 12. August 1871 wurde in Würzburg ein Verband der deutschen Frauenvereine geschaffen, nach dessen Statut unter Wahrung der den einzelnen Landesvereinen bisher zustehenden Selbständigkeit die Vereine zur Erreichung des gemeinsamen Zweckes (in Kriegszeiten an der Fürsorge für die im Felde Verwundeten und Kranken teilzunehmen und die hierzu dienenden Einrichtungen zu unterstützen, in Friedenszeiten aber innerhalb des Verbandes außerordentliche Notstände zu lindern, sowie für die Förderung und Hebung der Krankenpflege Sorge zu tragen) in regelmäßige Verbindung traten.

Nach dem Beschlusse des zweiten Verbandstages (Dresden, 25. bis 27. April 1878) wurde zur besseren Erreichung der durch das Würzburger Statut gestellten Aufgaben ein ständiger Ausschuß eingesetzt, bestehend aus je einem Delegierten des vaterländischen Frauenvereins, des bayerischen Frauenvereins, des sächsischen Albertvereins, des badischen Frauenvereins, des hessischen Alicevereins und des patriotischen Institutes der Frauenvereine für das Großherzogtum Sachsen-Weimar-Eisenach. Dieser Ausschuß ist das gemeinsame, beratende Organ der deutschen Frauenvereine; er beruft von Zeit zu Zeit Verbandstage derselben, leitet die Armenkranken- und Kinderpflege und hat das Eintreten der Verbandsthätigkeit in außerordentlichen Notständen zu vermitteln. Von Haus aus war dem Vorsitzenden des ständigen Ausschusses (dem Vertreter des vaterländischen Frauenvereins) auch die Aufgabe gestellt worden, im Falle einer Mobilisierung den Ausschuß nach Berlin, als dem Sitze des Centralkomitees der Männervereine, sofort zusammenzuberufen und, soweit nicht eine Gemeinschaft des Wirkens zwischen den Landesfrauenvereinen und den korrespondierenden Männervereinen für den Kriegsfall bereits bestehe, die Einleitung zu einer einheitlichen Thätigkeit zu treffen und sich hierüber mit dem deutschen Centralkomitee ins Einvernehmen zu setzen.

Nachdem jedoch durch den Organisationsplan der freiwilligen Krankenpflege im Kriege festgestellt worden, daß dem Centralkomitee der deutschen Vereine vom roten Kreuz ohne weiteres die gesamte Vertretung aller Vereine vom roten Kreuz und der mit ihnen verbündeten Vereine obliege, hat die letzterwähnte Vereinbarung für die Frauenvereine ihre Bedeutung und Wirksamkeit verloren. Auch für diese bildet, soweit sie Vereine vom roten Kreuz sind, d. h. soweit die Unterstützung des Kriegssanitätsdienstes in Frage kommt, das deutsche Centralkomitee die geordnete Centralstelle.

Die statutarischen Wohlthätigkeitsaufgaben der deutschen Frauenvereine (die eigentliche Friedensthätigkeit derselben) werden hierdurch in keiner Weise berührt. Alle diese Bestimmungen beziehen sich allein auf die gemeinsame Arbeit der Männer- und Frauenvereine im Kriege und auf die gemeinsamen Vorbereitungsarbeiten für die Kriegsthätigkeit im Frieden.

Nur in bezug auf diese Kriegsthätigkeit führen die Frauenvereine das Symbol des roten Kreuzes.

Das **Centralkomitee der deutschen Vereine** vom roten Kreuz ist das **nationale Band** der deutschen Landesvereine und stellt ihre **Zusammengehörigkeit** dar.

Am 20. April 1869 wurde von den Vertretern der Landesvereine von Preußen, Bayern, Sachsen (einschließlich des Albertvereins), Württemberg, Baden und Hessen eine Übereinkunft über die Gesamtorganisation der deutschen Vereine vom roten Kreuz abgeschlossen, und das „Centralkomitee der deutschen Vereine zur Pflege verwundeter und erkrankter Krieger“ geschaffen, um das Zusammenwirken aller Vereine zu vermitteln und deren gemeinschaftliche Angelegenheiten zu besorgen.

Das Präsidium des Centralkomitees, sowie die Führung der laufenden Geschäfte ist dem Centralkomitee des preußischen Vereines zur Pflege verwundeter und erkrankter Krieger übertragen. (Gegenwärtiger Vorsitzender: Se. Durchlaucht der regierende Fürst Otto zu Stolberg-Wernigerode, 1. stellvertretender Vorsitzender: Regierungsrat a. D. Haß, 2. stellvertretender Vorsitzender: Ministerialdirektor wirklicher Geheimer Oberregierungsrat von Boetticher, Schriftführer: Präsident der Reichsbank Dr. Koch und Staatsanwalt Lademann, Schatzmeister: Geh. Kommerzienrat v. Bleichröder.)

Der Wortlaut dieser Übereinkunft ist abgedruckt Seite 252 meines roten Kreuzes in Deutschland.

Von sämtlichen beteiligten Regierungen ist dieselbe ratifiziert worden. Bereits unterm 2. Juni 1869 wurde dem Centralkomitee des preußischen Landesvereines durch eine allerhöchste Ordre eröffnet, daß Seine Majestät die getroffene Übereinkunft als eine Gewähr für eine die Vereinssache wesentlich fördernde Friedensgemeinschaft und für ein im Kriegsfalle sich der Heeresleitung eng anschließendes Zusammenwirken aller deutschen Vereine begrüße. Binnen kurzer Frist waren auch die übrigen Vereine: Braunschweig, Sachsen-Weimar, Oldenburg, Mecklenburg-Schwerin, Altenburg, Schwarzburg-Rudolstadt, Schaumburg-Lippe, Lippe-Detmold, Reuß ältere Linie, Sachsen-Koburg, Herzogtum Lauenburg, Hamburg, Lübeck und Bremen der Übereinkunft beigetreten. Dieser Gesamtorganisation der deutschen Vereine haben Ihre Majestäten der Kaiser Wilhelm I. und die Kaiserin Augusta stets die wohlwollendste nnd werkthätigste Fürsorge zugewendet. Und als nach dem Dahinscheiden dieser allerhöchsten Beschützer des roten Kreuzes in Deutschland die Vertreter der deutschen Landesvereine im Centralkomitee die alleruntertänigste Bitte um Fortgewährung dieses Schutzes ausgesprochen hatten, haben Ihre Majestäten der Kaiser Wilhelm II. und die Kaiserin Auguste Victoria in einem an das Centralkomitee des Preußischen Vereins gerichteten allerhöchsten Kabinettsschreiben vom 3. März 1890 der Gesamtorganisation der deutschen Vereine vom roten Kreuze, „deren Werke selbstloser und aufopfernder Nächstenliebe Wir mit Interesse gedeihen sehen", allerhöchstihren Schutz und allerhöchstihre Fürsorge ausdrücklich zugesagt. —

Das Centralkomitee besteht aus Bevollmächtigten der deutschen Landesvereine zur Pflege verwundeter und erkrankter Krieger und der mit denselben verbündeten Vereine. Die Beschlußfassung erfolgt durch absolute Mehrheit der bei der Abstimmung vertretenen Stimmen.

Die sachlichen Bestimmungen der Übereinkunft stehen noch soweit in Kraft, als sie durch die Kriegssanitätsordnung und die Vorschriften des Organisationsplanes nicht aufgehoben oder modifiziert worden sind, bezw. sich erledigt haben. Zu den durch die inzwischen eingetretene Organisation der freiwilligen Krankenpflege durch den Staat erledigten Bestimmungen gehört namentlich die Vorschrift in § 5: „daß dem Centralkomitee nach eingetretener Mobilisierung die einheitliche Vertretung bei den Heeren obliege". Andere Bestimmungen, namentlich die in § 9: „daß das Centralkomitee in der Regel alljährlich nur eine Sitzung abhalten solle", sind durch die Praxis außer Kraft gesetzt worden. Das Centralkomitee hält jetzt regelmäßig in gewissen Zwischenräumen, je nachdem Beratungsgegenstände vorliegen, Sitzungen ab, zu denen vom Präsidium eingeladen wird.

Das deutsche Centralkomitee hat keine Exekutive; es ist in der Hauptsache lediglich der berufene **Ratgeber** für die Landesvereine, welche im übrigen in ihrer Organisation und ihren Leistungen unabhängig und selbständig geblieben sind, auch das Recht behalten haben, sich bei internationalen Versammlungen und Verhandlungen selbst zu vertreten. Namentlich im Frieden hat das Centralkomitee, abgesehen von der ihm obliegenden Vermittelung des Schriftenwechsels mit ausländischen Vereinen in internationalen Angelegenheiten, auf die Thätigkeit der einzelnen Landesvereine nur im Wege des Rates oder der Anregung einzuwirken. Durch Einberufung von Vereinstagen, an welchen auch die Frauenvereine teilnehmen, sorgt es für die Lebendighaltung des Bewußtseins der nationalen Zusammengehörigkeit.

Aber auch im Kriege besteht dessen Aufgabe den Landesvereinen gegenüber, soweit ihm nicht durch den Organisationsplan ganz bestimmte Rechte beigelegt worden sind, in der Hauptsache darin, durch gemeinsame Beratung und Beschlußfassung ein einheitliches Vorgehen der Vereinsthätigkeit zu sichern und namentlich auch an die Landesvereine nach Maßgabe des Bedürfnisses und der bereiten Mittel Aufforderungen zu richten, in bezug auf den Ort, wohin, und in bezug auf die Art, wie die Hilfe zu leisten. Unter allen Verhältnissen ist aber den Landesvereinen das Recht gewahrt geblieben, innerhalb der Grenzen der staatlichen Vorschriften, den im Lande befindlichen Lazaretten und, soweit möglich und nötig, den eigenen Landestruppen die nächste Fürsorge zuzuwenden (§ 6 der Übereinkunft).

Dagegen sind dem Centralkomitee durch den Organisationsplan der freiwilligen Krankenpflege ganz bestimmte Rechte zuerkannt worden, indem dasselbe dort als der legale Vertreter der deutschen Vereine vom roten Kreuz und der mit ihnen verbündeten Vereine dem Staate und der obersten Leitung der freiwilligen Krankenpflege gegenüber ausdrücklich anerkannt wird.

Diese Vertretung findet ihren praktischen Ausdruck vorzugsweise darin, daß in die dem stellvertretenden Militärinspekteur zur Seite stehende Centralstelle (vgl. oben unter II. S. 111) sowohl der Vorsitzende als auch Mitglieder des Centralkomitees (vier bis sechs aus den Mitgliedern des preußischen Komitees und ebensoviel aus den Vertretern der übrigen deutschen Landesvereine) als wirkliche Mitglieder einzutreten haben.

Der Vorsitzende des Centralkomitees, sofern er nicht etwa zum stellvertretenden Militärinspekteur allerhöchst ernannt wird, steht der Bearbeitung der bezüglichen Depot- und Rechnungsangelegenheiten in der Centralstelle vor. Im Falle dessen Ernennung zum stellvertretenden Militärinspekteur ist die Leitung der betreffenden Depot- und Rechnungsangelegenheiten einem der in der Centralstelle delegierten Mitglieder des Centralkomitees nach Vereinbarung mit dem Militärinspekteur zu übertragen (§ 3 Ziff. 3 Abs. 2 des Organisationsplanes).

An das Centralkomitee wird der Kaiserliche Kommissar nach Maßgabe der an ihn durch das Kriegsministerium gelangten Mitteilungen alljährlich die Anordnung richten, welche Vorbereitungen seitens der Vereine für den Mobilmachungsfall planmäßig zu treffen sind, und dem Centralkomitee wird es obliegen, die dem Kriegsministerium alljährlich vorzulegenden Übersichten der Vereine über den vorhandenen Bestand an Personal und Material dem Kaiserlichen Kommissar zu übermitteln.

Das deutsche Centralkomitee besitzt ein Vermögen von 1 600 000 Mark.[1] Hiervon sind etwa 1 200 000 Mark als eiserner Fonds für den Kriegsfall reserviert, dessen Zinsen aber zur Unterstützung der Landesvereine und anderer Institute des roten Kreuzes, namentlich solcher, welche sich der Ausbildung von Pflegern und Pflegerinnen widmen, benutzt werden. Hierdurch bleibt dem Centralkomitee allezeit ein sehr erheblicher Einfluß in der Praxis gesichert, wie denn überhaupt die Erfahrung dargethan hat, daß die sogenannten Ratschläge desselben auf die Gestaltung der Dinge innerhalb der Landesvereine thatsächlich einen ganz anderen Einfluß ausüben, als dies an sich in der Natur von Ratschlägen liegt. Die Beschlüsse des Centralkomitees werden thatsächlich fast ohne Ausnahme als für die Landesvereine bindende Beschlüsse aufgefaßt. (Vgl. im übrigen die Ausführungen im dritten Abschnitte S. 98 ff.)

Was nun die unter der soeben ihrem Umfange und ihren Grenzen nach dargestellten Oberleitung des Centralkomitees stehenden

Landesvereine vom roten Kreuz

anlangt, so bestehen zur Zeit ungefähr 2000 Männer- und Frauenver-

---

[1] Durch den Antrag des preußischen Centralkomitees an die maßgebende Stelle, ihm noch einmal zu gunsten der Kasse des deutschen Centralkomitees eine dreijährige Lotterie zu gestatten, sollen, wenn, wie man hoffen darf, dieser Antrag Genehmigung findet, der Kasse des deutschen Centralkomitees fernere 1 500 000 Mark zugeführt werden, wodurch die betr. Kasse auf mehr wie 3 Millionen Mark gebracht werden würde.

eine in Deutschland. Deren Gesamtheit verfügt über reiche Mittel; auf wie hoch sich das Gesamtbarvermögen beläuft, ist wegen fehlender Statistik nicht anzugeben.

Die neue staatliche Organisation kräftigt zwar auf der einen Seite die Einheit und Solidarität des deutschen Vereinswesens, sie führt aber gleichzeitig zu einer im Interesse der Sache liegenden Stärkung der Centralorgane in den einzelnen Landesvereinen — in Preußen der Provinzialverbände — namentlich auch dadurch, daß sie den Landesvereinen neben ihrer Vereinigung im deutschen Centralkomitee gleichzeitig eine direkte, gemeinsame Vertretung in der Centralstelle des Kaiserlichen Militärinspekteurs (siehe oben Ziff. III. B) sichert. Eine praktische und den thatsächlichen Verhältnissen entsprechende Decentralisation aber wird dadurch sichergestellt, daß außerhalb Preußens jedes Land, in Preußen jede Provinz, vorzugsweise für das eigene Armeekorps Sorge zu tragen hat. (Vgl. die Ausführungen im dritten Abschnitte S. 98 ff.)

Speziell liegen gegenwärtig die Verhältnisse in den einzelnen deutschen Staaten folgendermaßen:

a) In Preußen.

Im Königreich Preußen besteht unter dem Protektorate des Kaisers und der Kaiserin als Landesverein: der preußische Verein zur Pflege im Felde verwundeter und erkrankter Krieger. Derselbe wurde am 6. Februar 1864 auf der Grundlage der im Oktober 1863 zu Genf getroffenen Abmachungen gebildet. Von denjenigen hochangesehenen Männern, welche den Verein ins Leben riefen, sind noch am Leben Se. Durchlaucht Heinrich XIII. von Reuß, welcher der erste Vorsitzende wurde, und der regierende Fürst Otto zu Stolberg-Wernigerode, der gegenwärtige erste Vorsitzende desselben. Nachdem das seit dem Bestehen des Vereines seiten Ihrer Majestäten dem Könige Wilhelm I. und der Königin Augusta übernommene Protektorat über den Verein durch das Ableben allerhöchstderselben freigeworden war, ist dasselbe von den jetzt regierenden Majestäten unter ausdrücklicher Anerkennung der edlen und wichtigen Bestrebungen des Vereines gern übernommen worden. (Allerhöchstes Kabinettsschreiben an das preußische Centralkomitee vom 3. März 1890.)

Die oberste Leitung der Vereinsangelegenheiten und die Vertretung des Vereines nach außen erfolgt durch ein Centralkomitee mit dem Sitze in Berlin (Statuten vom 3. April 1866; Verleihung der Korporationsrechte durch Königliche Bestätigung vom 7. Mai 1866). — In den einzelnen Provinzen, bezw. Kreisen und Ortschaften sind Provinzial- bezw. Bezirks-, Kreis- und Lokalvereine als Unterabteilungen des Gesamtvereines, und mit diesem zu einer Korporation verbunden gebildet. (Vorsitzender u. s. w. siehe oben das Präsidium des deutschen Centralkomitees.) Die Gliederung in Provinzial-, Bezirks-, Kreis- und Ortsverbände ist fast vollständig durchgeführt. Es bestehen gegenwärtig 12 Provinzialvereine, 4 Bezirksvereine und 324 Zweigvereine.[1] Die Provinzialverbände haben sich vorzugsweise an den Sanitätsdienst des betreffenden Armeekorps anzulehnen.

Es ist hier der Ort, auf das im dritten Abschnitte bereits erwähnte Rundschreiben des preußischen Centralkomitees an seine Provinzialvereine vom 5. November 1889 zurückzukommen, in welchem dasselbe seine Stellung zu den Provinzialvereinen und deren Aufgaben präzisiert. (Referent: Geheimer Sanitätsrat Dr. Brinkmann.) Es empfiehlt sich um so mehr, sich mit dem Inhalte dieses Schreibens, soweit derselbe nicht bereits im dritten Abschnitte (S. 99 ff.) Berücksichtigung gefunden hat, eingehend zu beschäftigen, als derselbe nicht nur für speziell preußische Verhältnisse, auf welche er sich allerdings in erster Reihe bezieht, Geltung hat, sondern vielmehr allgemeine Gesichtspunkte entwickelt, welche sich sämtliche deutsche Landesvereine zur Richtschnur bei ihrer Thätigkeit dienen lassen können und sollten.

Das Centralkomitee geht zunächst davon aus, daß es bereits im Frieden wissen müsse, in welcher Weise und mit welchen Mitteln es im Kriege zu helfen haben werde, um einen auf einigermaßen sicheren Voraussetzungen beruhenden Plan machen zu können. Es müsse kennen lernen: 1. die mutmaßlichen Leistungen (Leistungsfähigkeit) einer Provinz, und 2. die Anforderungen, die an dieselbe im Kriege gestellt werden müßten. Diese Kenntnis könne das Centralkomitee nur durch die Provinzialvereine erhalten, welche die einheitliche Instanz für die Vereine der Provinz bildeten, und berufen seien, bereits im Frieden in dieser Richtung eine selbständige Initiative zu ergreifen. Eine Hauptaufgabe für die Provinzialvereine werde daher darin bestehen: 1. den Einzelvereinen ein bestimmtes Arbeitsfeld zuzuweisen, was von der Centralstelle weder geschehen könne noch dürfe, und 2. bei

[1] Ein Verzeichnis sämtlicher Vereine Preußens findet sich in dem durch den Druck veröffentlichten Protokolle über die am 19. April 1890 stattgefundene Generalversammlung des Preußischen Vereins zur Pflege im Felde verwundeter und erkrankter Krieger (Berlin; Druck von J. F. Starke) S. 12 ff.

bestehenden Mißverhältnissen einen Ausgleich derselben herbeizuführen, soweit nötig unter Inanspruchnahme der Centralstelle.

Diese ausgleichende Thätigkeit der Centralstelle, welche bereits während des Friedens eintreten müsse, werde sich namentlich bei den Provinzialvereinen in den Provinzen bewähren, welche mit natürlichen Hilfsmitteln weniger reich ausgestattet seien. Hier erscheine es ganz besonders notwendig, bereits im Frieden die vorhandenen Mittel und Kräfte festzustellen und mit den mutmaßlichen Anforderungen zu vergleichen. Dies bilde eine unentbehrliche Voraussetzung für diese ausgleichende Thätigkeit der Centralstelle.

Was die Anweisung eines bestimmten Arbeitsfeldes anlangt, so wird zunächst die Thatsache festgestellt, daß viele kleinere Vereine den dringenden Wunsch ausgesprochen hätten, bestimmte, auf ihre spezielle Leistungsfähigkeit passende Direktiven zu erhalten. Es wird weiter darauf hingewiesen, daß eine der Hauptursachen, welche eine regere Friedensthätigkeit hindere, in der Besorgnis bestehe, im Frieden Leistungen zu versprechen und zu unternehmen, die im Kriege vielleicht gar nicht zu verwirklichen und durchzuführen sein würden (z. B. bindende Abmachungen mit Krankenhäusern, mit Genossenschaften für Krankenpflege, mit den Intendanturen behufs Übernahme bestimmter Dienstzweige in den Reservelazaretten), daß aber diese Besorgnis teilweise nicht gerechtfertigt erscheine, weil es sich in der Mehrzahl der Fälle nicht um bindende Abmachungen handle, sondern vielmehr nur um einen bestimmten, sorgfältig erwogenen und ausgearbeiteten Plan, um die durch gründliche Prüfung aller Hilfsmittel und Kräfte gewonnene und zum Ausdruck gebrachte Überzeugung, daß eine bestimmte Thätigkeit in der Sanitätskrankenpflege übernommen werden könne. Verträge, wie z. B. mit der Intendantur behufs Übernahme von Wirtschaftszweigen in den Reservelazaretten, könnten selbstverständlich nur unter der Voraussetzung genügender Mittel abgeschlossen werden; indes verlange der Staat ja solche Leistungen gar nicht ohne Entgelt, ebensowenig wie die Verpflegung von Kranken und Verwundeten in Vereinslazaretten. Der Staat wolle durch Inanspruchnahme der freiwilligen Krankenpflege nicht Geld, sondern Kräfte sparen (s. Sanitätsordnung § 213 Ziff. 2 und 4 und § 215 Ziff. 4).[1]

Indem daher das Centralkomitee davon ausgeht, daß die Thätigkeit der Provinzialvereine damit beginnen müsse, die Mittel und

---

[1] Vergl. die Ausführungen S. 9 in dem S. 134 angeführten Protokolle.

Kräfte, aber auch den Bedarf der einzelnen Vereine kennen zu lernen, betont es wiederholt, daß nur durch umsichtige Leitung und durch den engsten Anschluß an die staatlichen Organe einer Vergeudung der Mittel und Kräfte vorgebeugt werden könne, „mögen dieselben zur Zeit der Not auch noch so reichlich dargeboten werden", und daß nur auf diese Weise es gelingen werde, feste Ziele und Zwecke für die Friedensthätigkeit zu gewinnen.

Nur durch den Anschluß an die maßgebenden Behörden würden die Provinzialvereine über den mutmaßlichen Umfang der Anforderungen und Leistungen in genügend genauer Weise unterrichtet werden können.

In bezug auf die Vereinsthätigkeit im Bereiche der Besatzungsarmee stellt das Rundschreiben die erfreuliche Thatsache fest, daß in Preußen die Korpsintendanturen höheren Orts angewiesen worden seien, mit den betreffenden zuständigen Organen der freiwilligen Krankenpflege (den Provinzialdelegierten und den Provinzialvereinen) in Verhandlung zu treten. Die Korpsintendanturen seien allein in der Lage und berechtigt, Auskunft über Anlage von Reservelazaretten und Verbandstationen, sowie über die Notwendigkeit anderer Vorbereitungen für die Kranken- und Verwundetenpflege innerhalb der Provinz zu geben. Durch eine solche Mitwirkung der zuständigen Militärbehörde werde es dann möglich werden, Vereine an denjenigen Orten zu bilden, denen im Kriege bestimmte Aufgaben zufallen würden, welche ohne einen sorgfältig vorbereiteten und bis ins Einzelne ausgearbeiteten Plan nicht zu erfüllen seien, oder den an diesen besonders ausgewählten Orten bereits bestehenden Vereinen bestimmte Aufgaben zu stellen, bestimmte Leistungen von denselben zu verlangen, denselben bestimmte Weisungen über die Art und Weise ihrer Thätigkeit zugehen zu lassen, und endlich denselben die erforderlichen materiellen Unterstützungen planmäßig zu gewähren entweder aus eigenen Mitteln der Provinzialvereine oder durch Inanspruchnahme des Centralkomitees. So werde erreicht Arbeitsteilung und doch auch Konzentrierung durch Überwachung der Ausführung.

Die Provinzialvereine sind verpflichtet in bestimmten Terminen und unter Zugrundelegung eines gleichmäßigen Schemas dem Centralkomitee Nachweisungen über ihre Thätigkeit, deren Umfang und deren Erfolg, und namentlich auch über die Leistungsfähigkeit der ihnen unterstellten Zweigvereine einzureichen, eine Verpflichtung, welcher sämtliche Provinzialvereine thatsächlich nachkommen.

Der Provinzialverein in der Provinz Brandenburg (Vorsitzender: Oberpräsident, Staatsminister Dr. von Achenbach) hat für seine Zweigvereine (Kreis- und Lokalvereine) im Mai 1888 ein Musterstatut aufgestellt, welches vom Centralkomitee genehmigt worden ist.

Als Vertreter der Staatsregierung fungiert beim preußischen Centralkomitee der Kaiserliche Kommissar und Militärinspekteur, welcher die betreffenden Funktionen durch einen oder mehrere von ihm dem Kriegsministerium zu präsentierende und von diesem zu bestätigende Stellvertreter wahrnehmen zu lassen berechtigt ist (allerhöchste Ordre vom 22. September 1874 und Generalversammlungsbeschluß vom 30. April 1875). Als diese Stellvertreter fungieren gegenwärtig Vizeoberjägermeister Frh. von Heintze und Geheimer Regierungsrat Dr. Metzel.

Über die Entstehung und Geschichte des preußischen Vereins siehe Festrede des Geheimen Sanitätsrats Dr. Brinkmann bei der Feier des 25jährigen Stiftungstages des preußischen Landesvereins am 6. Februar 1889, in Sonderabdruck beim Centralkomitee erschienen.

Als Landesfrauenverein vom roten Kreuz besteht der „vaterländische Frauenverein". (Statut vom 1. Mai 1867, revidiert am 24. Mai 1869; Protektorin: Ihre Majestät die Kaiserin-Königin Auguste Victoria.) Ihre Kaiserliche und Königliche Majestät hat dieses Protektorat am 31. Januar 1890 mittelst folgenden allerhöchsten Handschreibens übernommen:

„Mit Einwilligung des Kaisers übernehme ich mit Freuden das Protektorat über den Vaterländischen Frauen-Verein, um das ich von Ihnen gebeten worden bin. Mit tief bewegtem Herzen trete ich an die Stelle der hohen Dahingeschiedenen, deren Werk der Verein war. Die Kaiserin Augusta hat ihn begründet und zu ihrer unbeschreiblichen Freude durch Ihr aller gemeinsames Bestreben ihn sich zu dieser Ausdehnung entwickeln sehen, zum Nutzen und Segen vieler Tausende. Möchte dies auch fernerhin der Fall sein, sowohl in Friedens- wie in Kriegszeiten. Der Segen, der aus dieser gemeinsamen Arbeit erwächst, wird der schönste Lohn für Ihre Arbeit, Aufopferung und Anstrengung sein."

Der vaterländische Frauenverein bildete sich am Friedens- und Dankfeste den 11. November 1866 aus den weiblichen Hilfsarbeitern des preußischen Landesvereins zur Pflege im Felde verwundeter und erkrankter Krieger. Das Statut bezeichnet als Zweck des Vereins in

Kriegszeiten: „die gesamte Fürsorge für die im Felde Verwundeten und Erkrankten, indem er alle dazu dienenden Einrichtungen fördert und unterstützt“. In Friedenszeiten war demselben, soweit die Zwecke des roten Kreuzes in Frage kommen, die Verwaltung der Depotbestände des preußischen Vereins zur Pflege im Felde verwundeter und erkrankter Krieger anvertraut. An Stelle dieser Obliegenheit ist die Verpflichtung zur Erhaltung und Vorbereitung von Mustersammlungen vorschriftsmäßiger Verbandmittel bei den Vereinen getreten. Außerdem erklärt sich derselbe für verpflichtet bei Förderung der Krankenpflege durch Ausbildung von Pflegerinnen, Herstellung neuer und Verbesserung bestehender Krankenhäuser und durch Mitwirkung bei der Vorbereitung von Reservelazaretten sich zu beteiligen.

Die Vereinsmitglieder sind teils ordentliche (mitarbeitende), teils außerordentliche (nur zahlende). Die obere Leitung der Vereinsangelegenheiten und die Vertretung nach außen erfolgt durch den Vorstand, welcher aus mindestens sechs weiblichen und sechs männlichen Mitgliedern besteht und seinen Sitz in Berlin hat.

Die Vorsitzende, die Stellvertreterin derselben, der Schriftführer, der Schatzmeister, ein weibliches und ein männliches Mitglied werden von Ihrer Majestät der Kaiserin und Königin, als Protektorin des Vereins, aus der Zahl der Vereinsmitglieder ernannt, die übrigen weiblichen und männlichen Mitglieder von der Generalversammlung (§ 11) durch Mehrheit der Stimmen mittels Stimmzettel aus den Vereinsmitgliedern gewählt.

Gegenwärtig besteht der Hauptvereinsvorstand aus 29 teils von Ihrer Majestät ernannten, teils gewählten Mitgliedern, 16 Damen und 13 Herren.

(Vorsitzende: Gräfin Charlotte v. Itzenplitz; stellvertretende Vorsitzende: Frau Stadtrat Noeldechen; Schriftführer: Geheimer Regierungsrat v. Roux; Schatzmeister: Bankier v. Krause.)

Durch Beschluß des Vorstandes vom 23. Januar 1882, welcher unterm 2. Februar desselben Jahres die Allerhöchste Bestätigung erhielt, wurde ein geschäftsführender Ausschuß dem Vorstande, bezw. dessen Vorsitzenden an die Seite gestellt. Der betr. Beschluß lautet:

„Zur Vorbereitung und Anregung alles Wichtigen, namentlich der die Verfassung, Organisation, Fortentwickelung und Thätigkeit des Hauptvereins, sowie seine Beziehungen zu dem Verbande der deutschen Frauenvereine des roten Kreuzes, zu anderen verwandten Vereinen, zu den

Staats- und Kommunalbehörden betreffenden Angelegenheit soll als dauernde Einrichtung ein geschäftsführender Ausschuß bestehen.

Derselbe wird gebildet aus männlichen Mitgliedern des Vorstandes und zwar:

a) aus einem von der Allerhöchsten Protektorin zu ernennenden Vorsitzenden (Staatsminister a. D. von Hofmann);[1]

b) aus dem Schriftführer des Vereins, welcher, sofern er nicht zum Vorsitzenden ernannt ist, die Stellvertretung des letzteren führt (Geh. Regierungsrat von Roux);

c) aus mindestens drei anderen Mitgliedern, und zwar:

1. dem Mitgliede, welches die Vertretung des vaterländischen Frauenvereins in dem ständigen Ausschusse des deutschen Frauenverbandes führt (siehe oben S. 128. — K. S. Geheimer Regierungsrat und Archivdirektor Dr. Hassel in Dresden);

2. dem Mitgliede, welches die Angelegenheiten, betreffend die Verbindung mit dem Centralkomitee des preußischen Männervereins bearbeitet (Geheimer Legationsrat Dr. Hepke) und

3. einem vom Vorstande gewählten Mitgliede (Regierungspräsident Graf Hue de Grais).

Der Verein umfaßt einschließlich der Reichslande und der Vereine auf außerpreußischem Gebiete 718 Einzelvereine (Verbands-, Bezirks-, Kreis- und Lokalvereine), unter denen sich 46 auf außerpreußischem Gebiete befinden (9 im Großherzogtum Oldenburg, 4 im Herzogtum Anhalt, 4 in den freien Städten, je einer in Gera, Bückeburg, Detmold,[2] Gotha, Ohrdruf, Mainz, Montreal in Canada, Montreux-Clarens, Nizza, 10 im Herzogtum Braunschweig und 10 in Elsaß-Lothringen.) Die in Braunschweig bestehenden Zweigvereine haben sich zu einem Landesverband für das Herzogtum Braunschweig konstituiert. Der sehr thätige und gutorganisierte Waldeck'sche Frauenverein zu Arolsen (4 Kreis- und 25 Ortsvereine; Präsidentin: Ihre Durchlaucht die Frau Fürstin) steht mit dem vaterländischen Frauenverein in Verbindung, ohne Zweigverein des letzteren zu sein. In Preußen sind die Vereine in sämtlichen Provinzen zu Provinzialverbänden zusammengetreten; die Einzelvereine verteilen sich nach den Provinzen folgendermaßen: Ostpreußen 108, Westpreußen

[1] An Stelle des verstorbenen Staatsministers Dr. Friedenthal.

[2] Der Frauenverein in Lippe-Detmold (Protektorin: Ihre Durchlaucht die Fürstin Sophie geb. Prinzeß von Baden) enthält 8 Lokalvereine. Einschließlich des Zweigvereins zu Detmold haben diese 9 Vereine 700 Mitglieder bei einer Einwohnerzahl von 127 000.

33, Brandenburg 55, Pommern 40, Posen 45, Schlesien 84, Sachsen 61, Schleswig-Holstein 21, Hannover 51, Westfalen 76, Hessen-Nassau 40, Rheinland 55 und Hohenzollernsche Lande 3. — Sämtliche Zweigvereine zählen 81 171 ordentliche und 14 338 außerordentliche Mitglieder, in Summa also 95 509. Der Berliner Verein besteht aus 444 Mitgliedern. Zum Beginne des Jahres 1890 besaß der vaterländische Frauenverein in seiner Gesamtheit einen Vermögensbestand von 4 838 341 M. 74 Pf. (Bestand der Hauptverwaltung des Hauptvereins: 333 248 M. 33 Pf; Bestand der Zweigvereine 2 159 617 M. 94 Pf., und Wert der den Zweigvereinen gehörenden Grundstücke, Anstalten, Inventarien und Einrichtungen etwa 2 091 169). —

Ein einheitliches Wirken der Männer- und Frauenvereine im Kriege war bereits bei der Gründung des vaterländischen Frauenvereins ins Auge gefaßt (Aufruf vom 11. November 1866, mitgeteilt im Handbuche der deutschen Frauenvereine Seite 3). Dementsprechend enthält § 2 des ersten Statutes die Bestimmung, daß der vaterländische Frauenverein in Kriegszeiten vollständig unter die Oberleitung des Pflegevereins treten solle. Auf Grund der im Kriege 1870/71 gemachten Erfahrungen wurde in der Generalversammlung vom 15. April 1871 zu § 2 ein Zusatz beschlossen, daß, ungeachtet der dem preußischen Pflegevereine in Kriegszeiten zustehenden Oberleitung über den vaterländischen Frauenverein, dieser doch seine eigene Organisation beibehalten solle.

Die in § 2 des Statutes festgesetzte Oberleitung des preußischen Pflegevereins in Kriegszeiten wurde durch diesen Beschluß in keiner Weise alteriert.

Unterm 25./27. Mai 1877 wurde weiter zwischen beiden Vereinen eine Übereinkunft[1] abgeschlossen, dahingehend, daß, um die Aufgaben, welche das Centralkomitee sowohl im Kriege als auch im Frieden in der vorbereitenden Thätigkeit für den Krieg in engster Gemeinschaft mit dem preußischen vaterländischen Frauenvereine zu lösen habe, in wirksamster Weise erfüllen zu können, sich der Vorstand des vaterländischen Frauenenvereins verpflichte, eins oder mehrere seiner Mitglieder zur statutenmäßigen Kooptation in das preußische Centralkomitee abzuordnen, während letzteres diesen Kooptierten Sitz und Stimme in seiner Mitte gewährt. Diese kooptierten Mitglieder haben im deutschen Central-

[1] Wortlaut abgedruckt im Jahresberichte des vaterländischen Frauenvereins vom 10. März 1890 Seite 231.

komitee die Interessen des vaterländischen Frauenvereins zu vertreten und das Centralkomitee über alle die vorbereitende Thätigkeit für den Krieg betreffenden Maßnahmen des vaterländischen Frauenvereins rechtzeitig und regelmäßig auf dem Laufenden zu erhalten, sowie den Wechselverkehr der beiderseitigen Vorstände zu befördern.

Zur Ergänzung dieser Übereinkunft sind im Jahre 1883 (Sitzungsprotokoll des Centralkomitees vom 30. März, des vaterländischen Frauenvereins vom 23. April 1883) folgende Vereinbarungen getroffen worden:

1. Die Protokolle über die Sitzungen des vaterländischen Frauenvereins und des preußischen, bezw. deutschen Centralkomitees werden gegenseitig ausgetauscht.

2. Sobald in dem Vorstande des vaterländischen Frauenvereins eine Frage zu Erörterung gelangen soll, welche statutengemäß auch die Wirksamkeit des preußischen Pflegevereins berührt, ist dem Centralkomitee davon Kenntnis zu geben, welches durch seine Vorstands- oder andere zu diesem Zwecke besonders zu ernennende Mitglieder an der Beratung der Frage mit vollem Stimmrecht teilnehmen kann.

Wird eine derartige, beide Körperschaften berührende Frage in einer derselben einer Kommission überwiesen, so soll die letztere aus Mitgliedern jeder der beiden Körperschaften in gleicher Zahl gebildet werden und unter der Leitung des Vorsitzenden des Centralkomitees zusammentreten.

3. Für außerordentliche Fälle bleiben gemeinschaftliche Plenarsitzungen des Vorstandes des vaterländischen Frauenvereins und des preußischen Centralkomitees vorbehalten. Sie müssen anberaumt werden, sobald die eine oder die andere Körperschaft dies verlangt und stehen unter der Leitung des ersten Vorsitzenden des Centralkomitees.

4. Die Bearbeitung der die vorbereitende Thätigkeit für den Krieg betreffenden Angelegenheiten, soweit sie nach den Statuten beider Vereine als gemeinsame Aufgabe betrachtet werden können, wird einer ständigen Kommission von fünf Mitgliedern überwiesen.

Endlich wird durch Verfügung des Vorstandes des vaterländischen Frauenvereins an die Provinzial-(Bezirks)-Verbände vom 14. Mai 1887 ausdrücklich anerkannt, daß zwar für die statutarischen Wohlthätigkeitsaufgaben des vaterländischen Frauenvereins der Hauptvorstand in Berlin wie bisher die Centralstelle bleibe, daß dagegen die dem roten Kreuz gewidmeten Leistungen der freiwilligen Krankenpflege ihren Mittelpunkt bei den Provinzial- und Bezirksverbänden finden sollen. Als Centralstelle für sie tritt das Centralkomitee des preußischen Vereins zur Pflege verwundeter und erkrankter Krieger in Berlin ein, welches mit dem Vorstande des vaterländischen Frauenvereins für diese Aufgaben eine gemeinsame Kommission gebildet hat.

Auch für die Anfertigung antiseptischer Verbandmittel und die Errichtung eines gemeinsamen Depots sind eine gemeinsame Thätigkeit und eine gemeinsame Kommission bei der Centralstelle ins Leben gerufen worden.

Sowohl das Centralkomitee des preußischen Landesvereins als der Vorstand des Frauenvereins gehen von der übereinstimmenden Ansicht aus, daß nur durch gemeinsame Arbeit der Männer- und Frauenvereine wahrhaft ersprießliche Leistungen auf dem Gebiete der freiwilligen Krankenpflege erzielt werden können. Beide Centralstellen haben ihrer Überzeugung dahin Ausdruck gegeben, daß eine solche Verbindung zu gemeinsamer Thätigkeit nicht nur in den Provinzial- und Bezirksverbänden, sondern auch in den größeren Zweigvereinen als die zunächst zu lösende Aufgabe erscheine. (Schreiben des Vorstandes des vaterländischen Frauenvereins vom 14. Mai 1887, Schreiben des Centralkomitees vom 18. Dezember 1887.)

In allerneuester Zeit ist seiten der Allerhöchsten Protektorin, Ihrer Majestät der Kaiserin und Königin Auguste Victoria den Frauenvereinen diese gemeinsame Arbeit durch eine im Allerhöchsten Auftrage an den Vorstand des vaterländischen Frauenvereines erlassene Verfügung vom 22. Juni 1890 aufs neue dringend anempfohlen worden, indem ihre Majestät die unbedingte Notwendigkeit, eine dauernde Verbindung zwischen den Männer- und Frauenvereinen überall da herbeizuführen, wo dieselben schon jetzt gleichzeitig bestehen, oder noch in Bildung begriffen sind, hervorhebt, und den Vorstand anweist, Anordnungen zu treffen, daß die Kenntnis der thatsächlichen Verhältnisse „auch unter seinen Provinzial-, Bezirks- und Zweigvereinen in gebührender Weise verbreitet werde und zur Anerkennung gelange." — Es heißt in dieser Verfügung:

„Die Übereinkunft des vaterländischen Frauenvereins und des preußischen Centralkomitees vom 25.—27. Mai 1877 enthält die Anerkennung des Grundsatzes, daß die Vereinsaufgabe sowohl im Kriege wie im Frieden nur in engster Gemeinschaft beider Körperschaften gelöst werden könne, und es ist infolge dessen deren gegenseitige Vertretung in den betreffenden Hauptvorständen angeordnet worden. Seitdem haben sich aber die Verhältnisse thatsächlich wesentlich verändert. Die damals nicht vorherzusehende, stets noch zunehmende Ausdehnung des vaterländischen Frauenvereins hat zur Bildung von Provinzial- und Bezirksverbänden geführt, und naturgemäß auf die Gesamtleitung eine dezentralisierende Wirkung ausgeübt. Es entspricht daher nur dem gesamten Entwickelungsgange des

Vereinswesens unter dem roten Kreuze, daß auch die in der genannten Übereinkunft getroffene Vereinbarung nach der jetzigen Lage der Verhältnisse ungenügend erscheinen muß. Eine Ergänzung derselben erweist sich aber um so notwendiger, als die Erfahrung zeigt, daß der Bestand desjenigen Teiles der Gesamtorganisation, welcher seine Vertretung durch die Männervereine findet, bei dem Mangel genügender Thätigkeit und bei nicht entsprechender Anlehnung an das lebensvollere Element der Frauenvereine gefährdet ist, während die Lösung der statutenmäßigen Kriegsaufgabe sowohl als die vorbereitende Thätigkeit für dieselbe das intakte Vorhandensein beider Vereinsorganisationen fordert. Es darf daher das Zusammenarbeiten der Männer- und Frauenvereine nicht bis zum Eintritte des Ernstfalles verschoben werden, sondern muß bereits bei den Friedensarbeiten eintreten, und zwar sollte dieses Verhältnis nicht lediglich bei den Central- und Provinzialleitungen, sondern vorzugsweise bei den in denselben Bezirken bestehenden Zweigvereinen zum Ausdruck gelangen."

Die allerhöchste Verfügung betont weiter, daß der Organisationsplan das Hauptgewicht auf die Thätigkeit der freiwilligen Krankenpflege im Inlande lege, und daß daher vorzugsweise gewisse Aufgaben der Vorbereitung gemeinsam zu lösen seien. Als derartige Aufgaben werden bezeichnet:

1. Die Gewinnung von Pflege-Personal;
2. die Beschaffung von Lazarett-Utensilien aller Art;
3. die eventuelle Übernahme einzelner Verwaltungszweige in den staatlichen Reservelazaretten;
4. die eventuelle Errichtung und Führung von Vereinslazaretten; und
5. die eventuelle Anlegung und der Betrieb von Verband- und Erfrischungs-Stationen,

wozu nach den Beschlüssen des Frankfurter Vereinstages noch zu treten habe: „Die Aufrechterhaltung von Vereinsdepots, namentlich die Errichtung von Musterdepots." —

Abschrift dieses allerhöchsten Schreibens ist unterm 24. Juni 1890 dem Centralkomitee der deutschen Vereine zugefertigt worden.

Der Vorstand des vaterländischen Frauenvereines hat infolge dessen unterm 31. Juli 1890 an die Vorstände der Provinzial- und Bezirksvereine, sowie derjenigen Zweigvereine, an deren Orten sich Zweigvereine des (Männer-)Vereins zur Pflege im Felde verwundeter und erkrankter Krieger befinden, entsprechende Verfügung erlassen, und es dabei als besonders zweckmäßig bezeichnet, daß bei Beratungen, welche sich auf Gegenstände der obenbezeichneten Art beziehen, zwei zu diesem Zwecke alljährlich zu wählende Mitglieder des am Orte befindlichen

Männervereins-Vorstandes zuzuziehen seien. Von den Männervereinen soll bei gleichartigen Beratungen in derselben Weise durch Zuziehung zweier Mitglieder des Frauenvereins-Vorstandes verfahren werden. Soweit aber eine derartige Frage einer Kommission überwiesen würde, werde es sich empfehlen, die letztere aus Mitgliedern beider Vorstände zusammenzusetzen. — Diese hochwichtige Verfügung schließt mit folgenden Worten:

„Die Männervereine haben dem Centralkomitee alljährlich eingehenden Bericht über diejenigen Leistungen der freiwilligen Kriegskrankenpflege zu erstatten, welche von ihnen und ihren Bezirken im Falle eines Krieges zu erwarten sind, bezw. welche in Vorbereitung für diesen Fall schon gegenwärtig ausgeführt sind.

In diese Berichte sind auch die Leistungen der Frauenvereine mit aufzunehmen.

Wir geben uns der Hoffnung hin, daß unsere Zweigvereins-Vorstände in Beratungen, wie sie vorstehend bezeichnet sind, eine jährlich erneute eingehende Prüfung anstellen werden, welche Hilfsmittel und Kräfte ihnen für die vorgedachten Aufgaben jetzt und voraussichtlich im Falle des Krieges zur Verfügung stehen, durch welche besondere Verwendung derselben sie die wirksamste und der Militärverwaltung erwünschteste Hilfe zu bringen erwarten dürfen und was zur Vorbereitung solcher Verwendung schon gegenwärtig geschehen kann. Nur wenn überall eine solche planmäßige Vorbereitung der Kriegsthätigkeit erfolgt, dürfen wir hoffen, daß unsere Vereinsgemeinschaft den gewaltigen Anforderungen gerecht werden kann, welche ein etwa ausbrechender Krieg schon in seinem ersten Beginne an die freiwillige Kriegskrankenpflege stellen würde.

Den geehrten Vorstand ersuchen wir ganz ergebenst, uns gefälligst in dem zu erstattenden Jahresbericht durch Vermerk in der dafür bestimmten Spalte mitteilen zu wollen, ob derselbe mit dem Männervereins-Vorstande eine Vereinbarung des obengedachten Inhalts getroffen hat."

Das Centralkomitee des preußischen Vereines hat den ihm unterstellten Männervereinen eine entsprechende Anregung zugehen lassen. Gleichzeitig ist von dem Centralkomitee der deutschen Vereine beschlossen worden, den deutschen Landesvereinen Abschrift des Schreibens vom 22. Juni zur Kenntnisnahme und Anbahnung von Schritten im Sinne der allerhöchsten Willensmeinung zugehen zu lassen.

Diese Bestrebungen haben auch bereits nicht zu unterschätzende Erfolge gehabt. So z. B. hatten die in der Provinz Hannover bestehenden beiderseitigen Provinzialverbände schon unter dem 16. Oktober 1887 eine Grundlage für ihre während der Dauer eines Krieges gemeinsam zu entfaltende Thätigkeit vereinbart. Zur näheren Ausführung der darin niedergelegten Grundsätze sind die genannten Verbände unter dem 19. Februar 1888 übereingekommen, daß die in jener Grundlage vorgesehene gemeinschaftliche Thätigkeit der Männer- und der Frauenzweigvereine vom roten Kreuz in der Provinz Hannover auch schon zur Vorbereitung der gemeinsamen Kriegsthätigkeit einzutreten habe, daß zur besseren Förderung dieser gemeinsamen Thätigkeit die beiden Provinzialvorstände je einen geschäftsführenden Ausschuß niederzusetzen haben und daß beide geschäftsführende Ausschüsse zu einem gemeinsamen Ausschuß zusammentreten sollen, welcher die in der Grundlage vom 16. Oktober 1881 vorgesehene Provinzialstelle der vereinigten Männer- und Frauenvereine vom roten Kreuz zu vertreten hat. Diese gemeinsame Organisation ist bereits bis zu den Lokalinstanzen durchgeführt, und wird gegenwärtig daran gearbeitet, um an den einzelnen Orten der Provinz derartige gemeinsame Organe des roten Kreuzes einzurichten. — Durch ein gemeinschaftliches Zirkular sind die Zweigvereine von diesem Übereinkommen in Kenntnis gesetzt.

Auch in Braunschweig besteht die Aussicht, eine solche Verbindung der Männer- und Frauenvereine in der Weise herzustellen, daß die Vorstände der beiderseitigen Vereinsverbände im Kriegsfalle sofort zu einem gemeinschaftlichen Vorstande zusammentreten, einen gemeinsamen Aufruf erlassen, eine gemeinschaftliche Kasse und ein gleiches Depot bilden. Man beabsichtigt, einen speziellen Mobilmachungsplan zu vereinbaren.

In den Provinzen Sachsen und Posen, Schlesien und Pommern gehen die Provinzialverbände beider Vereine Hand in Hand, und in Westfalen besteht nicht allein eine Verbindung der Provinzialvorstände, sondern auch der Zweigvereine in fast allen Kreisen der Provinz. In der Provinz Sachsen ist diese Verbindung vorzugsweise durch ein Referat des Stadtrats Dr. Huhn in Magdeburg: „über die Kriegsorganisation der vaterländischen Frauenvereine der Provinz Sachsen vom 10. Februar 1887“ gefördert worden. Der Bezirksverband zu Kassel hat einen Entwurf eines Mobilmachungsplanes für seine Zweigvereine festgestellt und an diese gesendet, und dabei besonders darauf aufmerksam gemacht, daß ein Zusammenwirken der bestehenden Männervereine vom roten Kreuz mit unseren Frauenvereinen dringend geboten sei, und die Zweigvereine deshalb in Verbindung mit den etwa dort bestehenden Männervereinen zu treten hätten. Möglichst sei auch darauf hinzuwirken, daß schon in Friedenszeiten mit den Männervereinen gemeinsam gearbeitet und die Kriegsthätigkeit vorbereitet werde. Die gemeinsam festgestellten Mobilmachungspläne würden hierfür die geeignetste Handhabe geben.

Für den Bezirksverband habe die Feststellung von Mobilmachungsplänen seiner sämtlichen Vereine den großen Vorteil, daß das später so notwendige Ineinandergreifen der Thätigkeit der Frauen- und Männervereine jetzt schon angebahnt und geordnet werden könne, und dadurch die gewöhnlich in der ersten, an und für sich schon so arbeitsvollen Zeit nach einer Mobilmachung eintretende und gerade da doppelt schwer empfundene Unsicherheit und Verwirrung beseitigt werde.

Bei der Wichtigkeit der Sache erscheint es angezeigt, den Wortlaut des Mobilisierungsplanes in der Anmerkung abzudrucken.[1] — In

[1] Der Mobilmachungsplan selbst lautet:

A. Mit dem Tage der Mobilmachung der gesamten Armee steht des Vereinshaus des vaterländischen Frauenvereins in Kassel mit allem Material als Lazarett zur Verfügung des preußischen, bezw. deutschen Centralkomitees vom roten Kreuz. Wird die Armee nur teilweise mobil gemacht, so sind die Verfügungen des Centralkomitees zu erwarten.

Die in dem Vereinshause befindlichen Kranken bleiben, soweit dies notwendig, bis zu ihrer Heilung in demselben.

Die Sektion II verwaltet bis auf weitere Anordnung in der bisherigen Weise das Krankenpflegeinstitut und bleiben in demselben außer der Oberin und deren Stellvertreterin mindestens vier Schwestern, bezw. Pflegeschülerinnen. Zur sofortigen Hilfeleistung in dieser Sektion haben sich eine Anzahl von Damen bereit erklärt. Außerdem steht die Hilfe eines Teiles der vierzig Damen, welche in dem Krankenpflegeinstitut in Handreichungen der Krankenpflege unterrichtet worden sind, zu erwarten. Die Verhandlungen wegen etwaiger Übernahme der Verwaltung durch Organe des Centralkomitees führt der Schriftführer der Sektion II.

Die übrigen Sektionen des Vereins verlassen alsbald das Haus. Die Sektionen III, IV, V, VI halten ihre Sitzungen in den Wohnungen ihrer Vorsteherinnen.

B. Zur Kriegsthätigkeit verbindet sich der vaterländische Frauenverein alsbald mit dem „hessischen Provinzialkomitee des preußischen Vereins zur Pflege im Felde verwundeter und erkrankter Krieger". Es wird ein „Männer- und Frauenkomitee vom roten Kreuz in Kassel" gebildet, welches alle für den Krieg irgendwo im Regierungsbezirk Kassel zu veranstaltende Hilfe unter dem roten Kreuz leitet.

Den Vorsitz in diesem Komitee führt der Vorsitzende des gedachten Männervereins. Der oder die erforderlichen Schriftführer, sowie der Schatzmeister werden alsbald bestellt. Außer dem Vorsitzenden gehören dem Komitee acht Mitglieder an, von denen vier der Männerverein, vier der vaterländische Frauenverein stellt. Das Komitee hat die Befugnis, im Bedürfnisfalle sich zu vergrößern und werden die weiteren Mitglieder in gleicher Weise von den beiden Vereinen gestellt.

Das Komitee richtet sofort die nötigen Räumlichkeiten in Kassel für seine Zwecke mit Büreaus, Annahme-, Lager-, Pack- und Arbeitsräumen ein.

Zur Hilfe im Büreau, sowie zum Packen, Versenden der Materialien wird alsbald geeignetes Personal, wenn nötig gegen Lohn, angestellt und müssen die nötigen Hilfskräfte ständig im Hause des vereinigten Komitees anwesend sein.

C. Das vereinigte Komitee bildet weiter Abteilungen, welche je nach Bedürfnis mit geeigneten Personen besetzt werden und innerhalb des Rahmens

Düsseldorf wird die so gebildete Vereinigung durch ein besonderes Organ vertreten, welches die Bezeichnung führt: „Vereinigtes Männer- und Frauenkomitee vom roten Kreuz in Düsseldorf“, und in welchem den Vorsitz der Vorsitzende des Männervereins führt; der Schriftführer gehört dem Frauenverein, der Schatzmeister dem Männerverein an.

Bezüglich einzelner Zweigvereine ist noch Folgendes hervorzuheben:

In Schleswig haben sich die Vorstände beider Kreisvereine

---

der Komiteebeschlüsse selbständig arbeiten. Vorläufig sind folgende Abteilungen zu bilden:

1. Erste Abteilung (für Anfertigung, Annahme, Sichtung, Packung und Versendung von Verbandmitteln, Apparaten, Arzneien, Desinfektionsmitteln).

Als Anfang und Modell des Kriegsdepots bringt der vaterländische Frauenverein sein eigenes, genau nach dem amtlichen „Nachweis von Verbandmitteln u. s. w.“ gearbeitetes Depot mit.

2. Zweite Abteilung (für Annahme, Aufbewahrung, Absendung von Lagerungs- und Bekleidungsgegenständen, Lazarettutensilien, Nahrungs- und Genußmitteln).

3. Dritte Abteilung (für Erfrischungsstationen auf dem Bahnhof Kassel oder einem der in der nächsten Umgebung liegenden Bahnhöfen bei Truppen- und Verwundetentransporten).

4. Vierte Abteilung (für Hilfe an Verwundete auf dem Bahnhof und in den Lazaretten).

5. Fünfte Abteilung (für Unterstützung hilfsbedürftiger Familien, deren Ernährer im Felde stehen).

D. Alle vaterländischen Frauenvereine im Regierungsbezirke Kassel (außer Kassel sind es 27) organisieren sich alsbald je nach ihren Verhältnissen in ähnlicher Weise. Jedenfalls stellen dieselben alsbald fest, wie sie im Kriegsfalle thätig sein können, und machen davon eingehende Mitteilung dem Bezirksverbande, welcher dann das weitere veranlassen und den einzelnen Vereinen angeben wird, an welche Stellen am zweckmäßigsten ihre Ablieferungen erfolgen und wie sie am erfolgreichsten nützen können.

Sämtliche Zweigvereine werden sich hierbei möglichst an die in ihrem Bezirke bestehenden Männervereine anschließen und gemeinsam mit denselben vorgehen, auch schon im Frieden alsbald mit diesen die nötigen Maßnahmen für den Kriegsfall vereinbaren.

Wo solche Männervereine nicht vorhanden sind, treffen die Frauenvereine ihre Maßregeln möglichst im Einverständnis mit den Herren Landräten und Bürgermeistern.

An Orten, wo noch keine Vereine bestehen, aber das Bedürfnis herrscht, sich ebenfalls praktisch zu bethätigen, wird das vereinigte Komitee gleichfalls die Thätigkeit organisieren.

Bei allen Abteilungen sind die ins Auge gefaßten Personen namentlich aufgeführt! —

vereinigt, um für die Errichtung eines Vereinslazarettes zu wirken. In Wiesbaden sind beide Vereine behufs gründlicher Ausbildung von Krankenpflegern zusammengetreten, in Frankfurt a. M. erstreckt sich die Vereinigung auf die Mitverwaltung des Krankenpflegerinneninstituts des Männervereins, in Köln hat der dortige Zweigverein beschlossen, sich an den daselbst gebildeten festen Verbänden für Krankenkolonnen thätig zu beteiligen, und in Ballenstädt wollen die vereinigten Vereine im Kriegsfalle ein gemeinsames Lazarett errichten.

Endlich hat der vaterländische Frauenverein zu Breslau, welcher eine mit Krankenhaus verbundene Anstalt zur Ausbildung und Beschäftigung von Krankenpflegerinnen (Ende 1888 11 ausgebildete Schwestern) in Breslau gegründet hat, sich dem Provinzialvereine gegenüber für den Kriegsfall bereit erklärt:

1. das Krankenhaus als Vereinslazarett zu überlassen, in einem anderen Hause ein Hilfslazarett für 25 Betten zur Verfügung zu stellen und im Garten des Krankenhauses ein Barackenlazarett zu errichten;

2. Schwestern zur Krankenpflege zur Verfügung zu stellen, insoweit sie nicht für die Anstaltpflege verwendet werden, und

3. Verbandmaterial nach vorschriftsmäßigem Muster zu liefern.

Aus dem bisher Ausgeführten ergiebt sich, daß die organische Verbindung der Männer- und Frauenvereine, namentlich in der Lokalinstanz, noch nicht völlig zur Durchführung gelangt ist, daß aber diese Durchführung binnen längerer oder kürzerer Frist erwartet werden darf. Im Prinzip ist dieselbe allseitig als unabänderlich notwendig anerkannt. So sagt das Centralkomitee in in seinem oft erwähnten Rundschreiben vom 5. November 1889:

„Es ist zu hoffen, daß die zustande gekommenen Übereinkünfte der Männervereine mit den Frauenvereinen über gemeinsames Wirken im Ernstfalle auch an allen Orten, wo beide Vereine in Zweigvereinen vertreten sind, zustande kommen wird.“[1]

Der letzte Jahresbericht (erstattet am 10. März 1890, hebt hervor, daß die Mehrzahl der Zweigvereine sich mit Eifer der vorbereitenden Arbeit für die Kriegsthätigkeit gewidmet haben. Es wird hierauf im fünften und sechsten Abschnitte bei den einzelnen Punkten zurückzukommen sein. Hier sei nur noch hervorgehoben, daß die oben Seite 142 bereits angezogene, im allerhöchsten Auftrage erlassene Verfügung vom 22. Juni 1890 unter ausdrücklichem Hinweis auf die Bestimmung in

---

[1] Vgl. auch Anlage IV.

§ 1 des Organisationsplanes, „daß nur diejenigen Vereine vom roten Kreuze, welche sich schon im Frieden innerhalb des Deutschen Reiches dem Zwecke der Krankenpflege widmen," berechtigt seien, den Kriegssanitätsdienst zu unterstützen, es als dringend angezeigt bezeichnet, eine Prüfung der Thätigkeit der einzelnen Zweigvereine in bezug darauf eintreten zu lassen, inwieweit dieselben den Bestimmungen in § 2 und 3 b der Statuten des vaterländischen Frauenvereins (Vorbereitung für die Kriegsthätigkeit und Förderung der Krankenpflege durch Ausbildung von Pflegerinnen, Herstellung neuer und Verbesserung bestehender Krankenhäuser, und durch Mitwirkung bei der Vorbereitung von Reservelazaretten) je nach Umfang und lokalen Verhältnissen zu genügen sich bestrebten. Die Befürchtung erscheine nicht ganz unbegründet, daß in manchen Vereinen die in erster Linie zu verfolgenden Bestrebungen der Krankenpflege allmählich zu sehr in den Hintergrund getreten seien oder zu treten drohten.[1]

Der Verein hat im Jahre 1889 638 Pflegerinnen (247 weltliche und 364 geistliche) beschäftigt; er besitzt 73 Krankenhäuser, welche mehrfach auch zur Ausbildung von Krankenpflegerinnen eingerichtet sind, 9 Krankenpflegerinneninstitute (Bremen, Hamburg, Braunschweig, Breslau — Augusta-Asyl —, Kiel, Hannover — Clementinenhaus —, Kassel, Wiesbaden und Elberfeld). — 201 Zweigvereine haben sich zur Unterhaltung einer Mustersammlung von Lazarett- und Verbandgegenständen, und 415 zu Leistungen im Kriegsfalle durch Einrichtung und Unterhaltung von Hilfslazaretten, Erfrischungsstationen, Gestellung von Krankenpflegepersonal und Lieferung von Lazarett- und Verbandgegenständen ausdrücklich bereit erklärt.

Mit dem seit 1883 in Berlin bestehenden Tabeavereine für öffentliche Armen- und Krankenpflege und mit dem Frauenverein für Krankenpflege in den Kolonieen hat der vaterländische Frauenverein über deren Anschluß als Hilfsverein des letzteren im Sinne des § 14 Abs. 2 der Statuten und in bezug auf die Ausbildung und Gestellung von Krankenpflegerinnen im Kriegsfalle besondere Verträge abgeschlossen. (Vgl. die Ausführungen im fünften Abschnitte unter II. A a.)

b) In Bayern.

Im Königreich Bayern besteht der bayerische Landeshilfsverein zur Pflege und Unterstützung im Felde verwundeter und er-

[1] Vergl. die Ausführungen im dritten Abschnitte unter II (bes. S. 88) und III.

krankter Krieger (Männerverein), welcher zugleich Organ der Kaiser-Wilhelmstiftung für deutsche Invaliden und ebenso das staatlich anerkannte Organ der freiwilligen Hilfsthätigkeit ist. Als Verein zur Pflege und Unterstützung im Felde verwundeter und erkrankter Krieger hat er die Grundzüge seiner Organisation und die Umgrenzung des Wirkungskreises der freiwilligen Hilfe in den „Grundbestimmungen für die freiwillige Hilfsthätigkeit des Königreichs Bayern im Kriege" niedergelegt. An der Spitze des Vereins steht ein Centralkomitee (Vorsitzender: Königlicher Obersthofmeister Graf zu Castell; Stellvertreter: erbl. Reichsrat Graf Karl Drechsel) und ein Centralausschuß, in welchem die acht Kreisausschüsse (Oberbayern, Niederbayern, Pfalz, Oberpfalz und Regensburg, Oberfranken, Mittelfranken, Unterfranken und Aschaffenburg, Schwaben und Neuburg) vertreten sind. Die einzelnen Zweigvereine sind unter sich zu Kreisvereinen verbunden, an deren Spitze Kreisausschüsse stehen. Über die Vereinsleistungen siehe die Ausführungen im fünften und sechsten Abschnitte. Der Verein besitzt ein Vermögen von über 180 000 Mark.

Die Organisation des von einem Centralkomitee geleiteten Frauenvereins, dem durch Ministerialentschließung vom 12. Februar 1875 Korporationsrechte verliehen worden sind, gliedert sich in Centralausschuß, 8 Kreisausschüsse und 243 Zweigvereine mit 25 872 Mitgliedern. Dieser Frauenverein hat sich nahezu gleichzeitig mit dem bereits bestehenden „bayerischen Verein zur Pflege und Unterstützung im Felde verwundeter und erkrankter Krieger" gebildet, und zwar nach § 1 der im Jahre 1878 revidierten Satzungen „im Anschluß" an letzteren, mit der ausdrücklich ausgesprochenen Aufgabe, „die Zwecke des genannten Vereins, insoweit dieselben zunächst in das Gebiet der weiblichen Thätigkeit einschlagen, nach Kräften zu unterstützen". Der Centralausschuß des Frauenvereins hat mit dem bayerischen Männerverein fortwährend in Beziehung zu bleiben und im Einvernehmen mit ihm zu handeln. Es hat daher nicht nur in Kriegszeiten, sondern auch schon während der Friedensthätigkeit für alle Vorarbeiten und Beratungen gemeinsamer Fragen ein Delegierter des Frauenvereins (in der Regel der erste Schriftführer, bezw. Generalsekretär, z. Zt. Oberst Kriebel in München) in dem Centralkomitee des bayerischen Landesvereins Sitz und Stimme erhalten. Hierdurch ist erreicht worden, daß, obwohl beide Vereine ganz selbständige Statuten und Vermögensverwaltungen haben, dieselben zu gemeinsamen Kriegshilfeleistungen verbunden bleiben und jederzeit bereit sind, wohlvorbereitet in diese Kriegsthätigkeit einzutreten.

Über die Aufgaben des Vereins enthält der § 2 der revidierten Satzungen folgende Bestimmungen:

A. In Friedenszeiten.

a) Die Ausmittelung und Ausbildung geeigneter Krankenwärterinnen zur Pflege im Felde verwundeter und erkrankter Krieger;

b) die Unterstützung von Invaliden, sowie der Hinterbliebenen der im Felde gefallenen Krieger;

c) die Aufbewahrung und gute Erhaltung der vorhandenen Vorräte an Verbandzeug, Lagerungsgegenstände, Weißzeug u. s. w., sowie nach Umständen auch die Vermehrung und Ergänzung dieser Vorräte;

d) die Sammlung von Geldmitteln zur Erfüllung der oben (unter a bis c) aufgeführten Zwecke;

e) ein hilfreiches Eingreifen in Fällen eines besonderen Notstandes, sowie unbeschadet der Hauptaufgabe in Kriegszeiten jede gemeinnützige Thätigkeit.

B. In Kriegszeiten.

a) Die Sammlung von Verbandzeug, Lagerungsgegenständen, Weißzeug u. s. w. in möglichst ausgedehntem Maße, sowie die Leistung der zu deren Herstellung erforderlichen Handarbeiten;

b) die Anschaffung von Nahrungs- und Labungsmitteln für die verwundeten und erkrankten Krieger;

c) die Stellung geeigneter Pflegerinnen;

d) die Sammlung von Geldmitteln zur Erreichung der vorstehenden Zwecke;

e) die Übernahme der durch die Grundbestimmungen für die freiwillige Hilfsthätigkeit im Kriege nahmhaft gemachten Dienstleistungen der Frauenvereine.

Die Vereinsmitglieder scheiden sich in *ordentliche* und *außerordentliche*. Erstere haben, abgesehen von der Zahlung ihres Mitgliederbeitrages, sich zu verpflichten, „bei der Erfüllung der Aufgaben des Vereins *mitzuwirken*“. Die *außerordentlichen* Mitglieder beschränken sich auf die Zahlung eines regelmäßigen Geldbeitrages im Mindestbetrage von 2 Mark. Diese außerordentliche Mitgliedschaft kann aber auch erworben werden durch Mitwirkung zu den Vereinszwecken, namentlich durch Führung von Büreau- und Kassengeschäften und Erteilung von ärztlichen Ratschlägen.

Dem *Centralausschuß* steht die oberste Leitung der gesamten

Vereinsthätigkeit zu. Bei Lebzeiten der Allerhöchsten Protektorin des Vereins, der hochseligen Königin Mutter, wurden die Mitglieder des Ausschusses von Allerhöchstderselben ernannt. Gegenwärtig hat bezüglich der Hälfte der Mitglieder alle drei Jahre eine Neuwahl stattzufinden. Ein Kreisausschuß hat sich zu bilden in derjenigen Stadt eines jeden Kreises, die nach der letzten Volkszählung die größte Civilbevölkerung hatte. Derselbe fungiert zugleich als Ausschuß für den Zweigverein des Ortes. Er besteht aus mindestens sechs in der betreffenden Stadt wohnenden ordentlichen Mitgliedern, deren Hälfte von den Mitgliedern des betreffenden Lokalvereins gewählt wird. Die Wahl der anderen Hälfte geschieht durch Delegierte der Zweigvereine.

Die Kreisausschüsse haben die Obliegenheit, die Aufgabe des Vereins nach allen Richtungen zu fördern, auf die Zweigvereine anregend zu wirken, in den zur Entscheidung durch den Centralausschuß gehörigen Gegenständen die entsprechenden Anträge oder Gutachten zu erstatten, das Beitragsdrittel von den Zweigvereinen zu erheben und an den Centralausschuß abzuliefern. Zugleich haben sie alljährlich und zwar längstens bis zum 15. Februar an den Centralausschuß ihre Jahresberichte zu erstatten, denen die Berichte der einzelnen Zweigvereine entweder im Original beizulegen oder auszugsweise einzuverleiben sind. Die Jahresberichte sollen ein möglichst vollständiges Bild von der Vereinsthätigkeit des betreffenden Kreises entwerfen, über die gemachten Erfahrungen, sowie etwaige besondere Vorkommnisse berichten, und können hiermit auch die etwa nötig erscheinenden Anträge und Vorschläge verbunden werden.

Zweigvereine bilden sich in der Regel am Sitze eines jeden Bezirksamtes, außerdem je nach Wunsch und Bedürfnis auch an anderen Orten. Zur Errichtung eines solchen sind mindestens fünf ordentliche Mitglieder erforderlich.

Jeder Zweigverein wählt zur Leitung der Geschäfte einen aus mindestens vier ordentlichen Mitgliedern bestehenden Ausschuß, wovon je nach drei Jahren die Hälfte auszutreten hat, jedoch wieder wählbar ist. Die Zweigvereine und speziell deren Ausschüsse haben die Pflicht, zur Erfüllung der in § 2 dieser Satzungen aufgezählten Vereinszwecke nach Kräften beizutragen, sich mit dem Central- und dem betreffenden Kreisausschusse im geeigneten Einvernehmen zu erhalten und die von demselben ergehenden Weisungen zu befolgen. Bei dem Ausbruche eines Krieges oder bei sehr drohender Kriegsgefahr wenden die Zweigvereine alle ihnen zur Verfügung stehenden Mittel den oben unter § 2 B aufgeführten Zwecken zu, veranstalten regelmäßige Versammlungen der Mitglieder zur Leistung der nötigen Handarbeiten, sorgen für möglichst umfassende Vorräte an Hospitalbedürfnissen jeder Art, und trachten zu diesem Behufe namentlich auch ihre Hilfsquellen zu erweitern, indem sie zu ordentlichen und außerordentlichen Beiträgen an Geld und Materialien jeder Art auffordern.

Das Gesamtvermögen der Zweigvereine, der Kreisausschüsse und des Centralausschusses betrug Ende 1888 einschließlich Immobilien und des Pensionsfonds der Schwestern 623 900 Mark. — Über die Ausbildung der Pflegerinnen — Schwestern vom roten Kreuz — vergleiche die Ausführungen im fünften Abschnitte unter II. A a. In 14 Krankenhäusern sind Vereinsschwestern stationiert. — Der Bau eines Krankenhauses und Asyls für die Pflegerinnen ist geplant, die Ausführung ist jedoch vertagt, bis die Beschaffung des erforderlichen Geldes gesichert erscheint. Der notwendige Grund und Boden ist bereits erworben. Über Bereitstellung des Materials, Ausrüstung der Depots, der Sanitätszüge und der Krankentransportwagen, sowie über Einrichtung der Vereinsspitäler siehe im sechsten Abschnitte.

Nachdem bereits die im Jahre 1873 vom Königlichen Ministerium des Krieges bestätigten Grundbestimmungen für die freiwillige Hilfe im Kriege den bayerischen Verein zur Pflege im Felde verwundeter und erkrankter Krieger als das für Bayern allein berechtigte Organ der freiwilligen Hilfe anerkannt und gleichzeitig die Bestimmung getroffen hatten, daß alle gleichen Zwecken gewidmeten Vereine, um mit der in kriegerischer Aktion befindlichen Armee in Verbindung treten zu können, dem bayerischen Landeshilfsvereine sich anzuschließen oder ihre Thätigkeit durch denselben vermitteln zu lassen verpflichtet seien, wurde durch die im Jahre 1879 erlassene Kriegssanitätsordnung das „bayerische Landeskomitee“ geschaffen, in dem sich sämtliche Organe vereinigten, welche sich zeither mit der freiwilligen Krankenpflege befaßt hatten und als Centralstelle anerkannt waren (§ 5 des bayerischen Organisationsplanes). Diese Organe sind:

1. der Landeshilfsverein;
2. der Königl. Hausritterorden des heiligen Georgs;
3. der Verein der Ritter der Ballei Brandenburg des Johanniterordens in Bayern, und
4. der mit dem Landesverein bereits organisch verbundene Frauenverein.

Die Selbständigkeit dieser Vereine und Orden für Regelung ihrer auf die Hilfsthätigkeit im Kriege bezüglichen inneren Angelegenheiten wird durch die Unterstellung unter das Landeskomitee nicht berührt.

Anordnungen und Requisitionen des Landeskomitees ergehen an die geschäftsleitenden Stellen dieser Vereine, bezw. der Orden, d. i. an das Centralkomitee des bayerischen Landeshilfsvereins, bezw. des Frauenvereins an das Großkanzleramt des St. Georgi-Ritterordens und an den Schatzmeister des Vereines der Ritter der Ballei Brandenburg des Johanniterordens in Bayern, soweit nicht für einzelne Fälle direktes Benehmen der Organe des Landeskomitees mit den Vereinsorganen (Kreisausschüssen, Zweigvereinen) vorgesehen ist.

Das Landeskomitee untersteht hinsichtlich der Regelung seiner Beziehungen zur Feldarmee der Leitung des Kaiserlichen Kommissars, die Regelung seiner Beziehungen zur Besatzungsarmee erfolgt nach Direktiven des Kriegsministeriums.

Über die Zusammensetzung des Landeskomitees siehe oben unter I. S. 107.

Auf diese Weise wird die gesamte freiwillige Hilfe zu einem Ganzen zusammengefaßt, ohne die korporative Selbständigkeit der einzelnen vertragschließenden Teile zu berühren. Die Beziehungen der Vereine zu den großen deutschen Körperschaften, also speziell des Landeshilfsvereins zum deutschen Centralkomitee, des Frauenvereins zum Frauenverbande und dem ständigen Ausschusse, sind hierdurch in keiner Weise verändert worden, da die Thätigkeit des Landeskomitees nur darauf gerichtet ist, im Rahmen des Gebietes der bayerischen Hilfsthätigkeit im Kriege die Konkurrenz fern zu halten. Das Landeskomitee bildet ein geschäftsleitendes Büreau (erster und zweiter Vorsitzender, erster und zweiter Schriftführer), und zwar hat der eine der ersteren beiden übereingekommenen Teile (Landesverein und Georgsritterorden; der Frauenverein nicht) den ersten Vorsitzenden und den zweiten Schriftführer, der andere den zweiten Vorsitzenden und ersten Schriftführer zu ernennen. Im Kriege liegt dem Landeskomitee die Leitung der freiwilligen Krankenpflege im Königreiche ob. Nach § 1 der im Jahre 1882 erlassenen, vom Königl. bayerischen Staatsministerium genehmigten „Neuen Grundbestimmungen für die freiwillige Hilfsthätigkeit des Königreichs Bayern im Kriege" hat das Landeskomitee, sobald der Mobilmachungsbefehl ergangen ist, sofort zusammenzutreten, um mit thunlichster Beschleunigung alle erforderlichen Vorkehrungen zu treffen. Im Frieden erläßt das Landeskomittee die nötigen reglementären Bestimmungen für den Kriegsfall und trifft durch Vermittelung der in ihm vereinigten Korporationen alle für denselben notwendigen Vorbereitungen. Wie oben Seite 107 bereits ausgeführt, hat das Landeskomitee zum Teil dieselbe Aufgabe zu lösen, welche in den anderen deutschen Ländern dem Kaiserlichen Kommissar u. s. w. zufällt, daher auch alle Beziehungen bayerischer Vereine u. s. w. zum Kaiserlichen Kommissar und dessen Organe zu vermitteln (§ 207 Ziff. 1 Abs. 2 und Ziff. 2 der Kriegssanitätsordnung für Bayern, § 5 Ziff. 3 des bayerischen Organisationsplanes).

Der Landeshilfsverein, bezw. das Landeskomitee haben im Einvernehmen mit dem bayerischen Kriegsministerium und dem Kaiserlichen Kommissar die organisatorische Durchführung des Mobilmachungsplanes, bezw. Bereitstellungsvorarbeit insoweit vollendet, daß für das Jahr 1889 zum ersten Male (vom 1. Juni bis 1. April 1889 geltend) die Bereitstellung gesichert vorbereitet bestand. Alljährlich werden nunmehr diese Bereitstellungsbestimmungen vom Landeskomitee auf Grund der vom Königlichen Kriegsministerium erlassenen Bestimmungen für den 1. April auf je ein Jahr mit den nötigen Ausführungsmaßnahmen erneut aufgestellt. Von den vier obengenannten Korporationen werden zu diesem Zwecke dem Landeskomitee alljährlich Berichte erstattet.

c) Königreich Sachsen.

Hier wurde im Jahre 1866 ein „internationaler Verein zur Pflege im Kriege verwundeter und erkrankter Soldaten für das Königreich Sachsen“ ins Leben gerufen. Die Vereinsstatuten erhielten mittels Dekretes vom 7. Juni 1866 die Bestätigung der Königlichen Regierung. Später wurde der Name umgewandelt in „Landesverein zur Pflege verwundeter und erkrankter Krieger“. Da jedoch die aus dem Jahre 1866 stammenden Statuten den thatsächlichen Verhältnissen und namentlich den inzwischen in Geltung getretenen staatlichen Verordnungen nicht mehr entsprachen, wurden „Neue Satzungen des Landvereins zur Pflege verwundeter und erkrankter Krieger im Königreich Sachsen“ ausgearbeitet und in der Generalversammlung vom 16. November 1888 angenommen. Dieselben erhielten unterm 12. März 1889 die erforderliche Genehmigung des Königlichen Ministeriums des Innern. Der Verein ist in das Genossenschaftsregister eingetragen.

Derselbe hat folgende satzungsgemäße Zwecke:

1. In Kriegszeiten: a) mitzuwirken an der Erfüllung der Zwecke

der freiwilligen Krankenpflege in ihrem vollen Umfange, namentlich also an der den deutschen Vereinen vom roten Kreuz und den mit ihnen verbündeten deutschen Landesvereinen obliegenden und zustehenden Unterstützung des Kriegssanitätsdienstes, nach Maßgabe der in der Kriegssanitätsordnung vom 10. Januar 1878, in Abschnitt J. der Felddienstordnung vom 23. Mai 1887, in der Kriegsetappenordnung vom 3. September 1887 und in Anlage II zu § 6 derselben (Organisationsplan der freiwilligen Krankenpflege im Kriege) enthaltenen Vorschriften, bezw. der an deren Stelle tretenden oder sonst noch zu erlassenden staatlichen Anordnungen und Bestimmungen, sowie innerhalb der durch allerhöchste Verordnung (§ 1 Nr. 1 und 4 der Anlage II zu § 6 der Kriegsetappenordnung) und durch Vertrag vom 26. April 1869, bezw. die etwa an deren Stelle tretende zukünftige Übereinkunft, festgesetzten Gesamtorganisation der deutschen Landesvereine vom roten Kreuz.

b) In Kriegen, bei welchen Deutschland (bezw. Sachsen) als kriegführende Macht nicht beteiligt ist, den Verwundeten und Kranken der kriegführenden Heere nach Maßgabe der einschlagenden Bestimmungen der Genfer Konvention und der Beschlüsse der Genfer Konferenz vom 26. Oktober 1863 Hilfe durch Entsendung von Material und freiwilligem Personal zu bringen (sog. internationale Hilfeleistung der Neutralen).

Den Angehörigen des Heeres sind die Mitglieder der freiwilligen Krankenpflege, bezw. die im Dienste derselben verwendeten Personen gleich zu achten.

2. In Friedenszeiten hat der Verein die Pflicht, bezw. soweit Punkt c in Frage kommt, die Berechtigung a) seine weitere Fürsorge allen denen angedeihen zu lassen, welche noch an ihren im Kriege erhaltenen Wunden und an Krankheiten, welche sie sich im Kriege zugezogen haben, oder an deren Folgen leiden oder an Krankheiten, welche mit einer im Feldzuge erhaltenen Wunde oder einer während desselben erlittenen Krankheit in ursachlichem Zusammenhange stehen;

b) jede Thätigkeit zu fördern und aufzunehmen, welche die Vorbereitung für die Kriegsthätigkeit bezweckt, und

c) nach Maßgabe der vorhandenen Mittel bei Unglücksfällen und allgemeinen Notständen helfend einzutreten.

Der Verein ist ein Männerverein. Die Mitglieder sind a) entweder aktive, d. h. solche, welche sich außer zur Zahlung des jährlichen Mitgliederbeitrages zur persönlichen Dienstleistung im gegebenen Falle bereit erklären, oder b) nicht aktive, d. h. nur zahlende (solche, welche sich lediglich zur Zahlung eines jährlichen Beitrages verpflichten.

Nur aktive Mitglieder sind zu ständigen Mitgliedern des Direktoriums wählbar. Der Verein umfaßt als Landesverein im Sinne des § 1 Abs. 1 des Organisationsplanes der freiwilligen Krankenpflege das gesamte Gebiet des Königreichs Sachsen. Die Bildung von Zweigvereinen (Bezirks- oder Ortsverein) geschieht durch den Landesverein, welcher über die Ausführung dieser Vereinsgliederung besondere Bestimmungen erlassen hat. Jedes Mitglied eines Zweigvereins ist gleichzeitig Mitglied des Landesvereins.

Die Bestimmungen über Bildung von Zweigvereinen vom 29 November 1889 gestatten, daß die Mitglieder des Landesvereins für einzelne Orte (Ortsvereine) oder größere Bezirke (Bezirksvereine) zu Zweigvereinen zusammentreten. Erforderlichen Falls kann die Bildung eines Zweigsvereins vom Direktorium des Landesvereins angeordnet werden. Zur Bildung eines Zweigvereins ist die Genehmigung des Landesvereinsdirektoriums erforderlich. Die Zweigvereine konstituieren sich selbst. Es liegt ihnen die Aufgabe ob:

a) die Zwecke des Landesvereins (§ 2 der neuen Satzungen) nach Kräften und mit Benutzung örtlicher Gelegenheit zu fördern, überhaupt aber die Teilnahme für das gemeinsame Werk zu beleben;

b) in Zeiten der Vorbereitung dahin zielende besondere Aufträge des Direktoriums vom Landesverein auszuführen oder zu überwachen;

c) in Zeiten des Krieges oder besonderer Notstände die Ausführung und Leitung von örtlichen Veranstaltungen zu übernehmen.

Sämtliche Wahlen bedürfen der Genehmigung des Landesvereinsdirektoriums.

Die Zweigvereine haben die Beiträge von den in ihren Bezirken aufhältlichen Mitgliedern des Landesvereins einzuziehen und an den Schatzmeister (§ 12 der neuen Satzungen) einzusenden, jedoch abzüglich des sechsten Teiles, welcher in ihre Kasse zur Bestreitung der Kosten der Geschäftsleitung fließt. Gelingt es ihnen durch besondere Veranstaltungen außerordentliche Mittel zu beschaffen, zumal für die ihnen zugefallenen besonderen Arbeiten, so haben sie darüber selbständig zu verfügen, jedoch über die Verwendung dem Direktorium des Landesvereins Rechnung abzulegen.

Vertreter der Zweigvereine werden jährlich einmal vom Direktorium des Landesvereins zu einer Beratung zusammengerufen.

Zu diesen Beratungen haben die Zweigvereine je einen Delegierten zu entsenden.

Die Zweigvereine sind gehalten, über ihre gesamte Thätigkeit jährliche Geschäftsberichte bei dem Direktorium und zwar spätestens bis Ende Januar unter gleichzeitiger besonderer Rechnungsablage über sämtliche Einnahmen und Ausgaben einzureichen.

Im übrigen hat jeder Zweigverein seine Verhältnisse durch eigene Satzungen zu regeln.

Dieselben sind dem Direktorium des Landesvereins einzureichen und von dem letzteren zu genehmigen.

Die Genehmigung ist den Zweigvereinssatzungen zu versagen, wenn und insoweit dieselben mit den Satzungen des Landesvereins und mit den gegenwärtigen Bestimmungen nicht im Einklang stehen.

Der Leipziger internationale Verein zur Pflege im Felde verwundeter und erkrankter Krieger bleibt von den obigen Bestimmungen unberührt und ausgenommen.

Für die Stadt Leipzig besteht seit längerer Zeit bereits ein „internationaler Verein zur Pflege verwundeter und erkrankter Krieger“, welcher laut ausdrücklicher Vereinbarung zwar eine selbständigere Stellung einnimmt, jedoch ebenfalls einen integrierenden Teil des Landesvereins bildet, und in dessen Direktorium durch ein delegiertes Vorstandsmitglied (Universitätsrichter Hofrat Heßler) vertreten ist. Der Leipziger Verein hat gegenwärtig 244 Mitglieder, und ist dessen Vorstand aus acht Personen zusammengesetzt (Vorsitzender: Großkaufmann Wilhelm Lücke). Das Vereinsvermögen beträgt 19507 Mark, die Mitgliederbeiträge 856 Mark. Der Verein bleibt für die Stadt Leipzig als Ortsverein unter Wahrung seiner bisherigen, auf Vertrag beruhenden Stellung fortbestehen.

An der Spitze des Landesvereins steht ein aus mindestens 8 und höchstens 12 ordentlichen, ständigen, von der Generalversammlung gewählten Mitgliedern (von denen mindestens 3 in Dresden wohnhaft sein müssen), einem außerordentlichen Mitgliede (dem Abgeordneten des Leipziger Vereins) und den von den ständigen Mitgliedern Zugewählten zusammengesetztes Direktorium. Dasselbe konstituiert sich selbst, doch bedarf der Vorsitzende der Bestätigung seitens des Königlichen Ministeriums des Innern. (Gegenwärtig Vorsitzender: Geheimer Regierungsrat von Criegern-Thumitz; stellv. Vorsitzender: Graf Otto Vitzthum von Eckstädt; Schriftführer: Regierungsrat Hörnig; Schatzmeister: Konsul O. Harlan und Generalkonsul A. Rosencrantz.) Ordentliche Generalversammlungen finden mindestens aller zwei Jahre statt, doch bleibt während der Kriegsthätigkeit die Abhaltung derselben ausgesetzt. Außerordentliche Generalversammlungen sind oder können unter bestimmten Voraussetzungen einberufen werden.

Der Verein besteht gegenwärtig aus ca. 1800 Mitgliedern mit ca. 10000 Mark Jahresbeiträgen.

Als Vereinslazarett des Landesvereins besteht die „deutsche Heilstätte zu Loschwitz“. Durch Vertrag vom 17. November 1889, welcher unter Genehmigung der Königlichen Staatsregierung von den beteiligten Faktoren, d. h. den bisherigen Stiftungsorganen und den beiden Vereinen des roten Kreuzes (Landesverein und Albertverein) abgeschlossen worden ist, hat das bisher bestandene Verhältnis seine Lösung gefunden. Die „deutsche Heilstätte“ ist Vereinslazarett des Landesvereins geworden, welcher die alleinige Unterhaltung derselben übernommen hat. Die Leitung und obere Verwaltung der Stiftung wird vom Direktorium des Landesvereins als Stiftungsvorstand geführt, während die Königliche Kreishauptmannschaft Dresden mit der staatlichen Aufsichtsführung (Aufsichtsbehörde) betraut ist. Für die Erledigung der laufenden Verwaltungsgeschäfte ist ein besonderer aus 6 Direktorialmitgliedern bestehender Ausschuß eingesetzt worden. Vorsitzender: Regierungsrat Hörnig.) Nach außen gegen dritte und insbesondere auch in allen bei den Gerichten und Behörden zu verhandelnden Angelegenheiten wird die Stiftung durch den Vorsitzenden im Direktorium des Landesvereins, bezw. durch dessen Stellvertreter aktiv und passiv vertreten. Der Stiftungszweck ist auch bei der Reorganisation in der Hauptsache derselbe geblieben. Die Stiftung verfolgt den Zweck:

A. Invaliden des deutschen Heeres Aufnahme in die Anstalt zu gewähren;

B. mitzuwirken an der Erfüllung der Aufgaben der freiwilligen Krankenpflege:

a) im Kriege durch Verwendung zum Vereinslazarett des Landesvereins zur Pflege verwundeter und erkrankter Krieger, sowie überhaupt zu den vom Landesverein bezw. dem Centralkomitee der deutschen Vereine vom roten Kreuz verfolgten statutenmäßigen Zwecken;

b) im Frieden

1. durch Vor- und Ausbildung von Krankenpflegepersonal;

2. durch Gewährung von Kur und Verpflegung an solche Personen, welche als Angehörige des deutschen Heeres im Kriege verwundet worden oder erkrankt sind und an diesen im Kriege erhaltenen Wunden, bezw. an der betreffenden Krankheit oder deren Folgen leiden;

3. durch Versorgung vom im Dienste der freiwilligen Kranken-

pflege hilfsbedürftig gewordenen Krankenpflegern und Pflegerinnen und

4. durch Verwendung als Vereinslazarett in den in § 2 unter 2 c der neuen Satzungen des Landesvereins vom 16. November 1888/12. März 1889 gedachten Fällen (große Unglücksfälle, allgemeine Notstände);

C. als Heilstätte und Rekonvaleszentenstation für Kranke aus dem Civilstande zu dienen (in der Regel nur gegen Entgelt).

(Vgl. die neuen unterm 21. Dezember von der Königlichen Staatsregierung bestätigten Statuten vom 17. November 1889.)

Als leitender Grundgedanke bei allen die Verwaltung und den Weiterausbau der Heilstätte betreffenden Maßnahmen soll immer das Endziel der Stiftung im Auge behalten werden: die Verwendung als größeres Vereinslazarett, oder, soweit dies möglich, Reservelazarett während eines Krieges.

Für die Ermöglichung einer nach bestimmten Grundsätzen geregelten Armenkrankenpflege während des Friedens ist ein Armenkrankenfond gestiftet worden, aus dem die durch diese Pflege erwachsenden Kosten bestritten werden.

Als Frauenverein vom roten Kreuz besteht der Albertverein, welcher sich in 40 Zweigvereinen über das ganze Land verbreitet. (Vgl. Jahresbericht auf das Jahr 1889.) Dessen großartigste Leistung ist das Carola-Krankenhaus in Dresden, eine dem ganzen Lande dienende Anstalt, welches zugleich im Kriege teilweise als Vereinslazarett verwendet werden soll. Das Carolahaus besteht aus einem Haupthause, 3 großen Krankenhäusern einschließlich eines Isolierhauses, 4 Krankenpavillons für je 30 Kranke u. s. w., und können zur Zeit in demselben Unterkunft finden: 13 Kranke 1. Klasse, 26 Kranke 2. Klasse und 201 Kranke 3. Klasse.

Für die Zwecke des roten Kreuzes ist besonders die Ausbildung von Krankenpflegerinnen (Albertinerinnen) von hervorragender Wichtigkeit. Dem Pflegerinnenverbande des Albertvereins gehörten am Schlusse des Jahres 1889 einschließlich der in der Ausbildung begriffenen Schülerinnen 126 Schwestern an, von denen zur Zeit für den Kriegsfall 80 (für die Verwendung bei der Feldarmee [30] und bei der Besatzungsarmee [50]) zur Disposition stehen werden. Von diesen 126 Pflegerinnen befanden sich 106 beim Hauptverein und 20 beim Zweigvereine Leipzig. Die Zahl der freiwilligen Pflegerinnen betrug 5. —

Dieser Verein wird unter dem Präsidium Ihrer Majestät der Königin Carola von einem zur Zeit aus 10 Damen und 7 Herren zusammengesetzten Direktorium geleitet, dessen Mitglieder sämtlich von Ihrer Majestät der Königin ernannt werden. (Ihre Exzellenzen die Frauen Staatsminister Gräfin Fabrice, von Nostitz-Wallwitz, von Abeken und Freifrau von Könneritz; Frau General von Witzleben, Frau Oberst von Mensch und Frau Major Freifrau von Hausen u. s. w.; Geschäftsführer: Oberst z. D. Dr. Naundorff; Schatzmeister: Kommerzienrat Hopffe; dirigierender Oberarzt am Carolahause: Dr. Günther, Präsident des Landesmedizinalkollegiums; Oberarzt der chirurgischen Abteilung: Oberstabsarzt Dr. Jakobi.) Dem Direktorium steht ein Ausschuß zur Seite, gebildet aus zwölf gewählten Damen und den Vorsteherinnen derjenigen Lokalvereine, welche in dem der Hauptversammlung vorausgegangenen Jahre mehr als 150 M. zur Kasse des Vereins beigetragen haben.

Aus den durch Dekret vom 9. Januar 1868 bestätigten Statuten sei noch folgendes hervorgehoben. Die Zwecke des Vereins, soweit sich dieselben auf die Pflege verwundeter und erkrankter Krieger beziehen, sind:

I. in Kriegszeiten die Militärverwaltung in der Pflege verwundeter und erkrankter Soldaten durch eine geordnete Privathilfe zu unterstützen, und zwar:

a) für Beschaffung und geordnete Verwendung zweckentsprechender Hilfs- und Pflegemittel Sorge zu tragen;

b) im Einvernehmen mit dem Kommando der Armee auf eigene Kosten Räumlichkeiten zur Pflege der Verwundeten einzurichten und sie mit dem nötigen Pflegepersonal zu versehen;

c) die Vorräte der Lazarette an Verbandmaterial und Wäsche zur Pflege und Erquickung der Verwundeten und Kranken zu verstärken;

II. nach Kräften alles sonst Dienliche zu thun, was den Vereinszwecken entspricht, und deshalb schon in Friedenszeiten

a) die nötigen Vorbereitungen für die freiwillige Hilfsthätigkeit in einem künftigen Kriegsfall zu treffen und dieselbe zu organisieren, namentlich aber durch die Ausbildung von geschulten freiwilligen Krankenpflegerinnen zur Förderung einer zweckmäßigen und ausreichenden Krankenpflege beizutragen;

b) die für die Wirksamkeit des Vereins erforderlichen Geldmittel zu sammeln, zu verwalten und zweckentsprechend zu verwenden;

c) sich mit den bestehenden geistlichen und weltlichen Genossenschaften zur Krankenpflege für die Zwecke des Vereins in Verbindung zu setzen und

d) sich überhaupt nach allen Richtungen auf die Thätigkeit vorzubereiten, welche der Kriegsfall notwendig macht.

Der Verein besteht aus wirklichen, d. h. für die Vereinszwecke persönlich thätigen, aus zahlenden und aus Ehrenmitgliedern. Die wirklichen und zahlenden Mitglieder des Vereins können, wenn es ratsam erscheint, auf Anordnung des Direktoriums für einzelne Orte, nach Bedürfnis auch für größere oder kleinere Bezirke zu Lokal- und Zweigvereinen zusammentreten, welche indes in jeder Hinsicht als zum Ganzen gehörig angesehen werden und denen eine selbständige Thätigkeit außerhalb der statutarischen Bestimmung nicht zusteht. Das Direktorium des Vereins bildet für Lokal- und Zweigvereine die Centralstelle. Alle bei den Lokal- und Zweigvereinen eingehende Gelder sind an die Hauptkasse des Vereins zu senden, aus welcher indes den Lokalvereinen die erforderlichen Mittel zur Erreichung von Vereinszwecken, soweit thunlich, zur Verfügung zu stellen sind. — Jeder Lokal- oder Zweigverein wählt sich seinen Vorstand selbst, dieser wieder eine Vorsitzende. Jeder Lokal- oder Zweigverein hat alljährlich mindestens eine Hauptversammlung abzuhalten. Die Vorstände dieser Vereine haben alljährlich einen Bericht über die Thätigkeit ihrer Vereine an das Direktorium einzusenden, auch dasselbe auf Grund gemachter Erfahrungen mit geeigneten Ratschlägen zu unterstützen. —

Alljährlich, in der Regel im Monat Mai, tritt in Dresden die ordentliche Hauptversammlung des Vereins zusammen. In besonderen Fällen können außerordentliche Hauptversammlungen einberufen werden. Der Hauptversammlung sind zur Erledigung vorbehalten:

1. die Wahl von 8 Ausschußdamen;

2. die Entgegennahme des vom Direktorium zu erstattenden Jahresberichtes;

3. die Entgegennahme des von dem Ausschuß nach § 31 zu erstattenden Berichtes über die Ergebnisse der Rechnungsrevision und Beschlußfassung hierüber, bezw. die Erteilung der Entlastung für die Rechnungsführer;

4. die Entschließung über die auf der Tagesordnung stehenden Anträge;

5. Abänderungen und Ergänzungen der Statuten;

6. Beschlußfassung über die Auflösung des Vereins;

7. die Aufnahme von Anleihen und die Abschlüsse von Käufen und Verkäufen, sobald sie den Betrag von 5000 Mark übersteigen;

8. die Höhe des anzusammelnden Stammkapitals zu bestimmen und späterhin über Anträge auf Erhöhung oder Verminderung desselben Beschluß zu fassen. —

Das Vereinsvermögen bestand, abgesehen vom Carolahause, am 1. Januar 1890 in 53 447 M. 41 Pfg.; die Einnahmen in 91 849 M. 39 Pfg. (darunter Mitgliederbeiträge a) vom Hauptverein: 2210 M., b) von den Zweigvereinen: 10 168 Mark 96 Pfg.); die Ausgaben in 62 292 Mark, darunter allerdings 23 891 Mark für angekaufte Staatspapiere. —

Landesverein und Albertverein haben unterm 8. Februar 1888 in bezug auf die Ausübung der den deutschen Vereinen vom roten Kreuz in der Kriegssanitätsordnung vom 10. Januar 1878, in der Felddienstordnung vom 23. Mai 1887 und in Anlage II zu § 6 der Kriegsetappenordnung vom 3. September 1887 (Organisationsplan der freiwilligen Krankenpflege im Kriege) eingeräumten Berechtigung zur Unterstützung des Kriegssanitätsdienstes eine Übereinkunft dahin getroffen, daß während der Gültigkeitsdauer dieser Übereinkunft der Landesverein zur Pflege verwundeter und erkrankter Krieger und der Albertverein als diejenigen Vereine vom roten Kreuz im Königreich anzusehen sind, welchen die den deutschen Vereinen vom roten Kreuz und den mit ihnen verbündeten deutschen Landesvereinen in § 1 der Anlage II zu § 6 der Kriegsetappenordnung gewährleistete **Berechtigung gemeinsam** zusteht.

Die beiden genannten Vereine werden daher sowohl im Kriege als auch im Frieden, da aber nur in bezug auf die vorbereitende Kriegsthätigkeit nach Maßgabe der in dieser Übereinkunft getroffenen näheren Bestimmungen, eine gemeinsame Thätigkeit entfalten.

Soweit Beschränkungen in dieser Übereinkunft nicht ausgesprochen werden, bleibt jedem der beiden Einzelvereine seine volle korporative Selbständigkeit gewahrt.

Als Landesorgan für diese gemeinsame Thätigkeit besteht ein „**Landesausschuß** für die freiwillige Hilfsthätigkeit der Vereine vom roten Kreuz im Königreich Sachsen“.

In diesem Landesausschuß konzentriert sich im Kriege die gesamte Vereinsthätigkeit im Lande, an denselben richten der Kaiserliche Kommissar und Militärinspekteur, bezw. der Landesdelegierte der freiwilligen Krankenpflege im Königreich Sachsen ihre Verfügungen, Requisitionen und Anträge, und hat derselbe für deren Ausführung und sachgemäße Erledigung Sorge zu tragen.

Der Landesausschuß steht unter dem allerhöchsten Präsidium Ihrer Majestät der Königin.

Außerdem gehören demselben an der Vorsitzende im Direktorium des Landesvereins zur Pflege verwundeter und erkrankter Krieger als erster, das geschäftsführende Direktorialmitglied des Albertvereins als zweiter Stellvertreter der allerdurchlauchtigsten Präsidentin, vier deputierte Mitglieder des Direktoriums des Albertvereins, und zwar zwei Damen und zwei Herren, und vier deputierte Mitglieder des Direktoriums des Landesvereins u. s. w., einschließlich eines Direktorialmitgliedes des Leipziger Vereins, als Mitglieder. Der Landesausschuß hat das Recht, sich im Bedarfsfalle durch Kooptation von Mitgliedern zu verstärken.

Er leitet die gesamte Kriegsthätigkeit des Landesvereins zur Pflege verwundeter und erkrankter Krieger (Männervereins) und des Albertvereins (Frauenvereins) innerhalb der ihm durch die staatlichen Anordnungen eingeräumten Aufgaben und nach Maßgabe der ihm von den Staats- und Militärbehörden, der obersten Leitung der freiwilligen Krankenpflege und deren Organe zugehenden Weisungen und Requisitionen.

Namentlich entscheidet er auch über die Selbstübernahme einzelner Zweige der Sanitätspflege und übernimmt den dienstlichen Verkehr mit dem Landesdelegierten und den Staatsbehörden, soweit in letzterer Beziehung ein solcher direkter Verkehr noch eintritt. Die laufenden Geschäfte besorgt im Auftrage der allerhöchsten Präsidentin der erste stellvertretende Vorsitzende.

Für die Kriegsdauer wird ein eigenes Büreau des Landesausschusses errichtet. Den Büreauvorstand stellt der Ausschuß an und regelt dessen Zuständigkeit.

Im Frieden hat der Landesausschuß fortgesetzt Sorge zu tragen dafür, daß der Übergang in die Kriegsformation sich jederzeit unverweilt vollziehen kann. Zu diesem Zwecke bleibt derselbe 1. in fortwährender Verbindung mit dem Landesdelegierten, bezw. dessen Stellvertreter; 2. trägt derselbe Sorge für die Ausbildung von geschultem Krankenpflegepersonal (im allgemeinen bleibt dem Albertverein die Sorge für Ausbildung der Krankenpflegerinnen überlassen, während die Sorge für Ausbildung von Krankenpflegern dem Männervereine obliegt. Abweichungen von dieser Regel können für einzelne Fälle durch Beschluß des Landesausschusses festgestellt werden); 3. trifft er Fürsorge für die Ausbildung und Ausrüstung von Sanitätskolonnen, Krankentransportkolonnen und Krankenträgern; 4. sorgt er für die Fortführung der Depots, soweit Kriegsbedürfnisse in Frage kommen, namentlich für die Errichtung und Erhaltung eines Musterdepots auf gemeinschaftliche Kosten beider Vereine; 5. sorgt er für Aufstellung und Evidenthaltung des Mobilisierungsplanes, namentlich für Erstattung der nach § 2 Ziff. 2 des Organisationsplanes (Anlage II zur Kriegsetappenordnung) vorgeschriebenen Anzeigen; 6. leitet derselbe eintretenden Falles die Vorbereitungsarbeiten für Aufstellung, bezw. Ausrüstung der Sanitätszüge, sowie für den Landtransport der Verwundeten und Kranken zu Wagen nach und von der Eisenbahn; 7. regelt er die Beteiligung der Vereine bei Ausstellungen des roten Kreuzes und deren Vertretung auf den deutschen Vereinstagen, bezw. auf den internationalen Konferenzen.

Für die Kriegsthätigkeit und die vorbereitende Kriegsthätigkeit während des Friedens wird von beiden Vereinen eine gemeinsame Kasse des Landesausschusses gegründet. Zur Gründung dieser Kasse steuert jeder Verein ein Kapital von gleicher Höhe bei. Zur Erhaltung dieses Kriegsfonds werden in gleicher Weise Zuschüsse aus dem Vermögen der beiden Vereine auf Beschluß des Landesausschusses und nach eingeholter Genehmigung seitens der betreffenden Generalversammlungen geleistet.

In den Kriegsfond fließen als Einnahmen die Erträgnisse aller während eines Krieges für die Verwundeten und Kranken veranstalteten Sammlungen, Vorstellungen u. s. w.

Bestritten werden aus der Kasse sämtliche Kriegsausgaben, sowie im Frieden diejenigen, welche durch Erfüllung der gemeinsamen Vorbereitungsarbeiten erwachsen. Der Landesausschuß hat über die Vermögensverwaltung den beiderseitigen Vereinsdirektorien Rechenschaft abzulegen. Den Vereinsdirektorien bleibt es überlassen, diese Rechnung den betreffenden Generalversammlungen zur Dechargeerteilung vorzulegen.

Die innerhalb der vereinbarten Zuständigkeit gefaßten Beschlüsse des Landesausschusses sind für die Direktorien der beiden kontrahierenden Vereine bindend. Es bleibt jedoch der eigenen Entschließung dieser Direktorien überlassen, ob und in welcher Weise sie zur Ausführung dieser Beschlüsse ihre Zweigvereine heranziehen wollen. Der Verkehr des Landesausschusses beschränkt sich auf den mit den beiderseitigen Vereinsdirektorien.

Über die Ausbildung von Krankenpflegern, Pflegerinnen, Krankenträgern siehe unten im fünften Abschnitte.

Für die Vorbereitungen der Depotangelegenheiten hat der Landesausschuß einen gemeinsamen Ausschuß gebildet, dessen Aufgabe es ist, durch die Damen des Albertvereins die für 400 Verwundete und Kranke erforderliche Wäsche, Verbandstücke u. s. w. anfertigen zu lassen und in Vorrat zu halten, und außerdem mit einer Anzahl solider Firmen bindende Verträge abzuschließen, durch welche sich dieselben verpflichten, binnen 8 Tagen nach eingetretener Mobilisierung der Armee bestimmte, für den ersten Bedarf (ca. 600 Verwundete und Kranke) ausreichende Quantitäten von Depotmaterialien nach Probe und zu bestimmten Preisen an die Vereine zu liefern. (Im übrigen vgl. sechsten Abschnitt.)

Musterdepots sind in Dresden und Leipzig aufgestellt worden.

d) Königreich Württemberg.

Der württembergische Sanitätsverein wurde im Jahre 1863 ohne Aufstellung fester Statuten von dem hochverdienten Pfarrer Dr. theol. Hahn, welcher bis zu seinem im Jahre 1882 erfolgten Tode Vorsitzender desselben blieb, gegründet zu dem Zwecke:

„dem amtlichen Sanitätsdienste bei der Pflege der im Kriege verwundeten und erkrankten Soldaten beizustehen, und zwar teils durch Veranstaltungen von Sammlungen an Geld und Material, teils durch Ausbildung von Krankenpflegern für den Dienst in den Lazaretten.“

Der Verein nahm Männer **und** Frauen als Mitglieder auf. Im März 1864 folgte die förmliche Konstituierung und die Veröffentlichung der Statuten. Die Leitung der Geschäfte geschah durch einen aus mindestens sieben Personen bestehenden „Geschäftsausschuß“ (weiterer und engerer Verwaltungsausschuß).

Der württembergische Wohlthätigkeitsverein, ebenfalls Männer- **und** Frauenverein, 1816 gegründet, verfolgt lediglich Friedenszwecke, kommt also für den vorliegenden Zweck nicht weiter in Betracht.

Mit dem Sanitätsvereine, welcher schon seither die Vertretung Württembergs beim Verbande der deutschen Landesvereine übernommen hatte, stand der Wohlthätigkeitsverein jedoch stets in geregelter Verbindung.

Mit dem Jahre 1887 ist in Württemberg eine durchgreifende Neuorganisation der freiwilligen Krankenpflege durchgeführt worden. Der Sanitätsverein, dessen Mitgliederzahl sich auf 49 gemindert hatte, hat sich unter Annahme völlig neuer Statuten (vom Dezember 1887) unter dem Namen: „Württembergischer Sanitätsverein vom roten Kreuz“ als einziger Verein vom roten Kreuz in Württemberg mit der Wirkung konstituiert: daß alle anderen vaterländischen Vereine, Korporationen und Privatpersonen in Württemberg, welche im Interesse der freiwilligen Krankenpflege thätig zu werden wünschen, hierzu nur dann berechtigt sind, wenn und soweit sie dem Sanitätsvereine als Mitglieder beitreten und damit der Oberleitung des Verwaltungsausschusses sich unterordnen. Der Verein nimmt sowohl Männer wie Frauen als Mitglieder auf.

Zweck des Vereins ist:

1. in Friedenszeiten die für einen Kriegsfall zur Aufnahme, Pflege und Heilung der im Felde Verwundeten und Erkrankten geeigneten Einrichtungen an Personal und Material vorbereitend zu vervollkommnen und zu verstärken, namentlich für:

a) Erhaltung und Ausdehnung der Vereinsorganisation; b) Sammlung von Geldmitteln für den Kriegsfall (Erhöhung des unantastbaren Kapitals); c) Ausbildung von Krankenpflegern und Krankenpflegerinnen (Olgaschwestern); d) Errichtung und Schulung von Krankenträgerkolonnen (Ausrüstung derselben mit den erforderlichen Lehrmitteln u. s. w., Instandhaltung der letzteren, Einübung der Kolonnen); e) Anlegung und Unterhaltung einer Mustersammlung von Heil- und Pflegemitteln zu sorgen;

2. bei ausbrechendem Kriege die militärischen Sanitätsbehörden und Anstalten mit allen ihm zu Gebote stehenden Kräften und Mitteln zu unterstützen, unbeschadet der weiteren Aufgaben, welche der Verein noch in den Kreis seiner Thätigkeit zu ziehen für gut findet. Obgleich die Unterstützung des Vereins zunächst dem vaterländischen Armeekorps zu teil werden soll, wird dieselbe im Anschluß an das deutsche Centralkomitee auch fremden (d. h. nicht württembergischen) Truppen gewährt werden.

Der Verein steht unter dem Protektorate Ihrer Majestät der Königin Olga.

Die Oberleitung der Geschäfte ist einem aus Männern und Frauen zusammengesetzten, aus mindestens sieben Personen bestehenden, von der Generalversammlung gewählten, aber mit dem Rechte der Zuwahl ausgestatteten, in Stuttgart domizilierenden Verwaltungsausschusse übertragen (Ehrenpräsident: Prinz Hermann zu Sachsen-Weimar; Vorstand: Regierungsdirektor v. Rüdinger), welcher gegenwärtig aus

13 Herren und 11 Damen besteht. Die Bildung eines geschäftsführenden engern Ausschusses und besonderer Unterausschüsse für einzelne Geschäftszweige ist ebenso vorgesehen, wie die Errichtung von Ortsausschüssen in den größeren Orten des Landes.

Der Verein ist in die in Württemberg bestehendem 64 Oberamtsbezirke gegliedert Von der Bildung wirklicher Zweigvereine hat die Centralleitung bisher abgesehen. Ob eine Errichtung solcher Zweigvereine später noch ins Auge gefaßt werden soll, darüber ist die Entschließung vorbehalteu worden. —

Ordentliche Generalversammlungen finden aller drei Jahre statt. Die Bezirksbehörden des Landes (Oberämter und deren Vorstände) haben den gemeinnützigen Bestrebungen des Vereines Zeit und Kräfte zur Verfügung gestellt. Zur bessern Erfüllung der Vereinszwecke hat der Verein im Juni 1888 unter Genehmigung des Königlichen württembergischen Kriegsministeriums einen „allgemeinen Mobilmachungsplan“ festgestellt und hierbei ausdrücklich anerkannt und hervorgehoben: daß der Verein verpflichtet sei, behufs einer raschen und umfassenden Durchführung der ihm in Kriegszeiten obliegenden Aufgaben sich schon in Friedenszeiten in vollständiger Bereitschaft zu halten, und soviel als möglich alle Vorbereitungen im einzelnen zu treffen. Zu diesem Zwecke werden schon im Frieden für einzelne Geschäftszweige besondere dem Verwaltungsausschusse unterstellte Abteilungen gebildet. Zur Zeit und bis auf weiteres sind folgende Abteilungen gebildet worden: 1. ein Centralbüreau, 2. Abteilung für Sanitätskolonnen, 3. Abteilung für Lazarette, 4. Abteilung für Krankentransport und 5. Depotabteilung.

Den in diese Abteilungen und zu deren Leitung (Vorstand) berufenen Personen liegt die Verpflichtung ob, sich mit den Geschäftsaufgaben der Abteilung soviel als möglich vertraut zu machen, insbesondere alle Vorbereitungen für die bei einer Mobilmachung ihnen zufallenden Geschäfte planmäßig bis ins einzelne zu treffen. Über das im Laufe des Jahres Geleistete haben die Abteilungsvorstände regelmäßig am Jahresschlusse dem Präsidium des Verwaltungsausschusses schriftlich Bericht zu erstatten.

Den einzelnen Abteilungen liegt die Erfüllung folgender Aufgaben ob:

I. Centralbüreau: Erledigung allgemeiner Vereinsangelegenheiten, Errichtung von Lokalausschüssen und Sammelstellen in anderen Städten des Landes, Führung der Hauptkasse u. s. w.; Entgegennahme von Anmeldungen solcher, welche, ohne sofort einer bestimmten Abteilung zugewiesen zu werden, dem Sanitätsverein ihre Dienste für den Fall der Mobilmachung zur Verfügung stellen; Führung von Übersichten über solche Vereinsmitglieder, welche als Delegierte der freiwilligen Krankenpflege oder als Bevollmächtigte für besondere Geschäftszweige vorgeschlagen werden können; Vorbereitung und Feststellung des jährlichen Mobilmachungsplanes.

II. Abteilung für Sanitätskolonnen: Ausbildung, Ausrüstung und Unterhaltung einheitlich organisierter freiwilliger Sanitätskolonnen zum Dienst in der Heimat und auf dem Kriegsschauplatze.

III. Abteilung für Lazarette: Vorbereitung der Vereinslazarette in Stuttgart und anderen Städten des Landes (es sollen für den Fall eines Krieges schon in den ersten Mobilmachungstagen in allen größeren Städten des Landes Vereinslazarette zur Verfügung stehen); Abschluß der Vereinbarung mit Ärzten wegen Übernahme der ärztlichen Leitung von Vereinslazaretten, Einholung der Bestätigung derselben durch das Kriegsministerium; Gewinnung geeigneter Personen zur wirtschaftlichen Leitung von Vereinslazaretten; Übernahme einzelner Wirtschaftszweige in Militärlazaretten; Ausbildung und Ausrüstung freiwilliger Krankenpfleger und Pflegerinnen, sowie Bildung eines Lazarettdetachements im Falle einer Mobilmachung.

IV. Abteilung für Krankentransport: Vorbereitung der Ausrüstung eines geschlossenen Lazarettzuges. (Es soll ein Lazarettzug geschaffen und aufgestellt werden, welcher nach vollendeter Ausrüstung dauernd zur Verfügung steht, und hat der Kaiserliche Kommissar und Militärinspekteur auf entsprechendes Ansuchen sich bereit erklärt, den nach § 209 Ziff. 2 der Kriegssanitätsordnung erforderlichen Antrag im Falle eintretenden Bedürfnisses auf Anerkennung desselben bei den zuständigen Behörden zu stellen.) Ferner Beschaffung von Transportkrankenwagen, Bildung eines Transportdetachements, Verständnis mit der Eisenbahnverwaltung wegen Einrichtung von Verpflegungs- und Verbandstationen, Gewinnung geeigneter Personen zur ärztlichen und wirtschaftlichen Leitung solcher Stationen.

V. Depotabteilung: Anlegung und Unterhaltung einer Mustersammlung von Verbandmitteln, Lazarettgerätschaften u. s. w. Anschaffung, Lagerung, Verarbeitung und Verpackung von Bettzeug, Verbandmitteln, Instrumenten, Arzneien, Desinfektionsmitteln und anderen zur Krankenpflege erforderlichen Gegenständen; ferner von Bekleidungsgegenständen, Nahrungs- und Genußmitteln, von Küchengeräten, Eßgeschirren, Trinkgefäßen u. dgl.; Versendung dieser Gegenstände nach den militärischerseits einkommenden Direktiven von dem Hauptdepot in Stuttgart an die Etappenhauptorte, sowie an die von dem Sanitätsverein errichteten und von diesem unmittelbar auszustattenden Lazarette, Sanitätszüge, Erfrischungsstationen.

Alsbald mit der Mobilmachung werden im Königsbau zu Stuttgart oder in anderen passenden Gebäuden, welche später bekannt gegeben werden, die erforderlichen Räume für das Centralbüreau, sowie für das in Stuttgart und eventuell an dem Etappenanfangsort (§ 212 Ziff. 2 der Kriegssanitätsordnung) zu errichtende Hauptdepot zur Annahme, Lagerung, Verarbeitung, Verpackung und Versendung von allen zur Krankenpflege erforderlichen Gegenständen, von Kleidungsstücken, Nahrungs- und Genußmitteln u. s. w. eingerichtet. Auch in anderen Städten des Landes ist in ähnlicher Weise die Errichtung von Geschäfts- und Lagerräumen in Aussicht genommen.

Der Verein zählte Ende 1888 bereits gegen 3000 Mitglieder; die ordentlichen Einnahmen betrugen ca. 6000 Mark, die außerordentlichen nicht unter 5000 Mark (gegen 290 Mark Mitgliedsbeiträge und 60 Mark außerordentliche Einnahmen in den Jahren 1886/87). Vom 1. April 1889 an befindet sich der württembergische Sanitätsverein in voller Bereitschaft und ist jederzeit in der Lage, vom ersten Tage einer etwaigen Mobilmachung ab nach allen Richtungen hin eine erfolgreiche Wirksamkeit im Dienste des roten Kreuzes zu entfalten.

e) Großherzogtum Baden.

In Baden besteht ein Männerhilfsverein, den ein aus 11 Mitgliedern zusammengesetzter Vorstand (der mit dem Rechte der Zuwahl ausgestattete Vorstand des Ortsvereins Karlsruhe, welcher von den übrigen Ortsvereinen des Landes als Vorort anerkannt ist) leitet (Vorsitzender: Archivdirektor Kammerherr Dr. v. Weech) und ein unter dem Präsidium Ihrer Königlichen Hoheit der Frau Großherzogin stehender Frauenverein mit einem Vorstande (Centralkomitee), bestehend aus dem Generalsekretär (Geheimrat Sachs), den Präsidentinnen und den Geschäftsführern der vier Abteilungen des Vereins und einem Landesausschusse (Abgeordnete der Zweigvereine, welche an die allgemeinen, statutengemäß festgesetzten Grundsätze für die Thätigkeit des Gesamtvereins gebunden, im übrigen hinsichtlich ihrer inneren Organisation und ihrer Thätigkeit durchaus selbständig sind). Im ständigen Ausschusse der deutschen

Frauenvereine ist der badische Frauenverein durch einen Delegierten vertreten.

Zwischen diesen beiden Vereinen ist durch Übereinkunft vom 18. November 1871 eine organische Verbindung durch Schaffung des badischen Landeshilfsvereins eingetreten. Durch Beschluß der Landesversammlungen beider Vereine vom 21. und 22. Juni 1889 ist die 1871er Übereinkunft teilweise abgeändert, namentlich die Bezeichnung „Landeshilfsverein" vertauscht worden mit dem Namen: „Badischer Landesverein vom roten Kreuz." Dieser Landesverein hat keine andere Mitglieder, als die der beiden verbündeten Vereine und besteht derselbe im Grunde genommen nur aus dem Gesamtvorstande unter der Bezeichnung: „Gesamtvorstand des badischen Landesvereins vom roten Kreuz." Dagegen hat der Landesverein ein gemeinsames Vermögen, welches aus den in Kriegszeiten angesammelten und nicht verbrauchten Geldern der Hauptkasse und den Vorräten des Hauptdepots besteht. — Die Oberleitung der beiden Vereinen gemeinsamen Angelegenheiten führt der oben erwähnte Gesamtvorstand, in welchem jeder der beiden Vereine durch fünf stimmführende Delegierte vertreten ist, von denen je drei ihren ständigen Wohnsitz in Karlsruhe haben müssen. Das gleiche gilt von den fünf stellvertretenden Delegierten, welche jeder Verein ernennt. Letztere haben das Recht, allen Verhandlungen des Gesamtvorstandes beizuwohnen und sich an den Verhandlungen zu beteiligen. Stimmberechtigt sind dieselben aber nur bei Verhinderung der stimmführenden Delegierten. Die letzteren wählen aus den in Karlsruhe wohnenden Mitgliedern einen Vorsitzenden (z. Zt. Major a. D. Platz), einen stellvertretenden Vorsitzenden (z. Zt. Ober-Stabsarzt a. D. Dr. Schrickel) und einen Schriftführer aus ihrer Mitte.

Gemeinsame Angelegenheiten sind:

a) die Verwaltung des gemeinsamen Vermögens;

b) die auf die Vorbereitung zum Kriege gerichtete Thätigkeit beider Vereine und

c) die Vertretung im deutschen Centralkomitee und bei den internationalen Konferenzen.

Eine Verwendung des jährlich zu bestimmenden Grundstocks des gemeinsamen Vermögens kann nur erfolgen, wenn die Vorstände beider Vereine zustimmen.

Es bleibt den Vorständen der beiden paktierenden Vereine unbenommen, dem Gesamtvorstande noch andere Angelegenheiten „als gemeinsame Aufgaben" zuzuweisen.

Bei Ausbruch eines Krieges übernimmt der Gesamtvorstand des Landesvereins die ausschließliche Leitung der gesamten auf den Krieg bezüglichen Thätigkeit beider Vereine und die unbeschränkte Verfügung über das gemeinsame Vermögen.

Auch die Vorbereitungsarbeiten für die Kriegsthätigkeit werden gemeinsam betrieben. Nur die Ausbildung der Krankenträger und der Sanitätskolonnen ist dem Männerhilfsvereine überlassen geblieben, während der Frauenverein für die Bereitstellung von ausgebildeten Pflegerinnen Sorge trägt.

In bezug auf die beiden Einzelvereine sei noch folgendes hervorgehoben:

Die Satzungen des Männerhilfsvereins sind im Jahre 1889 einer Revision unterworfen worden. Der Verein selbst wird gebildet durch die Gesamtheit der im Großherzogtum Baden bestehenden Männerhilfsvereine.

Der badische Männerhilfsverein bezweckt nach § 4 der Satzungen:

a) im Frieden die Vorbereitung der gesamten im Kriegsfalle eintretenden Thätigkeit der Männerhilfsvereine;

b) im Kriege die Unterstützung des offiziellen militärischen Sanitätsdienstes.

Die einzelnen Ortsvereine sind befugt, sich auch andere als die im § 4 bezeichneten Aufgaben zu stellen, insbesondere die Hilfeleistung in allen Notständen, welche rasche und geordnete Hilfe verlangen, als weiteren Vereinszweck in das Auge zu fassen und sich nach Bedarf mit anderen, ähnliche Absichten verfolgenden Vereinen zu verbinden.

Der badische Männerhilfsverein erhebt von den einzelnen Ortsvereinen keine Beiträge, verfügt jedoch über das Vermögen einer Kasse, welche aus einem nach Beendigung des Krieges von 1870/71 gebildeten Grundstock nebst den seither erwachsenen Zinsen und anderen Zuwendungen besteht. In diese Kasse fließt auch der alljährlich von dem Gesamtvorstand des badischen Landesvereins vom roten Kreuz bewilligte Zuschuß. Soweit die Zinsen und sonstigen Einnahmen der Kasse des badischen Männerhilfsvereins nicht durch die Verwaltungskosten in Anspruch genommen werden, können sie zur Unterstützung der Ortsvereine für deren Kriegsvorbereitung verwendet werden. Die Ortsvereine verwalten ihr Vermögen selbständig.

Der Vorstand des Karlsruher Männerhilfsvereins, welcher gleichzeitig als Vorstand des badischen Männerhilfsvereins fungiert, verwaltet die Kasse des badischen Männerhilfsvereins und teilt alljährlich den Ortsvereinen eine Zusammenstellung der Einnahmen, der Ausgaben und des Vermögensstandes derselben mit. Außerdem vermittelt derselbe im Frieden den Verkehr zwischen dem Gesamtvorstand des badischen Landesvereins vom roten Kreuz, insoweit diesem die Pflege der Beziehungen zu dem Centralkomitee der deutschen Vereine vom roten Kreuz, dem Kaiserlichen Kommissar und Militärinspekteur der freiwilligen Krankenpflege, den oberen Militärbehörden des XIV. Armeekorps und die Vorbereitung der Vereinsthätigkeit im Kriegsfalle überhaupt obliegt, und den einzelnen Ortsvereinen.

Alle zwei Jahre findet eine ordentliche Hauptversammlung der Vertreter der Ortsvereine statt, welche der Vorstand des Karlsruher Männerhilfsvereins einberuft und vorbereitet.

Außerdem kann derselbe jederzeit eine außerordentliche Versammlung berufen und muß dies thun, sobald es von wenigstens zehn Ortsvereinen beantragt wird.

Die ordentliche Hauptversammlung des badischen Männerhilfsvereins nimmt den von dem Vorstand des Karlsruher Männerhilfsvereins zu erstattenden Rechenschaftsbericht entgegen, beschließt die Bewilligung von Zuschüssen aus der Kasse des badischen Männerhilfsvereins an einzelne Ortsvereine, wählt auf die nächsten zwei Jahre die stimmführenden und stellvertretenden Delegierten des badischen Männerhilfsvereins zum Gesamtvorstand des badischen Landesvereins vom roten Kreuz und berät und beschließt über die ihr von den einzelnen Ortsvereinen etwa zugehenden Anträge, insbesondere auch über etwaige Änderungen der Satzungen.

In der Hauptversammlung hat jeder Ortsverein eine Stimme, alle Ortsvereine, welche mehr als 50 Mitglieder zählen, haben für je 50 weitere Mitglieder noch je eine weitere Stimme. Doch soll kein Verein mehr als 20 Stimmen führen können.

Jene Ortsvereine, welche keine eigenen Vertreter zu einer Hauptversammlung entsenden, können ihre Stimmen anderen Ortsvereinen übertragen.

Bei einer Mobilmachung stellen sich die sämtlichen, dem badischen Männerhilfsvereine angehörenden Ortsvereine unmittelbar unter die Leitung des badischen Landesvereins vom roten Kreuz.

Von Wichtigkeit sind weiter die Satzungen des den Vorsitz führenden „Karlsruher Männerhilfsvereins". Dieselben bezeichnen als Vereinszweck, soweit sich derselbe auf die freiwillige Krankenpflege bezieht:

a) im Frieden: Vorbereitung der gesamten im Kriegsfalle eintretenden Thätigkeit und zwar hauptsächlich durch Ansammlung eines Geldfonds, durch Heranbildung von Hilfsmannschaft, durch Organisation eines Krankenträgerkorps, sowie endlich durch Kenntnisnahme von Verbesserungen, Erfahrungen und Anregungen im Gebiete des Heil- und Krankenverpflegungswesens;

b) im Kriege unter der Leitung des badischen Landesvereins: Unterstützung des Kriegssanitätsdienstes nach Maßgabe des im September 1887 allerhöchst genehmigten Organisationsplanes der freiwilligen Krankenpflege im Kriege, bezw. der etwa noch weiter zu erlassenden einschlägigen Verordnungen.

Mitglied des Vereins kann jeder Deutsche werden, welcher sich zur Zahlung eines Jahresbeitrages von 2 Mark verpflichtet.

Die Wahl des Vorstandes findet alle zwei Jahre in der Hauptversammlung statt.

Der Vorstand wählt aus seiner Mitte: a) seinen Vorsitzenden b) dessen Stellvertreter, c) den Schriftführer, d) den Rechner.

Das Amt des Rechners kann — wenn nötig gegen entsprechende Vergütung — einem Vereinsmitglied übertragen werden, welches nicht Mitglied des Vorstandes ist. Im ersten Viertel eines jeden zweiten Jahres findet eine Hauptversammlung statt. In derselben wird seitens des Vorstandes Rechnung über die Verwaltung der Vereinsgelder während der letzten zwei Jahre abgelegt und es werden die Vereinsangelegenheiten besprochen. Anträge von Mitgliedern werden nur dann auf die Tagesordnung gesetzt, wenn dieselben mindestens 8 Tage vor der Hauptversammlung schriftlich bei dem Vorstande angemeldet und von wenigstens drei Mitgliedern unterstützt sind. In der Hauptversammlung hat jedes Mitglied eine Stimme; das Stimmrecht kann nur persönlich ausgeübt werden. Sowohl bei Wahlen als bei sonstigen Abstimmungen entscheidet die einfache Mehrheit der vertretenen Stimmen.

Der badische Frauenverein, welchem unterm 27. Mai 1872 juridische Persönlichkeit verliehen worden ist, stellt nach seinen Statuten vom 1. Januar 1873 einerseits einen das ganze badische Staatsgebiet umfassenden Landesverein dar; andererseits gliedert er sich in den Ortsverein Karlsruhe und sonstige Zweigvereine. Nach seinem 30. Jahresberichte für das Jahr 1889 umfaßt der Verein 147 Zweigvereine mit 19 479 Mitgliedern. Von den 147 Zweigvereinen besitzen 43 die Stimmberechtigung. Der Ortsverein Karlsruhe zählt 591 Mitglieder, so daß sich die Gesamtzahl aller Vereinsmitglieder auf 20 072 stellt. — Das Reinvermögen des Vereins betrug am 1. Januar 1890 669648 Mark 69 Pfg. — Der Verein verfolgt gemeinnützige Zwecke, welche sich für die Frauenthätigkeit eignen. Dazu gehört nach Punkt III des § 1 der Statuten: Die Krankenpflege, namentlich Ausbildung von Krankenwärterinnen, und bei Kriegsfällen (in Verbindung mit dem badischen Männerhilfsverein) die Pflege verwundeter und erkrankter Militärpersonen. (Über die Pflegerinnen vgl. die Ausführungen im fünften Abschnitte unter III. A a.) Von den vier Abteilungen des Vereins beschäftigt sich die dritte mit diesen Angelegenheiten.

Der Geschäftskreis des Centralkomitees umfaßt, vorbehaltlich der Mitwirkung des Landesausschusses, alle diejenigen Angelegenheiten sowohl des Landesvereins als des Ortsvereins Karlsruhe, welche nicht einer einzelnen Abteilung zur Erledigung überlassen sind. Zu seinen Befugnissen und Obliegenheiten gehören insbesondere:

1. Angelegenheiten der Organisation und allgemeine Geschäftsführung;

2. Aufstellung leitender Grundsätze für Vereinsaufgaben;

3. Oberaufsicht über die Thätigkeit der Abteilungen und Prüfung ihrer Rechnungen;

4. Aufstellung des jährlichen Hauptwirtschaftsplanes und Überwachung seines Vollzuges;

5. Erstattung eines jährlichen Hauptrechenschaftsberichtes unter Benutzung der von den Abteilungen und Zweigvereinen zu liefernden Stoffe.

Außerdem beschließt es unmittelbar in Sachen, welche den Geschäftskreis mehrerer Abteilungen zugleich berühren.

Die Vorstandsabteilungen haben, soweit es sich nicht um dem Centralkomitee vorbehaltene Befugnisse handelt, innerhalb ihres Wirkungskreises die Aufgaben des Vereins selbständig zu verfolgen und zu erledigen, insbesondere auch die ihnen zugewiesenen Vereinsanstalten zu leiten. Sie verfügen über die besonderen Mittel ihrer Abteilung, sowie die ihnen etwa bewilligten Zuschüsse aus dem Centrallandesfonds oder dem allgemeinen Ortsfonds für Karlsruhe. Über die gesamte Thätigkeit der Abteilung ist dem Centralkomitee jährlich Rechenschaft abzulegen.

Der Mitwirkung des aus Abgeordneten der Zweigvereine bestehenden Landesausschusses sind vorbehalten:

a) Änderungen oder Ergänzungen der Vereinsstatuten;

b) grundsätzliche Regelung von für das ganze Land bestimmten Vereinsanstalten;

c) Prüfung der Rechenschaftsberichte der Vorstandsabteilungen, soweit es sich um Landeseinrichtungen handelt;

d) Verfügungen über Mittel des Centrallandesfonds.

Außerdem können auch sonstige wichtige Angelegenheiten des Landesvereins zur Beratung kommen. Der Landesausschuß wird nach Geschäftsbedürfnis, mindestens aber einmal jährlich nach Karlsruhe zusammenberufen. Er beratet und beschließt gemeinsam mit dem Centralkomitee des Vorstandes. Bei Abstimmungen entscheidet unter Durchzählung aller Stimmen die einfache Mehrheit.

In den Centrallandesfonds fließen:

a) 1/6 bezw. 1/3 der ständigen Beiträge der Mitglieder des Ortsvereins Karlsruhe;

b) die Zuschüsse von seiten der sonstigen Zweigvereine;

c) alle Geschenke, welche dem Vereine ohne nähere Zweckbestimmung gemacht werden.

Die Mittel des Centrallandesfonds sind für das ganze Land berührende Vereinseinrichtungen bestimmt; ausnahmsweise können daraus aber auch nicht genügend bemittelten Zweigvereinen Zuschüsse bewilligt werden.

Mitglieder des Ortsvereins Karlsruhe sind die von dem Vorstande (dem Centralkomitee oder einer Abteilung) als solche aufgenommenen Frauen und Jungfrauen, welche dem Vereine einen regelmäßigen Jahresbeitrag leisten. Auch für die Mitglieder bestehen die oben angeführten vier Abteilungen. Jedes Mitglied hat die Abteilung zu wählen, welcher er angehören will; ein Mitglied kann auch in mehrere Abteilungen eintreten. Jährlich mindestens einmal findet eine Abteilungsversammlung statt, in welcher u. a. die Vorstandswahlen vorzunehmen sind. Eine Generalversammlung sämtlicher Mitglieder des Ortsvereins hat stattzufinden, wenn die Vereinsstatuten abgeändert oder ergänzt werden sollen. In den allgemeinen Ortsfonds für Karlsruhe fließen:

a) 1/6 bezw. 1/3 der Mitgliederbeiträge und

b) Geschenke, welche dem Vereine mit dieser Bestimmung gemacht werden. Über diesen Ortsfonds verfügt das Centralkomitee. Derselbe ist übrigens ausschließlich zu gunsten von Karlsruhe zu verwenden.

Frauenvereine in anderen Orten des badischen Landes (außer Karlsruhe), welche die in § 1 aufgeführten Zwecke oder wenigstens einen derselben verfolgen, und sich dem badischen Frauenverein anschließen wollen, können durch Beschluß des Vorstandes (Centralkomitees) als Zweigvereine desselben aufgenommen werden.

Die Zweigvereine haben die für die Thätigkeit des Gesamtvereins in ihren verschiedenen Richtungen in statutenmäßiger Weise festgestellten leitenden Grundsätze zu beobachten, etwaige Aufträge des Vereinsvorstandes zu erledigen und demselben über ihre Thätigkeit jährlich Bericht zu erstatten.

Im übrigen aber sind die Zweigvereine hinsichtlich ihrer inneren Organisation sowie ihrer Thätigkeit durchaus selbständig. Denselben bleibt insbesondere auch überlassen, die für ihre Thätigkeit erforderlichen Geldmittel aufzubringen und über ihr Ortsvermögen zu verfügen. Zweigvereine, welche dem Centralfonds einen regelmäßigen Jahreszuschuß leisten, können durch Beschluß des Vorstandes (Centralkomitees) in dem Landesausschusse Sitz und Stimme für ein abgeordnetes Mitglied erhalten. Zweigvereinen, welche mindestens 100 Thaler (300 Mark) jährlich liefern, sind zwei Abgeordnetenstellen einzuräumen. Als Abgeordnete können sowohl Damen als Herren gesendet werden.

Der Gesamtvorstand des Landesvereins hat die Ausarbeitung eines Mobilmachungsplanes und die Sicherstellung der Lieferungen einer bestimmten Menge von Verbandstoffen und Lazarettgegenständen auf den 10. Mobilmachungstag angestrebt. Er hat weiter versucht, den mutmaßlichen Bedarf für den Kriegsfall festzusetzen im Einvernehmen mit einem Vertreter des Generalkommandos des XIV. Armeekorps. Es sind Bedarfsetats aufgestellt worden über die dem Organisationsplane entsprechenden Gesamtleistungen an Delegierten, Ober- und Unterpersonal und an Sanitätsausrüstung.[1] Hiernach ist die gegenwärtige Leistungsfähigkeit des Vereins festgestellt worden. (Vgl. im übrigen die Ausführungen im fünften und sechsten Abschnitte.) Der Gesamtvorstand schließt seinen Bericht für das Jahr 1889 mit den Worten:

„Wir werden suchen, soweit es unsere beschränkten laufenden Mittel gestatten, auch im Frieden dem vorgerückten Ziele immer näher zu kommen. Im Falle der Mobilmachung aber werden wir in der Lage sein, durch sicher rasch eingehende Mittel das dann etwa noch Fehlende thunlichst schnell herbeizuschaffen."

f) Großherzogtum Hessen.

Der im Januar 1865 gegründete Hilfsverein im Großherzogtum Hessen für die Krankenpflege und Unterstützung

[1] Über das Material und die Depots siehe die Ausführungen im sechsten Abschnitte.

der **Soldaten im Felde** wird geleitet von einem aus fünf Personen bestehenden **Vorstande**, welche von der Hauptversammlung auf die Dauer von drei Jahren aus der Zahl der in Darmstadt oder Bessungen wohnenden Vereinsmitglieder gewählt werden und dann aus ihrer Mitte den Vorsitzenden des Vorstandes (Wirkl. Geheimrat und Präsident des Finanzministeriums A. **Weber**), dessen Stellvertreter und einen Schriftführer (Geheimer Oberkonsistorialrat **Buchner**) ernennen. Außerdem besteht noch ein **Verwaltungsrat**, gebildet aus den Mitgliedern des Vorstandes, den Vertretern des Zweigkomitees und 10 von der Hauptversammlung aus der Zahl der in Darmstadt und Bessungen wohnhaften Vereinsmitgliedern gewählten Mitgliedern.

Nach den Statuten (in der unterm 18. Mai 1867 beschlossenen neuen Fassung und nach den bis zum Ende des Jahres 1886 gefaßten weiteren Beschlüssen der betreffenden Hauptversammlungen) verfolgt der Verein in bezug auf die eigentliche Kriegskrankenpflege, welche hier allein in Frage kommt, den Hauptzweck: „in Kriegszeiten nach Kräften für die Gesundheitspflege in den Armeen mitzuwirken und insbesondere die Militärverwaltung in der Pflege verwundeter und kranker Soldaten durch eine geordnete Privathilfe zu unterstützen, und demgemäß:

A. in Kriegszeiten:

1. für Beschaffung und geordnete Verwendung zweckentsprechender Hilfs- und Pflegemittel Sorge zu tragen;

2. im Einvernehmen mit der Militärverwaltung auf eigene Kosten Räumlichkeiten zur Pflege der Verwundeten einzurichten, den Transport von Verwundeten zu übernehmen, sowie Krankenpfleger zu stellen und zu unterhalten;

3. die Vorräte der Lazarette und Ambulanzen an Verbandmaterial und Nahrungsmitteln zur Pflege und Erquickung der Kranken zu verstärken;

4. nach Kräften alles sonst Dienliche zu thun, was dem Vereinszwecke entspricht;

B. in Friedenszeiten:

1. die für die Wirksamkeit des Vereins erforderlichen Geldmittel zu sammeln und zu verwalten;

2. Krankenpfleger und Krankenpflegerinnen zu gewinnen und auszubilden;

3. sich mit den bestehenden geistlichen und weltlichen Genossen-

schaften zur Krankenpflege für die Zwecke des Vereins in Verbindung zu setzen;

4. die Fortschritte zu verfolgen, welche Wissenschaft und Technik auf dem Gebiete der Krankenpflege im allgemeinen und des Kriegsheilwesens insbesondere machen, um sie für den Fall des Krieges zu verwerten;

5. überhaupt in allen Richtungen sich auf die Thätigkeit vorzubereiten, welche der Kriegsfall von ihm fordert.[1] —

Mitglieder des Vereins können sowohl Männer als Frauen werden. Die Vereinsmitglieder treten in den einzelnen Orten, oder je nach Bedürfnis für größere oder kleinere Bezirke des Landes zu Zweigvereinen zusammen. An der Spitze eines Zweigvereins steht ein aus seiner Mitte gewähltes Komitee. Die Zweigvereine übernehmen die Verpflichtung:

1. die Vereinszwecke nach Möglichkeit zu fördern und ihre bezüglichen Erfahrungen zur Kenntnis des Vorstandes zu bringen;

2. durch Aufklärung über die Aufgabe der Hilfsvereine thunlichst viele ständige Mitglieder zu gewinnen, deren Jahresbeiträge zu erheben und damit nach § 18 zu verfahren (d. h. $^2/_3$ an die Hauptkasse einzusenden, $^1/_3$ zur eigenen Verwendung zurückzubehalten);

3. auf Ersuchen des Vorstandes besondere Sammlungen an Geld und sonstigen Gaben zu veranstalten;

4. nach Ablauf eines jeden Jahres Bericht über die Thätigkeit des Zweigvereins in demselben, nebst einer Nachweisung über Einnahme und Ausgabe der Zweigvereinskasse, sowie über die veranstalteten Sammlungen an den Vorstand gelangen zu lassen.

Dem Zweigverein zu Mainz ist insofern eine selbständigere Stellung eingeräumt, als er seine Einnahmen selbst verwaltet, und nicht in die Kasse des Landesvereins abführt (691 Mitglieder).

Der hessische Landesverein ist zwar noch nicht dazu gelangt, infolge der Publikation der Kriegsetappenordnung und des Organisationsplanes der freiwilligen Krankenpflege einen förmlichen Mobilisierungsplan aufzustellen, er hat aber Veranlassung genommen, in dessen Folge „Grundzüge, betreffend die Abteilungen freiwilliger Krankenträger im Kriege, dargestellt für die Verhältnisse des

[1] Im übrigen ist zu bemerken, daß der Hilfsverein zugleich hessischer Landesverein der Kaiser Wilhelmstiftung für deutsche Invaliden ist und daß in seiner demgemäßen Fürsorge für die Invaliden und Hinterbliebenen Gefallener des Krieges 1870/71 eine seiner Hauptthätigkeiten in den zeitherigen Friedenszeiten bestand und noch besteht. —

Großherzogtums Hessen" auszuarbeiten und unterm 6. Febr. 1888 zu veröffentlichen. In diese Grundzüge sind die in dem Organisationsplane enthaltenen allgemeinen Bestimmungen aufgenommen worden.

Der Hilfsverein wendet gegenwärtig der Fort- und Neubildung seiner Zweigvereine, sowie der Ausbildung von Krankenträgern im ganzen Lande eine erfolgreiche Thätigkeit zu (vgl. im fünften Abschnitte unter II. B). In bezug auf die Friedensarbeit im allgemeinen bemerkt der Verein in seinen Statuten, daß er für die Kriegszwecke schon in Friedenszeiten vorsorgliche Einleitung zu treffen habe, damit der Krieg ihn zu sofortiger wirksamer Thätigkeit vorbereitet finde.

Der Verein hat auch die Übersendung von Liebesgaben an die Truppen in den Kreis seiner statutarischen Zwecke aufgenommen. In dieser Beziehung erscheint eine Abänderung der Statuten wohl angezeigt.[1] —

Als Frauenverein vom roten Kreuz existiert der „Alice-Verein", welcher sich gliedert in ein Frauenkomitee in Darmstadt als Vorstand des Landesvereins (Centralkomitee), dem mehrere männliche Geschäftsführer zur Seite stehen und dessen Mitglieder vom Großherzog ernannt werden, sowie in Lokalkomitees.

Derselbe ist seiner Zeit als Frauenverein im Anschlusse an den bestehenden „Hilfsverein für die Krankenpflege und Unterstützung der Soldaten im Felde" gegründet worden, und ist ein Zusammenwirken beider Vereine im Kriege statutarisch vorgesehen. Es heißt in dieser Beziehung in § 20 der Statuten des Hilfsvereins:

„Die Komitees der Zweigvereine werden es sich angelegen sein

---

[1] Der Vorstand des hessischen Vereines verweist diesem Bedenken gegenüber, welches er als berechtigt nicht anerkennt, auf die Bestimmung in § 6 der Übereinkunft der deutschen Vereine zur Pflege im Felde verwundeter und erkrankter Krieger vom 20. April 1869, wo unter Nr. 1 den Landesvereinen anheimgegeben sei, den im Lande befindlichen Lazaretten und — insoweit als möglich und nötig — den eigenen Landestruppen die nächste Fürsorge zuzuwenden, und auf die Erwägung, daß ein Vorkehren (durch hygienische Mittel, wie Wein, Wolle u. s. w.) mit Krankenpflege innerlich identisch sei. Allein die Bestimmung in dem angezogenen § 6 bezieht sich offenbar nur auf die Verwundeten und Kranken der Landestruppen. Wenn dies aber auch nicht der Fall sein sollte, so würde diese Vereinbarung, welche in dieser Auslegung gegen Wortlaut und Zweck der Genfer Konvention verstößt, als durch den Organisationsplan der freiwilligen Krankenpflege aufgehoben angesehen werden müssen, denn hiernach erscheint die Fürsorge für gesunde Truppen (Kombattanten) durch die Vereine vom roten Kreuz unbedingt ausgeschlossen. Vergl. oben S. 72 flg. —

lassen, mit den bestehenden Frauenvereinen in Verbindung zu treten, oder besondere Frauenvereine in das Leben zu rufen, welche die Verbindlichkeit übernehmen:

1. in Kriegszeiten bei der Sammlung von Geld und Verpflegungsgegenständen, sowie bei der Zurichtung von Verbandzeug, Lagerungsgegenständen, Weißzeug u. s. w. helfend einzutreten, und

2. in Friedenszeiten die Vereinszwecke, namentlich durch Ausmittelung geeigneter Personen, welche sich der Krankenpflege zu widmen geneigt sind, und durch Fürsorge für die vorhandenen Krankenpfleger und Krankenpflegerinnen und deren angemessene Verwendung zu fördern.

Im Kriege 1870/71 ist dieser Anschluß des Frauenvereins an den Hilfsverein thatsächlich erfolgt, und das wird auch in Zukunft der Fall sein. Für den Frieden besteht eine gleiche ausdrückliche Bestimmung zur Zeit noch nicht. Es hat sich jedoch der Hilfsverein mit dem Alice-Verein nicht nur in bezug auf die Herstellung von Verbandzeug assoziiert, sondern auch im Frieden die Aufgaben des Frauenvereins für Krankenpflege durch finanzielle Subventionierung der Ausbildung von Alice-Krankenpflegerinnen fortdauernd unterstützt.

Der Alice-Frauenverein steht unter dem Protektorate des Großherzogs. Nach § 1 der in der Generalversammlung vom 1. April 1886 genehmigten und von dem Großherzoge unter Aufrechterhaltung der Rechte einer juristischen Person am 11. Juli 1886 landesherrlich bestätigten Statuten stellt sich der Verein in bezug auf seine Thätigkeit für die Pflege verwundeter und erkrankter Krieger die Aufgabe:

1. in Kriegszeiten im Zusammenwirken mit dem Hilfsverein die Militärverwaltung in der Pflege verwundeter und kranker Soldaten durch eine geordnete Privathilfe zu unterstützen;

2. in Friedenszeiten die nötigen Vorbereitungen für die freiwillige Hilfsthätigkeit in einem künftigen Kriegsfall zu treffen, namentlich durch Ausbildung von Krankenpflegerinnen und Krankenpflegern, und in Verbindung damit nach Kräften zur Förderung einer zweckmäßigen Krankenpflege mit Rat und That beizutragen.

Die Mitglieder des Vereins sind entweder aktive oder inaktive. Aktives Mitglied ist jede in der Krankenpflege vollständig ausgebildete, durch das Centralkomitee des Vereins mit einem Diplom versehene Krankenpflegerin, welche die Krankenpflege den Bestimmungen der Statuten gemäß entweder als Lebensberuf ausübt oder sich zur zeitweisen Aushilfe in Not- und Kriegsfällen verpflichtet hat.

Inaktive Mitglieder sind diejenigen, welche ihren Beitritt zum Verein erklärt und sich zur Zahlung eines periodisch zu entrichtenden Geldbeitrages, dessen Größe der Bestimmung der Lokalkomitees überlassen ist, verpflichtet haben.

Die Vereinsmitglieder treten für einzelne Orte, nach Bedürfnis auch für größere oder kleinere Bezirke, zu Lokalvereinen zusammen. Es bestehen gegenwärtig 16 Zweigvereine (der größte und selbständigste in Mainz) mit ca. 2200 Mitgliedern. Der Ortsverein Darmstadt zählt über 300 Mitglieder. Die Zweigvereine regeln ihre Thätigkeit ganz nach eigener Wahl in der verschiedensten Weise. Zum Teil sorgen sie selbst für die Ausbildung ihrer Pflegerinnen, zum Teil sind in der Pflegerinnenschule in Darmstadt ausgebildete Pflegerinnen in den Zweigvereinen thätig. Zum Teil werden die gesammelten Beiträge an Ort und Stelle verwendet, zum Teil werden dieselben an den Hauptverein abgeliefert.

Das verzinsliche Kapitalvermögen des Vereins betrug Ende 1886 125316 Mark 45 Pfg. Das Frauenkomitee in Darmstadt bildet zugleich das Centralkomitee für den Gesamtfrauenverein. Dessen Mitglieder werden alljährlich von dem höchsten Protektor ernannt. (Vorsitzende des Centralkomitees: Prinzessin Victoria [Ludwig von Battenberg]; Stellvertreterin: Frau Geheimrat Strecker; Geschäftsführer: Geheimer Medizinalrat Dr. Eigenbrodt; Schatzmeister: Finanzassessor Dr. Lauer; Schriftführer: Amtmann Dr. Frhr. von Wedekind.)

Zu den Sitzungen des Centralkomitees, welche sich mit der Hilfeleistung in Kriegszeiten und mit den Vorbereitungen hierzu beschäftigen, werden Mitglieder des Vorstandes des Hilfsvereins zugezogen.

Die Mitglieder des Vereins werden alle zwei Jahre von dem Centralkomitee durch öffentliche Einladung zu einer Generalversammlung berufen, deren Thätigkeit gerichtet ist auf:

1. Entgegennahme des von dem Centralkomitee zu erstattenden Hauptberichts;

2. Abnahme und Abschluß der auf Veranlassung der Geschäftsführer zuvor durch einen Rechnungsverständigen geprüften Jahresrechnungen;

3. Beratung und Beschlußfassung über alle Angelegenheiten des Vereins, wobei die Verhandlungen jedoch auf Anträge des Centralkomitees und solche Anträge einzelner Mitglieder beschränkt bleiben, welche acht Tage vor der Generalversammlung bei dem Centralkomitee schriftlich eingereicht worden sind.

Außerordentliche Generalversammlungen können jederzeit von

dem Centralkomitee zusammenberufen werden. Dies muß geschehen, sobald 25 Vereinsmitglieder es beantragen.

Das Centralkomitee und die übrigen Frauenkomitees übernehmen im allgemeinen die Verpflichtung, für die Erfüllung der Vereinszwecke (§ 1) unausgesetzt thätig zu sein, durch Aufklärung über dieselben die thätige Teilnahme an dem Verein möglichst auszubreiten, die regelmäßigen und außerordentlichen Beiträge zu erheben.

In Kriegszeiten wird die Thätigkeit der Lokalkomitees darin zu bestehen haben:

a) außerordentliche Gaben an Geld und Verpflegungsgegenständen zu sammeln, Weißzeug, Binden und dergleichen anfertigen zu lassen und die betreffenden Gegenstände an das Centralkomitee einzusenden oder sie diesem zur Disposition zu stellen, oder auch nach Umständen und in dringenden Fällen solche selbständig zu verwenden;

b) die nötigen Vorbereitungen zu treffen, damit die in den betreffenden Bezirken wohnenden aktiven Mitglieder zu rascher Hilfe bereit sind, sobald deren Wirksamkeit notwendig wird, und dem Centralkomitee Mitteilung über die zur Verwendung in den Lazaretten vorhandenen Krankenpfleger und Krankenpflegerinnen zu machen.

Das Centralkomitee hat im Einvernehmen mit dem Vorstand des Hilfsvereins das Nötige wegen Verwaltung, Ordnung und Verwendung der einkommenden Gaben, wegen Herstellung der nötigen Lazarettrequisiten, wegen der Beschaffung von Erfrischungen und Nahrungsmitteln für die Lazarette, Unterbringung von Rekonvaleszenten in Privatpflege u. s. w., vorzukehren und die Fürsorge für die in den Spitälern zur Verwendung kommenden Pfleger und Pflegerinnen zu übernehmen.

In Friedenszeiten werden das Centralkomitee sowohl als die Lokalkomitees in erster Linie ihre Thätigkeit auf folgendes richten:

1. durch geeignete Anregung dahin zu wirken, daß Frauen und Jungfrauen, welche die zur Krankenpflege nötigen körperlichen und moralischen Eigenschaften besitzen, sich der Krankenpflege widmen und sich demgemäß für die Ausbildung zu aktiven Mitgliedern anmelden;

2. die nötigen Vorkehrungen zu treffen, daß eine geeignete und kostenfreie Ausbildung der sich Anmeldenden für die Krankenpflege in zu diesem Zwecke tauglichen Heilanstalten zu jeder Zeit stattfinden kann, und diese Ausbildung zu vermitteln;

3. für die Krankenpflege geeignete Männer zur Ergreifung dieses Berufs oder zur Ausbildung für Not- und Kriegsfälle zu bestimmen;

4 die Fälle aufzusuchen, in welchen die Not es erfordert, daß der Verein für eine geeignete Krankenpflege Sorge trage, und wenn ausnahmsweise die Kräfte des Lokalvereins oder anderer ähnliche Zwecke verfolgender Vereine sich als unzureichend erweisen sollten, die Hilfe des Centralkomitees in Anspruch zu nehmen.

Über die Ausbildung der Pflegerinnen und der Pfleger vgl. die Ausführungen im fünften Abschnitte unter II. A a und b. — (Vorsteherin der Pflegerinnenschule: Fräulein Helmsdörfer.) An dieser Stelle sei nur folgendes erwähnt: im Jahre 1888 waren 45 Pflegerinnen vorhanden, einschließlich von 12 Lehrpflegerinnen. Alle eintretenden Pflegerinnen haben im Alicehospital zu Darmstadt ihre Probezeit zu absolvieren; ihre weitere Ausbildung erhalten dieselben entweder dort oder in Bonn (Universitätsklinik) und in Offenbach (städtisches Krankenhaus). (Vgl. Mitteilungen über die Errichtung der Pflegerinnenschule des Alice-Frauenvereins zu Darmstadt vom 19. Mai 1886.) Hospitalkrankenpflege übt der Verein aus in den städtischen Krankenhäusern zu Offenbach, Alzei und Vilbel, wo die Pflegerinnen gleichzeitig die ganze Bewirtschaftung und Führung des Haushaltes übernommen haben, sowie in dem kleinen Krankenhause zu Nassau (Henrietten-Theresien-Stift).

Die Lokalkomitees werden nach Ablauf eines jeden Jahres einen Bericht über die Thätigkeit des Lokalvereins, welchem jedes derselben vorsteht, an das Centralkomitee einsenden, auch letzteres auf Grund der gemachten Erfahrungen mit geeigneten Ratschlägen unterstützen.

Das Centralkomitee wird mit Benutzung dieser Berichte alle zwei Jahre einen Hauptbericht über die gesamte Thätigkeit des Frauenvereins erstatten und öffentlich Rechenschaft über die Verwendung der eingegangenen Gaben ablegen.

g) Das Großherzogtum Sachsen-Weimar.

Die Konstituierung des weimarischen Landesvereins ist unter dem 14. November 1868 als Zweigverein des preußischen Vereins unter vorläufiger Annahme des preußischen Normalstatutes erfolgt. Aus diesem Zweigvereine hat sich im Jahre 1869 der Landesverein gebildet (Statut vom 16. Februar 1869, bestätigt am 28. Juli 1869). An der Spitze des Vereines steht ein aus 10 Personen zusammengesetzter Vorstand (Vorsitzender: Hofmarschall Frh. von Hadeln). Für den Kriegsfall ist der Verein in der Lage, sowohl freiwillige Krankenpfleger (Genossenschaft freiwilliger Krankenpfleger an der Universität Jena) als auch Transport- und Begleitpersonal (Sanitätskolonnen) zur Verfügung zu stellen. Näheres hierüber im fünften Abschnitte unter II. A b und B d. — Der Verein zählte Ende 1889 245 Mitglieder.

Daneben besteht der bereits im Jahre 1817 unter dem Namen: „Patriotisches Institut der Frauenvereine" im Großherzogtum Sachsen-Weimar gegründete Frauenverein unter der obersten Leitung Ihrer Königlichen Hoheit der Großherzogin (Obervorsteherin).

Jeder Verein in einem Dorfe oder einer kleineren Stadt (Lokalverein) ist verpflichtet, sich einem Vereine in einer größeren Stadt, also den Vereinen in Weimar, Neustadt, Jena, Allstädt, Ilmenau, Eisenach und Lengsfeld (einem Centralvereine) anzuschließen, und diese sieben Centralvereine bilden ein unter dem Centraldirektorium in Weimar (der Großherzogin) stehendes Ganzes. Eine organische Verbindung zwischen dem Landesvereine und dem Frauenvereine besteht zur Zeit noch nicht. Wohl aber haben dieselben im Kriege zusammengewirkt, und lassen der Landesverein zur Unterstützung im Felde verwundeter und erkrankter Krieger sowohl, als der Centralfrauenverein der von der Großherzogin gestifteten „Pflegerinnenanstalt Sophienhaus" jährliche Geldbeträge als Unterstützung zufließen in der Voraussetzung, daß im Kriegsfalle die ausgebildeten Schwestern iu der Hauptzahl sich der freiwilligen Krankenpflege zur Verfügung stellen. In der Generalversammlung des Landesvereines vom 22. März 1890 ist beschlossen, bezw. dem Vorstande der Auftrag erteilt worden, unter Zugrundelegung eines Mobilmachungsplanes eine solche Verbindung herzustellen.

Ebenso sind die Central- und Einzelvereine des Frauenvereins durch Verfügung des Centraldirektoriums vom 12. Mai 1888 angewiesen worden, an den Orten, an denen Männervereine zur Pflege im Felde verwundeter und erkrankter Krieger bestehen, zunächst mit diesen eine engere Verbindung anzubahnen.

Überhaupt hat die Durchlauchtigste Obervorsteherin den für den Kriegsfall zu treffenden Vorbereitungen ganz besondere Sorgfalt zugewendet. Die oben angezogene Verfügung des Centraldirektoriums hat sämtliche Centralvereine auf die Maßnahmen hingewiesen, welche im Einvernehmen mit der Heeresleitung von den Centralorganen der deutschen Frauenvereine und der Männervereine vom roten Kreuz als geeignet anerkannt worden sind, um die freiwillige Hilfeleistung beim Kriegsausbruche möglichst rasch in Wirksamkeit treten zu lassen. An die Vereine ist nun das Ersuchen gerichtet worden, sich im voraus mit den Aufgaben vertraut zu machen, welche im Falle eines Krieges unmittelbar an dieselben herantreten würden. Besonders wird empfohlen, die Beschaffung des für die Krankenpflege erforderlichen Materials an Verbandmitteln, Bekleidungsstücken u. s. w. schon gegenwärtig in Angriff zu nehmen. (Vgl. die betr. Ausführungen im sechsten Abschnitt.)

Die mit einer Krankenstation verbundene Pflegerinnenanstalt „Sophienhaus“ bietet den Vereinspflegerinnen ein neues Heim. Der Verein besitzt zur Zeit 51 Schwestern. Außerdem hat der Verein in verschiedenen Städten, namentlich in Weimar, Kochschulen errichtet.

In der Landesheilanstalt zu Jena sind unter der Leitung einer Oberschwester in der Regel 12 bis 14 Schwestern (eingerechnet die Lehrschwestern, welche ihre teilweise Ausbildung dort erhalten) thätig. Die übrigen Pflegerinnen werden während des Friedens in der Gemeindekrankenpflege (Gemeindeschwestern), in der Armenkrankenpflege und der Privatpflege beschäftigt.

h) Das Großherzogtum Mecklenburg-Schwerin.

Der Landesverein für das Großherzogtum Mecklenburg-Schwerin wurde durch ein provisorisches Statut vom 24. Juni 1864 begründet, an dessen Stelle ein unter dem 12. April 1869 landesherrlich bestätigtes definitives Statut getreten ist. Als Organe des Vereins fungieren: ein aus sechs Mitgliedern bestehender Vorstand (Vorsitzender: Geh. Kammerrat von Schuckmann; Schatzmeister: Ministerialrat von Blücher; Schriftführer: Hofmarschall von Hirschfeld), die Lokalkomitees der Zweigvereine und die Hauptversammlung. Der Vorsitzende bedarf der Bestätigung durch den Großherzog. Eine Organisation des Vereins über das Land durch Zweigvereine mit selbständigen Normalstatuten und selbstthätiger Arbeit innerhalb ihres Bezirkes existiert nicht; es wird auch eine solche Einrichtung nicht beabsichtigt. Vielmehr will man sich auf Errichtung von Lokalkomitees unter Leitung thatkräftiger Männer beschränken, welche im Frieden Sammelstellen bilden, im Kriege aber geeignet erscheinen, einen festen Rahmen zur Unterstützung der Centralstelle zu bilden.

Der Verein besitzt nicht nur die Rechte einer Korporation, sondern auch, allerdings mit gewissen Beschränkungen, die eines pii corporis. Er zählte Ende 1888 316 ordentliche und 2 außerordentliche Mitglieder bezw. Wohlthäter. In §3 der Statuten sind als Zwecke des Vereins folgende angegeben:

1. in Kriegszeiten, im Anschluß an die bestehende militärische

Lazarett- und Hospitalverwaltung, bei der Heilung und Pflege der im Felde verwundeten und erkrankten Krieger mitzuwirken.

Seine Wirksamkeit ist, bei ausbrechendem Kriege, darauf gerichtet, mit allen ihm zu Gebote stehenden Mitteln und Kräften die militärischen Sanitätsbehörden und Anstalten zu unterstützen, für die Beschaffung und geordnete Verwendung zweckentsprechender Hilfs- und Pflegemittel Sorge zu tragen, im Einvernehmen mit der Militärverwaltung Räumlichkeiten zur Unterbringung und Pflege der Verwundeten einzurichten, den Transport von Verwundeten zu übernehmen, Krankenpfleger und Krankenpflegerinnen zu stellen und zu unterhalten, die Vorräte der Lazarette an Verbandmaterial, Kleidungsstücken, Nahrungsmitteln und anderen zur Heilung, Pflege und Erquickung der Kranken dienenden Gegenständen zu ergänzen, sowie überhaupt alle solche Veranstaltungen zu treffen, oder dazu mitzuwirken, die geeignet sind, die Lage der hilfsbedürftigen Verwundeten und Kranken zu verbessern;

2. in Friedenszeiten alle diejenigen Vorbereitungen zu treffen, welche dazu dienen, die erfolgreiche Wirksamkeit des Vereins im Kriegsfalle zu sichern.

Die Friedensaufgabe des Vereins richtet sich nicht bloß auf die Ansammlung und Bereithaltung von Geldmitteln, sondern auch auf das Bestreben, den Sinn für seine Zwecke jederzeit in weiten Kreisen lebendig zu erhalten, und auf jegliche Thätigkeit, die dahin zielt, die für den Kriegsfall zur Aufnahme, Heilung und Pflege der Verwundeten und Kranken bestimmten Einrichtungen an Material und Personal vorbereitend zu vervollkommnen und ihre rechtzeitige und wirksame Anwendung bei eintretendem Bedürfnis zu gewährleisten.

Als Mittel zur Erweckung und Erhaltung der öffentlichen Teilnahme für die Zwecke des Vereins während einer lange andauernden Friedenszeit soll es nicht ausgeschlossen sein, daß derselbe, neben der Vorbereitung auf die Kriegsaufgabe und, soweit es ohne Gefährdung derselben geschehen kann, seine Thätigkeit und seine Mittel auch anderen Aufgaben der Mildthätigkeit zuwende, die durch notorischen öffentlichen Notstand, beispielsweise beim Ausbruche einer Epidemie, hervorgerufen sind und mit der Krankenpflege in naher Beziehung stehen. Geldverwendungen für diese Nebenzwecke aus den Mitteln des Vereins setzen jedoch voraus, daß trotz derselben dem Verein eine Summe von mindestens 10 000 Thalern für die Kriegsaufgabe verfügbar bleibe.

Thatsächlich ist die Hauptthätigkeit des Vereins gerichtet: 1. auf Ansammlung von Geldmitteln und 2. auf Verwendung derselben:

a) zur Unterstützung derjenigen Anstalten, welche dem Vereine gegenüber die Verpflichtung übernehmen, ausgebildete Krankenpflegerinnen (Diakonissen und weltliche Schwestern) im Kriegsfalle demselben zur Verfügung zu stellen;

b) zur Unterstützung der aus den Kriegervereinen gebildeten Sanitätskolonnen und

c) zur Ausbildung männlicher Krankenwärter in den Krankenhäusern.

Der im Jahre 1880 gegründete, unter dem Protektorate Ihrer Königlichen Hoheit der Großherzogin Marie bestehende, mecklenburgische Frauenverein zur Pflege im Felde verwundeter und erkrankter Krieger (Marien-Frauenverein) besitzt einen die Vereinsleitung besorgenden Gesamtvorstand (sieben weibliche und sechs männliche Mitglieder) und die Vorstände der acht Zweigvereine (Vorsitzende: Frau Major von Müller; Geschäftsführer: Geh. Kammerrat von Koppelow), und steht mit dem Landesvereine in direkter Verbindung.

In den Statuten ist als Zweck des „Marien-Frauenvereins" bezeichnet, die Bestrebungen des Landesvereins zu unterstützen, namentlich in Kriegszeiten mit dem Landesvereine zusammenzuwirken. Von den Vorstandsmitgliedern müssen der Schriftführer und der Schatzmeister gleichzeitig Mitglieder des Landesvereins sein. Beide Vereine haben sich gegenseitig über alle ihre Wirksamkeit betreffenden Vorgänge auf dem Laufenden zu erhalten, und sind bei eintretendem Kriegsfalle, sowie auch bei sonstigen außergewöhnlichen Anlässen in Friedenszeiten diejenigen Vorstandsmitglieder des Marien-Frauenvereins, welche zugleich Mitglieder des Landesvereins sind, dem Vorstande des letzteren, wenn sie ihm nicht bereits angehörten, zur statutenmäßigen Kooptation vorzuschlagen. Außerdem sind gemeinsame Sitzungen der Vorstände des Landesvereins und des Marien-Frauenvereins vorgesehen. Der Verein verfügt zur Zeit über 12 Berufspflegerinnen und zwei in der Ausbildung begriffene freiwillige Pflegerinnen. (Vgl. im fünften Abschnitte unter II. A a.)

i) Das Großherzogtum Oldenburg.

Der bereits 1864 gegründete Verein für das Großherzogtum Oldenburg konstituierte sich im Anfang des Jahres 1866 als Landesverein. Es bestanden damals in Oldenburg zwei Wohlthätigkeitsvereine: 1. der Landesverein zur Pflege verwundeter und erkrankter Krieger (jetzt Abteilung I) und 2. das Oldenburger Centralkomitee zur Unterstützung der hilfsbedürftigen Krieger und ihrer Angehörigen (jetzt Abteilung II). Beide wirkten während des deutsch-französischen Krieges noch getrennt. Beide Vereine haben sich am 1. Juli 1872 als „Oldenburgischer Landesverein zur Linderung von Kriegsleiden“ vereinigt. — Der Verein, welchem am 1. August 1872 die Rechte einer juristischen Person verliehen worden sind, steht unter dem Protektorate des Großherzogs und der Frau Großherzogin. Mitglieder des Landesvereins können sowohl Männer als Frauen werden, ja selbst juristische Personen, welche beim Eintritt einen Vertreter zu ernennen haben.

Soweit sich der Zweck des Vereins auf die freiwillige Hilfe im Kriege bezieht, enthalten die Statuten folgende Bestimmungen:

A. Als Zweigverein des Centralkomitees der deutschen Vereine zur Pflege im Felde verwundeter und erkrankter Krieger

1. in Kriegszeiten auf Grundlage der Beschlüsse der internationalen Konferenz in Genf vom Jahre 1863 und im Anschlusse an die Kaiserliche militärische Sanitätsverwaltung bei der Pflege und Heilung der im Felde verwundeten und der erkrankten Krieger durch eine geordnete Privathilfe mitzuwirken;

2. in Friedenszeiten ist die Kriegsthätigkeit vorzubereiten.

Insbesondere richtet sich die Wirksamkeit des Vereins darauf:

1. für Beschaffung und geordnete Verwendung zweckentsprechender Hilfs- und Pflegemittel in Kriegszeiten Sorge zu tragen und die Vorräte der Lazarette und Ambulanzen an Verbandmaterial und Nahrungsmitteln zur Pflege und Erquickung der Kranken zu verstärken;

2. im Einvernehmen mit der Militärverwaltung und den beteiligten Civilbehörden Räumlichkeiten zur Pflege der Verwundeten einzurichten, bei dem Transporte von Verwundeten mitzuwirken, sowie Krankenpfleger und Krankenpflegerinnen zu bestellen und zu unterhalten;

3. in Friedenszeiten sich in allen Richtungen auf die Thätigkeit vorzubereiten, welche der Kriegsfall von dem Vereine erheischen wird, namentlich:

a) Krankenpfleger und Krankenpflegerinnen zu gewinnen und auszubilden,

b) die Fortschritte zu verfolgen, welche Wissenschaft und Technik auf dem Gebiete der Krankenpflege im allgemeinen und des Kriegsheilwesens im besonderen machen und sie für den Fall des Krieges zu verwerten.

Der Verein hatte Ende 1889 1299 ordentliche und 3 außerordentliche Mitglieder bezw. Wohlthäter.

Seine Verwaltung liegt einem aus sechs gewählten Mitgliedern bestehenden Gesamtvorstande ob. (Vorsitzender der I. Abteilung: Generalmajor z. D. Freih. von Gayl, der II. Abteilung: Geheimer Oberkammerrat Rüder.) Dieser Gesamtvorstand besorgt unter statutenmäßiger Mitwirkung des Ausschusses die Geschäfte des Landesvereins und verwaltet dessen Vermögen. Er hat den höchsten Protektoren des Vereins über alle wichtigeren Beschlüsse, wie über das gesamte Wirken des Vereins zu berichten, ihm steht die Vertretung des Vereins nach außen hin zu. Er verständigt sich mit den Oldenburgischen Frauenvereinen über das Zusammenwirken für die Vereinsaufgaben, er ernennt den Schatzmeister des Vereins und bestimmt die demselben zu gewährende Vergütung. Er ist befugt, die Besorgung spezieller Geschäfte besonderen Ausschüssen oder einzelnen Vereinsmitgliedern zu übertragen. Er führt die Rechtsgeschäfte aller Art im Namen des Vereins, macht die Abschlüsse für denselben und vertritt den Verein in Prozessen aktiv und passiv.

Außerdem wird der Verein durch einen Ausschuß vertreten. Dieser Ausschuß besteht aus den sechs Mitgliedern des Gesamtvorstandes und den Vertretern der Lokalvereine.

Der Lokalverein Oldenburg sendet mindestens sechs Mitglieder in den Ausschuß, im übrigen hat jeder Lokalverein, der mehr als 100 Mitglieder zählt, das Recht, außer dem ersten Vertreter (§ 8) für jede 25 Mitglieder über 100, noch einen weiteren Vertreter in den Ausschuß zu senden.

Dem Ausschuß liegt ob:

1. die Wahl der Mitglieder des Gesamtvorstandes;
2. die Revision und Feststellung der Rechnung des Landesvereins;
3. die Entscheidung über Erwerb und Veräußerung von Grundeigentum und über die Verwendung des Kapitalvermögens;
4. die Entgegennahme des vom Gesamtvorstande zu erstattenden Jahresberichts;
5. die Beschlußfassung über Statutenveränderungen.

Jährlich im Monat April findet eine ordentliche Versammlung des Ausschusses statt. Außerordentliche Versammlungen desselben müssen berufen werden, wenn mindestens drei Mitglieder des Ausschusses darauf antragen.

Die Ausschußversammlungen werden vom Vorsitzenden des Gesamtvorstandes, oder bei dessen Behinderung von seinem Stellvertreter berufen und geleitet.

Die Vereinsmitglieder sind berechtigt, den Sitzungen des Ausschusses mit beratender Stimme beizuwohnen.

Die Vereinsmitglieder treten für die Bezirke der Amtsverbände, denen sie angehören, oder je nach Wunsch und Bedürfnis, für einzelne Teile derselben zu Lokalvereinen zusammen.

Jeder Lokalverein führt seine Geschäfte durch einen Vorstand, welcher aus einem Vorsitzenden, einem Schriftführer und einem Kassenführer besteht. Der Vorstand wird bei Konstituierung des Vereins — wofür die Zahl von fünf Mitgliedern genügt — und später von der im Januar jeden Jahres abzuhaltenden Versammlung des Lokalvereins, nach absoluter Stimmenmehrheit auf drei Jahre gewählt.

Die Konstituierung des Lokalvereins, sowie das über das Wahlergebnis aufgenommene Protokoll sind dem Gesamtvorstand mitzuteilen.

Vereinsmitglieder, welche nicht dem Bezirke eines Lokalvereins angehören, können sich einem benachbarten Lokalverein anschließen.

Wer keinem Lokalverein beigetreten ist und dennoch Mitglied sein will, zahlt seinen Beitrag direkt an die Kasse des Gesamtvorstandes in Oldenburg ein.

Die Bestimmungen in bezug auf die den Lokalvereinen obliegenden Aufgaben, sowie diejenigen über die Notwendigkeit einer Verbindung der Lokalvereine mit den Frauenzweigvereinen stimmen wörtlich mit den oben S. 179 und 180 bereits mitgeteilten Vorschriften der Statuten für den hessischen Landesverein überein.

Der in Oldenburg bestehende Frauenverein ist ein Zweigverein des Vaterländischen Frauenvereins zu Berlin.

Die Vereinsmitglieder sind entweder ordentliche oder außerordentliche. Zur Aufnahme in den Verein als ordentliche Mitglieder sind unbescholtene Frauen und Jungfrauen, ohne Unterschied des Glaubens oder Standes befähigt, welche für die Dauer ihrer Mitgliedschaft sich verpflichten, einen Beitrag von vierteljährlich 75 Pfg. zur Vereinskasse zu zahlen und außerdem weibliche Handarbeiten für die Zwecke des Vereins unentgeltlich auszuführen oder sonst für den Verein nach Maßgabe der Umstände thätig zu sein. Außerordentliches Mitglied des Vereins wird ein jeder, der einen regelmäßigen Geldbeitrag zur Vereinskasse zu zahlen sich verpflichtet.

In Kriegszeiten richtet der Verein seine Thätigkeit nach Anweisung des Oldenburgischen Landesvereins auf die gesamte Fürsorge für die im Felde Verwundeten und Kranken, indem er alle dazu dienenden Einrichtungen fördert und unterstützt. In Friedenszeiten verpflichtet er sich, soweit die vorbereitende Arbeit für die Kriegskrankenpflege in Frage kommt, bei Förderung der Krankenpflege durch Ausbildung von Pflegerinnen, Herstellung neuer und Verbesserung bestehender Krankenhäuser und durch Mitwirkung bei der Vorbereitung von Reservelazaretten sich zu beteiligen. Es wird beabsichtigt, für ein gedeihliches Zusammenwirken im Kriege nähere Festsetzungen schriftlich zu vereinbaren.

Die obere Leitung der Vereinsangelegenheiten und die Vertretung nach außen liegen einem gewählten Vorstande ob, welcher aus mindestens fünf weiblichen und zwei männlichen Mitgliedern besteht und seinen Sitz in Oldenburg hat. Alle zwei Jahre wird im Monat Januar durch den Vorstand eine Generalversammlung einberufen.

Zur Teilnahme an derselben sind, außer den Vorstandsmitgliedern, alle ordentlichen und außerordentlichen Mitglieder des Vereins berufen. In derselben wird, unter dem Vorsitze eines Vorstandsmitgliedes, von dem Vorstande über die Wirksamkeit des Vereins in dem verflossenen Jahre und über dessen Vermögenslage Rechenschaft abgelegt. Sodann werden die nötigen Wahlen für den Vorstand vorgenommen.

Der Verein überweist bei seinem zu Ende des Jahres erfolgenden Rechnungsabschlusse ein Zehntel seiner Jahreseinnahme aus den Mitgliederbeiträgen an die Kasse des Hauptvereins zu Berlin und reicht dem letzteren vor dem 15. Januar einen Bericht über seine Wirksamkeit in dem abgelaufenen Jahre ein.

k) Das Herzogtum Anhalt.

Der die Anhaltischen Länder umfassende Anhaltische Landesverein zu Cöthen ist am 20. November 1868 gegründet (Bestätigung der Satuten am 22. Januar 1873) und führt den obenangeführten Namen seit 3. Mai 1881. Er besaß Ende 1889 1681 ordentliche und 160 außerordentliche Mitglieder bezw. Wohlthäter, wird geleitet von einem aus 15 Personen bestehenden Vorstande (Vorsitzender: Oberbürgermeister Joachim in Cöthen) und gliedert sich in 5 Kreisvereine: Cöthen, Dessau, Bernburg, Ballenstedt und Zerbst. — Die einzelnen Kreisvereine stehen zum Teil mit dem in ihrem Bezirke domizilierenden Zweigvereine des vaterländischen Frauenvereines in Verbindung; die Kreisvereine Dessau und Bernburg haben wirkliche Abkommen über gemeinschaftliche Thätigkeit im Kriegsfalle getroffen, in Zerbst soll ein solches vertragsmäßiges Abkommen im Laufe des Jahres 1890 getroffen werden, in Ballenstedt besteht zwar eine Verbindung, aber ohne vertragsmäßiges Abkommen. Pflegepersonal hat der Verein nicht ausgebildet; einige Berufspflegerinnen stehen für den Kriegsfall kontraktlich zur Verfügung. Dagegen hat der

Verein der Ausbildung von geschultem Transport- und Begleitpersonal erfolgreich seine Fürsorge gewidmet. Näheres hierüber im fünften Abschnitte unter II. B d. —

l) Das Herzogtum Braunschweig.

Der Braunschweiger Landesverein mit den Kreisvereinen Wolfenbüttel und Blankenburg sowie einer Anzahl Zweigvereinen konzentriert seine Thätigkeit hauptsächlich auf die Beschaffung von Material und die Ausbildung von Sanitätskolonnen, und faßt außerdem die Errichtung eines Vereinslazarettes in Blankenburg sowie die Übernahme einzelner Zweige der Verwaltung in den Reservelazaretten ins Auge.

m) Das Herzogtum Sachsen-Altenburg.

Der unter dem Ehrenvorsitze Sr. Hoheit des Prinzen Moritz von Sachsen-Altenburg bestehende Landesverein ist am 31. Januar 1869 gegründet (Statutenbestätigung vom 5. August 1869) und wird von einem aus 5 Personen bestehenden Vorstande geleitet (Vorsitzender: Geheimrat Laurentius); zu Gößnitz besteht ein 28 Mitglieder zählender Zweigverein. Der Verein hat vorzugsweise die Ausbildung freiwilliger Sanitätskolonnen im Auge. Ein vaterländischer Frauenverein besteht im Herzogtum nicht. —

n) Das Fürstentum Schaumburg-Lippe.

Der am 4. Januar 1870 gegründete Landesverein, dessen neue Statuten vom 19. Dezember 1888 unterm 12. Januar 1889 vom Centralkomitee der deutschen Vereine genehmigt worden sind, steht unter dem Protektorate Sr. Hochfürstlichen Durchlaucht des regierenden Fürsten Adolf Georg, zählt 62 Mitglieder, wird von einem aus 6 Personen bestehenden Vorstande geleitet (Vorsitzender: Hofmarschall von Meding) und steht mit dem dortigen vaterländischen Frauenverein in direkter Verbindung, ohne daß für die gemeinsame Thätigkeit während eines zukünftigen Krieges ein besonderes Abkommen getroffen worden ist. — Aus den Berichten über die Thätigkeit des Vereines ist besonders hervorzuheben die Anschaffung einer transportablen Baracke und die getroffene Fürsorge für die Bereitstellung einer geschulten Krankenträgerkolonne.

o) Die freien Städte Hamburg und Bremen.

Der Hamburger Verein ist bestrebt das Zusammenwirken mit dem dortigen vaterländischen Frauenverein in künftigen Kriegsfällen durch ein vorheriges Abkommen zu sichern, und unterstützt die Arbeiten der Hamburger Sanitätskolonne vom roten Kreuz durch regelmäßige Geldzuschüsse. Der im Jahre 1870 gegründete Bremer Verein zählt 98 Mitglieder, wird von einem aus 15 Personen gebildeten Vorstande geleitet (Vorsitzender: Heinrich Claussen) und hat mit dem dortigen Zweigvereine des vaterländischen Frauenvereines über ein Zusammenwirken im Kriege ein Abkommen dahin getroffen, daß der Vorstand im Mobilisierungsfalle einige seiner Mitglieder in den Vorstand des Landesvereines entsendet, und daß beide Vereine in bezug auf die Sammlung von Geld und Gaben, der Anfertigung von Verbandgegenständen, Kleidern, Wäsche u. s. w. eine gemeinsame Thätigkeit entfalten. Für den Kriegsfall hat sich der Verein verpflichtet, die Beköstigung und die Wäsche in einem in Bremen zu errichtenden Reservelazarette von 500 Betten zu übernehmen. Die Gestellung von 14 Pflegerinnen für dieses Reservelazarett hat der Verein durch Abschluß eines Vertrages mit dem Bremer Vereine zur Ausbildung von Krankenpflegerinnen gesichert, ebenso die Errichtung eines Vereinslazarettes in dem diesem Vereine gehörigen Krankenhause. Die Ausbildung geschulter Krankenträger durch den Kriegerverein wird durch Gewährung von Geldunterstützung gefördert. —

Außerdem bestehen noch Landesvereine in Coburg und Gotha, in den Fürstentümern Schwarzburg-Rudolstadt (neue Statuten vom Jahre 1888), Lippe-Detmold und Reuß ältere Linie, sowie in der freien Stadt Lübeck. —

Aus dem bisher Ausgeführten ist zu ersehen, daß die Organisationsarbeiten innerhalb der Vereine zwar weit vorgeschritten, aber doch noch nicht zur völligen Durchführung gelangt sind, daß also auch in dieser Beziehung noch ein umfangreiches Arbeitsfeld zur Bestellung vorliegt. Es ergiebt sich aber weiter, daß die innere Organisation der einzelnen Vereine eine sehr verschiedenartige ist. Nun erscheint aber eine Gleichmachung dieser zum Teil auf örtlichen Verhältnissen beruhenden Verschiedenheiten weder geboten noch auch nur angezeigt. Aber dieselben dürften doch gegründete Veranlassung bieten zur Anstellung nutzbringender Vergleiche, welche dazu führen können, Einrichtungen, welche sich in anderen Vereinen thatsächlich bewährt haben, einzuführen und dagegen unpraktische Organisationen abzustellen. Aus diesem Grunde ist in Vorstehendem, soweit es der Raum gestattete, auf Einzelheiten eingegangen worden, von deren Erwähnung außerdem vielleicht hätte Abstand genommen werden können.

Die mitgeteilten Zahlen können in manchen Punkten auf unbedingte Richtigkeit und Vollständigkeit kaum Anspruch erheben. Der Zweck, ein annäherndes Bild von der Arbeit und der Leistungsfähigkeit der deutschen Vereine vom roten Kreuz zu geben, dürfte in der Hauptsache aber doch erreicht worden sein. Entsprechende Berichtigung und Vervollständigung müssen der Zukunft vorbehalten bleiben.

B. Die Ritterorden.

Die Ritterorden (Johanniter, Malteser und St. Georgsritter), welche sich schon im Frieden innerhalb des Deutschen Reiches den Zwecken der Krankenpflege widmen, bilden den zweiten, zur Unterstützung des Kriegssanitätsdienstes berechtigten Faktor.

Auch bei den Orden beruht diese Berechtigung auf der Voraussetzung, daß dieselben hinsichtlich der Regelung dieser Unterstützung den Anordnungen der Militärbehörde und ihrer einzelnen zuständigen Organe unbedingt Folge leisten. Dieselben unterstehen daher in ihren Beziehungen zur Armee wie die Vereine der Leitung des Kaiserlichen Kommissars und Militärinspekteurs sowie seiner Delegierten. Es hat also alles das, was oben in den drei ersten Abschnitten in bezug auf den Zweck, die Leistungen und die Leitung der freiwilligen Krankenpflege ausgeführt worden ist, auch auf die Ritterorden Anwendung zu finden, insoweit sich dieselben der freiwilligen Krankenpflege im Kriege widmen. Dem Kaiserlichen Kommissar gegenüber sind die Ritterorden durch ihre Ordensvorstände vertreten, in der Centralstelle des stellvertretenden Militärinspekteurs durch besondere Delegierte. — Weiter sind die Ritterorden berechtigt, die Protektion von Gesellschaften, welche sich den Zwecken der freiwilligen Krankenpflege widmen wollen, und welche zu den Vereinen vom roten Kreuz in keiner Beziehung stehen, nachdem deren ausnahmsweise Zulassung vom Kriegsministerium genehmigt worden, zu übernehmen.

Die Ritterorden sind in gleicher Weise wie die Vereine vom roten Kreuz berechtigt, dem Kaiserlichen Kommissar Mitglieder ihres Ordens in Vorschlag zu bringen, welche sie für die Übernahme von Delegiertenfunktionen geeignet halten (§§ 1. 3 Ziff. 3 und § 4 Ziff. 5 des Organisationsplanes der freiwilligen Krankenpflege).

Endlich sind die Ritterorden ebenfalls berechtigt, Personal (geschulte Krankenpfleger, Pflegerinnen, Sanitätstransport- und -Begleitskolonnen) und Material zur Disposition zu stellen. Es gelten hier ebenfalls die für die gesamte freiwillige Krankenpflege erlassenen Bestimmungen. Die Auswahl dieses Personales ist Sache der Orden (vgl. unten im fünften Abschnitte, sowie § 5 Ziff. 3 und § 6 des Organisationsplanes).

Bei Beurteilung der Ritterorden darf niemals vergessen werden, daß dieselben gestützt auf historische Ordnung zuerst in der freiwilligen Krankenpflege praktisch thätig gewesen sind.

a) Der Johanniterorden[1]
(Orden Sankt Johannes vom Spital zu Jerusalem, auch Rhodiser, bezw. Malteserorden genannt).

Der Johanniterorden in der Mark, Sachsen, Pommern und Wendland bildet den evangelischen Zweig des Johanniterordens und steht unter der landesherrlichen Souveränetät der Krone Preußen. Für unsere Zwecke kommt dieser Ritterorden nur in der Form in Betracht, wie er im Jahre 1852 wiederhergestellt worden ist. König Friedrich Wilhelm IV. von Preußen gab durch allerhöchste Ordre vom 15. Oktober 1852 dem Johanniterorden wiederum „eine seiner ursprünglichen Stiftung entsprechende gemeinnützige Bestimmung“, stellte die Ballei Brandenburg wieder her und verlieh dem Orden Korporationsrechte. Die neuen Statuten erhielten am 8. August 1853 die allerhöchste Genehmigung, und es bilden dieselben im Vereine mit dem Gelübde der Rechtsritter noch heute das Grundgesetz des Ordens. Der Johanniterorden ist eine in christlichen Liebeswerken thätige evangelische Adelskongregation für ganz Deutschland, welcher Ende 1887 2195 Ritter angehörten. — An der Spitze des Ordens steht ein Herrenmeister (gegenwärtig der Regent von Braunschweig Prinz Albrecht von Preußen), welcher von dem aus den Kommendatoren, den Ehrenkommendatoren und dem Ordenshauptmann gebildeten Kapitel aus zwei vom Könige präsentierten Kandidaten gewählt wird. Dem Herrenmeister steht die ganze Ordensregierung innerhalb der Ballei Brandenburg zu. Als höchste Ordensbeamte stehen demselben zur Seite ein Kanzler, ein Schatzmeister, ein Werkmeister und ein Ordenshauptmann (Ehrenkommendatoren), sowie ein Sekretär und ein Schatzmeister (Rechtsritter). In Preußen bestehen 10 Provinzialgenossenschaften (Provinzialkonvente) für die Provinzen Preußen, Brandenburg, Pommern, Schlesien, Posen, Sachsen, Westfalen, Rheinlande, Schleswig-Holstein und Hannover, welche Korporationsrechte besitzen. Außerhalb Preußens bestehen selbständige Ge-

---

[1] Vergl.: „Übersicht der Geschichte des souveränen ritterlichen Ordens St. Johannis vom Spital zu Jerusalem und der Ballei Brandenburg“ zusammengestellt von Frh. von Finck, Königl. Sächs. Kammerherr und Rechtsritter des Johanniterordens. Leipzig, Duncker und Humblot, 1890. —

nossenschaften in den Königreichen Sachsen und Württemberg, den Großherzogtümern Hessen und Mecklenburg. In Bayern hat sich aus den bayerischen und den in Bayern wohnenden Rittern des preußischen Johanniterordens ein selbständiger „Verein der Ritter der Ballei Brandenburg des Johanniterordens in Bayern" mit dem vorläufigen Sitze in München gebildet und das Königlich bayerische Kriegsministerium hat inhaltlich höchster Entschließung vom 28. August 1890 die Vertretung dieses Vereines in dem bayerischen Landeskomitee genehmigt.

An der Spitze einer jeden Landes- oder Provinzialordensgenossenschaft steht ein aus der Mitte der Rechtsritter auf Vorschlag der Landes- oder Provinzialkonvente, bezw. des Kapitels vom Herrenmeister ernannter Kommendator, dem in bezug auf die Leitung der Ordensangelegenheiten bestimmte Funktionen übertragen sind. Namentlich liegt ihnen die Oberaufsicht über die Ordensspitäler ob. Zur Zeit zählt die Ballei Brandenburg 19 Kommendatoren, einschließlich dreier Ehrenkommendatoren. Die Ordensmitglieder teilen sich in Rechtsritter und Ehrenritter. Die Rechtsritter (1. Januar 1889 644) werden aus der Zahl der Ehrenritter vom Kapitel ernannt und bilden eine engere Brüderschaft, die durch Ablegung des Gelübdes und durch die Weihe des Ritterschlages ꝛc. zu erhöhten Pflichten verbunden sind. Die unentbehrlichen Voraussetzungen bilden die Eigenschaft als Ehrenritter (in der Regel mindestens vier Jahre lang) und Aufnahme in den Orden durch den vom Herrenmeister zu erteilenden Ritterschlag und die Investitur. Für die Rezeption als Rechtsritter können die betreffenden Ehrenritter sich beim Kapitel anmelden, die Konvente können aber solche auch ohne Anmeldung zur Aufnahme vorschlagen. Bei der Aufnahme hat der Rechtsritter u. a. zu geloben: „daß er nach besten Kräften die christliche Krankenpflege des Ordens begünstigen, fördern und verbreiten wolle".

Die Ehrenritter (Anfang 1889 1489 an der Zahl), welche vom König ernannt werden und ihre Bestallung vom Herrenmeister erhalten, sind dem Orden affiliiert. Jeder deutsche Edelmann evangelischer Konfession kann zum Ehrenritter ernannt werden, sobald er sich anmeldet, zur Zahlung des festgesetzten Eintrittsgeldes und der laufenden Jahresbeiträge verpflichtet und durch seinen Lebenswandel eine den Zwecken des Ordens entsprechende Gesinnung an den Tag legt. Die Ehrenritter erhalten nicht den Ritterschlag, werden auch nicht in das Kapitel introduziert.

Eine Verpflichtung, im Kriege bei dem Werke der freiwilligen Krankenpflege thätig zu sein, existiert nicht; es hängt lediglich von der freien Entschließung der einzelnen Ritter (Anmeldung bei dem betreffenden Kommendator) ab.

Die Aufgaben des Ordens bilden Kampf wider den Unglauben und die Förderung christlicher Krankenpflege daheim und im Felde. Der Orden soll, soweit es seine Mittel gestatten, im ganzen Lande Krankenhäuser und seinen Zwecken entsprechende Anstalten gründen; er kann auch die Leitung solcher Krankenhäuser und Anstalten übernehmen, welche seinem Schutze sich anvertrauen und seiner Regel sich unterwerfen. Zur Zeit werden 36 Kranken- und Siechenhäuser mit 1568 Betten vom Orden unterhalten.

Bei der Unterstützung des Kriegssanitätsdienstes tritt die persönliche Thätigkeit der Ordensritter als Delegierte, wozu dieselben auf Vorschlag des Ordens vom Kaiserlichen Kommissar und Militärinspekteur ernannt werden, in den Vordergrund, obgleich ein Vorzugsrecht der Ritter bei der Auswahl dieser Delegierten rechtlich zur Zeit nicht mehr bestehen soll. Diejenigen Johanniter, welche im Dienste der freiwilligen Krankenpflege im Felde und in den Lazaretten thätig sind, tragen, soweit sie zum Tragen der Militäruniform nicht berechtigt sind, seit dem Jahre 1867 anstatt der hierzu völlig ungeeigneten roten Galauniform eine Interimsuniform (Felduniform): schwarzen Überrock mit vorn abgerundetem Stehkragen, zwei Reihen goldener Knöpfe mit dem Johanniterkreuze, statt der Epauletten eine breite goldene Tresse (die Rechtsritter mit einem silbernen Stern), schwarze Mütze mit der Landeskokarde, über derselben das Kreuz, hechtgraue Beinkleider mit rotem Paspoil, Degen, Portepee und Militärmantel mit schwarzem Kragen, um den Hals die Ordensdekoration (die Rechtsritter: goldenes, weiß emailliertes Kreuz mit goldenen Adlern und goldener Krone am schwarzen Bande; die Ehrenritter: dasselbe Kreuz ohne Krone, in dessen vier Winkeln sich der mit einer goldenen Krone gekrönte Königlich preußische Adler befindet). Das Kreuz auf der linken Brust wird bei der Felduniform nicht getragen.

In zweiter Linie kommt die Verwendung der bestehenden Kranken- und Siechenhäuser als Ordensspitäler für verwundete und erkrankte Krieger sowie Rekonvaleszenten, und die Errichtung, bezw. Unterhaltung neuer Kriegshospitäler sowohl im Inlande (im Bereiche der Besatzungsarmee), als auch ausnahmsweise auf dem Kriegsschauplatze in Betracht. Weiter die Gestellung von geschultem Krankenpflegepersonal und die Ausrüstung, bezw. Zurdispositionsstellung besonderer Johanniterkolonnen.

Da der Orden der Diakonie besonders nahe steht und gleiche Zwecke mit ihr verfolgt, so handelt es sich hier in der Hauptsache um Gestellung von Diakonen und Diakonissen. Der Orden hat wegen Überlassung von Diakonen und namentlich Diakonissen mit der überwiegenden Mehrzahl der Diakonissenhäuser Verträge abgeschlossen, und hierbei alle diesen Anstalten durch die Gestellung der der Zahl nach festgesetzten Pflegerinnen erwachsenden Kosten übernommen. Die Einrichtung der „dienenden Brüder“, von welcher in den Statuten die Rede ist, hat in der Praxis noch keine Ausführung gefunden. Über die dienenden Schwestern (Lehrpflegerinnen) siehe im fünften Abschnitt unter II. A a.

Die Johanniter unterziehen sich ebenso wie die Vereine der Sammlung von Geldern und Materialien für die Pflege der Verwundeten und Kranken. Das Geld wird in der Regel für die speziell in Frage kommenden Ordenszwecke verwendet. Die Gaben in natura sind bereits 1866 und 1870/71 an die Vereine vom roten Kreuz zur weiteren vorschriftsmäßigen Verwendung abgegeben worden. Gegenwärtig gelten auch für die von den Johannitern gesammelten Gaben die über das Material der freiwilligen Krankenpflege im Organisationsplane erlassenen Vorschriften (vgl. unten im sechsten Abschnitte).

b) Die Malteserritter.

Die in Deutschland und speziell Preußen bestehenden Genossenschaften der katholischen Malteserritter bilden anerkannte Organe des souveränen Malteserordens und sind von dem Ordensmeistertum zu Rom mit ähnlichen Privilegien ausgestattet worden, wie sie vorher nur die eigentlichen Priorate des Ordens besaßen. Schon vor der Konstituierung der Genossenschaften in Schlesien und in Rheinland-Westfalen hatten sich die Malteserritter in den Feldzügen 1864 und 1866 der freiwilligen Krankenpflege angeschlossen. Im Dienste der freiwilligen Krankenpflege tragen die Malteserritter eine Felduniform: roten Oberrock mit schwarzen Samtaufschlägen, die Ordensinsignien (goldenes, weiß emailliertes Kreuz, in den vier Ecken goldene Lilien) um den Hals, rote Mütze mit breitem schwarzen Rande, über der Landeskokarde das Kreuz.

1. Die Schlesische Genossenschaft.

Sechzehn in Schlesien wohnhafte Devotionsritter vom katholischen Orden des heiligen Johannes vom Spital zu Jerusalem traten im Jahre 1864 unter Führung des Herzogs von Ratibor zusammen und bildeten unter dem Namen: „Verein der Schlesischen Malteserritter“ einen weltlichen **Verein**, dem durch Kabinettsordre vom 22. Februar 1867 die Korporationsrechte verliehen wurden. Der Zutritt zu diesem Vereine ist statutenmäßig jedem in den preußischen Staaten wohnenden Devotionsritter gestattet, welchem von Sr. Majestät dem Könige die Erlaubnis zur Anlegung des ihm verliehenen Malteserkreuzes erteilt worden ist. Seinen Sitz hat der Verein in Breslau, sein Zweck ist die **Krankenpflege**, vorzugsweise aber: „**die Pflege kranker und verwundeter Krieger im Felde**“. Die Hälfte der Jahreseinnahmen werden zu Zwecken der Krankenpflege überhaupt verwendet, aus der anderen Hälfte, dem vorhandenen Kassenbestande und den Zinsen wird ein **Reservefond** gebildet, dessen Verwendung nur für die Kriegsthätigkeit gestattet ist. Beim Ausbruche eines Krieges ist binnen vier Wochen eine Generalversammlung einzuberufen, welche das weitere über die Kriegsthätigkeit beschließt. An der Spitze des Vereins steht ein aus neun Personen bestehender Vorstand.

Im Kriege gegen Frankreich 1870/71 entwickelte die schlesische Genossenschaft zum erstenmal eine organisierte Thätigkeit unter ihrem damaligen Vorsitzenden, dem Ehrenballei des Ordens, **Herzog von Ratibor**. Fast sämtliche Mitglieder, selbstverständlich mit Ausnahme derer, welche als Soldaten zur Armee einberufen waren, beteiligten sich an der freiwilligen Krankenpflege im Felde oder in der Heimat. Eine vollständig ausgerüstete Sanitätskolonne begleitete die I. Armee während des ganzen Feldzuges.

Die Thätigkeit in künftigen Kriegen wird gleiche Zwecke im Auge haben, namentlich aber auch darauf gerichtet sein, den katholischen Orden der Barmherzigkeit, insbesondere den Ordensschwestern ritterlichen Schutz zu gewähren, die Vermittelung zwischen ihnen und den Militär- und Sanitätsbehörden zu übernehmen und durch Zuführung von Priestern den Verwundeten und Kranken sowie den Pflegern Gottesdienst, den Empfang der heiligen Sakramente und geistlichen Zuspruch zu verschaffen. Selbstverständlich wird diese Thätigkeit dem durch den Organisationsplan gegebenen Rahmen eingefügt werden müssen und der Oberleitung des Kaiserlichen Kommissars und Militärinspekteurs, bezw. dessen Stellvertreter unterworfen sein. Bei der Leitung der freiwilligen Krankenpflege (dem Königlichen Kommissar) ist die Genossenschaft durch ihren Vorstand, in der Centralstelle durch einen Delegierten vertreten.[1]

[1] Ob die beiden Maltesergenossenschaften in einem künftigen Kriege **je** einen Delegierten beim Königlichen Kommissar, bezw. der Centralstelle haben werden, oder wie im Kriege 1870/71 nur **einen gemeinsamen** Vertreter (Herzog von Ratibor), darüber ist noch keine Entscheidung getroffen.

2. Die Genossenschaft der rheinisch-westfälischen Ritter.

Die rheinisch-westfälische Genossenschaft der Devotionsritter des Malteserordens wurde im Jahre 1867 gegründet. Der Zweck der Genossenschaft ist die Verteidigung der Religion und Ausübung der Werke der Barmherzigkeit. Als leitende Grundsätze für die Thätigkeit der Genossenschaft in Beziehung auf Krankenpflege erkennt dieselbe an:

a) die Organisation der Krankenpflege und Seelsorge im Felde;

b) die Unterstützung von Hospitälern.

Hier kommt der Genossenschaftszweck nur insoweit in Betracht, als er sich auf die Mitwirkung bei der freiwilligen Krankenpflege im Kriege bezieht.

An der Spitze der Genossenschaft steht ein Präsident (zur Zeit Graf v. Landsberg-Velen und Gemen) und ein Vizepräsident, welche als Vorstand von der Generalversammlung auf die Dauer von sechs Jahren gewählt werden. Dem Vorstand steht ein Rat (Ausschuß), bestehend aus vier Mitgliedern der Genossenschaft, zur Seite. Dieser Rat wird von der Generalversammlung ebenfalls auf die Dauer von sechs Jahren gewählt.

Beim Ausbruche eines Krieges tritt eine Centralstelle für die freiwillige Krankenpflege und Seelsorge ins Leben, welcher folgende Aufgaben zufallen sollen:

1. Entsendung und Unterhaltung von katholischen pflegenden Ordenskräften in die Lazarette, sowohl in die auf dem Kriegsschauplatz befindlichen, wie in die rückwärts gelegenen;

2. Entsendung und Unterhaltung von Seelsorgern in die Lazarette;[1]

3. Entsendung von Mitgliedern der Genossenschaft (Rittern) und katholischen Edelleuten aus Rheinland und Westfalen, die sich der Genossenschaft zur Disposition stellen (Malteserkommissare) zur Begleitung, Vertretung und Verpflegung der Ordenskräfte;

4. Entsendung von Verbandgegenständen, Naturalien und Liebesgaben aller Art sowohl für die pflegenden Ordenskräfte wie für die Verwundeten und Kranken.

Zur Ausführung der unter 1. und 2. aufgeführten Aufgaben ist bereits 1869 mit dem Erzbischof von Köln und den Bischöfen von Trier, Paderborn, Münster, Osnabrück, Hildesheim und Fulda ein Abkommen getroffen worden, nach welchem der Genossenschaft sämtliche pfle-

---

[1] Die Entsendung von Seelsorgern zu den kämpfenden Truppen katholischer Konfession kommt hier nicht in Betracht.

gende Ordenskräfte der betreffenden Diözesen zur Disposition gestellt werden, so daß die Requisition dieser Ordenskräfte nur durch die Genossenschaft erfolgen soll und darf. Für die Seelsorge in den Lazaretten ist der Genossenschaft die höchstmögliche Zahl von Priestern zugesichert worden.

In bezug auf die Verwendung der pflegenden Ordenskräfte (Aufgabe zu 3.) gelten folgende Grundsätze:

a) die pflegenden Ordenskräfte dürfen nicht mit weltlichen Pflegekräften vermengt plaziert werden;

b) verschiedene Ordenskongregationen sollen, soviel irgend möglich, in ein und demselben Lokal nicht gleichzeitig verwendet werden;

c) für Seelsorge und Gottesdienst der Pflegekräfte, sowie

d) für deren angemessenes Unterkommen muß die größte Sorge getragen werden.

Der Verein katholischer Edelleute in Münster hat sich der Genossenschaft für die freiwillige Krankenpflege im Felde angeschlossen und der Centralstelle eventuell zur Verfügung gestellt.

Für die Aufgaben der freiwilligen Krankenpflege im Felde besteht ein besonderer Dispositionsfonds.

In bezug auf die der Genossenschaft innerhalb der Organisation der freiwilligen Krankenpflege anzuweisenden Stellung und Thätigkeit war mit dem Kaiserlichen Kommissar folgende Vereinbarung getroffen worden:

1. Die Centralstelle ordnet sich dem Kaiserlichen Kommissar, bei welchem sie, gleichzeitig mit den schlesischen Maltesern, durch den Herzog von Ratibor vertreten wird, unter.

2. Alle Requisitionen katholischer Pflegekräfte, soweit letztere von der Centralstelle dependieren, gehen nur an diese und durch diese. Die Centralstelle hat das Recht, die Pflegekräfte nach ihrem Ermessen durch Malteser und Kommissare begleiten zu lassen. Sie übernimmt, mit Ausnahme der freien Reise und des Unterhalts in den Lazaretten, deren Sustentation.

3. Die Centralstelle stellt einen Armeedelegierten für die I. Armee, einen Korpsdelegierten für das VIII. Armeekorps, fünf bis sechs Subdelegierte zur Disposition des Etappendelegierten der II. Armee.

4. Die erforderlichen Legitimationskarten und Binden werden der Centralstelle, welche darüber Journal führt, von Berlin direkt überwiesen.

5. Die Centralstelle hat ihre eigenen Hilfsvereine und Depots.

6. Sie genießt Porto- und Depeschenfreiheit.

7. Die Konzentrierung von 80—100 barmherzigen Schwestern ist gleich zu bewirken.

Ob und inwieweit diese Abmachung auch nach dem Inkrafttreten des neuen Organisationsplanes in Zukunft aufrecht erhalten werden kann und soll, darüber ist, soviel dem Verfasser bekannt, bis jetzt eine endgültige Entschließung noch nicht erfolgt. In vollem Umfange wird dies wohl kaum möglich sein, und werden sich Modifikationen notwendig machen. Die Abmachungen in Punkt 2 über Verwendung der Pflegekräfte, in Punkt 3 über die Delegierten und in Punkt 5 über die Anlegung eigener Depots stehen mit den jetzt geltenden Vorschriften in § 6 Ziff. 3 a, b und c, § 4 Ziff. 3 und § 7 Ziff. 4 des Organisationsplanes nicht im Einklang.

Die Errichtung eigener Ordenslazarette ist ins Auge gefaßt, wie dieselbe 1870/71 thatsächlich bereits stattgefunden hat.

Im Feldzuge 1870/71 sind 42 Ritter und 24 Kommissare, 81 Seelsorger und 30 Transportkommissare und Depotverwalter zur Verwendung gelangt. Über das Pflegepersonal siehe im fünften Abschnitt unter A a und b und 3.

c) Die Georgsritter.

Die Georgsritter sind eine bayerische katholische Adelskorporation. Der Ursprung dieses Ritterordens wird ebenfalls in die Zeit der Kreuzzüge zurückverlegt. Als bayerischer, militärischer Haus-Ritterorden vom heiligen Georg wurde derselbe vom Kurfürsten Karl Albrecht von Bayern, nachmals erwählten römischen Kaiser, am 20. März 1729 gestiftet, bezw. erneuert. Sein Zweck war ursprünglich lediglich und allein: Kampf gegen die Ungläubigen und Verteidigung des christkatholischen Glaubens.

Eine vollständige Reorganisation erfuhr der Orden durch König Ludwig II. im Jahre 1871, nachdem derselbe bereits im Kriege 1870/71 durch Absendung von Delegierten nach dem Kriegsschauplatze sowie durch die Errichtung eines Kriegsspitales zu Neuberghaußen sich thatsächlich an der freiwilligen Krankenpflege beteiligt hatte. Die Delegierten haben in Verbindung mit dem Johanniterorden in Spitälern zu Nancy und Lagny eine ersprießliche Thätigkeit entwickelt. — Durch die vom Ordenskapitel beratenen, in den Kapitelkonferenzen vom 18. März und 20. April 1871 angenommenen und vom König als Großmeister bestätigten Statuten vom 27. April 1871 (allerhöchstes Bestätigungsdekret vom 4. Juli 1871) erhielt der Orden Korporationsrechte, und wurde als weiterer Ordenszweck aufgenommen: „die Ausübung der Werke der Barmherzigkeit durch Gründung von Spitälern und ähnlichen Anstalten“.

Es soll nunmehr der Orden als Körperschaft mit vereinten Kräften jene Ziele anstreben und durch äußere Wirksamkeit bethätigen, welche bis dahin der einzelne Ritter seinem Gelöbnis getreu individuell in seinen Privatverhältnissen anzustreben die Pflicht hatte.

Großmeister des Ordens ist der König.

Zum Eintritte ist erforderlich:

1. katholische Konfession;

2. Nachweis des vierschildigen alten Adels (16 Ahnen) und außerdem der Nachweis eines 300 jährigen Adelsbesitzstandes für die zwei männlichen Ascendenten im fünften Grade und der Ritterbürtigkeit für die übrigen 16 adeligen Geschlechter;

3. ein Alter von mindestens 25 Jahren und

4. Bethätigung einer den Zwecken des Ordens entsprechenden Gesinnung.

Die Zahl der Ritter ist unbeschränkt, dieselben können sowohl geistlichen als weltlichen Standes, Inländer (Ritter deutscher Zunge) oder Ausländer (Ritter fremder Zunge) sein. Die Mitglieder des Ordens scheiden sich in

1. Großpriore (vom Großmeister aus den Prinzen des Königlichen Hauses ernannt);

2. sechs Kapitular-Großkomture oder Kapitular-Großkreuzherren (nach einer bestimmten Ordnung teils vom Großmeister ernannt, teils durch Aufrücken nach der Anciennität);

3. zwölf Kapitularkomture (ebenso teils durch allerhöchste Ernennung, teils durch Aufrücken aus der Zahl der deutschen Ritter);

4. Ritter.

Der Großmeister kann Großkomture und Komture ad honores ernennen, welche aber nicht die Berechtigung erlangen, im Kapitel zu erscheinen oder an den Kapitelkonferenzen teilzunehmen.

Die Angelegenheiten des Ordens werden besorgt:

a) durch das Ordenskapitel, in dem nur der Großmeister (zwei) und die Kapitulargroßkreuzherren und die Kapitularkomture Sitz und Stimme haben;

b) Kapitelkonferenzen auf Einladung des Ordenskanzlers, an welchem die Königlichen Großkomture und Königlichen Komture teilnehmen;

c) Ordenskonferenzen unter dem Vorsitze des Großkanzlers oder dessen Stellvertreters bestehend aus den unter b Genannten unter Hinzutritt von sechs von den Ordensrittern aus ihrer Mitte gewählten Rittern.

Ordensbeamte sind:

1. der Großkanzler und dessen Stellvertreter, ersterer gewählt vom Kapitel, letzterer von der Ordenskonferenz;

2. der Schatzmeister;

3. der Ceremonienmeister und deren Stellvertreter, gewählt vom Kapitel aus der Mitte der 12 Komture.

Die Ordensbeamten bedürfen der allerhöchsten Bestätigung.

Die Krankenpflege in den Ordensanstalten soll in der Regel von Pflegern und Pflegerinnen verrichtet werden, welche diesem Dienste sich in freier Liebesthätigkeit widmen.

Für die Vorbereitung auf künftige Kriegsthätigkeit wurde 1875 eine eigene Ordenskommission mit der Benennung „Centralstelle“ unter dem Vorsitze des Großpriors niedergesetzt, welche in Verhandlung trat mit dem Königlichen Kriegsministerium, den Ordinariaten Bayerns und dem Landeshilfsvereine. Diese Verhandlungen hatten eine Regelung der freiwilligen Thätigkeit im Kriege zum Gegenstande und führten zur Bildung des „Landeskomitees für die freiwillige Hilfsthätigkeit im Kriege“. In diesem Landeskomitee ist der Orden durch zwei Delegierte vertreten (vgl. hierüber S. 107). Wiederholt sei an dieser Stelle nur, daß der Orden gleichzeitig in bezug auf die Bethätigung seiner korporativen Aufgaben seine unabhängige selbständige Stellung bewahrt.

Hierbei wurde gleichzeitig geregelt die Entsendung der freiwilligen Seelsorge und der Pflegekräfte aus dem geistlichen Ordensstande nach dem Kriegsschauplatze. Auch mit dem Malteser- und Deutschherrenorden setzte sich die Centralstelle behufs gegenseitiger Unterstützung und gemeinsamen Wirkens im Kriegsfalle in Verbindung. In bezug auf einen künftigen Krieg haben sich bereits jetzt 12 Ordensmitglieder zu jeder und 16 zu einer beschränkten Thätigkeit bereit erklärt. Als Pflegepersonal stehen dem Orden zur Verfügung etwa zehn Laienbrüder aus Männer- und etwa 120 Schwestern aus Frauenklöstern. Außerdem haben sich verschiedene Klöster bereit erklärt, 300 kranke und verwundete Krieger aufzunehmen und zu verpflegen.

Auch die Georgsritter tragen im Falle ihrer Verwendung im Felde eine Interimsuniform (Felduniform). Dieselbe besteht nach einer Königlichen Kabinettsordre vom 23. Juni 1876 in Gemäßheit der von den Ordenskapitelkonferenzen gefaßten Beschlüsse in einem Überrocke aus hellblauem Tuche mit abgerundetem **roten** Tuchkragen, mit Vorstößen von rotem Tuche an den Ärmelumschlägen, den Brustklappen, den Schößen und den Schoßtaschenleisten, silbernen Knöpfen mit darauf geprägten Ordenssternen.

Als **Auszeichnung** dient eine, mit einem blau- und rotgewundenen Seidenfaden durchzogene Raupe von Silber, ähnlich wie solche von den Generalen auf der linken Schulter allein zur Galauniform getragen wird. Auf dieser Raupe sind ein, zwei oder drei Ordenssterne je nach dem Range der Ordensmitglieder, angebracht, so daß der Großkomtur mit drei, der Komtur mit zwei, der Ritter mit einem solchen Stern bezeichnet ist. Die **Beinkleider** bestehen:

a) in einem langen Beinkleid aus Tuch von derselben blauen Farbe wie der Überrock und mit Seitenstreifen nach der Form, wie sie die bayerischen Generale tragen, aber von der nämlichen roten Farbe, welche bei den Vorstößen am Überrocke zur Anwendung kommt;

b) aus einem Reitbeinkleid von dunkelgrauem Tuche und ohne Vorstoß. Dieses Reitbeinkleid wird getragen in bis zum Knie reichenden Stiefeln, an welchen silberne Anschnallspornen angebracht sind.

Hierzu tritt **Offiziersuniformmantel**, **Schirmmütze** von hellblauem Tuche mit roten Besatzstreifen und Vorstoß, sowie dem Ordensstern als Kokarde und Kampagnedegen.

Fünfter Abschnitt.

Das Personal der freiwilligen Krankenpflege.

Zum Personal der freiwilligen Krankenpflege gehören alle diejenigen Personen, welche im Kriege zur Unterstützung des Kriegssanitätsdienstes, sei es bei der Feld-, sei es bei der Besatzungsarmee verwendet werden, also auch die Delegierten des Kaiserlichen Kommissars und Militärinspekteurs. Da über diese im vierten Abschnitt unter III. das Erforderliche bereits gesagt ist, genügt es auf den Inhalt dieses Abschnittes mit dem Bemerken zu verweisen, daß auch die Delegierten die allgemeinen Eigenschaften besitzen müssen, welche § 5 des Organisationsplanes als notwendige Voraussetzungen bei dem Personale der freiwilligen Krankenpflege vorschreibt.

I. Allgemeine Vorschriften,

d. h. Vorschriften, welche sich auf das gesamte Personal der freiwilligen Krankenpflege beziehen.

A. Nationalität des Personales.

Das Personal der freiwilligen Krankenpflege muß deutscher Nationalität sein. Ausländer dürfen zum Dienste bei der freiwilligen Krankenpflege nicht verwendet werden.

Die internationale Hilfe, d. h. die persönliche Hilfeleistung und die Unterbringung, bezw. Verteilung von Gaben durch Personen nichtdeutscher Nationalität oder durch nichtdeutsche Vereine und Genossenschaften ist bei der Feldarmee einschließlich des Bereiches der Etappeninspektion unbedingt ausgeschlossen.

Im Inlande, d. h. im Bereiche der Besatzungsarmee, darf sie nur ausnahmsweise und mit besonderer Genehmigung des Kriegsministeriums stattfinden.

Beauftragte ausländischer Vereine vom roten Kreuz und andere Personen nichtdeutscher Nationalität, welche ihre Dienste der Fürsorge für die Verwundeten und Kranken der deutschen Armee im Bereiche der Besatzungsarmee widmen wollen, werden sich daher, nachdem sie die Genehmigung des Kriegsministeriums erhalten haben, entweder dem betreffenden Delegierten des Kaiserlichen Kommissars oder direkt dem betreffenden Landesvereine vom roten Kreuz, bezw. einem der drei Ritterorden zur Verfügung stellen müssen. Über die Sammlung und Weiterbeförderung von Gaben der internationalen Hilfe wird im sechsten Abschnitte das Erforderliche gesagt werden (§ 5 Ziff. 1 des Organisationsplanes der freiwilligen Krankenpflege; § 11 des bayerischen Organisationsplanes).

B. Militärverhältnisse des Personales.

Das zu verwendende Personal darf weder dem aktiven Dienststande, noch dem Beurlaubtenstande, noch der Ersatzreserve angehören. Auch sind Militärpflichtige[1] von solcher Verwendung ausgeschlossen (§ 5 Ziff. 1 des Organisationsplanes; § 11 des bayerischen Organisationsplanes).

In § 5 Ziff. 1 Abs. 2 und Ziff. 2 des Organisationsplanes sind Bestimmungen getroffen über die Verwendung der Ersatzreservisten zweiter Klasse und der wehrfähigen Landsturmpflichtigen, welche gedient haben.

Nachdem jedoch durch das Gesetz vom 11. Februar 1888, die Abänderung der Wehrpflicht betr., die Ersatzreserve zweiter Klasse überhaupt in Wegfall gekommen ist (es giebt jetzt nur noch Ersatzreserve überhaupt), erledigen sich die die Ersatzreservisten zweiter Klasse betreffenden Vorschriften.

Gediente wehrfähige Landsturmpflichtige dürfen nur dann zum Dienste bei der freiwilligen Krankenpflege designiert werden, wenn sie das 40. Lebensjahr bereits überschritten haben.[2]

---

[1] Die Militärpflicht ist die Pflicht, sich der Aushebung für das stehende Heer zu unterwerfen; dieselbe beginnt mit dem 1. Januar des Kalenderjahres, in welchem der Wehrpflichtige das 20. Lebensjahr vollendet, und dauert so lange, bis über seine Dienstpflicht endgültig entschieden ist. Während der Dauer der Militärpflicht heißen die Wehrpflichtigen militärpflichtig. (Vgl. die betreffenden Bestimmungen der Wehrordnung.)

[2] Durch § 24 des obenerwähnten Gesetzes ist die Grenze der Landsturmpflichtigkeit von dem erfüllten 42. bis zum erfüllten 45. Lebensjahre verlegt worden. Es bleibt jedoch diese Bestimmung vorläufig ohne Einfluß auf die Verwendung bei der freiwilligen Krankenpflege, „weil es zur Zeit nicht in der Absicht liegt, die Altersgrenze von 40 Jahren für den Eintritt der Verwendbarkeit zu

In Bayern (§ 11 Ziffer 1 und 2 des Organisationsplanes) ist diese Bestimmung dahin modifiziert worden, daß sich diese Beschränkung nur auf die für die Verwendung auf dem Kriegsschauplatze Designierten beziehen soll. Im Inlande können Angehörige des Heeres und des Landsturmes bis zur ihrer Einberufung, Militärpflichtige aber, insoweit ihre Heranziehung zum Ersatzgeschäfte dies zuläßt, Verwendung finden.

Über die Möglichkeit der Verwendbarkeit derjenigen Landsturmpflichtigen, welche überhaupt nicht zum Dienste herangezogen worden sind, sind besondere Bestimmungen nicht getroffen. Bei der gegenwärtigen Fassung der betr. Vorschrift dürfte jedoch unbedenklich von der Auffassung auszugehen sein, daß einer Verwendung dieser Personen Bedenken nicht entgegenstehen.

Die Bestimmung in § 5 Ziff. 2 des Organisationsplanes: daß, sobald über Landsturmpflichtige seitens der freiwilligen Krankenpflege verfügt wird, dem Landwehrbezirkskommando, bei welchem sie kontroliert werden, bezw. in dessen Bezirke sie wohnen, Mitteilung gemacht und deren Zurückstellung von der Einberufung beantragt werden muß, bleibt unzweifelhaft in Kraft (§ 12 des bayerischen Organisationsplanes). Diese Anträge wird der Landes- (Provinzial)-, bezw. Korpsdelegierte sofort beim Eintritte der Mobilisierung, bezw. soweit möglich, bereits vorher zu stellen haben.

Es ist hervorzuheben, daß sich diese Vorschriften lediglich auf die thatsächliche Verwendung des Personales beziehen. Es steht daher der Ausbildung solcher Personen, welche noch dem Beurlaubtenstande, oder der Ersatzreserve, oder endlich den landsturmpflichtigen Mannschaften angehören, während des Friedens an sich ein Hindernis nicht entgegen. Die Entscheidung der Frage, ob solche Leute ausgebildet werden sollen, hängt daher mehr von praktischen Rücksichten, namentlich also davon ab, ob man die möglicherweise vergeblichen Kosten wagen will. Ein nicht unerheblicher Teil dieser Personen wird später beim Eintritte einer Mobilisierung inzwischen verwendbar geworden sein. Wenn aber solche, sei es als Krankenpfleger, sei es als Krankenträger, ausgebildete Personen dennoch zum Dienste mit der Waffe

ändern". Es walten daher keine Bedenken ob, wenn bis auf weiteres hinsichtlich der Verfügung über Landsturmpflichtige für Zwecke der freiwilligen Krankenpflege keine Veränderungen eintreten. Es bewendet einstweilen bei der Bestimmung, daß nach Überschreitung des 40. Lebensjahres die Verwendbarkeit für die freiwillige Krankenpflege eintritt.

herangezogen werden, so werden die auf deren Ausbildung verwendeten Kosten immer noch nicht verloren sein. Denn dieselben werden das Gelernte eintretenden Falls auch bei der Truppe verwerten können.

C. Auswahl des Personales.

Die Auswahl des Personales ist Sache der Vereine und der in Betracht kommenden Orden, ebenso die Annahme der erforderlichen Ärzte, Apotheker, Rechnungsführer, Depotverwalter u. s. w.

Im Kriege reichen die Delegierten eine namentliche Liste des ihnen unterstellten Personales derjenigen Militärbehörde ein, welcher sie unterstellt sind. Allmonatlich werden Veränderungsnachweisungen vorgelegt.

An den Armeedelegierten sind von sämtlichen ihm unterstellten Delegierten (siehe oben im vierten Abschnitt unter III. A b, c und d) Abschriften dieser Listen und Veränderungsnachweisungen einzureichen. Ist dem betreffenden Armeedelegierten ein vom bayerischen Landeskomitee abgestellter Adlatus beigegeben, so steht demselben zu, von den auf dem Kriegsschauplatze verwendeten, vom bayerischen Landeskomitee gestellten Delegierten, Zugführern u. s. w. solche Listennachweisungen über das bayerische Personal jederzeit einzufordern. (§ 5 Ziff. 3, 4 und 5 des Organisationsplanes; § 11 Ziff. 4 und § 13 des bayerischen Organisationsplanes.)

D. Schulung; körperliche und moralische Eigenschaften des Personales.

Das zur Verwendung gelangende Personal muß in jeder Hinsicht den Anforderungen der Stelle, für welche es ausgewählt wird, entsprechen. Es muß daher

1. die erforderliche Vorbildung (Schulung) genossen haben,
2. körperlich tüchtig und
3. unbescholten, sowie zuverlässig sein.

(§ 5 Ziff. 3 Abs. 1 und 2 des Organisationsplanes; § 210 Ziff. 1, sowie § 211 Ziff. 2 der Kriegssanitätsordnung; § 11 Ziff. 4 Abs. 2 des bayerischen Organisationsplanes.)

Die Garantie dafür, daß das gestellte Personal wirklich geschult und für die betreffende Verwendung geeignet, entsprechend ausgebildet, unbescholten und moralisch zuverlässig ist, haben die betreffenden Vereine und Orden zu übernehmen. Ausführlicheres über diese Erfordernisse siehe unten unter II. A und B. Eine Notwendigkeit der Schulung besteht auch für diejenigen Personen, welche im Kriegsfalle die Funktion als Delegierte zu übernehmen beabsichtigen. Es empfiehlt sich daher die Einrichtung von Ausbildungskursen für Delegierte.

E. Begriff der Freiwilligkeit; Einstellung der Thätigkeit.

Geheimer Sanitätsrat Dr. Brinkmann sagt in seiner Festrede am 25jährigen Stiftungstage des preußischen Vereins: „Soviel ist gewiß, daß für jeden, der in das Vereinsleben eintritt, der Begriff der Freiwilligkeit sich umwandeln muß in den der ethischen Notwendigkeit und des Pflichtgefühles.“ Für das Personal der freiwilligen Krankenpflege tritt aber noch der Zwang hinzu. Freiwillig ist wohl der Entschluß, sich der Krankenpflege zu widmen und sich in den Dienst zu stellen. Freiwillig ist auch noch die Anmeldung. Ist aber diese erfolgt und hat der Dienst einmal begonnen, so hört die Freiwilligkeit auf, der Freiwillige muß willenlos werden gleich dem Soldaten. Hieraus folgt namentlich, daß wenn die Verwendung eines freiwilligen Pflegers im Bereiche der Etappeninspektion einmal eingetreten ist, dann der einzelne nicht mehr als berechtigt angesehen werden kann, die begonnene Thätigkeit nach eigenem Ermessen und Belieben ohne weiteres wieder einzustellen.

Die Kriegssanitätsordnung kennt einen freiwilligen Austritt des einzelnen überhaupt nicht, sie kennt nur die Entlassung, bezw. Rückbeorderung, und diese unterliegt der Entscheidung des Vorgesetzten. Will daher ein Mitglied des auf dem Kriegsschauplatze verwendeten Personales vorzeitig entlassen oder zeitweilig beurlaubt werden, so hat dasselbe ein motiviertes Gesuch an seinen zunächst Vorgesetzten zu richten und dessen Entscheidung abzuwarten.

Es wird sich daher empfehlen, daß jeder sich zum Dienste Anmeldende im Voraus eine Erklärung darüber abgiebt, ob er sich auf Kriegsdauer oder nur auf einen bestimmten Zeitraum zur Verfügung stellt. In Bayern wird eine Verpflichtung zu dreimonatlicher Dienstleistung auf dem Kriegsschauplatze als das Minimum angesehen. Selbst nach abgelaufener Dienstverpflichtung darf die Formation, bezw. die Stelle, in welche der Freiwillige eingeteilt ist, nur auf Weisung, bezw. mit Einwilligung des vorgesetzten Delegierten verlassen werden. Eine solche Bestimmung erscheint unbedingt notwendig, weil der Leitung der freiwilligen Krankenpflege die Verpflichtung obliegt, schleunigst Ersatz herbeizuführen. Der § 211 Ziff. 3 Abs. 2 der Kriegssanitätsordnung legt der freiwilligen Krankenpflege als solcher die Verpflichtung auf, das einmal überwiesene Personal nur dann plötzlich zurückzuziehen, wenn seitens der betreffenden Etappeninspektion Bedenken hiergegen wegen der Möglichkeit sofortigen Ersatzes nicht geltend gemacht werden.

Es liegt daher ganz außer dem Bereiche der Möglichkeit, daß (wie dies 1870/71 so oft geschehen) ein freiwilliger Helfer, wenn er glaubt, genug für das Vaterland gethan zu haben, sich selbst nach Hause beurlauben, oder sich Dingen, die ihm nicht gefallen, oder einer Thätigkeit, welche seinen Wünschen nicht entspricht, ihm vielleicht zu gefährlich oder zu niedrig erscheint, einfach durch Rückkehr in die Heimat entziehen könnte. Eigenmächtige Entfernung wird eintretenden Falls nach den Bestimmungen des Militärstrafgesetzbuches bestraft (§ 16 des bayerischen Organisationsplanes).

F. Unterwerfung unter das Militärstrafgesetzbuch, die Kriegsgesetze und die Disziplinarstrafordnung für das Heer.

Das gesamte freiwillige Personal steht unter militärischer Disziplin. Ein jeder hat gleich dem staatlichen Personale allen Anordnungen der vorgesetzten Militärbehörde, des leitenden Arztes und des zuständigen Delegierten unbedingt Folge zu leisten.

Nach § 211 Ziff. 5 der Kriegssanitätsordnung in Verbindung mit § 5 Ziff. 6 des Organisationsplanes (§ 13 des bayerischen Organisationsplanes) ist das gesamte Personal der freiwilligen Krankenpflege auf dem Kriegsschauplatz den Strafvorschriften des Militärstrafgesetzbuches, insbesondere den Kriegsgesetzen und der Disziplinarordnung für das Heer unterworfen (§ 155 des Militärstrafgesetzbuches für das Deutsche Reich und §§ 23 und 38 der Disziplinarstrafordnung).

Hiermit ist dasselbe bei der Annahme **ausdrücklich bekannt zu machen.**

Der § 155 des Militärstrafgesetzbuches vom 20. Juni 1872 lautet:

„Während eines gegen das Deutsche Reich ausgebrochenen Krieges sind alle Personen, welche sich in irgend einem Dienst- oder Vertragsverhältnis bei dem kriegführenden Heere befinden oder sonst sich bei demselben aufhalten oder ihm folgen, den Strafvorschriften dieses Gesetzes, insbesondere den Kriegsgesetzen unterworfen.“

Unter Kriegsgesetzen versteht man die im Militärstrafgesetzbuche für strafbare Handlungen im Felde gegebenen Vorschriften, welche für militärische Verbrechen und Vergehen wesentlich verschärfte Strafen festsetzen (§ 9 des Militärstrafgesetzbuches).

Dieselben sind verständlich zusammengefaßt in den „Kriegsartikeln für das Heer“ vom 13. Oktober 1872, deren Inhalt daher ein jeder, welcher in den Dienst der freiwilligen Krankenpflege eintritt, kennen lernen muß. Sie gelten für das Personal der freiwilligen Krankenpflege von dem Tage an, an welchem dasselbe zum Dienst eingestellt wird, bis zur Entlassung. Als Strafen treten ein: Freiheitsstrafen (Arrest und Gefängnis, bezw. Festungshaft), sowie Entlassung aus der innegehabten Stellung (Aufhebung des Dienstverhältnisses § 156 l. c.). Von besonderer Wichtigkeit für das Personal der freiwilligen Krankenpflege erscheinen die Vorschriften des zweiten Teiles im zweiten Abschnitt: Gefährdung der Kriegsmacht im Felde (vorsätzliche Verletzung der Dienstpflicht, unerlaubte Entfernung) und im sechsten Abschnitt: strafbare Handlungen gegen die Pflichten militärischer Unterordnung (Widerrede, Achtungsverletzung, unwahre Aussagen in Dienstsachen, Beleidigung von Vorgesetzten und in höherem Range Stehenden, Ungehorsam, Verweigerung des Gehorsams, Verabredung zum Ungehorsam, Vergehen gegen militärische Wachen, Herausforderung zum Zweikampfe eines Vorgesetzten u. s. w.)

Jeder Deutsche, welcher während eines gegen das Deutsche Reich ausgebrochenen Krieges auf dem Kriegsschauplatze sich einer der in den §§ 57—59 (Kriegsverrat) oder 134 (rechtswidrige „Aneignung“ von Sachen Gebliebener, Verwundeter und Kranker) verbotenen Handlungen schuldig macht, ist im ersteren Falle mit dem Tode oder Zuchthaus, im letzteren Falle mit Zuchthaus bis zu zehn Jahren, in minder schweren Fällen mit Gefängnis bis zu fünf Jahren, eventuell noch mit Verlust der bürgerlichen Ehrenrechte zu bestrafen (§ 160 des Militärstrafgesetzbuches).

Ein Deutscher, welcher in einem von deutschen Truppen besetzten ausländischen Gebiete gegen deutsche Truppen oder Angehörige derselben, oder gegen eine auf Anordnung des Kaisers eingesetzte Behörde eine nach den Gesetzen des Deutschen Reiches strafbare Handlung begeht, ist ebenso zu bestrafen, als wenn die Handlung von ihm im Reichsgebiete begangen worden wäre.

Die Disziplinarstrafordnung für das Heer vom 31. Oktober 1872 bestimmt in § 2 Ziff. 3: daß „alle Personen, welche während eines Krieges sich in irgend einem Dienst- oder Vertragsverhältnisse bei dem kriegführenden Heere befinden oder sonst sich bei demselben aufhalten oder ihm folgen, der Disziplinarstrafgewalt unterworfen sind. Die Strafen sind: Verweis und Arrest. In § 38 ist ausdrücklich darauf hingewiesen, daß auf diese dem Soldatenstande nicht angehörigen Personen doch die für Personen des Soldatenstandes erteilten Vorschriften volle Anwendung finden, daß jedoch bei der Wahl der Strafart und bei der Strafvollstreckung die Bildungsstufe, auf welcher die betreffende Person steht, und ihre Stellung im bürgerlichen Leben entsprechend zu berücksichtigen sind.

Die Disziplinarstrafgewalt steht nur solchen Offizieren zu, denen der Befehl über eine Truppenabteilung, über eine Militärbehörde, über ein abgesondertes Kommando, oder über eine militärische Anstalt mit Verantwortlichkeit für die Disziplin übertragen ist, und erstreckt sich auf sämtliche Untergebenen dieses Geschäftsbereiches (§ 5 l. c.). Dieselbe ist nicht an die Charge, sondern an die Funktion geknüpft und geht von selbst auf den Stellvertreter im Kommando über (§ 6). Diejenigen Offiziere, welche sich nicht in einer der in § 5 erwähnten dienstlichen Stellungen befinden, und die Unteroffiziere haben keine Displizinarstrafgewalt, jedoch das Recht, die unter ihnen stehenden Personen vorläufig zu verhaften oder ihre vorläufige Verhaftung zu bewirken. Beschwerden über Vorgesetzte dürfen nur im vorgeschriebenen Dienstwege angebracht werden (Vorschriften über den Dienstweg und die Behandlung von Beschwerden u. s. w. vom 6. März 1873).

Für das Personal der freiwilligen Krankenpflege kommen hier vorzugsweise folgende Stellungen als direkte Vorgesetzte, denen die Disziplinargewalt zweifellos zusteht, in Betracht:

1. die vorgesetzten höchsten und höheren Etappen- und Militärterritorialbehörden (Generalinspekteur des Etappen- und Eisenbahnwesens, Chef des Feldsanitätswesens, Etappeninspekteur der betreffenden Armee, Etappengeneralarzt, Generalgouverneur, stellvertretender Generalarzt);
2. die Etappen-, Bahnhofs-, Orts- und Biwakskommandanten;
3. die Militärbefehlshaber, Feldlazarettdirektoren, Chefärzte (§ 211, Ziff. 2 und 3 der Kriegssanitätsordnung), Magazinvorstände u. s. w., denen das Personal, bezw. die betreffende Formation zur Dienstleistung zugeteilt und überwiesen ist.

Als Vorgesetzte des Personales der freiwilligen Krankenpflege sind auch der Kaiserliche Kommissar und dessen Delegierte in bezug auf diejenigen Personen anzusehen, welche ihrer Leitung unterstellt worden sind. Eine Disziplinarstrafgewalt im Sinne der militärischen Vorschriften ist denselben nach dem Wortlaute der Disziplinarstrafordnung dem Personale der freiwilligen Krankenpflege gegenüber nicht übertragen worden, doch stehen Ausführungsbestimmungen in dieser Richtung wohl noch zu erwarten. In Bayern sind die Bestimmungen darüber, ob und in welchem Umfange den Delegierten, bezw. den Führern von mobilen Zügen über das ihnen unterstellte Personal das Recht disziplineller Bestrafung (Verweis und Geldstrafen) für Vergehen gegen ihre Autorität und Dienstanordnungen zuerkannt werden soll, dem Landeskomitee, bezw. dem Landeshilfsvereine vorbehalten worden. Jedem Delegierten steht aber ganz unzweifelhaft das Recht zu, diejenigen Personen der freiwilligen Krankenpflege, welche ihrer direkten Leitung unterstellt sind, bei vorkommenden Pflichtwidrigkeiten, Ungehorsam u. s. w. ihrer Funktion zu entheben und nach der Heimat zu evakuieren, bezw. deren Rückbeorderung bei dem betreffenden Armeedelegierten, welcher diese Befugnisse den ihm unterstellten Delegierten übertragen kann, zu beantragen. Mehrfach disziplinell Bestrafte sind unter allen Umständen zu evakuieren. Von derartigen Disziplinarmaßregeln ist der entsendenden Stelle Mitteilung zu machen, namentlich um die Wiederverwendung der Bestraften zu vermeiden. Außerdem genügt Meldung bei der zunächst vorgesetzten Militärbehörde, um im Falle des Ungehorsams, nachlässiger Pflichterfüllung, oder sonstiger Unbotmäßigkeit Bestrafung herbeizuführen.

Bei der unerbittlichen Strenge der für den Krieg geltenden Strafbestimmungen liegt es im eigenen Interesse des freiwilligen Personales, diesem Punkte unausgesetzte Aufmerksamkeit zuzuwenden und durch musterhafte Führung sich vor den schweren Folgen zu bewahren, welche Gesetzesübertretungen, Pflichtwidrigkeiten und namentlich jeder Ungehorsam Vorgesetzten gegenüber auch für dieses zur unausbleiblichen Folge haben müssen.

Ganz besonders mag nochmals darauf aufmerksam gemacht werden, daß jeder auf dem Kriegsschauplatze Betroffene von der Militärbehörde ohne weiteres als unter den Militär- und Kriegsgesetzen stehend behandelt werden muß. Wer sich, ohne vorschriftsmäßig als freiwilliger Helfer angenommen, ordnungsmäßig eingeordnet und entsendet zu sein, auf eigene Faust nach dem Kriegsschauplatze begiebt, setzt sich hiernach der größten Gefahr aus. Es werden daher diese strengen Bestimmungen weiter die segensreiche Folge haben, außer den wirklich schlechten Elementen auch den Dilettantismus, die Klasse der nicht eingeordneten freiwilligen Helfer, die sogenannten Schlachtenbummler, vom Bereiche der Feldarmee gänzlich fernzuhalten.

G. Legitimation (Armbinde, Ausweiskarte) und Tracht.

Das gesamte Personal der freiwilligen Krankenpflege hat für die Dauer seiner Dienstleistung eine von dem Kaiserlichen Kommissar, oder in dessen Auftrage von dem stellvertretenden Militärinspekteur, bezw. den betreffenden Landes- und Provinzialdelegierten auszugebende, mit dessen Stempel versehene weiße Armbinde mit rotem Kreuz zu tragen, welche bei den bei der Feldarmee verwendeten Personen einen unerläßlichen Teil der vorgeschriebenen Tracht bildet. Außerdem müssen diese Personen eine vom Kaiserlichen Kommissar ausgestellte, zum Tragen dieser Binde berechtigende, auf den Inhaber lautende Ausweiskarte — zur Vermeidung von Weiterungen (Festnahme u. s. w.) — stets bei sich führen. Bei einer ausnahmsweisen Verwendung in der ersten Linie, also über den Bereich der Etappeninspektion hinaus (§ 2 Ziff. 1 Abs. 2 des Organisationsplanes), bedarf es außer der regelmäßigen Ausweiskarten noch einer besonderen, den bezüglichen Auftrag enthaltenden schriftlichen Bescheinigung seitens des Kaiserlichen Kommissars, oder des bei der Etappeninspektion befindlichen Delegierten mit der ausdrücklich vermerkten Zustimmung des betreffenden Armeeoberkommandos (§ 226 Ziff. 2, 3 und 4 der Kriegssanitätsordnung). Für Bayern (§ 15 des Organisationsplanes) besteht noch die gewiß sehr praktische Bestimmung, daß jeder im Kriege Verwendete ein Verwendungs-Nachweisebuch erhält, auf dessen Einträge eventuelle spätere Ansprüche auf Unterstützung aus Mitteln der Vereine und Orden zu begründen sein werden.

Das gesamte auf dem Kriegsschauplatze, d. h. im Bereiche der Etappeninspektion, verwendete Pflege- und Begleitpersonal ist zum Tragen einer Uniform verpflichtet. Diese Verpflichtung bezieht sich auch auf sämtliches männliche Unterpersonal der freiwilligen Krankenpflege, also auch auf die Schreiber der Delegierten, Rechnungsführer, Köche, Depotarbeiter u. s. w.[1] (Über die Uniform der Delegierten vgl. oben des zweiten Teiles vierten Abschnitt unter III. A, S. 115.) Die Genehmigung zur Anlegung der festgesetzten Bekleidungsstücke erteilt der Kaiserliche Kommissar und Militärinspekteur. Die Uniform selbst ist folgende: Grauer Rock mit Umlegekragen aus Tuch, hinten

[1] Die Vorschrift in § 15 Abs. 1 des bayerischen Organisationsplanes: „daß Schreiber der Delegierten, Köche und das Depotarbeitspersonal nur mit Schirmmütze zu versehen seien", ist durch Nachtrag I zum Organisationsplane vom August 1889 aufgehoben worden.

Riegel, zwei Reihen Nickelknöpfe mit aufgepreßtem Genfer Kreuz, für die Sektionsführer als besonderes Abzeichen eine silberne, einen spitzen Winkel bildende Armtresse auf dem linken Ärmel. Graue Tuchhose, unten eng, in Kniestiefeln zu tragen. Grauer Tuchmantel mit Nickelknöpfen mit aufgepreßtem Genfer Kreuz und Kapuze; für die Sektionsführer dasselbe Abzeichen wie am Rocke. Runde Schirmmütze aus weißem englischen, waschbaren Stoffe mit schwarzem Rande aus Tuch und ponceaurotem Paspoil mit Landeskokarde und darüber befindlichen rotem Kreuz mit Sturmriemen aus schwarzem Leder (allerhöchste Kabinettsordre Sr. Majestät des Kaisers vom 4. Juli 1883, Armeeverordnungsblatt 1883, S. 41; Bekanntmachung des Königlich preußischen Kriegsministeriums vom 7. Juli 1889; § 226 Ziff. 1 der Kriegssanitätsordnung; Nachtrag zum bayerischen Organisationsplane vom August 1889). Der Preis einer solchen Uniform stellt sich auf ungefähr 150 M. für den Mann.

Für die freiwillige Krankenpflege im Inlande ist eine besondere Tracht nicht vorgeschrieben. Doch wird es immerhin zweckmäßig erscheinen, den Pflegern einen einfachen, gleichmäßigen Lazarettanzug (z. B. gestreifte lange Leinwandröcke und weiße Schürzen) und den Begleit- und Transportmannschaften eine praktische, gleichmäßige Kleidung, z. B. graue Joppe und die weiße Schirmmütze, zu liefern.

Im Frieden darf die Uniform nicht getragen werden, mit Ausnahme der Mütze bei den abzuhaltenden Übungen. Ausnahmsweise kann der Kaiserliche Kommissar das Tragen der Uniform für besondere Fälle genehmigen.

Für den Kriegsfall ist die Uniform, sowie die Ausstattung des gesamten Personales mit allem Nötigen von demjenigen Vereine oder Orden zu beschaffen, welcher das betreffende Personal zur Verfügung stellt.

H. Bezüge und Gebührnisse.

(§ 19 des bayerischen Organisationplanes.)

Das freiwillige Personal im Bereiche der Feldarmee wird als zur Heeresfolge gehörig angesehen und erhält auf die Dauer seiner Dienstleistung freie Unterkunft (Quartier) und freie Beköstigung (vorschriftsmäßige Verpflegung) nach Maßgabe der einschlagenden Vorschriften (Kriegsverpflegungsvorschriften). — Bei Dienstleistungen desselben in staatlichen Lazaretten kann ihm auf Grund eines vom Kaiserlichen Kommissar befürworteten Antrages auch eine Geldvergütung nach einem von dem preußischen Kriegsministerium zu bestimmenden Tagessatze gewährt werden (§ 225 Abs. 2 der Kriegssanitätsordnung).

Selbstverständlich bleibt es den Vereinen und Orden überlassen, Personen gegen Lohn zu engagieren, oder dem freiwilligen Pflege- und Begleitpersonale bestimmte Tagegelder aus Vereins- oder Ordensmitteln zuzusichern (vgl. unten unter II. und III.).

Allen im Dienste der freiwilligen Krankenpflege stehenden Personen wird auf Grund von Ausweiskarten des Kaiserlichen Kommissars und Militärinspekteurs auf den im militärischen Betriebe befindlichen, sowie auf den Staats- und unter Staatsverwaltungen stehenden Eisenbahnen freie Fahrt in der 2. oder 3. Wagenklasse gewährt (§ 22 Ziff. 3 der Kriegssanitätsordnung). Diener und Pferde der Delegierten genießen derselben Vergünstigung.

Die Etappendelegierten erhalten zwei Rationen (§ 227 Ziff. 3 und 4 der Kriegssanitätsordnung).

In betreff der Portofreiheit gelten die für das Heergefolge erlassenen Bestimmungen.

J. Gliederung des Personales.

Das Personal gliedert sich nach Maßgabe der der freiwilligen Krankenpflege obliegenden dreifachen Aufgabe (Krankenpflege, Krankentransport und Depotdienst) in drei Kategorieen:

a) Lazarettpersonal,

b) Etappen- (Transport- und Begleit-) Personal und

c) Depotpersonal.

a) Lazarettpersonal.

Für jedes Armeekorps wird ein besonderes Lazarettdetachement gebildet, welches dem Kriegslazarettpersonal des betreffenden Korps attachiert wird. Es besteht zunächst aus ausgebildeten Krankenpflegern und Krankenpflegerinnen, Köchen, bezw. Köchinnen. Die Erweiterung dieser Formation hängt von dem Bedürfnis ab.

An der Spitze derselben steht der Korpsdelegierte.

Ob und in welchem Umfange Teile dieser Detachements an die Etappenlazarette abgegeben und damit dem Etappendelegierten unterstellt werden, unterliegt der Bestimmung des Armeedelegierten.

Die Stärke und Zusammensetzung des Lazarettpersonales bei der Besatzungsarmee richtet sich innerhalb jeden Korpsbezirkes nach der Zahl und dem Umfange der der freiwilligen Krankenpflege zu überweisenden, bezw. von ihr zu errichtenden Lazarette. Desgleichen ist für armierte Festungen eintretenden Falls Lazarettpersonal zu gestellen (§ 6 Ziff. 3 a, § 7 Ziff. 1 und 2 des Organisationsplanes; § 18 Ziff. 5, §§ 19 und 20 des bayer. Organisationsplanes; Anlage I der bayer. Instruktion zur Errichtung von Vereinslazaretten).[1]

b) Etappen- (Begleit-, bezw. Transport-) Personal.

Für jede Etappeninspektion wird ein freiwilliges Begleitdetachement für die Krankentransporte planmäßig gebildet, welches zur Verfügung des betreffenden Etappendelegierten steht.

Ein Teil dieses Personales kann zur Besetzung und Verwaltung von Verband- und Erfrischungsstationen auf den Bahnhöfen verwandt werden.

Außerdem wird für jede Etappeninspektion ein besonderes Transportdetachement aufgestellt, welches zunächst dem Lazarettreservedepot, bezw. der Trainkolonne desselben attachiert wird.

Dieses Transportdetachement dient zur Verbindung des Etappenhauptortes mit den vorgeschobenen Lazaretten und stellt außerdem die erforderlichen Abteilungen, um innerhalb der einzelnen Etappenorte den Krankentransport (vom Bahnhof nach den einzelnen Lazaretten und umgekehrt) zu übernehmen. Wenn von der freiwilligen Krankenpflege auf Befehl oder mit Genehmigung des Kriegsministeriums geschlossene Lazarettzüge aufgestellt werden, so dient dieses freiwillige Personal als Begleitpersonal (zusammengesetzte oder gemischte Detachements). Doch werden demselben dann geschulte Krankenpfleger und Pflegerinnen, sowie Köche und Köchinnen u. s. w. beizugeben sein.

Bei der Besatzungsarmee wird das Transportpersonal teils zum inneren Transportdienste (Transport von den Bahnhöfen nach den Lazaretten u. s. w.), und zwar auch in den armierten Festungen bei dem Transporte nach den Lazaretten, teils als Begleitpersonal auf den Eisenbahnlinien innerhalb der Korpsbezirke rückwärts der Übergangsstationen verwendet. Im letzteren Fall wird es zur Verfügung des Liniendelegierten gestellt (§ 6 Ziff. 3 b, § 7 Ziff. 3 des Organisationsplanes; §§ 21 flg. und §§ 41 flg. des bayer. Organisationsplanes).

---

[1] München 1890. Druck der Akademischen Buchdruckerei von F. Straub.

c) Depotpersonal.

Für jede Etappeninspektion wird ein Depotdetachement planmäßig aufgestellt; es dient zur Unterstützung des Unterdelegierten auf den Sammelstationen in der ihm nach den Ausführungen im vierten Abschnitte des zweiten Teiles unter III. C 1. d zufallenden Aufgabe, sowie zur Verwaltung der Depots der freiwilligen Krankenpflege an den Etappenhauptorten (§ 6 Ziff. 3 c und § 7 Ziff. 4 des Organisationsplanes; §§ 28 flg. und §§ 47 flg. des bayer. Organisationsplanes).

II. Die einzelnen Kategorieen des Personales.

A. Das geschulte Krankenpflegerpersonal.

a) Die Krankenpflegerinnen.

Die Krankenpflegerinnen bilden in bezug auf die Unterstützung des Kriegssanitätsdienstes im Bereiche der Etappeninspektionen einen Bestandteil des für jedes Armeekorps zu errichtenden Lazarettdetachements (siehe oben J a). In diese Detachements werden die zur Verfügung stehenden Pflegerinnen eingeordnet ohne Unterschied, ob sie Ordensschwestern, Diakonissen oder weltliche Pflegerinnen sind. Bei der Verwendung wird aus praktischen Gründen Rücksicht darauf zu nehmen sein, daß die Pflegerinnen gleicher Kategorie möglichst zusammen und von den anderen getrennt arbeiten. (Siehe die Bestimmung der Malteser S. 202.) Mit dem Lazarettdetachement werden die Pflegerinnen dem Kriegslazarettpersonale des betreffenden Korps attachiert. Ihre Verwendung wird daher in der Regel die eigentliche Kranken- und Verwundetenpflege in den Kriegslazaretten, bezw. den etablierten Feldlazaretten, oder in den auf dem Kriegsschauplatze ausnahmsweise errichteten Vereinslazaretten sein. Verwendung in erster Linie, d. h. bei den mobilen Feldlazaretten, kann nur ausnahmsweise bei besonderen Notständen nach vorhergängiger ausdrücklicher Genehmigung seitens des Armeeoberkommandos eintreten. Im Falle des Bedarfs können Pflegerinnen nach Maßgabe der vom Armeedelegierten zu treffenden Bestimmungen auch dem Etappendelegierten unterstellt und dann zur Verwundeten- und Krankenpflege in den Etappenlazaretten, auf den Sanitätszügen (bei den Verwundeten- und Krankentransporten) und auf den Verbandstationen verwendet werden. Ebenso werden dieselben in gleicher Weise auf den von der freiwilligen Krankenpflege in Dienst gestellten Sanitätszügen Verwendung finden.

Im Bereiche der Besatzungsarmee werden die Pflegerinnen für die eigentliche Kranken- und Verwundetenpflege Verwendung finden in den Reserve- und Vereins-, bezw. Ordenslazaretten, auf den Verbandstationen und eintretenden Falls auch als Pflegerinnen auf den innerhalb des Bereiches der Besatzungsarmee verkehrenden Sanitätszügen (§ 6 Ziff. 3 a und § 7 Ziff. 3 des Organisationsplanes).

In den Feld-, Kriegs-, Etappen- und Reservelazaretten, auf den Lazarettzügen, sowie bei Verwendung im Bereiche der Krankentransportkommissionen unterstehen die Pflegerinnen der Leitung und Disziplinargewalt des Chefarztes, bezw. der Stationsärzte, denen sie zur Dienstleistung zugewiesen worden sind. Dieselben nehmen den Pflegerinnen gegenüber die Stellung als Vorgesetzte ein (§ 60 Ziff. 1, 3 und 5; § 106 Ziff. 3 und § 108; § 146 Ziff. 5 und 9; §§ 133 und 134, sowie 187 der Kriegssanitätsordnung). — Auf den Hilfslazarettzügen übt der älteste, leitende Arzt die Disziplinargewalt aus, auf den Sanitätszügen der freiwilligen Krankenpflege derjenige, dem die Führung und Leitung des Zuges übertragen worden ist. — In allen anderen Fällen derjenige Offizier, Militärarzt oder Delegierte, dem die verantwortliche Leitung der betreffenden Anstalt oder des in Frage kommenden Dienstzweiges ausdrücklich übertragen worden ist (vgl. oben unter I. F).

Auch die Delegierten des Kaiserlichen Kommissars und Militärinspekteurs nehmen zur Verwendung gelangten Pflegerinnen gegenüber die Stellung von Vorgesetzten, denen die Pflegerinnen Gehorsam schulden, ein. (Siehe oben S. 214.)

Die Kriegssanitätsordnung sowie der Organisationsplan gestatten lediglich die Verwendung von geschulten, d. h. bereits im Frieden planmäßig ausgebildeten und moralisch zuverlässigen Pflegerinnen. Die Verwendung ungeschulter Pflegerinnen oder solcher, deren Ausbildung lediglich in einem 14tägigen Kursus in einer größeren Krankenanstalt bestand (Verfügung vom 22./27. Juli 1870) und die im Kriege 1870/71 vielfach zum Dienste in den Lazaretten herbeigezogen werden mußten, erscheint für die Zukunft im Bereiche der Feldarmee ausgeschlossen. Deshalb hat die Aufgabe für die Vereine und Orden, geschulte Krankenpflegerinnen in möglichst genügender Zahl auszubilden, doppelte Wichtigkeit gewonnen. (Über die sogenannten abgekürzten Kurse siehe S. 231.)

Eine gemeinsame Tracht der auf dem Kriegsschauplatze zur Verwendung kommenden Pflegerinnen ist nicht vorgeschrieben. Dieselben tragen die Tracht weiter, welche sie als Mitglieder des betreffenden Ordens, der betreffenden Genossenschaft oder des Vereins, dem sie angehören, zu tragen berechtigt und verpflichtet sind.

In der freiwilligen Krankenpflege sind drei Kategorieen von Pflegerinnen thätig:

1. die katholischen Ordensschwestern,
2. die Diakonissen und
3. die sogenannten weltlichen Pflegerinnen (Pflegerinnen vom roten Kreuz).

Zu 1. Die Ordensschwestern katholischer Orden und katholisch geistlicher Genossenschaften (barmherzige Schwestern der verschiedenen Orden, graue Schwestern u. s. w.) erhalten ihre Ausbildung und Schulung in den betreffenden Klöstern und Ordenshäusern. Zur Verwendung für die Unterstützung des Sanitätswesens im Kriege werden sie in der Regel den geistlichen Ritterorden katholischer Konfession (Malteser- und St. Georgsrittern) zur Verfügung gestellt (vgl. oben im vierten Abschnitt unter IV. B b und c; § 20 Ziff. 3 des bayer. Organisationsplanes), welche die Ausbildung dieser Schwestern in der Krankenpflege mit Geldmitteln unterstützen, bezw. wegen Gestellung derselben Verträge mit den Orden und Ordenshäusern abgeschlossen haben. Ein kleinerer Teil wird eintretenden Falls dem Centralkomitee der deutschen Vereine oder einzelnen Landes- und Provinzialvereinen vertragsmäßig zur Verfügung gestellt werden, welche Geldunterstützungen zum Zwecke der Ausbildung, bezw. Geldentschädigungen während der thatsächlichen Verwendung als Gegenleistung gewähren. Solche Unterstützungen erhalten z. B. die Genossenschaft der Franziskanerinnen in Salzkotten, das Mutterhaus der Franziskanertertianer-Schwestern zu Marienhaus bei Waldbreitbach, die barmherzigen Schwestern (Barromäerinnen) in Neiße, die Station der grauen Schwestern in Magdeburg u. s. w. Dem bayer. Landeskomitee stehen für den Kriegsfall zur Verfügung 123 Schwestern katholischer Frauenorden, dem württembergischen Sanitätsverein 50 barmherzige Schwestern vom katholischen Mutterhause in Gmünd und 12 von dem Mutterhause in Reute, dem hessischen Landeshilfsvereine 18 barmherzige Schwestern, dem badischen Landesvereine 136 barmherzige Schwestern, und zwar 37 für den Dienst im Felde und 99 für den Dienst bei der Besatzungsarmee. — Man darf wohl annehmen, daß ungefähr 2000 katholische Ordensschwestern im Kriegsfalle zur Verfügung stehen werden. 1870/71 standen ca. 1500 zur Verfügung des Malteserordens.

Zu 2. Die evangelisch-lutherischen Diakonissen erhalten ihre Ausbildung in den Diakonissenmutterhäusern (z. B. zu Kaiserswerth, im Diakonissenhause Bethanien in Berlin, in den Diakonissenanstalten zu Dresden, Stuttgart und Hall, in dem Elisabethstifte zu Darmstadt, in der Diakonissenanstalt des Pastors v. Bodelschwingh zu Duisburg, in der Diakonissen- und Heilanstalt Bethanien bei Stettin u. s. w.) und gewinnen im Frieden durch ihre Thätigkeit bei der Krankenpflege in ihren eigenen Krankenhäusern (zur Zeit 33), in der Gemeinde und bei der Armenkrankenpflege reiche Erfahrung. Mit den Diakonissenhäusern steht der Johanniterorden bereits im Frieden in engster Verbindung. Für den Kriegsfall hat der Orden mit den Diakonissenmutterhäusern dahin Vereinbarung getroffen, daß ihm alle oder wenigstens eine bestimmte Anzahl der disponibel zu machenden Diakonissen zur Verfügung gestellt werden. Auch in Bayern werden die daselbst domizilierenden Diakonissinnen dem Johanniterorden oder dem Frauenvereine attachiert. Nachtrag II. zum bayerischen Organisationsplane vom September 1890 zu § 1 Ziff. 3 und zu § 20 Ziff. 3.[1]

Es gewährt jedoch auch das Centralkomitee des preußischen Vereines einer Anzahl Diakonissenhäusern, z. B. dem westfälischen Diakonissenhause zu Bielefeld, dem Diakonissenhause Wehlheiden bei Kassel u. s. w. ziemlich erhebliche Zuschüsse.

Das Centralkomitee der deutschen Vereine gewährt eine solche Unterstützung an das Diakonissenhaus (Elisabethstift) zu Darmstadt. Als Gegenleistung haben sich diese Anstalten verpflichtet, dem betreffenden Centralkomitee im Kriege ausgebildete Pflegerinnen bezw. einen Teil ihrer Lokalitäten zur Verfügung zu stellen. Das Elisabethstift speziell ist nach den bestehenden Abmachungen verpflichtet, dem Centralkomitee der deutschen Vereine im Ernstfalle aus seinen Beständen 24 Schwestern zu stellen, von denen 8 zur selbständigen Leitung eines Lazarettes befähigt sein sollen. Nach dem Berichte des hessischen Hilfsvereines ist das Stift

[1] An der letzten Stelle heißt es: „Das erforderliche Pflegepersonal wird abgestellt vom Johanniterorden in Bayern und vom bayerischen Frauenvereine aus dem im Lande vorhandenen zur Krankenpflege vorgebildeten Diakonissinnen Schwestern vom roten Kreuze u. s. w. — Es stehen zur Verfügung 39 Diakonissinnen und Schwestern vom roten Kreuze sowie 4 Köchinnen für die Feldarmee, und 109 Diakonissinnen und Schwestern vom roten Kreuze für die Besatzungsarmee.

verpflichtet, diesem 18 Diakonissen zu stellen, von denen 6 zur selbständigen Leitung eines Lazarettes befähigt sein sollen. Der württembergische Sanitätsverein verfügt über 109, der badische Landesverein über 24 Diakonissen, der mecklenburgische Landesverein über 16 Diakonissen des Diakonissenhauses Bethlehem in Ludwigslust, der Oldenburger Landesverein über 10 Diakonissen der Diakonissenanstalt des Pastor Dr. Partisch zu Oldenburg, und der braunschweigische Landesverein über 8 Diakonissinnen des „Marienstiftes", die letzteren beiden nur zum Dienste bei der Besatzungsarmee bezw. in Braunschweig selbst. Im Ganzen werden ca. 1500 Diakonissen zur Verfügung stehen.[1]

Zu der Kategorie der Diakonissen gehören auch die Lehrpflegerinnen und dienenden Schwestern des Johanniterordens. Die dienenden Schwestern sind bereits in den Statuten des Ordens vorgesehen. Allein erst in neuester Zeit hat der Orden thatsächlich begonnen, sich eigene Pflegekräfte heranzubilden und zu diesem Zwecke Verträge mit 27 Diakonissenhäusern, sowie mit dem Viktoriahause in Berlin und dem Krankenhause des Frauenvereins zu Kassel über die zu bewirkende vorschriftsmäßige Ausbildung abgeschlossen. Der Werkmeister des Ordens bestimmt, in welchem Hause die Ausbildung geschehen soll.

Zu Lehrpflegerinnen werden angenommen evangelische Frauen und Jungfrauen der gebildeten Stände, welche das 20. Lebensjahr vollendet und das 40. noch nicht zu weit überschritten haben. Dieselben werden in einem in der Regel sechsmonatlichen Kursus in einem Diakonissenhause ausgebildet. Die Kosten für die Ausbildung, sowie für Hin- und Rückreise werden vom Orden getragen. Es wird den dienenden Schwestern überhaupt nicht zugemutet, pekuniäre Opfer zu bringen, dagegen sind ihre Dienstleistungen unentgeltliche Liebesdienste. Nach beendeter Lehrzeit giebt das Mutterhaus einen Lehrbrief und sendet denselben wie die Kostenrechnung an den Kommendator derjenigen Ordensprovinz, aus welcher die Lehrpflegerin überwiesen war. Auf Grund des Lehrbriefes und auf Vorschlag des Werkmeisters des Johanniterordens wird die Pflegerin dem Herrenmeister zur Ernennung als dienende Schwester des Ordens präsentiert. Wird sie angenommen, so fertigt der Herrenmeister ein Patent für sie aus, das aber jederzeit zurückgezogen werden kann. Nach Beendigung des Lehrkursus soll die dienende Schwester, in ihre Heimat zurückgekehrt, soweit es ihre sonstigen Geschäfte erlauben,

---

[1] 1890 gab es in Deutschland 7120 Diakonissen, von denen ca. zwei Drittel ausgebildet sind. Nur ein Drittel widmet sich der Krankenpflege.

praktisch das Gelernte in der Gemeindepflege anwenden und so sich fortbilden, daß sie jederzeit auf den Ruf des Herrenmeisters sich zum Dienste stellen kann, sei es zur Pflege im Kriege verwundeter oder erkrankter Soldaten, sei es zur Aushilfe in den Mutterhäusern, wenn diese dem Orden Diakonissen für Kriegszwecke oder bei Epidemieen abgetreten haben, sei es in besonderen Fällen zur Aushilfe in den eigenen Anstalten des Ordens. Wenn irgend möglich, soll die dienende Schwester später auch einige Zeit freiwillig zur Arbeit in das Mutterhaus zurückkehren (Repetitionskursus).

In Kriegszeiten haben die dienenden Schwestern zunächst und vorzugsweise die Bestimmung, die durch die Entsendung einer großen Zahl wirklicher Schwestern (Diakonissen) zur Feldarmee entstandenen Lücken in den Mutterhäusern und Ordenskrankenhäusern auszufüllen. Eventuell können auch dienende Schwestern, und zwar namentlich solche, welche den oben erwähnten Nachkursus durchgemacht haben, bei der Feldarmee Verwendung finden. Sie werden dann mit den Diakonissen zusammen und unter Direktion der vorstehenden Schwester an diejenige Stelle ausgesendet werden, welche der Kaiserliche Kommissar und Militärinspekteur der freiwilligen Krankenpflege angewiesen hat. Dieselben tragen im Falle der Einberufung eine besondere vorgeschriebene Tracht und ein bestimmtes Ordenszeichen.

Der direkte Vorgesetzte der dienenden Schwester ist der Kommendator derjenigen Ordensprovinz, in welcher sie ihren Wohnsitz hat (Aufruf des Werkmeisters des Johanniterordens vom 1. März 1888).

Bis zum 24. Januar 1889 waren 260 Meldungen als Lehrschwestern eingegangen. 53 sind wieder in Wegfall gekommen, 51 noch in der Ausbildung begriffen, 10 sind wirkliche Diakonissinnen geworden, so daß 146 dienende Schwestern des Johanniterordens gegenwärtig eine bereite Kriegsreserve bilden.

Zu 3. Die freiwilligen Pflegerinnen im engeren Sinne (weltliche Pflegerinnen, Schwestern vom roten Kreuz).

Die Ausbildung und Gestellung dieser Pflegerinnen gehört zu den Aufgaben der Vereine vom roten Kreuz (zur Pflege verwundeter und erkrankter Krieger). Das Centralkomitee der deutschen Vereine wendet dieser hochwichtigen Aufgabe stets die größte Sorgfalt und Aufmerksamkeit zu. Es gewährt Heil- und Pflegeanstalten, welche die bindende Verpflichtung übernehmen, einerseits für den Kriegsfall ihr Material und ihr Personal, sowie in einzelnen Fällen auch einen Teil ihrer Lokalitäten zur Aufnahme, Heilung und

Pflege verwundeter und erkrankter Krieger den Vereinen zur Verfügung zu stellen, und die andererseits sich bereits im Frieden mit der Ausbildung von Pflegepersonal derartig eingehend beschäftigen, daß in ihnen eine fortgesetzte, wissenschaftlich angelegte Ausbildung von Krankenpflegerinnen stattfindet, daß diesen Krankenwärterinnen Gelegenheit geboten wird, in der Heilanstalt oder einem mit derselben in direkter Verbindung stehenden Asyle dauernd zu verbleiben, und daß dieses dergestalt ausgebildete Pflegepersonal bei Ausbruch eines Krieges gleichfalls den Vereinen zur Verfügung gestellt wird, einmalige oder auch fortlaufende Geldunterstützungen. Am Schlusse eines jeden Jahres wird eine vervollständigte Statistik aufgestellt, aus welcher der Name jeder ausgebildeten Pflegerin, deren Aufenthaltsort und Qualifikation ersichtlich ist, namentlich auch, ob dieselbe sich zur selbständigen Leitung eines Lazarettes qualifiziert oder nur zu unselbständigen Pflegediensten verwendbar ist.

Unter den Anstalten, die in solcher Weise subventioniert werden, bezw. durch einmalige Gabe subventioniert worden sind, seien folgende aufgeführt: das Mutterhaus des vaterländischen Frauenvereins zu Kiel, das Krankenpflegerinneninstitut des Vereins zur Pflege im Felde verwundeter und erkrankter Krieger in Frankfurt a. M., das Krankenpflegerinneninstitut des Kasseler Zweigvereins des vaterländischen Frauenvereins (Kaiserin Augusta-Stiftung), die deutsche Heilstätte zu Loschwitz, die Pflegerinnenanstalt des vaterländischen Frauenvereins in Hamburg, die Pflegerinnenbildungsanstalt des Berliner Frauenlazarettvereins, die Ausbildungsanstalt des Alice-Frauenvereins im Großherzogtum Hessen, das vom Provinzialvereine zur Pflege im Felde verwundeter und erkrankter Krieger in Hannover errichtete Clementinenhaus, Verein Viktoriahaus für Krankenpflege in Berlin, Krankenklinik der Frau Oberin v. Rosen in Berlin, die Kreisheilanstalt des Zweigvereins der Kaiser-Wilhelm-Stiftung zu Lyck, und die Friedrich-Wilhelm-Viktoria-Stiftung zu Insterburg u. s. w.[1]

Hierzu tritt aber die Zahl derjenigen Pflegerinnen, welche von den Vereinen selbst ausgebildet werden. Die Ausbildung von Pflegerinnen gehört zu den Aufgaben, deren Lösung dem Frauenverein vom roten Kreuz statutenmäßig obliegt (vgl. revid. Statut des vaterländischen Frauenvereins vom 24. Mai 1869 § 3 b; revid. Statut des bayerischen

[1] Ein Verzeichnis der mit den Vereinen vom roten Kreuz in Verbindung stehenden Institute für Krankenpflegerinnen und Krankenanstalten befindet sich S. 219 des Handbuches der deutschen Frauenvereine.

Frauenvereins § 2 A a; Statuten des sächsischen Albertvereins vom 9. Januar 1868 § 4 Ziff. 2 a; Statuten des badischen Frauenvereins § 1 III; Statuten des Alicevereins für Krankenpflege im Großherzogtum Hessen § 1 Ziff. 2; gesetzliche Bestimmungen für das patriotische Institut der Frauenvereine im Großherzogtum Sachsen-Weimar vom 3. Juni 1871 § 21; Statut des mecklenburgischen Marienfrauenvereins vom 14. April 1880 § 1 Ziff. 2 a).

Den Männervereinen wird gegenwärtig in der Regel und in der Hauptsache die Aufgabe verbleiben, die Frauenvereine in dieser ihrer erfolgreichen Arbeit energisch zu unterstützen, sei es mit Geldzuschüssen oder auf irgend eine andere Weise. Allgemeine Regeln darüber aufzustellen, wie diese Beihilfe gewährt werden soll, ist unmöglich. Das wird in jedem einzelnen Falle abhängig sein von einer Verständigung zwischen dem Männer- und dem Frauenvereine in dem betreffenden Lande. Die Verschiedenheit der Verhältnisse bedingt Verschiedenheit der Abmachungen. Ausnahmsweise können und sollen aber auch im Falle des Bedarfes Männervereine die Ausbildung von Pflegerinnen in die Hand nehmen. Dies ist z. B. beim Frankfurter Verein zur Pflege im Felde verwundeter und erkrankter Krieger der Fall. Derselbe verfolgt die Ausbildung von Krankenpflegerinnen als Hauptzweck. Das Pflegerinneninstitut dieses Vereins besitzt ein eigenes, mit Krankenanstalt verbundenes Haus und hat sein Zusammenwirken mit dem Frauenverein durch Vertrag vom 28. Mai 1887 geregelt. In Württemberg erfolgt die Ausbildung der Pflegerinnen durch den Sanitätsverein, welcher Männer und Frauen als Mitglieder zählt (Olgahaus in Heilbronn, § 1 c der Statuten, § 6 III. des Mobilisierungsplanes).

Auch hier erscheint es ausgeschlossen, wirklich zuverlässige Angaben über die Zahl der eintretendenfalls thatsächlich zur Verfügung stehenden geschulten Pflegerinnen zu machen. Für den Bereich des Centralkomitees des preußischen Vereins darf man diese Zahl wohl auf über 1000 annehmen (z. B. stellen der Frauenlazarettverein — Augustahospital — in Berlin 78; der Bremer Verein zur Ausbildung von Pflegerinnen 30, der Lokalverein zu Breslau 12, Kassel — Krankenpflegerinneninstitut des vaterländischen Frauenvereins, Kaiserin Augusta-Stiftung — 63, der Zweigverein zu Elberfeld 19, der Zweigverein zu Hamburg 56, der oben erwähnte Frankfurter Verein 50, das Mutterhaus zu Kiel 34, das Clementinenhaus zu Hannover 72 zur Verfügung). In Bayern sind 79 Pflegerinnen (einschließlich 6 Schülerinnen, 4 ausgetretenen Schwestern, welche sich für den Kriegsfall zur Dienstleistung verpflichtet haben, und 21 in abgekürzten Kursen ausgebildeten Damen) bereitgestellt,[1] in Sachsen 80 Albertinerinnen (30 für die Feldarmee, 50 für den Dienst bei der Besatzungsarmee), in Württemberg 41 Olgaschwestern. In Baden ist ein Stamm von 170 ausgebildeten Wärterinnen vorhanden, eine Reserve von früher gedienten Wärterinnen und eine größere Zahl von ausgebildeten Landkrankenpflegerinnen, so daß für den Kriegsfall 200 bis 300 geübte Pflegerinnen vorhanden sein werden. Für den Dienst bei der Feldarmee (für das Lazarettdetachement) sind 20 ausgebildete Pflegerinnen des Frauenvereins bereitgestellt. Im Großherzogtum Hessen stehen 45, im Großherzogtum Weimar ca. 50, im Großherzogtum Mecklenburg-Schwerin 12 Pflegerinnen zur Verfügung, letztere vollkommen für den Kriegsdienst ausgerüstet.

Die Zahl der von den Vereinen des roten Kreuzes ausgebildeten und denselben zur Verfügung stehenden Pflegerinnen ist neuerdings noch dadurch vermehrt worden, daß der vaterländische Frauenverein mit dem seit 1883 in Berlin bestehenden Tabeaverein für öffentliche Armen- und Krankenpflege, einer Schwesterschaft von ausgebildeten Krankenpflegerinnen, deren Mitglieder in Kriegszeiten ausschließlich für die Lazarettkrankenpflege Verwendung finden, in Friedenszeiten aber für die öffentliche Armen- und Krankenpflege, insbesondere für die Gemeindepflege angestellt werden sollen, einen Vertrag dahin abgeschlossen hat, daß die von letzterem Verein ausgebildeten Krankenpflegerinnen, welche sich der Prüfung eines unter Zustimmung des Vorstandes des vaterländischen Frauenvereins gewählten Arztes unterworfen und diese Prüfung bestanden haben, im Kriegsfalle dem Centralkomitee des preußischen Vereins zur Pflege im Felde verwundeter und erkrankter Krieger zur Verwendung präsentiert werden sollen. Die Beziehung, in welcher solcherweise der Tabeaverein zu dem vaterländischen Frauenverein und mittelbar zu dem preußischen Verein zur Pflege im Felde verwundeter und erkrankter Krieger getreten ist, läßt ihn nunmehr auch mit Rücksicht auf § 1 des Organisationsplanes der freiwilligen Krankenpflege im Kriege berechtigt erscheinen, durch die von ihm ausgebildeten Krankenpflegerinnen den Kriegssanitätsdienst zu unterstützen.

Einen ganz ähnlichen Vertrag hat der vaterländische Frauenverein mit dem seit 1886 bestehenden deutschen Frauenverein in den Kolonieen abgeschlossen, durch welchen letzterer als Hilfsverein des ersteren im Sinne des § 14 Abs. 2 der Statuten anerkannt worden ist.

---

[1] Siehe unten S. 231.

In bezug auf die Pflegerinnen ist diesem Vereine eine gleiche Zusage gemacht worden, wie dem Tabeavereine. Diese Pflegerinnen dürfen sich daher schon im Frieden und während ihrer Arbeitsthätigkeit auf den Stationen in den Kolonieen als Schwestern des roten Kreuzes bezeichnen und das Zeichen des roten Kreuzes führen. Sie haben sich aber vorher einer Prüfung durch diejenigen Ärzte, welche Mitglieder des preußischen Centralkomitees sind, zu unterwerfen. Im Kriegsfalle sind sodann diese Schwestern vom Vorstande des vaterländischen Frauenvereins dem Centralkomitee zur Verwendung zu präsentieren. — Der vaterländische Frauenverein ernennt auf dieserhalb zu machende Vorschläge die Vorsitzende des Vereins.

Die technische Ausbildung der Pflegerinnen gehört zu den inneren Angelegenheiten der Vereine. Dieselben streben dem Ziele auf verschiedenen Wegen zu. Die Frage, wie eine tüchtige Pflegerin technisch ausgebildet werden müsse, wird verschieden beantwortet. Einig ist man aber in der Anerkennung des Grundsatzes, daß eine genügende Schulung nur erreicht werden könne durch eine zweckmäßige Verbindung des theoretischen Unterrichtes mit der praktischen Unterweisung in einer Krankenanstalt. Ob zu diesem Zwecke die Benutzung kleinerer Lazarette oder größerer Krankenhäuser vorzuziehen sei, oder ob man der Ansicht beizutreten habe, daß eine zweckentsprechende Ausbildung in rechter Weise nur in Vereinskrankenhäusern möglich sein werde, diese hochwichtigen Fragen zu erörtern, kann nicht die Aufgabe des vorliegenden Lehrbuches sein. Thatsächlich liegen die Sachen so, daß zur Ausbildung der Pflegerinnen entweder Vereinslazarette benutzt werden (wie z. B. das Carolahaus zu Dresden vom sächsischen Albertvereine, das Alicehospital vom hessischen Aliceverein u. s. w.), oder daß, wo solche nicht vorhanden sind, mit der Verwaltung größerer Krankenhäuser Abkommen über die Thätigkeit und Ausbildung von freiwilligen Pflegerinnen getroffen werden, wie dies z. B. seitens des badischen Frauenvereins mit der Verwaltung des badischen Universitätskrankenhauses zu Heidelberg, seitens des Alicevereins mit der chirurgischen Universitätsklinik zu Bonn, seitens des Marienfrauenvereins in Mecklenburg mit den Kieler akademischen Krankenhäusern u. s. w. geschehen ist. Viele Vereine haben die Grundsätze, von denen sie bei der Ausbildung ihrer Pflegerinnen ausgehen, in besonderen Pflegerinnenordnungen zusammengefaßt (vgl. z. B. die Mitteilungen über die Einrichtung der Pflegerinschule des Alice-Frauenvereins zu Darmstadt vom Juli 1886); andere enthalten darüber ausführliche Bestimmungen in ihren Statuten (Statuten des bayerischen

Frauenvereins § 14, des Albertvereins § 6, des Alicevereins §§ 15 und 17 u. s. w.). — Vgl. die beiden Aufsätze: Dr. Naundorff, Friedens- und Kriegshospitäler und Sachs (Karlsruhe), Die Krankenpflege, S. 235 flg. und 251 flg. des Handbuches der deutschen Frauenvereine.

Einig endlich ist man darin, daß der Grad der technischen Ausbildung, welche eine Pflegerin erlangt hat, am Schlusse der theoretischen und praktischen Kurse durch eine abzuhaltende Prüfung festgestellt werden muß. Der Grad der Reife wird bei den verschiedenen in Betracht kommenden Persönlichkeiten immer ein verschiedener sein und bleiben. Aber wie in jedem geordneten Gemeinwesen wird auch in der Gemeinschaft des Pflegepersonales eine gewisse Gliederung unabweisbares Bedürfnis bleiben, eine gewisse Abstufung von leitenden und von geleiteten Gliedern des Ganzen (vgl. Sachs a. a. O.). Nicht alle Pflegerinnen müssen so weit ausgebildet werden, daß sie zur selbständigen Leitung eines Lazarettes oder einer Station in demselben befähigt erscheinen. Es genügt, wenn die Mehrzahl auf den Standpunkt gebracht wird, daß sie im stande sind, unter der Leitung einer tüchtigen Oberin die erforderlichen Pflegedienste am Krankenbett zu thun. Nur einzelne besonders Befähigte müssen zu Oberinnen ausgebildet werden.

Für die technische Ausbildung der Pflegerinnen gewinnt als hervorragendes Lehrbuch eine ganz besondere Bedeutung: „Die Krankenpflege im Frieden und im Kriege" von Dr. Paul Rupprecht, Königlich sächsischer Hofrat und Oberarzt der chirurgischen Abteilung am Diakonissenhospitale zu Dresden.[1]

[1] Erschienen 1890 bei J. C. W. Vogel in Leipzig. Dasselbe behandelt vorzugsweise das Technische beim Pflegedienste in Krieg und Frieden unter besonderer Hervorhebung des chirurgischen Standpunktes. Für die Ausbildung der Pflegerinnen erscheinen besonders wichtig: die Anleitung über die Hilfe bei unblutigen Verletzungen, über das Heben und Lagern Verletzter und Kranker, die Verbandlehre (Anleitung zur Anfertigung von Binden und zur Anlegung von Binden, Binden-, Tuch- und Gipsverbänden), Vorschriften über Hilfe bei blutigen Verletzungen (Blutstillung, Wundverband, Pflege Verwundeter, antiseptische Wundbehandlung, Verbandstoffe) und bei chirurgischen Operationen (Chloroformieren), über Darreichung von Nahrung und Arzneien, über Hilfeleistung bei Leibesentleerungen im Bett, über die Beaufsichtigung der Kranken und Berichterstattung an den Arzt, über die Stellung der Pflegerinnen zum Arzte, über Messungen der Körperwärme, über den Pflegedienst in Krankenhäusern u. s. w. Besonderes Gewicht legt der Verfasser auf die Hervorhebung der kleinen Hilfen und Handgriffe bei der Pflege Verletzter und Operierter. Das Verständnis des Textes wird durch Hinzufügung von 442 Abbildungen ganz wesentlich erleichtert.

In Erkenntnis der Thatsache, daß die vorhandenen, vollständig geschulten Pflegerinnen unausreichend sein werden für den Fall des Krieges, hat man zur Herbeiführung einer Vermehrung der Pflegekräfte von mancher Seite die Einrichtung abgekürzter Kurse ins Auge gefaßt. So haben z. B. in Marburg 20 Damen teilgenommen an einem Unterrichtskursus für Pflegerinnen, ohne sich wirklich zu Pflegerinnen vollständig auszubilden. In Bayern sind an drei Orten (Speyer, Bamberg und Memmingen) freiwillige Krankenpflegerinnen in abgekürzten Kursen ausgebildet worden, welche durch ausgestellten Revers ihre Dienste für den Krieg zugesagt haben. Nur ein Teil dieser Pflegerinnen hat sich auch einem Kursus in der praktischen Krankenpflege in einem Hospital unterworfen. Der bayerische Verein verfügt bereits über 21 so ausgebildete Pflegerinnen. Sofort nach ausgesprochener Mobilmachung sollen abgekürzte Kurse zur Ausbildung von freiwilligen Pflegerinnen veranstaltet und durchgeführt werden. Auch bezeichnet es der letzte Jahresbericht des bayerischen Frauenvereins als dringend wünschenswert, daß an den Sitzen der Kreisausschüsse und auch in anderen größeren Städten schon im Frieden ähnliche Kurse durchgeführt werden möchten.

Scheinbar hat diese Maßregel vieles für sich; sie bietet unzweifelhaft ein Mittel, die Zahl der Pflegerinnen zu vermehren, allein immer nur solcher Pflegerinnen, deren Verwendbarkeit eine sehr beschränkte sein und bleiben wird. Es dürfte daher große Vorsicht und eine gewisse Rückhaltung bei der Benutzung dieses Mittels wohl anzuempfehlen sein.

Einige allgemeine Gesichtspunkte, welche für ein richtiges Verständnis der Sache ganz unentbehrlich erscheinen, müssen aber doch noch hervorgehoben werden.

Die Ausbildung und Bereitstellung sogenannter weltlicher Pflegerinnen durch die Vereine ist als Notwendigkeit erkannt worden auf Grund zweier feststehenden Thatsachen:

1. daß die Zahl der von den katholischen Genossenschaften und den Diakonissenhäusern ausgebildeten Pflegerinnen im Kriege das vorhandene quantitative Bedürfnis zu decken nicht im stande war und ist, und daß daher ein helfendes und ergänzendes Eintreten der Vereine geboten erschien, und

2. daß es im deutschen Vaterlande zahlreiche Frauen und Jungfrauen giebt, welche sich aus ihren hergebrachten Verhältnissen, vorzugsweise aus dem Familienleben nicht ganz herausreißen wollen oder können, mithin nicht geneigt sind, in einen geistlichen Orden oder religiöse Genossenschaft einzutreten, die aber doch mit ganzer voller Berechtigung

auch soweit Religion und freudige Opferwilligkeit in Frage kommen, den Beruf in sich fühlen, die Leiden der Verwundeten und Kranken durch sorgfältige, aufopferungsvolle Pflege zu lindern.

Es ist daher immer wieder mit größter Bestimmtheit zu betonen, daß die Vereine, welche sich der Ausbildung von Berufspflegerinnen außerhalb der religiösen Genossenschaften widmen, nie und nimmermehr die Absicht gehegt haben, sich in einen prinzipiellen Gegensatz zu den bestehenden Pflegeorden und Genossenschaften zu stellen. Sie haben im Gegenteil die älteren Verdienste der geistlichen Pflegerinnen gern und willig, ja bewundernd als Vorbild anerkannt und nie daran gedacht, denselben eine mißgünstige Konkurrenz auf dem heiligen Schlachtfelde der Nächstenliebe machen zu wollen.

Vor allen Dingen haben sich die Vereinsleitungen niemals dem Irrwahn hingegeben, daß es überhaupt möglich sei, ohne festen christlichen Glauben, ohne „höhere ethische Motive“ den Beruf als Krankenpflegerin, sei es am Bette in der Heimat, sei es im Kriegslazarette, zu erfüllen. Wohl hat die Notwendigkeit technischer Kenntnisse das Werk der Krankenpflege zu einer Berufsart gemacht. Aber sie bleibt dennoch immer eine heilige Aufgabe der Menschheit; wahre aufopferungsfähige Nächsten- und Vaterlandsliebe bilden die unentbehrliche Grundlage eines gedeihlichen Wirkens und diese, sowie die zu ihrer Bethätigung unentbehrliche Tapferkeit im Handeln können nur durch Selbstverleugnung, nur auf religiös-ethischer Grundlage, nur mit wahrhaft christlicher Gesinnung erworben werden. Herz und Gewissen einer wahrhaft guten Pflegerin muß vom eigenen Ich losgelöst und an Gott gebunden sein und bleiben. Nur in diesem streng begrenzten Sinne, daß ein Unterschied auf die Form des Bekenntnisses nicht gelegt werden soll, darf der vielfach mißgedeutete Ausdruck „weltliche und konfessionslose Pflegerin“ aufgefaßt werden. Dies müssen alle diejenigen, welche den Beruf als freiwillige Pflegerinnen ergreifen wollen, in ernstlichste Erwägung ziehen. Nur diejenigen unter den sich Meldenden können und dürfen angenommen werden, welche sich sowohl tauglich als würdig erweisen. Tauglich in bezug auf die körperliche Beschaffenheit, genügende geistige Befähigung und die unentbehrliche Schulbildung, würdig durch völlig tadellosen Lebenswandel, frommen, religiösen Sinn, durch innere, opferwillige Begeisterung und moralische Kraft.

Der Beruf einer Pflegerin ist ein ebenso hoher als schwerer. Nur diejenigen, welche diese körperlichen und geistigen Eigenschaften, verbunden mit Gelassenheit und Geduld, besitzen, werden im stande sein, diejenige

Sicherheit im Auftreten und diejenige volle Hingabe an den mühevollen, anstrengenden Beruf zu gewinnen, welche zur Erreichung des angestrebten Zieles ganz unentbehrlich erscheinen.

Auf der anderen Seite liegt aber den Vereinen die Pflicht ob, den Pflegerinnen eine möglichst gesicherte Lebensstellung zu sichern, ihnen den unentbehrlichen Lebensunterhalt an Nahrung und Kleidung zu gewähren. Die Einrichtung vieler Vereine, ihren Pflegerinnen außerdem noch einen kleinen Gehalt oder ein festes Taschengeld zu geben, erscheint um so zweckentsprechender, als viele sehr geeignete Elemente, auf Selbsterhaltung angewiesen, bei dem Entschlusse, den Pflegerinnenberuf zu ergreifen, gleichzeitig den ganz gerechtfertigten Wunsch hegen, einen neuen, ehrenvollen, vor Not sichernden Lebensberuf zu gewinnen. Und wenn von gewisser Seite den Vereinen aus dieser Lohngewährung ein schwerer Vorwurf gemacht worden ist, so ist dieser Vorwurf als gänzlich ungerechtfertigt und unbegründet zurückzuweisen. Der Lohn, den die Pflegerinnen erhalten, ist ein so geringer, daß lediglich um dieses irdischen Gewinnes halber kein Weib einen so schweren Beruf auf sich nehmen wird. Im übrigen sei betont, daß die einfache Thatsache der Bezahlung nicht erniedrigt, namentlich daß aus ihr nicht gefolgert werden darf, man arbeite um des Lohnes willen. Fälle, daß der Lohn der mühevollen Arbeit jemals ein besonders reichlicher, über das Maß des absolut Notwendigen herausgehender gewesen sei, liegen nicht vor. Das Bestreben der Vereine wird mehr und mehr darauf zu richten sein, die Lage der Schwestern nach außen hin zu sichern und zu einer ehrenvollen, von der allgemeinen Achtung getragenen zu machen, ihnen ein Heim zu gründen, das Gefühl der Zusammengehörigkeit, das Standesbewußtsein zu kräftigen, ihnen Garantieen dafür zu bieten, daß den arbeitsunfähig und hilfsbedürftig Gewordenen im Alter auskömmliche Versorgung geboten werde. Zu diesem Zwecke muß das Bewußtsein hervorgerufen werden, daß die Vereinspflegerinnen unter dem thatkräftigen Schutze leistungsfähiger und leistungswilliger Gesellschaften stehen, es muß aber auch das Gefühl gemeinsamer Abhängigkeit und unbedingter Zusammengehörigkeit immer lebhafter werden.

Die Arbeit der Vereine vom roten Kreuz, die Ausbildung geschulter Pflegerinnen zu fördern, ist als eine erfolgreiche zu bezeichnen. Allein niemand wird glauben, daß auch hier das Ziel bereits erreicht sei. Es gilt noch harter, unentmutigter Arbeit. Denn darüber dürfen wir uns nicht täuschen, daß an vielen Orten und bei der Mehrzahl der Vereine die Zahl der ausgebildeten Pflegerinnen kaum ausreicht zur Erfüllung der

Friedenszwecke, daß dieses Friedenswerk beim Ausbruche eines Krieges doch nicht ohne weiteres eingestellt werden kann und darf, daß es daher nicht leicht sein wird, beim Eintritte einer Mobilisierung die für den Kriegszweck unentbehrliche Zahl von Pflegerinnen zu beschaffen.

Deshalb müssen die Vereine ohne Stillstand, niemals zufrieden und doch niemals entmutigt, mit Herz, Verstand, Maß und Klarheit fortstreben auf dem eingeschlagenen Wege, um einst, wenn je wieder der Ruf des Kaisers und des Vaterlandes an sie erschallen sollte, zum Segen der Verwundeten und Kranken ehrenvoll mit den Orden und Genossenschaften und an ihrer Seite arbeiten zu können.

b) Die Krankenpfleger.

Die Ausbildung geschulter Krankenpfleger im Frieden stellt sich aus einer Errungenschaft der Neuzeit dar. Allerdings hat das Rauhe Haus in Hamburg bereits im Jahre 1864 eine Kolonne freiwilliger Krankenpfleger nach dem Kriegsschauplatz in Schleswig-Holstein entsendet. Auch im Kriege von 1866 gelangten freiwillige Krankenpfleger ausnahmsweise zur Verwendung. Namentlich die von dem Berliner Bureau für Felddiakonie gestellten Männer haben in den Typhus-, Pocken- und Choleralazaretten in Böhmen eine höchst segensreiche Wirksamkeit entwickelt. Im Kriege 1870/71 hat die Johanniter-Malteser-Genossenschaft in Rheinland-Westfalen zu Deutz 342 Ordensbrüder in den staatlichen wie Vereins- und Privatlazaretten zur Verwendung gebracht, und mindestens 150 von diesen Brüdern sind als Krankenpfleger auf dem Kriegsschauplatze thätig gewesen. Auch die nach dem Kriegsschauplatze entsendeten Felddiakonen, unter denen sich 16 Brüder des Rauhen Hauses befanden, sind, wenn sie auch nicht ausschließlich für die eigentliche Lazarettpflege bestimmt waren, vielfach als wirkliche Krankenpfleger zur Verwendung gelangt; so z. B. Diakonen aus der Diakonenanstalt zu Duisburg, aus dem Berliner Bureau für die Felddiakonie, vom Dresdener Vereine für Felddiakonie u. s. w. Diakonen der Dresdener Kolonnen haben in den Typhus- und Pockenlazaretten zu Doucy in aufopferndster Weise gepflegt, und mehrere dieser braven Männer haben ihren Opfermut mit dem Leben bezahlt.

In Württemberg wurden und werden in der Brüderanstalt Karlshöhe bei Ludwigsburg in Verbindung mit dem Betriebe eines Männerkrankenhauses männliche Krankenpfleger, wenn auch nur in beschränkter Zahl, ausgebildet, welche im Kriege zur Unterstützung des Sanitätsdienstes verwendet werden (zur Zeit 40). Das im Großherzogtum

Hessen unter Oberleitung des hessischen Hilfsvereins ausgebildete Offenbacher freiwillige Turnersanitätskorps, welches an sich zu dem im nächsten Kapitel behandelten Sanitäts- und Begleitpersonal gehörte, stellte insofern auch Krankenpfleger, als dessen Mitglieder verpflichtet waren, eintretendenfalls in den Lazaretten den Sanitätsdienst zu übernehmen, und dies in einzelnen Fällen thatsächlich auch mit Erfolg gethan haben.

Allein außerdem mußte unter dem Drucke unabweisbarer Notwendigkeit ungeschultes, bezw. nicht ausreichend geschultes Personal in großer Menge verwendet werden. Es haben damals die Vereinsleitungen mit den größten Schwierigkeiten zu kämpfen gehabt, um nur einigermaßen brauchbares Personal als Vereinskrankenpfleger zu erlangen. Nur in den seltensten Fällen sind diese Bestrebungen überhaupt von nennenswertem Erfolge begleitet gewesen. Die Zahl derjenigen Personen, welche, sei es aus patriotischer Begeisterung, sei es, um im Falle eines Krieges rasch wieder ein Unterkommen zu finden, als freiwillige Krankenpfleger sich meldeten, war Legion. Aber nach Anstellung von Erörterungen bei den Behörden über den Leumund dieser Personen pflegte es sich zu zeigen, daß vielleicht ein Dritteil derselben bestrafte Subjekte waren, welche auf diese Weise glaubten, ein einträgliches Unterkommen zu finden. Unter den unbescholtenen Leuten fehlten dem größten Teile die für den Beruf eines Krankenpflegers ganz unentbehrlichen Eigenschaften. Auch diese mußten durch die gewöhnlich aus Ärzten bestehenden Kommissionen ausgeschieden werden. Zu dem übrig bleibenden Reste durfte man das Vertrauen haben, daß diese Personen ihre Pflicht erfüllen würden. Allein die Erfahrung hat das Gegenteil gelehrt. Auch von diesem Reste erwies sich nur ein verschwindend kleiner Prozentsatz als wirklich brauchbar; ein großer Teil wurde und blieb eine Last für die Heeresverwaltung und den Kriegssanitätsdienst.

Der nicht ungerechtfertigte Vorwurf: „daß das ungeregelte, massenweise Zuströmen nicht geschulter und nicht eingeordneter Pfleger und Helfer einen wenig angenehmen Dilettantismus in der freiwilligen Hilfe gezüchtet habe, und daß diese Helfer, ohne die geringste Ahnung, wo, ob, und wie sie helfen sollten, in ihrem dunklen, patriotischen Drange unablässig vorwärts strebten," ist wohl noch unvergessen.

Es steht also fest, daß die Verwendung nicht geschulter Krankenpfleger zu den bedauerlichsten Mißerfolgen führen muß.[1] Hieran ver-

[1] „Die geschulten Krankenpfleger verhalten sich zu ungeschulten Dilettanten wie eine technisch durchgebildete Armee von gedienten Soldaten zu einer Truppe von Freischaren." Rede des Geh. Justizrates Prof. Dr. Brunner, Berlin, 15. November 1888.

mag die allgemein anerkannte Thatsache nichts zu ändern, daß die Felddiakonen, welche erst mit dem Kriegsausbruche gesammelte, aber mit großer Sorgfalt ausgesuchte und zusammengestellte Leute waren, und welche vor der Aussendung noch einen, wenn auch nur kurzen Kursus in Krankenhäusern absolviert hatten, sich 1866 und 1870/71 eine große Vertrauensstellung bei allen Beteiligten erworben haben. Denn wenn auch diese Diakonen weder als Krankenpfleger im strengen Sinne des Wortes, noch als wirklich geschultes Pflegepersonal angesehen werden konnten, und wenn man auch J. Wichern (in seinem Handbuche für die freiwillige Pflege im Felde verwundeter und erkrankter Krieger S. 91) darin recht geben muß, daß „intelligente Leute, zumal die akademische Jugend, aber auch sonst Männer aus geachteter Lebensstellung, haben sie nur Kopf und Herz auf dem rechten Flecke, dasjenige, was an praktischen Handgriffen und theoretischen Kenntnissen zu erlernen ist, sich viel schneller und leichter aneignen werden, als Leute, die um des lieben Brotes willen den Krankenpflegerberuf ergreifen“, so darf doch nicht unbeachtet bleiben, daß die Zahl derjenigen, welche trotz des Mangels vorhergängiger Schulung als zur Erfüllung dieser schweren Aufgabe völlig geeignet angesehen werden können, immer eine verhältnismäßig sehr geringe und dem vorhandenen Bedürfnisse nicht annähernd entsprechende sein wird. Es muß aber auch konstatiert werden, daß im Kriege 1870/71 die Felddiakonen zwar durchgängig den höchsten sittlichen und moralischen Ansprüchen Genüge leisteten und durch Aufopferung und Energie, durch sittliche Schulung den Mangel an voll genügender technischer Schulung zum großen Teile ersetzten, daß aber dieser Mangel technischer Schulung doch in vielen Fällen zum Nachteile der Sache recht fühlbar empfunden worden ist.

Wie unentbehrlich aber überhaupt männliches Pflegepersonal für den Kriegssanitätsdienst ist, ergiebt sich noch aus folgendem: Es giebt bei der Kranken- und namentlich der Verwundetenpflege eine ganze Reihe von Verrichtungen, zu denen große physische Kräfte gehören, welche die Pflegerinnen nicht besitzen und auch nicht erlernen können. Es giebt aber auch Fälle, in denen die Verwendung männlicher Pfleger aus Schicklichkeitsgründen, die im Kriege wohl in den Hintergrund treten, aber doch nicht gänzlich verschwinden dürfen, geboten erscheint. Nicht geschulte Hilfskrankenwärter, die das Heben und überhaupt alle besondere Kraftentfaltung erfordernden Arbeiten unter der Leitung geschulter Pflegerinnen besorgen könnten, werden nur in besonderen dringenden Fällen als Aushilfe ausnahmsweise benutzt werden können und dürfen. Man darf daher wohl ohne Übertreibung sagen, daß ein geeigneter Betrieb eines Lazarettes lediglich mit weiblichen Pflegekräften außerhalb des Bereiches der Möglichkeit liegt. Alle staatlichen Lazarette haben einen Stamm männlicher Pfleger aus dem Soldatenstande. Dieselben werden gewiß sehr oft nicht in der genügenden Anzahl vorhanden sein, und deshalb wird sich nicht selten eine Unterstützung, eine Beihilfe durch freiwillige Pfleger als notwendig herausstellen. Allein diese staatlichen Anstalten werden niemals oder doch nur in den allerseltensten Ausnahmefällen auf die ausschließliche Verwendung freiwilliger Pflegekräfte angewiesen sein.

Ganz anders liegt die Sache bei der Errichtung von Vereinslazaretten. Hier werden immer nur diejenigen männlichen Pfleger zur Verfügung stehen, welche die Vereine und Orden selbst stellen. Die Errichtung eines unter militärischer Oberaufsicht stehenden Vereinslazarettes, in welchem überhaupt nur weibliche Pflegekräfte zur Verwendung gelangen sollen, erscheint der Natur der Sache nach ausgeschlossen, würde auch von den zuständigen Militärbehörden schwerlich gestattet werden. Dies die sachlichen Gründe.

Diese sachlichen Gründe haben aber inzwischen auch formelle Anerkennung durch den Staat gefunden. Nach den Bestimmungen der Kriegssanitätsordnung (vgl. oben unter I. D) darf nur geschultes Pflegepersonal zur Verwendung kommen. Ein großer Teil dieses ausgebildeten Personales muß bereits beim Eintritte der Mobilmachung bereit stehen, um sofort den für jedes Armeekorps zu bildenden Lazarettdetachements zugewiesen werden zu können (vgl. § 6 Ziff. 3a in Verbindung mit § 2 Ziff. 2 und 3 des Organisationsplanes). Mit diesen Bestimmungen wurde der Dilettantismus von der persönlichen Hilfeleistung im Kriege ausgeschlossen.[1]

---

[1] Der anonyme Verfasser des Aufsatzes im 7. Beihefte zum Militärwochenblatte sagt in dieser Beziehung S. 299: „Die Kriegssanitäts-, sowie die Kriegsetappenordnung hat mit dieser Gattung von Helfern, welche sehr bald mit der volkstümlichen, aber anrüchigen Benennung „Schlachtenbummler" belegt wurden, gründlich aufgeräumt. Durch die strengen Bestimmungen dieser Dienstvorschriften soll in Zukunft verhindert werden, daß Leute, in ihrem Drange zu helfen, körperlich mehr schaden als nützen, nicht Schmerzen da bereiten, wo dies zu vermeiden ist, nicht als vielgeschäftige und deshalb äußerst lästige Quälgeister in Thätigkeit treten, wo sie im Strahlenglanze barmherziger Samariter zu erscheinen glauben, welche für die mit Arbeit überlasteten Ärzte mehr ein Hindernis und eine Last, denn eine Stütze und Hilfe bei der aufreibenden Thätigkeit der kriegschirurgischen Behandlung ihrer zahlreichen Pflegebefohlenen sind."

Allein trotz alledem fand die Frage wegen Ausbildung männlicher Pflegekräfte innerhalb der Vereine vom roten Kreuz zunächst eine erfolgreiche Lösung nicht. Auch die auf Ausbildung geschulter Krankenpfleger gerichteten Beschlüsse des Frankfurter Vereinstages, in denen zuerst auf eine scharfe Trennung des eigentlichen Pflege- von dem Begleit- und Transportpersonale hingewiesen worden war, blieben ohne praktische Folge. So standen z. B. dem preußischen Centralkomitee kaum mehr als diejenigen 100 Pfleger für den Kriegsfall zur Verfügung, welche die Diakonenanstalt zu Bielefeld mit Rücksicht auf die ihr zufließende Geldunterstützung vertragsmäßig bereitzustellen verpflichtet war.

Diese Thatsache gab im Jahre 1883 dem Königlich preußischen Kriegsministerium Veranlassung, in einem Schreiben an das Centralkomitee vom 24. Oktober darauf aufmerksam zu machen, daß die Beschaffung geschulter Krankenpfleger einen wichtigen Zweig der Thätigkeit der freiwilligen Krankenpflege ausmache. Und im Jahre 1884 wurde von derselben hohen Stelle aus wiederum betont, wie sehr es befremden müsse, daß die freiwillige Krankenpflege an die Lösung einer ihrer wichtigsten, vielleicht der allerwichtigsten Aufgabe, mit welcher sie dem amtlichen Sanitätsdienste am wirksamsten helfen könne, nämlich an die Beschaffung genügend ausgebildeter freiwilliger Krankenpfleger, in irgend ausreichender Weise noch nicht herangetreten sei.

Nunmehr nahm sich das Centralkomitee der deutschen Vereine der Angelegenheit ernstlich an. In einem zu diesem Zwecke niedergesetzten Ausschusse, welchem der Verfasser anzugehören die Ehre hatte, wurden die verschiedenen Zwecke, welche zum Ziele führen konnten, in ernstlichste Erwägung gezogen. Man dachte daran, ausgediente Lazarettgehilfen für die freiwillige Krankenpflege vertragsmäßig zu gewinnen, und zwar in der Weise, daß man denselben die Möglichkeit biete, sich während des Friedens als Privatkrankenpfleger zu etablieren unter der ausdrücklichen Verflichtung, ihre Kräfte und Dienste den Vereinen im Kriegsfalle zur Disposition zu stellen. Man dachte weiter an Abschlüssen von Verträgen mit städtischen und Privatspitälern und mit Brüder- und Diakonenanstalten zur Schaffung eines Grundstockes tüchtiger Männer, die sich im Kriege der Krankenpflege unterziehen sollten. Man dachte endlich daran, geeignete Personen auf Kosten der Vereine zu Pflegern ausbilden zu lassen (Vereinskrankenpfleger im eigentlichen Sinne), die Ausgebildeten zu einer Art Innung oder Genossenschaft zu vereinigen und dieselben unter Garantie und Oberaufsicht der Vereine während des Friedens in der Gemeinde-, Armen- und Privatkrankenpflege zu verwenden.

Alle diese Projekte scheiterten teils an der Schwierigkeit der Ausführung, teils daran, daß man sich von vornherein sagen mußte, es werde auch bei deren Durchführung eine genügende Abhilfe nicht geschaffen werden können. Es wurde daher der unter eingehender Motivierung von dem Vorsteher des Rauhen Hauses, Direktor Wichern, ausgesprochene Gedanke, den Versuch zu machen, freiwillige Genossenschaften aus Kreisen zu bilden, die sich nicht berufsmäßig der Krankenpflege widmen, in denen aber voraussichtlich so viel Bildung, Gemüt, sittlich-religiöses Bewußtsein und Pflichtgefühl vorhanden, um nach genossener Ausbildung das Erlernte so zu bewahren, daß eine erfolgreiche Verwendung im Kriege möglich erscheinen würde, einer eingehenden Erwägung unterzogen, und, nachdem man den Gedanken als lebensfähig und ausführbar erkannt, Direktor Wichern beauftragt, eine Genossenschaft freiwilliger Krankenpfleger im Kriege zu bilden, welche unter Wahrung ihrer Selbständigkeit und ihrer Organisation sich die Ausbildung sittlich und technisch qualifizierter Krankenpfleger in Friedenszeiten angelegen lassen sein wolle, um dieselben beim Eintritte eines Kriegsfalles dem Centralkomitee zur Verfügung zu stellen. In dessen Folge wurde zwischen dem Centralkomitee der deutschen Vereine und dem Verwaltungsrate des Rauhen Hauses in Horn bei Hamburg (Vorsitzender: Direktor J. Wichern) eine Vereinbarung dahin getroffen, daß eine durch Statuten geregelte Genossenschaft freiwilliger Krankenpfleger ins Leben gerufen werde, daß diese Genossenschaft alljährlich eine bestimmte Anzahl (100) von Männern als Krankenpfleger für die im Felde verwundeten und erkrankten Krieger sammle und ausbilde, daß die vorschriftsmäßig ausgebildeten Männer dem neugebildeten Verbande, welcher durch den in ihm herrschenden einheitlichen Geist und das Gefühl der Zusammengehörigkeit die Bereithaltung für den Kriegsfall zu sichern bezweckt, dauernd angehören und im Kriegsfalle zur unbedingten Verfügung des Centralkomitees stehen sollen („die Genossenschaft dient ausschließlich dem Centralkomitee der deutschen Vereine vom roten Kreuz"), und daß das Centralkomitee die Ausbildungskosten übernimmt. Abgesehen von diesen vertragsmäßig übernommenen Verpflichtungen hat sich die Genossenschaft volle Selbständigkeit bezüglich ihrer Einrichtung, ihres Lehrplanes, sowie ihrer statutarischen Satzungen vorbehalten. Sie bildet daher an sich eine außerhalb des Vereinsnetzes stehende selbständige Organisation.

Die bisher in Kraft stehenden revidierten Satzungen vom 9. November 1887 sind anderweit revidiert worden, und haben nunmehr die revidierten Satzungen vom 7. November 1890 Geltung erlangt. — Dieses neueste Statut enthält dem früheren gegenüber sehr erhebliche und wichtige Abänderungen.[1]

In bezug auf die allgemeine Aufgabe der Genossenschaft ist nachzutragen, daß dieselbe, außer der Sammlung und Ausbildung von Krankenpflegern, auch Personen sammelt, welche als Delegierte oder Depotverwalter für den Kriegsfall dem Centralkomitee der deutschen Vereine vom roten Kreuz bezw. durch dasselbe dem Kaiserlichen Kommissar und Militärinspekteur zur Verfügung gestellt werden. Die Genossenschaft war ursprünglich nur für den Bereich des Königreiches Preußen ins Auge gefaßt. Nach den neuesten Bestimmungen ist aber die Möglichkeit geboten, daß die Genossenschaft ihre Thätigkeit auch auf außerhalb Preußens belegene deutsche Länder erstreckt, und mit den betreffenden Landesvereinen vom roten Kreuze in Verbindung tritt. — (§ 4 der rev. Satzungen von 1890.)

Die Genossenschaft freiwilliger Krankenpfleger im Kriege unterscheidet drei Arten von Mitgliedern: Ehrenmitglieder, außerordentliche und ordentliche Mitglieder. Die Ehrenmitglieder vertreten die allgemeinen Interessen der Genossenschaft. Die außerordentlichen Mitglieder werben neue Mitglieder, namentlich auch durch Vorträge und durch die Presse, und stehen im Kriegsfall zur Verfügung als Delegierte oder Depotverwalter. Sofern außerordentliche Mitglieder der Armee angehören, ist ihre Thätigkeit auf die Friedenszeit beschränkt. Die ordentlichen Mitglider sind für die eigentliche Krankenpflege ausersehen und werden dafür vorgebildet.

Die Pflichten der ordentlichen Mitglieder in Kriegszeiten ergeben sich aus den einschlagenden Bestimmungen der Kriegssanitätsordnung. Außerdem sind dieselben nach § 7 des Statutes verpflichtet

1. zum Behufe ihrer technischen Ausbildung die Ausbildungskurse durchzumachen, an den erforderlichen Vorbereitungs- und Wiederholungskursen teilzunehmen, und regelmäßig und pünktlich zu denselben zu erscheinen;

2. in den an ihrem Wohnorte stattfindenen Versammlungen regelmäßig und pünktlich zu erscheinen, sich im Falle einer Verhinderung mit Angabe der Gründe zu entschuldigen und den bezüglichen Anordnungen der Ärzte bezw. des betreffenden Verbandkomitees Folge zu leisten;

---

[1] Hiernach sind die Ausführungen in der ersten Auflage richtig zu stellen gewesen.

3. im Falle des Rücktrittes oder der Entlassung die Mitgliedskarte und das Abzeichen zurückzugeben;

4. dem betreffenden Verbandskomitee bezw. dem geschäftsführenden Ausschuß jeden Wohnungswechsel sogleich zu melden. Das Komitee (der geschäftsführende Ausschuß) hat die Meldungen ungesäumt an das Bureau der Genossenschaft weiter zu geben.

Von den Voraussetzungen der Aufnahme in die Genossenschaft und von der Ausbildung der Genossenschaftsmitglieder wird weiter unten die Rede sein.

Die Genossenschaft wird dem Centralkomitee der deutschen Vereine vom roten Kreuz gegenüber vertreten durch einen Vorsteher bezw. Vorstand, welchem eine vom Vorsteher mindestens jährlich einmal zu berufende Delegiertenkonferenz zur Seite steht.

Sie zerfällt in Verbände, die von Komitees geleitet werden, welche sich durch Wahl selbst ergänzen. Es bestehen gegenwärtig 15 solche Verbände: Berlin, Potsdam, Halle a. S., Göttingen, Breslau, Bonn, Greifswald, Königsberg i. Pr., Marburg, Kiel, Frankfurt a. O., Hamburg, Kassel, Stettin und Münster i. W. — Diesen 15 Komitees gehören 171 Mitglieder an, in der Mehrzahl Dozenten aller Fakultäten an den preußischen Hochschulen. Die Deligiertenkonferenz hat einen wesentlich beratenden Charakter. Beschlüsse werden im Sinne allgemeiner Direktiven und bei besonderen wichtigen Angelegenheiten gefaßt. Sie besteht aus Vertretern aller Genossenschaftsverbände; die Vertreter werden von den Komitees der einzelnen Verbände ernannt und instruiert. Der Delegiertenkonferenz gehören bei der besonderen Bedeutung des Berliner Verbandes alle Mitglieder des dortigen Komitees und die Vorsitzenden des geschäftsführenden Ausschusses daselbst an. Diese Konferenzen sollen regelmäßig wiederkehren und jährlich mindestens einmal vom Vorstand nach Berlin berufen werden.

Das Verhältnis des Vorstehers bezw. Vorstandes zu den Komitees wird durch eine den jedesmaligen Verhältnissen anzupassende, gemeinsam festzustellende Geschäftsordnung geregelt. Die Geschäftsordnung für die inneren Angelegenheiten des Kreisverbandes erläßt das Komitee.

Die Genossenschaft erstrebt im Interesse gegenseitiger Hilfeleistung unter voller Wahrung ihrer Selbständigkeit einen engeren Anschluß an die Landes- bezw. Provinzialverbände vom roten Kreuz und ein geordnetes Zusammenwirken mit denselben. Sie erreicht dieses:

a) indem die Komitees der Genossenschaftsverbände einmal jährlich dem Vorsitzenden des betr. Landes- bezw. Provinzialvereins vom roten Kreuz über die Arbeit und die Zusammensetzung des Verbandes Bericht erstatten;

b) indem über die Verwendung einer gewissen Zahl von Pflegern bei Eintritt eines Ernstfalles bereits in Friedenszeiten zwischen den Landes- bezw. Provinzialvereinen einerseits, dem Vorstande der Genossenschaft in Verbindung mit den betr. Verbandskomitees derselben andererseits, Abmachungen getroffen werden, welche indes dem Centralkomitee der deutschen Vereine vom roten Kreuz unterbreitet werden müssen.

Ob einzelne Komiteemitglieder den betreffenden Zweigvereinen vom roten Kreuz und einzelne Mitglieder dieser Vereine den Verbandskomitees beitreten, wird von lokalen Verhältnissen abhängen, und bleibt dem freien Ermessen der Verbandskomitees überlassen.

Die alleinige bisher bestehende Beziehung zwischen dem Vorstande der Genossenschaft und dem Centralkomitee ist hierdurch erweitert worden durch die im Interesse gemeinsamer Arbeit unbedingt notwendigen Beziehungen, in welche die Genossenschaft zu den betr. Landesvereinen und Provinzialvereinen tritt, ohne daß hierdurch das Centralkomitee die Übersicht über die Dispositionen verliert. In der Sitzung des Centralkomitees vom 18. Oktober 1890 ist der Grundsatz ganz ausdrücklich wieder anerkannt worden, daß die Stellung der Genossenschaft eine völlig selbständige bleiben müsse, allerdings unter der Verpflichtung, für die Dienste des roten Kreuzes möglichst viele Mitglieder auszubilden und diese dem Centralkomitee zur Verfügung zu stellen, daß das letztere aber sich der Leitung der Genossenschaft selbst zu enthalten habe. —

Ein Mitglied, welches durch sein sittliches oder dienstliches Verhalten die Ehre der Genossenschaft schädigt, oder den Voraussetzungen für die Aufnahme in die Genossenschaft nicht mehr entspricht (§ 5 der Satzungen), oder die übernommenen Pflichten nicht mehr erfüllt (§ 7 der Satzungen), hat seiner Ausschließung aus der Genossenschaft zu gewärtigen. Dieselbe erfolgt durch die Verbandskomitees im Einverständnisse mit dem Vorsteher der Genossenschaft. Im Falle direkter Insubordination schließt das Verbandskomitee selbständig aus.

Die Genossenschaft zählte am 2. Dezember 1890 2018 Mitglieder (447 Ehren- und außerordentliche, 1571 aktive [ordentliche Mitglieder]).[1]

[1] Diese Statistik wird bei der raschen Entwickelung der Genossenschaft binnen kürzester Frist wiederum nicht mehr völlig zutreffend sein. Verzeichnisse der

Von letzteren sind 587 ganz ausgebildet, 738 sind präparatorisch ausgebildet, 246 sind noch nicht ausgebildet. Bei der Ausbildung der ordentlichen Mitglieder beteiligten sich bis jetzt 125 Ärzte. Von den 1571 ordentlichen Mitgliedern sind 10 Docenten, 16 Pastoren, 17 Gymnasiallehrer, 15 Elementarlehrer, 29 Referendare und Assessoren, 1069 Kandidaten und Studenten, 7 Staatsbeamte, 9 Privatbeamte, 6 Regierungsbauführer, 65 Kaufleute, 136 Handwerker, 44 im Dienste der inneren Mission und 170 gehören verschiedenen Berufsarten an. —

Die Genossenschaft hat bereits eine praktische Wirksamkeit dadurch entwickelt, daß am 12. Juni 1889 sechs freiwillige Krankenpfleger vom Berliner Verbande zu den Wißmannschen Truppen nach Ostafrika entsendet worden sind, nachdem bereits vorher drei Mitglieder der Genossenschaft in die Kriegslazarette in Sansibar entsendet worden waren. Dieselben haben ihre schweren Pflichten voll erfüllt und den Schutztruppen ganz hervorragende Dienste geleistet. Inzwischen hat diese Arbeit ihren Abschluß gefunden. Nachdem zwei Mitglieder gestorben und zwei zurückgekehrt waren, sind im Sommer 1890 drei als Lazarettgehilfen direkt zu den Schutztruppen übergetreten, und zwei im Dienste der Missionsgesellschaft verblieben.

Im Königreich Sachsen hat der dortige Landesverein zur Pflege verwundeter und erkrankter Krieger über die Ausbildung geschulter Krankenpfleger mit dem Landesverein für innere Mission (Vorsitzender: Graf Otto Vitzthum von Eckstädt) Vereinbarungen getroffen (Satzungen, betreffend die Bildung einer Genossenschaft sächsischer Felddiakonen — freiwilliger Krankenpfleger vom roten Kreuz — vom 29. Dezember 1887; Vertrag über die Ausbildung geschulter Krankenpfleger für den Dienst der freiwilligen Krankenpflege vom 6. Februar 1888). Die sächsische Genossenschaft kennt nur eine Klasse von Mitgliedern (ordentliche Mitglieder).

Mitglieder der Genossenschaft nach Verbänden zusammengestellt, werden nunmehr halbjährig erscheinen. Vgl.: Die Genossenschaft freiwilliger Krankenpfleger im Kriege, ihre Entstehung und Organisation sowie ihre Thätigkeit in Deutsch-Ostafrika, von J. Wichern, Berlin 1890, Mittler und Sohn (namentlich Begründung der Genossenschaft, Sammlung von Mitgliedern, die Delegiertenkonferenz vom Mai 1890, Satzungen, die technische Ausbildung der ordentlichen Mitglieder, die Thätigkeit in Deutsch-Afrika, die Genossenschaft und die Delegiertenfrage u. s. w.). Direktor J. Wichern, der Begründer der Genossenschaft, ist der Sohn des Dr. theol. Wichern, welcher in den Jahren 1864, 1866 und 1870/71 die Felddiakonie gegründet und geleitet hat.

Das Direktorium des Landesvereins für innere Mission der evangelisch-lutherischen Kirche im Königreich Sachsen sorgt für die vorschriftsmäßige Ausbildung der der Genossenschaft beitretenden Personen und stellt dieselben nach beendeter Ausbildung dem „Landesverein zur Pflege verwundeter und erkrankter Krieger im Königreich Sachsen" (Landesverein vom roten Kreuz) vorzugsweise für die Zwecke der Krankenpflege, ausnahmsweise aber auch für die Zwecke des Krankentransportes und des Depotdienstes im Kriege zur Verfügung. Die Leitung und Geschäftsführung, soweit sich dieselbe auf Gewinnung, Ausbildung und Bereithaltung der Genossenschaftsmitglieder erstreckt, liegt einem von ihm eingesetzten Ausschusse und den von letzterem zu bildenden Lokalausschüssen ob, also speziell die Auswahl unter den sich meldenden Personen, die Auswahl der zur Abhaltung der theoretischen und praktischen Kurse erforderlichen Personen und Anstalten (Lehrer und Krankenhäuser), sowie die Übernahme der Garantie für die Unbescholtenheit und moralische Tüchtigkeit der Genossenschaftsmitglieder. Der Ausschuß ist jedoch verpflichtet, den Landesverein zur Pflege verwundeter und erkrankter Krieger vom Sachstande und namentlich vom Bestande der Genossenschaft durch regelmäßige Überreichung von Verzeichnissen der ausgebildeten Pfleger auf dem Laufenden zu erhalten. Bezüglich der Verwendung im Kriege steht dem Landesverein vom roten Kreuz freie Verfügung über die Mitglieder der Genossenschaft zu, es übernimmt derselbe aber auch dafür die volle Verantwortung. Nicht minder trägt derselbe die gesamten Ausbildungskosten, einschließlich der Kosten für die Repetitionskurse, die Kreisversammlung, die Uniformierung u. s. w., auch hat sich derselbe die Bestimmung über die Zahl der auszubildenden Pfleger vorbehalten.

Die von den Mitgliedern der Genossenschaft zu übernehmenden Verpflichtungen sind in der Hauptsache dieselben wie bei der preußischen Genossenschaft. Nur ist hervorzuheben, daß sich die Genossenschaftsmitglieder bezüglich ihrer Kriegsthätigkeit bei ihrem Eintritte ausdrücklich zu verpflichten haben, beim Eintritte einer Mobilisierung nach empfangener Aufforderung sofort an dem zur Gestellung bestimmten Orte einzutreffen und diejenige Thätigkeit, welche ihnen, sei es im Krankenpflege- oder Transport- oder Depotdienst von den zuständigen Personen zugewiesen wird, unweigerlich zu übernehmen; für den Fall aber, daß sie für die zugewiesene Thätigkeit untauglich erfunden werden sollten, von derselben sofort zurückzutreten und die weiteren Entschließungen des zuständigen Delegierten für freiwillige Krankenpflege einzuholen.

Ebenso stimmen beide Statute hinsichtlich der Bestimmungen über Ausschluß u. s. w. aus der Genossenschaft überein. Hervorzuheben ist jedoch, daß diejenigen, welche Mitglieder der sächsischen Genossenschaft werden wollen, erst nach Absolvierung des vorbereitenden Unterrichtskursus und eines vierwöchentlichen Übungskursus in einem ihnen zugewiesenen Krankenhause, sowie nach Ablegung einer durch den mit der Ausbildung betrauten Arzt in Gegenwart des Landesdelegierten, eines höheren Militärarztes als Kommissar der Sanitätsdirektion bezw. des Kriegsministeriums, und mindestens eines Mitgliedes des Direktoriums des Landesvereins zur Pflege verwundeter und erkrankter Krieger vorzunehmenden Prüfung die wirkliche und volle Mitgliedschaft erlangen, und daß dieselben sich hierbei durch Handschlag und Unterschrift zur Befolgung der Satzungen ausdrücklich verpflichten müssen. Die Mitglieder der Genossenschaft verrichten alle ihre Leistungen unentgeltlich. Sie haben jedoch Anspruch auf Vergütung aller derjenigen direkten Kosten, welche ihnen bei der Ausbildung und bei Erfüllung der späteren, in § 6 bezeichneten Pflichten erwachsen. Sie genießen daher im Kriege überall die in §§ 225—227 der Kriegssanitätsordnung in bezug auf Ausrüstung, Reise, Quartier und Kost vorgesehenen Vergünstigungen.

In Kriegszeiten unterstehen die dem Landesverein zur Pflege im Felde verwundeter und erkrankter Krieger zur Verfügung gestellten Genossenschaftsmitglieder der Leitung des Direktoriums dieses Vereins, sowie der Leitung des Landesdelegierten, bezw. derjenigen Delegierten des Kaiserlichen Kommissars und Militärinspekteurs, denen sie zur Dienstleistung überwiesen werden.

Für den Dienst der Genossenschaft und deren Mitglieder gelten im Kriege selbstverständlich alle Bestimmungen der Kriegssanitätsordnung vom 10. Januar 1878 und des Organisationsplanes der freiwilligen Krankenpflege (Anlage II der Kriegssanitätsordnung vom 3. September 1887). Nach Maßgabe der letzteren sind daher auch die freiwilligen Pfleger auf dem Kriegsschauplatze den Strafvorschriften des Militärstrafgesetzbuches, insbesondere den Kriegsgesetzen und der Disziplinarstrafordnung für das Heer, unterworfen. (Vgl. oben unter I. F.)

Die sächsische Genossenschaft zählt zur Zeit ca. 100 voll ausgebildete Mitglieder. Der Schwerpunkt liegt auch hier in der Studentenschaft. Denn die überwiegende Mehrzahl dieser Mitglieder gehört den akademischen Kreisen an. In Leipzig hat sich am 3. März 1887 eine besondere Genossenschaft freiwilliger Krankenpfleger („Genossenschaft sächsischer Felddiakonen“) gebildet, welche zwar der Oberleitung des

Landesvereins für innere Mission untersteht, aber doch eine größere Selbständigkeit genießt. Die Leitung dieser Genossenschaft liegt im Auftrage des Landesvereins dessen Vertreter (Vereinsdirektor: Pastor Zinßer) ob, dem ein aus der Zahl der ausgebildeten Mitglieder gewählter Vorstand (geschäftsführender Ausschuß) zur Seite steht. Bis zum 7. August 1890 zählte die Genossenschaft 87 Mitglieder, welche nach bestandener Schlußprüfung dem Landesverein zur Verfügung gestellt worden. 7 sind lediglich im Vorbereitungskurse vorgebildet, 34 auch im Repetitionskursus. Außerdem sind 9 Neuangemeldete vorhanden.

Um der Genossenschaft neue Mitglieder zuzuführen, hat die Leipziger Zweiggenossenschaft den gewiß sehr praktischen Weg eingeschlagen, sich mit einem Rundschreiben an alle Rektoren von Gymnasien und höheren Lehranstalten zu wenden und an dieselben die Bitte zu richten, die Schüler der höheren Klassen und besonders die Abiturienten auf das Bestehen der Genossenschaft freiwilliger Krankenpfleger, auf die Wohlthätigkeit der freiwilligen Krankenpflege überhaupt und auf die hohen patriotisch-christlichen Aufgaben derselben hinzuweisen. (Vergl. die Jahresberichte der Genossenschaft sächsischer Felddiakonen [freiwillige Krankenpfleger vom roten Kreuz] zu Leipzig 1888, vom Oktober 1889, vom Juli 1890, und die Schrift: „Für die Genossenschaft sächsischer Felddiakonen", Verlag von Eugen Grimm, Leipzig 1888.)

In Dresden sind ebenfalls 17, verschiedenen Berufskreisen angehörige Personen zu freiwilligen Pflegern ausgebildet worden. Hier war die Sache mit größeren Schwierigkeiten verbunden, weil das zur Verfügung stehende Material sich vielfach als ungeeignet erwies. So konnten in einem Falle von 75 sich Anmeldenden nicht mehr als sieben ausgebildet werden. Die anderen traten entweder freiwillig zurück oder mußten zurückgewiesen werden. Die Kreise der Hochschulen (Polytechnikum, Hochschule für Thierarzneikunde u. s. w.) für diese Zwecke zu gewinnen, ist noch nicht gelungen.

Eine Genossenschaft freiwilliger Krankenpfleger besteht seit dem Jahre 1888 auch im Großherzogtum Sachsen-Weimar-Eisenach an der Universität Jena. (Vergl. Bericht über die Thätigkeit der Genossenschaft freiwilliger Krankenpfleger an der Universität Jena während des Sommersemesters 1889.) Die Genossenschaft zählte Anfang 1890 139 ordentliche Mitglieder; für das Sommersemester 1890 war aber ein neuer Unterrichtskursus in Aussicht genommen, an welchem auch die bereits ausgebildeten Genossenschaftsmitglieder repetitionsweise teilnehmen sollten. Wie viele Krankenpfleger für den Kriegsfall zur Verfügung stehen werden, läßt sich zur Zeit nicht beantworten, weil wie der Bericht sagt: „Die Militärverhältnisse der ordentlichen Mitglieder mit wenigen Ausnahmen noch unentschieden seien“. Die Ausbildung ist im Sommersemester 1889 in zehn Wochen mit wöchentlich zwei Übungen in der Dauer von zwei Wochen bewirkt worden. An der Spitze der Genossenschaft steht ein Vorstand, bestehend aus dem Prorektor, den vier Direktoren der Unterrichtskurse, vier gewählten nicht studentischen und acht gewählten studentischen Mitgliedern.

Aus vorstehendem ist zu ersehen, daß die Bestrebungen, außerhalb der eigentlichen Vereinsorganisationen stehende Genossenschaften zu bilden und sich deren Mitwirkung durch Verträge zu sichern, nicht erfolglos geblieben sind. Allein ein Zwang, diesen Weg einzuschlagen, besteht für die deutschen Landesvereine nicht. So sind z. B. selbst in Preußen von einzelnen Provinzial- und Zweigvereinen Versuche gemacht worden, freiwillige Krankenpfleger durch die Vereine selbst und innerhalb derselben auszubilden. Doch sind diese kleinen Anfänge von wirklich nennenswerten Erfolgen bisher nicht begleitet gewesen. So ist z. B. der Zweigverein des vaterländischen Frauenvereins zu Wiesbaden in Verbindung getreten mit dem dortigen Verein zur Pflege verwundeter und erkrankter Krieger behufs gründlicher Ausbildung freiwilliger Krankenpfleger. Mit Genehmigung des Königlichen Kriegsministeriums ist ein dreimonatlicher Unterrichtskursus für je 20 Krankenpfleger eingerichtet worden. An anderen Stellen sind diese Versuche als erfolglos wieder aufgegeben worden, so z. B. im Großherzogtum Mecklenburg-Schwerin, wo der dortige Landesverein 12 Krankenwärter am Stadtkrankenhause hatte ausbilden lassen. Nachdem sich aber deren Zahl nach und nach vermindert hat, auch nicht zu übersehen ist, ob auf die Übriggebliebenen im Kriegsfalle sicher zu rechnen sein wird, hat der Verein beschlossen, weitere Mittel auf die Ausbildung derartiger Krankenpfleger nicht mehr zu verwenden. —

Außer den Genossenschaftsmitgliedern stehen dem preußischen Vereine ca. 200 Pfleger zur Verfügung.

In Bayern bestand bisher eine derartige Organisation nicht. Dort wird das erforderliche männliche Pflegepersonal gestellt:

1. vom St. Georgi-Ritterorden aus dem unter dessen Protektorate stehenden, zur Krankenpflege berufenen katholischen geistlichen Orden, und

2. vom Landeshilfsvereine aus den ihm attachierten für den Pflegedienst vorgebildeten Genossenschaften und Vereinen u. s. w. und aus für die Krankenpflege sich meldenden, für den Dienst mobiler Züge aus körperlichen Gründen minder geeigneten Mitgliedern freiwilliger

Sanitätskolonnen, dann aus sonstigen, mit Zeugnissen über entsprechende praktische Vorbildung im Pflegedienst versehenen Persönlichkeiten (§ 20 des bayerischen Organisationsplanes). Allein neuerdings sind auch in Bayern an den Königl. Universitäten Kurse ins Leben getreten, um entsprechend ausgebildete Krankenpfleger für die freiwillige Hilfsthätigkeit zu gewinnen. Der Erfolg dieser Maßregel bleibt noch abzuwarten.

Im Königreich Württemberg liegt nach dem „allgemeinen Mobilisierungsplane" der III. Abteilung des Sanitätsvereins (für Lazarette) die Fürsorge für die Ausbildung und Ausrüstung freiwilliger Krankenpfleger ob. Am 1. April 1888 standen an männlichen Pflegern nur 40 von dem evangelischen Bruderhause Karlshöhe bei Ludwigsburg ausgebildete Krankenpfleger zur Verfügung.

Dem Landesverein im Großherzogtum Baden stehen fünf geschulte Krankenpfleger zur Verfügung. Außerdem hat der Männerhilfsverein in seiner Landesversammlung vom 21. Juni 1889 beschlossen, den einzelnen Männerhilfsvereinen des Landes zu empfehlen, sich der Bildung selbständiger Genossenschaften freiwilliger Krankenpfleger (Felddiakonen) anzunehmen und bei der Ausbildung die unter Leitung des Direktors Wichern stehende Genossenschaft sich als Vorbild dienen zu lassen. Von der Bildung einer das ganze Land umfassenden Genossenschaft, ebenso wie von dem Anschlusse an die Wichernsche Genossenschaft wurde abzusehen beschlossen. Diejenigen Vereinigungen von Personen, welche sich zu Krankenpflegern ausbilden wollen, sollen sich den bestehenden Männerhilfsvereinen anschließen und von diesen jede Förderung und Unterstützung erhalten. In dessen Folge haben sich im Anschlusse an die dortigen Männerhilfsvereine akademische Krankenpflegervereine in Karlsruhe (technische Hochschule) und in Heidelberg und Freiburg (Universitäten) gebildet.

Im Großherzogtum Hessen liegt der Schwerpunkt nicht in der Ausbildung wirklicher Krankenpfleger, sondern vielmehr in der Bildung freiwilliger Krankenträgerkolonnen, aber nicht aus prinzipiellen Gründen, sondern nur, weil der Landesverein bisher geeignete Personen für die Ausbildung als Krankenpfleger nicht finden konnte. Soweit die in Hessen ausgebildeten Krankenträger gleichzeitig bis zu einem gewissen Grade die Ausbildung als Krankenpfleger erhalten, geschieht dies nur innerhalb des Rahmens der amtlichen Krankenträgerordnung bezw. des Leitfadens von Starke-Rühlemann (vergl. unten unter B), mithin behalten dieselben voll und ganz ihren Charakter als Krankenträger. Nur innerhalb dieses Rahmens sollen dieselben eintretenden Falles Verband anlegen und erneuern u. s. w. Die in Butzbach gebildete Genossenschaft (28 Mann) hat sich allerdings auch zur Pflege in den Hospitälern am Orte selbst bereit erklärt.[1] Neuerdings hat aber der Landesverein versuchsweise Schritte eingeleitet, um, in Ermangelung sonstigen geeigneten Personenmateriales, die evangelische innere Mission (sog. südwest-deutsche Konferenz für innere Mission) und die Gießener Studentenschaft für die Krankenpflege zu gewinnen.

So verschiedenartig sich nun auch die thatsächlichen Verhältnisse innerhalb der einzelnen deutschen Landesvereine gestalten, so haben doch alle ein gemeinsames Interesse an der Beantwortung folgender drei Fragen:

1. Welche **Dienste** hat nach den bestehenden Bestimmungen ein freiwilliger Krankenpfleger bei der Unterstützung des Kriegssanitätsdienstes zu leisten?

2. Welche **Voraussetzungen** muß ein junger Mann erfüllen, um als Kandidat für den Dienst als freiwilliger Krankenpfleger überhaupt **brauchbar** zu erscheinen? und

3. Welche **technische** Ausbildung müssen die freiwilligen Krankenpfleger erhalten?

Zu 1. Die Krankenpfleger sind vorzugsweise bestimmt zur Unterstützung des amtlichen Sanitätsdienstes in der Lazarettpflege. Unter gewissen Voraussetzungen müssen und können freiwillige Pfleger auch Verwendung finden beim Transport der Kranken und Verwundeten, ausnahmsweise selbst beim Depotdienste.

An dieser Stelle haben wir vorzugsweise den Dienst bei der Lazarettpflege ins Auge zu fassen.

Das freiwillige Personal soll hier zur Unterstützung des militärischen (staatlichen) Pflegepersonales Verwendung finden. In einem Militärlazarette fungieren nun drei Kategorieen von Personen als Hilfspersonal für die Ärzte:

1. die Lazarettaufseher,
2. die Lazarettgehilfen und
3. die Militärkrankenwärter.

Zu 1. Die Lazarettaufseher (aus der Mitte der Oberlazarettgehilfen genommen) begleiten den Stationsarzt bei den Krankenvisiten einerseits, um ihre aus längerer Schulung hervorgegangene Brauchbarkeit als Lazarettgehilfen im Interesse der Kranken und Verwundeten nicht unbenutzt zu lassen, andererseits um die Verordnungen des Stationsarztes

[1] Hiernach sind die Angaben in der ersten Auflage richtig zu stellen.

in bezug auf die Wartung, den Wechsel der Leib- und Bettwäsche, Bäder u. s. w. zu empfangen (§ 203 und § 68 der Kriegssanitätsordnung). Sie sind in der Hauptsache Aufsichtsbeamte für die Lazarettgehilfen und Krankenwärter.

Zu 2. Die Lazarettgehilfen haben den ihnen bei der Krankenpflege zufallenden Dienst nach den Anordnungen der ihnen vorgesetzten Ärzte, sowie nach dem Unterrichtsbuche für Lazarettgehilfen auszuführen (Unterrichtsbuch für Lazarettgehilfen, herausgegeben vom Königlich preußischen Kriegsministerium, Berlin, Mittler und Sohn 1886).

Von dem Dienste der Lazarettgehilfen außerhalb und innerhalb des Lazarettes handelt der zweite Abschnitt dieses Unterrichtsbuches (§§ 3—12). Über die allgemeinen Dienstverhältnisse giebt § 2 Auskunft, welcher lautet:

„1. Die Lazarettgehilfen sind einerseits den Befehlen ihrer militärischen, andererseits denen ihrer militärärztlichen Vorgesetzten unterstellt. Sie werden im Revier, beim Außendienst und in den Lazaretten beschäftigt. Ihre Kommandierung zu den verschiedenen Dienstverrichtungen erfolgt durch die ihnen vorgesetzten Kommandeure, bezw. Sanitätsoffiziere.

2. Die Ausführungen der ihnen zufallenden Dienstleistungen hat sich, soweit es sich nicht um rein militärische handelt, nach den Anweisungen der Sanitätsoffiziere,[1] bezw. dieses Unterrichtsbuches zu vollziehen.

Sobald Lazarettgehilfen zum selbständigen Handeln Veranlassung haben, verfahren sie unter eigener Verantwortung nach der ihnen erteilten Instruktion.

3. Die Dienstobliegenheiten der Lazarettgehilfen bestehen hauptsächlich in der Ausübung des Krankendienstes, bei welchem sie alle diejenigen niederen Verrichtungen und Hilfsleistungen zu versehen haben, die sich auf die arzneiliche und chirurgische Pflege und Behandlung beziehen. Neben diesen Verrichtungen müssen die Lazarettgehilfen jedoch auch mit den Dienstobliegenheiten der Krankenwärter (vgl. § 188) und der Krankenträger (vgl. Krankenträgerordnung) vertraut und jederzeit im stande sein, diese selbst zu übernehmen. Außerdem fällt ihnen die Anfertigung der mit dem Sanitätsdienst zusammenhängenden schriftlichen Arbeiten (auch als Schreiber bei den höheren Sanitätsinstanzen), sowie die Übernahme mancher Obliegenheiten bei Wahrnehmung des Gesundheitsdienstes zu.“

Als Ergänzung hierzu tritt die Bestimmung in § 1 Ziff. 3, wo es heißt:

[1] Zu den Sanitätsoffizieren gehören in dieser Beziehung auch die Sanitätsoffizierdienstthuer (Unterärzte und Einjährig-freiwillige Ärzte).

„Nichts, was die Kranken betrifft, muß der Lazarettgehilfe gering achten. Jede Dienstleistung, mag sie noch so niedrig erscheinen, ist ehrenwert und deshalb willig zu übernehmen, da sie kranken Kameraden erwiesen wird. Auch dem Lazarettgehilfen selbst werden diese Dienste geleistet werden, wenn er krank oder verwundet ist."

Endlich enthält § 9 die näheren Vorschriften über die Dienstobliegenheiten im Lazarette. Es heißt daselbst:

„1. Die zum Lazarettdienst kommandierten Lazarettgehilfen haben die ihnen übergebenen Kranken nach allen Richtungen hin zu überwachen, alles fern zu halten, was denselben schädlich sein könnte, und die ihnen übertragenen Dienstverrichtungen gewissenhaft auszuführen.

2. Ihre hauptsächlichsten Dienstverrichtungen sind: Die Besorgung der Arzneien und Verbandmittel aus den Lazarettapotheken, das Eingeben der Arzneien, die Unterstützung der Militärärzte beim Anlegen von Verbänden, die Instandhaltung des Verbandkastens, das Legen von spanischen Fliegen u. s. w., das Setzen von Blutegeln und Schröpfköpfen, die Zubereitung und Anwendung von Umschlägen jeder Art, sowie von Darmeingießungen, die Besorgung der verordneten Einreibungen, Einpinselungen und Einspritzungen von Arzneistoffen, die Ausführung der militärärztlichen Anordnungen bei der Anwendung der verschiedenen örtlichen und allgemeinen Bäder, sowie der Knet- und Streichkuren, die Vornahme oder Überwachung von Desinfizierungen, die Übernahme von Wachen in wichtigen Krankheitsfällen bei Tag und bei Nacht, endlich die Unterstützung der Sanitätsoffiziere bei Operationen und bei Obduktionen und die Reinigung der gebrauchten Instrumente.

3. Die in die Lazarettapotheken kommandierten Lazarettgehilfen müssen die gebräuchlichen Apothekengeräte zu handhaben und die wichtigsten einfachen Arzneiformen anzufertigen verstehen. Ihre Dienstverrichtungen in der Apotheke haben sie nach den Weisungen des Vorstandes der Lazarettapotheke und des Militärpharmazeuten zu besorgen.

In der Anfertigung der einfachen Verbandmittel, sowie in der antiseptischen Zubereitung der Verbandstoffe müssen die Lazarettgehilfen geübt sein.

4. Die tüchtigsten älteren Lazarettgehilfen werden auch mit der Anwendung subkutaner Einspritzungen, dem Ausziehen von Zähnen und dem Aderlaß bekannt gemacht und zur Ausübung dieser Operationen unter ärztlicher Leitung herangezogen."

Zu 3. Die Militärkrankenwärter verrichten ihren Dienst nach den Anweisungen des Stationsarztes, der Assistenzärzte, des Lazarettinspektors und des Lazarettaufsehers (§ 68 der Kriegssanitätsordnung), sowie nach der in § 204 der Kriegssanitätsordnung enthaltenen Dienstanweisung, und den Vorschriften in § 188 des Unterrichtsbuches für Lazarettgehilfen. Hiernach fallen denselben mehr die niederen Dienste in der Krankenpflege zu.

Speziell sei noch folgendes bemerkt:

Der Dienst der Militärkrankenwärter besteht in allen für die Wartung und Pflege der Kranken und Verwundeten erforderlichen Dienstleistungen und Handreichungen, in der Hilfeleistung beim Transport derselben und in denjenigen häuslichen und dienstlichen Verrichtungen, welche bei der Etablierung eines Lazarettes, sowie zur Erhaltung der Ordnung und Reinlichkeit in demselben notwendig werden. Die Krankenwärter haben auf alle Bedürfnisse der Kranken und Verwundeten die sorgsamste Aufmerksamkeit zu richten und entweder, soweit dies ihnen möglich, sogleich selbst abzuhelfen oder dem Lazarettgehilfen, bezw. Oberlazarettgehilfen davon Anzeige zu machen, damit von dessen Seite das nötige geschieht (§ 204 der Kriegssanitätsordnung). In erster Reihe liegt denselben die Erhaltung der Ordnung und Reinlichkeit in den Krankenzimmern, und die Besorgung der Geräte, sodann aber auch die Wartung, Bedienung und Pflege der Kranken, deren Lagerung, Reinigung und Versorgung mit den verordneten Speisen und Getränken, die Unterstützung der schwachen Kranken beim Wechsel der Wäsche, beim Essen und Trinken, bei den natürlichen Ausleerungen ob. Sie müssen ferner die Darreichung von Thee, die Zubereitung von Umschlägen und die Unterstützung der Kranken beim Baden ausführen können und sich bei der Übernahme von Nachtwachen bei Schwerkranken, sowie bei Leistung jeder Hilfe, die zur Erleichterung und zum Wohlsein der Kranken beitragen kann, beteiligen (§ 188 des Unterrichtsbuches für Lazarettgehilfen).

Die dienstlichen Verrichtungen der Lazarettgehilfen und Krankenwärter ergänzen sich gegenseitig.

Die Militärkrankenwärter müssen zu ihrem Dienst vorbereitet werden, indem sie an dem Unterricht der Lazarettgehilfen teilnehmen, soweit derselbe sich auf die Krankenpflege im engeren Sinne bezieht.

Militärkrankenwärter werden ferner verwendet bei den Lazarettzügen (§ 142 der Kriegssanitätsordnung) und den Hilfslazarettzügen (§ 165 der Kriegssanitätsordnung).

Aus diesen Darlegungen geht hervor, daß die freiwilligen Pfleger in der Regel den Dienst als Lazarettgehilfen in den Lazaretten zu erfüllen haben werden.

Als Lazarettaufseher, bei welcher Funktion namentlich gewisse militärische Eigenschaften ins Gewicht fallen, werden freiwillige Pfleger nur in seltenen Fällen Verwendung finden können. Zum Dienste als gewöhnliche Krankenwärter erscheinen dieselben in der Regel nicht berufen. Doch wird sich ein freiwilliger Pfleger (Felddiakon) niemals weigern und weigern können, im Falle der Not auch die niedrigen Dienste eines Krankenwärters zu erfüllen, und zwar um so weniger, als, wie oben bereits gesagt, die dienstlichen Verrichtungen der Lazarettgehilfen und der Krankenwärter sich gegenseitig ergänzen sollen (§ 187 Ziff. 2 des Unterrichtsbuches).

Diese Auffassung des Wirkungskreises eines freiwilligen Pflegers findet auch Bestätigung durch den Inhalt des § 4 des offiziellen Unterrichtsbuches für freiwillige Krankenpfleger,[1] wo es heißt: „Die Dienstobliegenheiten des freiwilligen Krankenpflegepersonales bestehen in Krankenpflegedienst, wobei nach Anordnung der Ärzte alle auf die chirurgische und arzneiliche Pflege der Kranken und Verwundeten bezüglichen Verrichtungen und Hilfsleistungen zu versehen sind, sowie in der gesamten Krankenwartung. Diese erfordert hauptsächlich die Versorgung der Kranken mit Nahrung, die Reinhaltung der Krankenzimmer, Betten, Wäsche und Geräte, sowie der Kranken selbst.

In der Anfertigung, Verwendung und Handhabung der einfachen Verbandmittel, sowie der antiseptischen Verbandstoffe muß der Krankenpfleger erfahren sein."

Bei Bildung der den Sanitätsdetachements einzuordnenden Transportkolonnen (vgl. den ersten Abschnitt des ersten Teiles III. C und den zweiten Abschnitt des zweiten Teiles I. A) wird auf geschulte Krankenpfleger nur in ganz seltenen Fällen zurückgegriffen werden, weil dort kaum der richtige Platz für dieselben sein dürfte. Nach dem ganzen Zweck und der Zusammensetzung der Sanitätsdetachements (176 Krankenträger und nur 10 Lazarettgehilfen und Krankenwärter) wird es sich, wie ja auch der Name „Transportkolonne" besagt, in der überwiegenden Mehrzahl der Fälle um eine Ergänzung des Transportpersonales (Krankenträger) handeln. Auf dem Schlachtfelde selbst und im Bereiche der kämpfenden Truppen wird daher der freiwillige Krankenpfleger wohl kaum zur Verwendung kommen.

Diesem Satze vollen Glauben zu schenken, fällt, wie die Erfahrung

[1] Unterrichtsbuch für freiwillige Krankenpfleger, ausgearbeitet in der Medizinalabteilung des K. Preuß. Kriegsministeriums, Berlin, Mittler und Sohn 1887.

lehrt, den jungen Leuten, welche sich als freiwillige Pfleger und Felddiakonen ausbilden, oft recht schwer. In begeisterten Reden wird viel gesprochen von den hohen Aufgaben, welche der Felddiakon auf dem Schlachtfelde zu erfüllen haben werde. Es erscheint daher nicht unnötig, auch an dieser Stelle nochmals ganz ausdrücklich auf das zu verweisen, was oben im zweiten Abschnitte unter I S. 68 flg. ausgeführt worden ist. Alles dort Gesagte gilt auch und zwar in ganz besonderem Maße für den freiwilligen Krankenpfleger. Ein jeder muß sich sagen: „Werden wir vorn gebraucht, so werden wir da sein. Wenn nicht, so drängen wir uns nicht vor, weil es verboten ist." Dies ist der allein richtige und auch allein sachgemäße Standpunkt. Denn es können und mögen alle diejenigen, deren Thatendurst immer wieder nach dem Schlachtfelde drängt, sich beruhigen, sie finden in der zweiten und dritten Linie ein genügendes Thätigkeitsfeld, und sie können glauben, daß die angestrengte Arbeit des gesamten Personales der freiwilligen Hilfe kaum, ja man kann sagen gewiß nicht ausreichen wird, diese Aufgabe voll zu bewältigen.

Die Kranken und Verwundeten in den Kriegs- und Reservelazaretten, Vereinslazaretten und Rekonvaleszentenstationen, auf den Sanitäts- und Krankenzügen, sowie auf den Verband- und Erfrischungsstationen bedürfen ganz ebenso der Hilfe und sorgsamen Pflege. Ja es wird bei der Besatzungsarmee in noch größerem Maße als bei der Feldarmee auf die Mithilfe der freiwilligen Pfleger mit aller Bestimmtheit gerechnet. Die Errichtung von Vereinslazaretten ist überhaupt gar nicht möglich, wenn nicht für den Lazarettdienst in denselben eine genügende Zahl tüchtig geschulter Krankenpfleger zur Verfügung steht. Es bietet sich daher selbst für diejenigen, denen die Verhältnisse nicht gestatten, sich zum Dienste bei der Feldarmee verwenden zu lassen, reiche Gelegenheit zur Entwickelung einer ebenso ersprießlichen, ebenso nützlichen und ebenso verdienstvollen Thätigkeit innerhalb der Grenzen des Vaterlandes. Viele aber, denen der Sinn nach einer Thätigkeit außerhalb des Vaterlandes steht, werden zurückgehalten werden müssen, weil der Bedarf in den heimischen Lazaretten ein zu großer ist.

Selbstverständlich haben diejenigen, welche bereits im Frieden vollkommen ausgebildet sind und Repetitionskurse durchgemacht haben, vorzugsweise Aussicht, zunächst und schon beim Eintritte der Mobilisierung den mobilen Lazarett- und Begleitdetachements zugeteilt zu werden.

Den Begleit- und Transportdetachements (vgl. unten unter B) wird, soweit dieselben zur Begleitung von Verwundeten- und Krankentransporten bestimmt sind, geschultes Pflegepersonal in einer dem vorhandenen Bedürfnisse entsprechenden Zahl beizugeben, bezw. einzuordnen sein.

Die transportierten Verwundeten und Kranken bedürfen auch der Pflege, und diese kann ihnen in ausreichender Weise nur durch geschulte Krankenpfleger gewährt werden. Dies gilt sowohl von dem Landtransporte aus den Feldlazaretten nach der nächstgelegenen Eisenbahnstation (§ 84 der Kriegssanitätsordnung), als namentlich von den Transporten aus dem Bereiche der Etappeninspektionen nach den Reservelazaretten, also von den Lazarett-, Hilfslazarett- und Krankenzügen, denen ja auch, soweit die beiden erstgenannten in Frage kommen, vom Militärsanitätsdienste Lazarettgehilfen und Krankenwärter beigegeben werden (§ 142 und § 143 Ziff. 1 Abs. 2, sowie Ziff. 2 u. 3; § 149 Ziff. 3—7; § 165 Ziff. 1, 2 u. 3; § 166 Ziff. 2 der Kriegssanitätsordnung).

Für die Krankenzüge stellt die freiwillige Begleitkolonne das gesamte erforderliche Pflegepersonal (vgl. § 1 Ziff. 1 b des oben angezogenen Unterrichtsbuches für freiwillige Krankenpfleger).

Wie hoch aber der Beruf der Lazarettgehilfen sowohl als der Krankenwärter von maßgebender Seite aufgefaßt wird, geht aus den Worten in § 204 Ziff. 14 der Kriegssanitätsordnung hervor, wo es heißt:

„Diejenigen Krankenwärter, welche ihren schweren, aber für das Heil der Verwundeten und Kranken segenbringenden Beruf, dem sich freiwillig die Edelsten und Besten unterziehen, treu erfüllen, erwerben sich die Liebe und den Dank ihrer Kameraden, sowie die Anerkennung ihrer Vorgesetzten.“

Zu 2. Die freiwilligen Pfleger werden, ganz abgesehen von den oben unter I dargelegten allgemeinen Voraussetzungen (Militärfreiheit u. s. w.) und von ihrer technischen Ausbildung, die in sie gesetzten Erwartungen nur dann entsprechen können, wenn sie von vornherein gewisse persönliche Eigenschaften besitzen.

Das Unterrichtsbuch für Lazarettgehilfen sagt in dieser Beziehung (§ 1 Ziff. 2) folgendes:

„Der Lazarettgehilfe muß die Haupttugenden eines Soldaten, Mut und Gehorsam, in hohem Grade besitzen, wenn er den wichtigen Dienst, welchem er sich widmet, zum Wohle seiner kranken Kameraden ausüben will.

Er bedarf des Mutes, um die mannigfachen widrigen Eindrücke und Gefahren, die mit der Pflege von Kranken und Verwundeten verbunden sind, ertragen und mit Hintansetzung seines eigenen

Lebens im Frieden wie im Kriege, bei ansteckenden Krankheiten und auf dem Schlachtfelde, seine Pflichten erfüllen zu können.

Er bedarf des unbedingtesten, pünktlichsten Gehorsams, damit er sich in der Ausführung der ihm übertragenen Verrichtungen auch nicht die kleinste Abweichung gestatte. Selbst der unterrichtetste Lazarettgehilfe würde Unheil stiften, wollte er bei der Pflege der ihm anvertrauten Kranken die ärztlichen Befehle, sei es aus Trägheit, oder nach den oft verkehrten Wünschen der Kranken vernachlässigen und nach eigenem Gutdünken verfahren, während der weniger Unterrichtete, aber pünktlich Gehorsame dadurch schon sehr viel Gutes wirken kann, daß er gewissenhaft ausführt, was ihm befohlen war."

Dies gilt auch ganz vorzugsweise für die freiwilligen Pfleger. Aber es tritt noch eins hinzu, was bei den Militärpersonen durch ihre Einordnung in das Heer bereits als erfüllt zu erachten ist: die körperliche Tüchtigkeit.

Bei der Verwendung als freiwilliger Pfleger werden auch vielfach Personen in Frage kommen, welche bei der Aushebung nicht als zum Dienst mit der Waffe körperlich tüchtig befunden worden sind.

Wenn man auch bei den Ansprüchen an die körperliche Rüstigkeit eines freiwilligen Krankenpflegers nicht so hohe Ansprüche stellen darf, wie bei einem Kombattanten, so darf ein solcher doch weder mit körperlichen Gebrechen behaftet, noch sehr schwächlich sein. Der Besitz eines gewissen Maßes von Körperkraft und das Vorhandensein der Fähigkeit, große Strapazen und anhaltende Entbehrungen zu ertragen, erscheint auch hier ganz unentbehrlich, namentlich beim Dienste in den bei der Feldarmee verwendeten Lazarett- und Begleitdetachements. Dort werden nicht selten, namentlich nach großen Schlachten, wo es sich darum handelt, Tausende von Verwundeten unterzubringen, zu verpflegen und denselben Hilfe zu bringen, Verhältnisse eintreten, welche jede Schonung unmöglich machen und vollste Ausnutzung jeder zu Gebote stehenden Menschenkraft gebieterisch fordern. In solchen Tagen geht vorzugsweise der Pflichteifrigste zu Grunde, wenn er nicht die unentbehrliche physische Kraft besitzt; und er muß dann mit seiner Arbeit aufhören gerade in dem Augenblicke, wo dieselbe am unentbehrlichsten ist. Es können daher leicht Fälle eintreten, in denen der Pflichteifrige, dem im entscheidenden Augenblick die körperliche Kraft versagt, nicht nur nichts nutzt, sondern geradezu schadet, weil es am entsprechenden Ersatze fehlt.

Darum sollen sich nur solche melden, welche die Überzeugung haben, im Besitze der erforderlichen Körperkräfte zu sein. Es dürfen aber auch junge Leute, welche sich als körperlich untauglich erweisen, nicht angenommen werden, selbst wenn sie in geistiger und sittlicher Beziehung voll befähigt erscheinen. Das fordert die Rücksicht auf die jungen Leute selbst, aber auch auf die Verwundeten und Kranken, denen Hilfe gebracht werden soll. Jeder nicht ganz Geeignete muß zurückgewiesen, bezw. im Laufe der Ausbildungskurse wieder ausgeschieden werden. Man kann in dieser Beziehung kaum zu streng sein.

Beim Dienste im Bereiche der Besatzungsarmee, wo in der überwiegenden Mehrzahl der Fälle regelmäßige Ordnung des Dienstes, namentlich des Nachtdienstes, innegehalten werden kann und die leichtere Füglichkeit rechtzeitiger Ablösung geboten ist, können auch diejenigen, welche aus körperlichen Gründen für den Dienst bei der Feldarmee untauglich erscheinen, sachentsprechende Verwendung finden.

Zu der körperlichen Tüchtigkeit tritt aber noch ein zweites Erfordernis: der freiwillige Pfleger muß in seinen bürgerlichen Verhältnissen abkömmlich sein.

Was aber die geistigen Voraussetzungen anlangt, so liegt es auf der Hand, daß nur diejenigen im stande sein werden, den Beruf als freiwilliger Pfleger in vollem Maße zu erfüllen und die Unterrichtskurse mit Erfolg zu absolvieren, welche von Natur in ausreichender Weise begabt, einen gewissen Bildungsgrad bereits besitzen, und deren Herz erfüllt ist von treuer, echter, begeisterter Liebe zu König und Vaterland.

In sittlich-moralischer Beziehung bilden untadelhafter Ruf, tiefes Gemüt, religiöser Sinn, sittliche Durchbildung und Gediegenheit, unermüdliche Aufopferungsfähigkeit und Selbstlosigkeit ganz unentbehrliche Voraussetzungen. Der Staat verlangt von einem Lazarettgehilfen vor allen Dingen Mut. Auch dieses Verlangen gilt für den freiwilligen Pfleger in seinem vollen Umfange. Es gehört Mut dazu, sein Leben und seine Gesundheit freiwillig einzusetzen und sich möglicherweise den Todeskeim zu holen an den Betten der Kranken und Verwundeten oder durch die mit dem Dienste verbundenen Anstrengungen und Entbehrungen. Angstvolle Leute sind von vornherein unbrauchbar. Wem es daher für sein Leben und seine Gesundheit bangt, wer Wunden und Blut nicht sehen kann, wer sich selbst schonen will, wer sich vor Ansteckung fürchtet, der bleibe dem hohen Berufe eines freiwilligen Pflegers fern.

Der Staat verlangt weiter unbedingten, pünktlichsten Gehorsam. Diese Voraussetzung ist für den freiwilligen Pfleger von ganz besonderer Bedeutung. Der Dienst eines Pflegers ist ein entsagungsvoller, er kann daher ohne selbstverleugnende Liebe und stille, ausharrende Treue nicht erfüllt werden. Und diese Liebe und Treue muß ihren Ausdruck finden in der Unterordnung und im Gehorsam. Die Stellung eines Pflegers, so wichtig dessen Beruf auch ist, bleibt immer eine untergeordnete. Ein freiwilliger Pfleger muß daher von vornherein von dem Bewußtsein durchdrungen sein, daß er keine andere Aufgabe hat als zu dienen; er muß gehorchen können und wollen mit fröhlichem Herzen und mit willig dienender Liebe, er muß sich fort und fort sagen, daß er niemals über die ihm gesteckten Grenzen hinausgreifen darf.

Geheimer Rat von Bergmann hat einmal gesagt: „Der freiwillige Pfleger muß mit freier Überzeugung den Anordnungen des Arztes folgen und im Bewußtsein dessen, daß er nicht die Verantwortung für das trägt, was am Krankenbette geschieht, seine Selbständigkeit aufgeben und thun, was der Arzt ihm heißt. In demselben Moment, wo der Pfleger selbständig wird, hört er auf, brauchbar zu sein. Zu solcher Unterordnung ist ein hohes Maß von Einsicht und Selbstzucht notwendig.“ [1]

Diese Worte möge ein jeder, welcher sich als freiwilliger Pfleger ausbilden will, sich tief in sein Herz graben und sich sagen, daß auch Zucht und Gehorsam schon im Frieden gelernt werden müssen, damit sie im Kriege bereits zur Gewohnheit geworden und ohne Mühe und Überwindung als vollkommen selbstverständlich geübt werden können. Leicht ist dies nicht, namentlich nicht für junge Leute, die in der Regel gewohnt sein werden, in freieren Verhältnissen zu leben und ihrem eigenen Willen und Ermessen einen größeren Spielraum zu gewähren.

Die Statuten der Wichernschen Genossenschaft enthalten in bezug auf die Voraussetzung des Beitrittes zur Genossenschaft für die ordentlichen Mitglieder in § 5 folgende Bestimmung:

„Die Genossenschaft setzt bei ihren ordentlichen Mitgliedern voraus:

a) eine christliche Gesinnung, die vor keiner Dienstleistung, auch der allergeringsten nicht, zurückschreckt; Personen anderen Religionsbekenntnisses sind von der Mitarbeit nicht ausgeschlossen;

b) geordnete Lebensverhältnisse, einen durchaus unbescholtenen Lebenswandel; dieser ist auf Erfordern durch Zeugnisse glaubwürdiger Personen zu belegen (§ 5 Ziff. 3 Abs. 1 und 2 des Organisationsplanes; § 210 Ziff. 1, sowie § 211 Ziff. 2 der Kriegssanitätsordnung; § 11 Ziff. 4 Abs. 2 des bayerischen Organisationsplanes);

---

[1] Vgl. Rupprecht a.a.O. S. 2, 172, und namentlich die Ausführungen in § 117 S. 261 flg.

c) daß sie weder dem aktiven Dienststande, noch dem Beurlaubtenstande, noch der Ersatzreserve, noch der Landwehr ersten oder zweiten Aufgebotes angehören.

Danach ist fähig, ordentliches Mitglied zu werden:

1. wer vom Militärdienst endgiltig befreit ist (§ 15 R.-Milit.-Ges. vom 2./V. 74);

2. wer das 40. Lebensjahr überschritten hat;

3. Landsturmpflichtige;

4. Personen, deren Militärverhältnis zur Zeit der Meldung noch nicht entschieden ist. Diese werden zunächst nur zu den präparatorischen Kursen zugelassen; wo indessen eine Gesamtausbildung ohne Kosten und ohne Beeinträchtigung für die anderen Mitglieder möglich, wird auch diese ihnen gewährt. Bei etwaiger Heranziehung zum aktiven Dienst hören sie auf, ordentliche Mitglieder zu sein.

d) Die Genossenschaft setzt bei ihren ordentlichen Mitgliedern ferner voraus: daß ihre Körperkräfte den voraussichtlichen Anstrengungen des Dienstes im Ernstfalle gewachsen sind, und daß sie nicht an chronischen Krankheiten leiden;

e) daß sie die Fähigkeit haben, das zu Erlernende zu begreifen, und für die erforderlichen Handleistungen hinreichend Geschicklichkeit besitzen;

f) daß sie sich an ihrem Wohnort womöglich an Werken christlicher Nächstenliebe beteiligen."

Die entsprechende Bestimmung in den Statuten der sächsischen Genossenschaft (§ 3) lautet:

„Der Beitritt zur Genossenschaft kann unter der Voraussetzung erfolgen:

a) daß die Beitretenden in geordneten Verhältnissen leben und einen durchaus unbescholtenen Lebenswandel geführt haben;

b) daß sie entweder überhaupt nicht militärpflichtig sind oder zu denjenigen Personen gehören, deren Verwendung nach den vom Kriegsministerium noch zu treffenden Bestimmungen zulässig erscheinen wird;

c) daß sie an der Übernahme der in § 6 genannten Verpflichtungen durch ihre Berufs- und anderweiten Pflichten voraussichtlich bis auf weiteres nicht gehindert sind, auch gesonnen sind, die Genossenschaft nicht ohne zwingende Gründe zu verlassen."

Alle diese Eigenschaften in einer Person vereinigt zu finden, wird zu allen Zeiten schwer fallen, zumal der Kreis, aus dem sich die freiwilligen Pfleger rekrutieren können, an sich schon ein kleiner und beschränkter ist. Man kann und muß daher verlangen, oder wenigstens hoffen, daß alle militärfreie junge deutsche Männer, bei denen diese Voraussetzungen vorhanden sind, es auch als ernste, heilige Pflicht empfinden werden, den verwundeten Brüdern zu helfen und so ihre Kräfte dem Vaterlande zu widmen, dem sie mit der Waffe nicht dienen können. Und jeder deutsche Mann, der die erforderlichen Eigenschaften und den überzeugungstreuen Willen besitzt, sich diesem wichtigen Berufe zu widmen, wird in den Reihen der freiwilligen Pfleger willkommen sein.

Erfüllt sich diese Hoffnung, dann werden die Genossenschaften freiwilliger Krankenpfleger sein, was sie sein sollen: Vereinigungen von Männern der That mit Männern des Ideals."

Zu 3. Die technische Ausbildung der Krankenpfleger.

Von dieser ist in den vorhergehenden Abschnitten schon an verschiedenen Stellen die Rede gewesen. Hier gilt es, die maßgebenden Grundsätze noch einmal zusammenzufassen. Der gute Wille allein thut es nicht, das Geschick, das Können muß hinzutreten, und dieses muß erlernt werden, solange es Frieden bleibt. Guter Unterricht bleibt die unentbehrliche Voraussetzung einer guten Ausbildung.

Als offizielle Grundlage des Unterrichtes hat das oben S. 253 in der Anmerkung bereits angezogene **„Unterrichtsbuch für freiwillige Krankenpfleger"** zu dienen. Auch empfiehlt es sich, auf die eigentlich grundlegende Instruktion: „Das Unterrichtsbuch für Lazarettgehilfen" zurückzugreifen. Für den Lehrer erscheint dies unbedingt geboten. Aber auch der einigermaßen fortgeschrittene Lernende wird gut thun, aus dem ausführlicheren Lehrbuche auf dem Wege des Selbststudiums zu schöpfen, zumal sich dieses vortreffliche Werk durch leichte Verständlichkeit, große Klarheit und Übersichtlichkeit auszeichnet.

Endlich sei auch hier auf Dr. Rupprechts „Krankenpflege ꝛc." verwiesen.[1]

Bei der Erteilung des Unterrichtes darf niemals aus dem Auge gelassen werden, daß es sich um die Unterweisung in der militärischen Krankenpflege handelt. In dieser Beziehung genügt es, auf die Worte hinzuweisen, welche der damalige Kriegsminister, General der Infanterie Bronsart von Schellendorf bei Gelegenheit einer in Berlin am 28. Februar 1889 abgehaltenen Prüfung von 202 Mitgliedern der Genossenschaft freiwilliger Krankenpfleger gesprochen hat. Lehrern und Lernenden rief damals dieser Förderer der Bestrebungen der freiwilligen Krankenpfleger zu:

„Gern habe ich dem Vorhaben meine Unterstützung zu teil werden lassen und sehe mich reichlich belohnt dafür. Wenn ich das Geleistete

[1] (Vgl. oben S. 230.) Obgleich das Lehrbuch zunächst und vorzugsweise die Krankenpflege im Frieden im Auge hat, und daher einzelne Teile und Kapitel derselben für den Unterricht derjenigen Männer, welche sich im Kriege der freiwilligen Krankenpflege widmen wollen, nicht verwendbar erscheinen, so enthält dasselbe doch in seinen übrigen Teilen so praktische und sachgemäße Anweisungen, daß die ausgiebigste Benutzung desselben für die Lehrenden beim Unterrichte und für die Lernenden beim Selbststudium dringend wünschenswert erscheint.

so anschaue, so habe ich nur einen Wunsch, nur eine Bitte: die Wissenschaft schreitet fort, und wir sind im Kriegssanitätswesen bemüht, ihr zu folgen, so bitte ich Sie um das eine, daß Sie sich in der Ausbildung an die Sanitätsverhältnisse der Armee anschließen, auch Sie, meine Herren Privatärzte, die Sie sich so dankenswert dem Vorhaben widmen, damit im Notfalle alles wie aus einem Gusse nach gleichen Grundsätzen gehandhabt werde!"

Es muß weiter fort und fort im Auge behalten werden, daß die freiwilligen Pfleger im Kriege nicht allein Verwundete, sondern auch innere Kranke zu pflegen haben werden, und daß der Schwerpunkt bei der Ausbildung in der eigentlichen Krankenpflege liegt, während die chirurgische Ausbildung erst in zweiter Linie, namentlich in bezug auf die Hilfeleistung bei der Visite, in Betracht kommt. Bei jeder Krankenpflege, und ganz vorzugsweise bei jeder Wundbehandlung, bleibt es die Hauptaufgabe, die Heilung der Wunde nicht zu hemmen. Die volle Einsicht in diesen Grundsatz bildet die unentbehrliche Grundlage für jede irgend genügende Ausbildung. Darum ist die leider so oft vorhandene Neigung zur Kurpfuscherei konsequent und mit allen Mitteln zu unterdrücken.

Daß eine bestimmte Organisation und eine planmäßige Vorbereitung der Unterrichtskurse ganz unentbehrlich erscheinen, bedarf wohl keiner weiteren Auseinandersetzung.

Der Unterricht selbst soll 1. ein theoretischer und 2. ein praktischer sein.

In beiden Beziehungen wird nur dann eine genügende Ausbildung zu erlangen sein, wenn eine Dreiteilung des Unterrichtes festgehalten wird in 1. vorbereitende Kurse, 2. Ausbildungskurse und 3. Repetitionskurse.

Zu 1. In den vorbereitenden Kursen (§ 7a der revidierten Satzungen vom 7. November 1890) wird zunächst eine allgemeine Darstellung der Organisation u. s. w. der freiwilligen Krankenpflege zu geben sein. Sodann unter Zugrundelegung des Leitfadens eine theoretische Anleitung für den Pflegedienst, an welche sich dann in praktischer Beziehung eine Darlegung der einfacheren Handreichungen und Übungen und die Einübung eines Normalverbandes am gesunden Objekte schließen. So vorbereitet wird der Kandidat später dem Unterrichte des wirklichen Ausbildungskursus mit größerem Nutzen folgen können.

Zu 2. Die Ausbildungskurse teilen sich wieder in den theoretischen Unterricht, welcher für die Thätigkeit im Lazarette vorbereiten soll, und in dem Unterrichte im Lazarette (Krankenhause) am Krankenbette selbst. — Der theoretische Unterricht wird in Vorlesungen erteilt (mindestens zwölf Vorlesungen zu je zwei Stunden). Derselbe hat sich zu erstrecken auf Belehrungen über den Bau des menschlichen Körpers und über die Verrichtungen seiner Teile, auf die Lehre von den im Kriege vorkommenden Wunden und Krankheiten und auf Belehrung über die erste Hilfeleistung bei denselben, auf den eigentlichen Krankenpflegedienst (Blutstillung, Kompression der größten Gefäße, Notwendigkeit größter Reinlichkeit und der Desinfektion),[1] auf die Verbandlehre (Gebrauch der Binden, der Schienen in ihrer einfachen Form, des antiseptischen Verbandes) und bis zu einem gewissen Grade auch auf die Fortschaffung der Kranken und Verwundeten (Krankentransport).

Hieran muß sich schließen die Absolvierung eines mindestens vierwöchentlichen Kursus im Lazarett (Hospitale, Krankenhause) unter ärztlicher Leitung; Pflegekursus (§ 7b des rev. Statutes). Dieser Kursus bezweckt die Ausbildung im eigentlichen Krankendienste, und müssen daher bei demselben die Leute selbst mit zugreifen, unter Anleitung der Krankenwärter bezw. Lazarettgehilfen anhaltende Dienste thun am Krankenbette bei Tag und bei Nacht, den Arzt bei den Besuchen am Krankenbette begleiten, bei Anlegung der erforderlichen Verbände mitwirken. Hier wird sich auch Gelegenheit bieten zur Erteilung eines entsprechenden chirurgischen Unterrichtes und zur Einschärfung richtiger Begriffe über Desinfektion und anderer unentbehrlicher Grundlagen der Kranken und Verwundeten.[2]

[1] Hierbei wird den Lernenden die Notwendigkeit größter Reinlichkeit am eigenen Körper, namentlich aber eine vollkommene Reinigung und Desinfektion der Hände für chirurgische Zwecke einzuprägen sein, und zwar: 1. Reinigen der Nägel von allem sichtbaren Schmutze, sowie Kürzen derselben; 2. Bürsten der Hände, Nägel und Fingerspitzen mit heißem Wasser und Kaliseife während einer Minute; 3. Eintauchen und Waschen der Hände und Nägel mit Spiritus (mindestens 80 % Alkoholgehalt) während einer Minute und 4. Bürsten der Hände und Nägel mit 2 ‰ Sublimat oder 3 % Karbolsäureauflösung während einer Minute.

[2] Als Beispiel eines sachgemäßen Lehrplanes sei an dieser Stelle hingewiesen auf den Lehrplan, den Stabsarzt **Dr. Hering** aufgestellt und befolgt hat bei der Ausbildung einer freiwilligen Pflegerkolonne in Frankfurt a. d. O.

I. Theoretischer Teil.

1. Abend: Belehrung bezüglich der die Genossenschaft interessierenden Paragraphen aus der Kriegssanitätsordnung u. s. w., Besprechung des menschlichen Körpers: Skelett, Knorpel, Gelenke, Muskeln, Fett, Bindegewebe, Haut, Schleimhäute.

Über die Leistungen des einzelnen stellen die betreffenden Ärzte je nach Abschluß eines der vorbezeichneten Kurse ein Zeugnis aus, das dem Vorsitzenden des Verbandskomitees und durch diesen dem Vorstand der Genossenschaft ausgehändigt wird. (Rev. Statut von 1890, § 7.)

---

2. Abend: Menschlicher Körper: Körperhöhlen, Eingeweide, Gehirn, Rückenmark, Nerven, Sinnesorgane, Lungen, Herz.

3. Abend: Menschlicher Körper: Herz, Blutkreislauf, Atmung, Baucheingeweide, Verdauung, Benennung der Körpergegenden.

4. Abend: Verletzungen: Wunden, ihre Arten, Heilungsverlauf, Störungen desselben, Antiseptik.

5. Abend: Verletzungen: Gelenk- und Knochenverletzungen.

6. Abend: Verbandmaterial: Anlegung von Verbänden an Gesunden.

7. Abend: Krankheiten, besonders ansteckende, Desinfektion und Desinfektionsmittel, Krankenpflege.

8. Abend: Krankenpflege, Verbände.

9. Abend: Erste Hilfe bei Unglücksfällen, Scheintote, Wiederbelebung, Vergiftungen.

10. Abend: Obliegenheiten bei Operationen und Obduktionen.

11. Abend: Ausführung ärztlicher Verordnungen.

12. Abend: Krankentransport, theoretisch und praktisch.

NB. Jede Instruktionsstunde beginnt mit einer Wiederholung des in der vorhergegangenen Besprochenen.

II. Praktischer Teil.

Neben der Belehrung über die Behandlung und Pflege der vorliegenden Kranken Besprechung folgender Themata:

1. Tag: Krankheiten der äußeren Bedeckung.
2. Tag: Gelenkverletzungen.
3. Tag: Kopfverletzungen.
4. Tag: Knochenbrüche.
5. Tag: Verbrennungen, Frostschäden.
6. Tag: Immobilisierende Verbände.
7. Tag: Hautreize, Blutentziehungen.
8. Tag: Wachdienst.
9. Tag: Wundkrankheiten.
10. Tag: Blutungen aus Körperhöhlen.
11. Tag: Vergiftung mit äußerlich anzuwendenden Medikamenten.
12. Tag: Hilfeleistungen vor, während und nach Operationen.
13. Tag: Desinfektion.
14. Tag: Hitzschlag, ansteckende Krankheiten.

Als Veranschaulichungsmittel benutzt Dr. Hering die Fiedlerschen anatomischen Wandtafeln und die Esmarchschen Samaritertafeln, ein Skelett, einen zerlegbaren Torso, sowie das gebräuchliche Schienen- und Verbandmaterial.

Das von Dr. Hering im Anschlusse hieran herausgegebene Büchlein: „Erste Hilfe bei Unglücksfällen u. dgl." — Eigentum der freiwilligen Sanitätskolonne zu Frankfurt a. d. O.; Preis gebunden 25 Pfennig — kann auf das lebhafteste zum praktischen Gebrauch empfohlen werden.

Zu 3. **Repetitionskurse** (§ 7c des rev. Statutes).

Mit der Absolvierung des Hauptkursus kann die Ausbildung nicht als definitiv abgeschlossen betrachtet werden. Geschicklichkeit erlangt man nur durch Übung. Es gilt daher, solange es Frieden bleibt, sich durch regelmäßig wiederkehrende Übung auf dem Laufenden zu erhalten. Hiernach erscheint die Abhaltung von **Repetitionskursen** geboten. Dieselben sollen in der Dauer von sechs Wochen, zweimal wöchentlich je zwei Stunden, Gelegenheit zu theoretischen und praktischen Exerzitien bieten. Auch hier werden in der Regel gesunde Leute die Übungsobjekte zu bilden haben, und werden sich die Übungen selbst in der Hauptsache auf Übung in mechanischen Fertigkeiten (Anlegung von Verbänden) beschränken. Hieran wird sich eine erneute Durchnahme des Leitfadens mit entsprechender Fragestellung und überhaupt eine Repetition des früher Gelernten zu knüpfen haben.

Der **Krankentransport** soll bei dem Unterricht der Krankenpfleger im Gegensatze zu der Ausbildung der Sanitätskolonnen nur in **beschränkterem Maße gelehrt** und geübt werden.

Zur Aufrechterhaltung eines beständigen Interesses der Genossenschaft an den Werken der freiwilligen Krankenpflege empfiehlt sich die Abhaltung von **Bezirksversammlungen**, auf denen durch **belehrende Vorträge** das früher Gelernte wieder **aufzufrischen** ist (§ 7d des rev. Statutes).

Bei der Besprechung der technischen Ausbildung der Pfleger darf ein Antrag nicht unerwähnt bleiben, den Graf **Douglas** am 2. Mai 1888 im preußischen Abgeordnetenhause gestellt hat, und der einstimmige Annahme, zugleich aber auch die Zustimmung der Regierung fand. Derselbe ging dahin, die Staatsregierung zu ersuchen, auf den technischen Hochschulen, technischen Unterrichtsanstalten aller Art, wie auf den Lehrerseminaren Vorlesungen über die erste Hilfsleistung bei plötzlichen Unglücksfällen anzuordnen.

Es ist nicht zu bezweifeln, daß die Ausführung dieses Antrages die technische Ausbildung der freiwilligen Krankenpfleger wesentlich fördern und erleichtern, sowie dazu beitragen würde, daß viele von denen, die auf den Schulen die erste Stufe durchgemacht haben, sich später veranlaßt sehen, einen weiteren Schritt zu thun und sich als Krankenpfleger wirklich ausbilden zu lassen. Auf Grund der beigebrachten Zeugnisse über Absolvierung eines solchen Kursus würden die Betreffenden in der Regel von dem **Vorbereitungskursus dispensiert** werden können.

Zum Schlusse sei es gestattet, auf die bereits Seite 217 hervorgehobene Notwendigkeit der Schulung derjenigen Personen zurückzukommen, welche sich im Kriegsfalle zur Verwendung als Delegierte des Kaiserlichen Kommissars und Militärinspekteurs zur Verfügung stellen. Es bestehen hierüber noch keine Bestimmungen, keine Einrichtungen, welche eine solche Vor- und Ausbildung zum Zwecke haben. Selbst die neuen Satzungen der Wichernschen Genossenschaft enthalten keine Bestimmungen über die Schulung derjenigen außerordentlichen Genossenschaftsmitglieder, welche im Kriegsfalle als Delegierte zur Verfügung stehen sollen. Und doch muß die Verwendung ungeschulter Delegierter, welche die zu übernehmenden schwierigen Pflichten, sowie den Umfang derselben nicht oder nur in nicht genügender Weise kennen, zu erheblichen Mißständen führen. Ein großer Teil der unliebsamen Erfahrungen während des Krieges 1870/71 ist auf die Verwendung völlig ungeschulter oder nicht genügend geschulter Delegierter zurückzuführen. Hier gilt es eine Lücke auszufüllen.

Die Beantwortung der Frage, ob es auch bei Durchführung aller in Vorstehendem empfohlenen Maßregeln gelingen werde, eine für den Bedarf im Kriege völlig ausreichende Zahl freiwilliger Krankenpfleger auszubilden, bleibt immerhin zweifelhaft. Soviel ist jedoch als feststehend zu betonen, daß beim Beginne eines Krieges der **erste, dringendste Bedarf** wird gedeckt werden können. Und ist dies der Fall, sind die Genossenschaften organisiert, findet sich eine genügende Anzahl von Männern, die bereit sind, sich ausbilden zu lassen, sind die Krankenhäuser auf die Ausbildung vorbereitet, steht ein bestimmter Ausbildungs- und Mobilisierungsplan bereits fest, so wird die Ausbildung genügender Reserven unter dem Drucke der Not und unter dem Einfluß der begeisterten, zu jedem Opfer bereiten Stimmung seitens der Lehrer sowohl als der Lernenden rasch und sicher vor sich gehen können.

B. Transport- und Begleitpersonal.

(Krankenträger, Sanitätskolonnen.)

Im Organisationsplane der freiwilligen Krankenpflege im Kriege sind die freiwilligen Krankenträger in ihrer verschiedenen Verwendung unter der Bezeichnung Etappenpersonal zusammengefaßt. Die betreffenden in § 6 unter b und in § 7 Ziff. 3 befindlichen Spezialbestimmungen lauten:

„1. Unterstützung des Sanitätsdienstes bei der Feldarmee.
b) Etappenpersonal.

Für jede Etappeninspektion wird ein freiwilliges Begleitdetachement für die Krankentransporte planmäßig gebildet, welches zur Verfügung des betreffenden Etappendelegierten steht.

Ein Teil dieses Personales kann zur Besetzung und Verwaltung von Verband- und Erfrischungsstationen auf den Bahnhöfen verwandt werden.

Außerdem wird für jede Etappeninspektion ein besonderes Transportdetachement aufgestellt, welches zunächst dem Lazarettreservedepot, bezw. der Trainkolonne desselben attachiert wird.

Dieses Transportdetachement dient zur Verbindung des Etappenhauptortes mit den vorgeschobenen Lazaretten und stellt außerdem die erforderlichen Abteilungen, um innerhalb der einzelnen Etappenorte den Krankentransport (vom Bahnhof nach den einzelnen Lazaretten und umgekehrt) zu übernehmen.

2. Unterstützung des Sanitätsdienstes bei der Besatzungsarmee.

§ 7 Ziff. 3. Das Transportpersonal wird teils zum inneren Transportdienste (Transport von den Bahnhöfen nach den Lazaretten und umgekehrt), teils als Begleitpersonal auf den Eisenbahnen verwendet. Im letzteren Falle steht es zur Verfügung des Liniendelegierten.

Wenn der freiwilligen Krankenpflege Verpflegungs- und Erfrischungsstationen auf einzelnen Linien übergeben werden, so hat das Transportpersonal auch dort zur Verwendung zu gelangen."

---

a) Es wird nunmehr festzustellen sein, welche Dienste von den den Begleit- und Transportdetachements zugeteilten Personen erwartet und verlangt werden. In erster Linie soll dieses Personal zur Dienstleistung als Krankenträger herangezogen werden. Hiernach erscheint es angezeigt, sich zunächst darüber klar zu werden, welche Dienstobliegenheiten die militärischen Krankenträger nach den bestehenden amtlichen Vorschriften zu erfüllen haben (vgl. §§ 36 und 202 unter B der Kriegssanitätsordnung, Dienstanleitung für die Krankenträger, und die Krankenträgerordnung[1] vom 21. Dezember 1887).

[1] Berlin 1888, Mittler. Durch die Vorschriften der Krankenträgerordnung werden die Bestimmungen der Kriegssanitätsordnung mehrfach ergänzt

Die militärischen Krankenträger finden an erster Stelle Verwendung im Sanitätsdetachement (vgl. den ersten Abschnitt des ersten Teiles III. C).

Im Sanitätsdetachement sind dieselben dazu bestimmt, während des Gefechtes, sowie nach demselben die Verwundeten auf dem Gefechtsfelde aufzusuchen und zu laben, erforderlichen Falles vom Pferde zu heben, ihnen Gepäck nebst Waffen abzunehmen, die beengenden Kleidungsstücke zu lösen und sie — wenn nötig nach Anlegung eines Notverbandes — aus der Gefechtslinie, bezw. vom Truppenverbandplatze nach dem Wagenhalteplatze oder Hauptverbandplatze zu schaffen.

Sie haben ferner die Verwundetentransporte in die Feldlazarette und an die Sanitätszüge zu begleiten. In Zeiten der Ruhe können sie auch zum Krankendienste in die Lazarette kommandiert werden (§ 36 der Kriegssanitätsordnung; § 2 Ziff. 2, 3 u. 4 und § 54 Ziff. 1 der Krankenträgerordnung).

Beim Transporte von Verwundeten in die Feldlazarette haben die Krankenträger auf jede Bewegung und Äußerung der Verwundeten zu achten und namentlich ihr Augenmerk auf die in den oberen Tragen Untergebrachten zu richten (§ 46 Ziff. 2 und § 54 Ziff. 2 der Krankenträgerordnung).

Bei der Begleitung von Transporten aus den Feldlazaretten nach der Eisenbahn, wo es sich um Begleitung Kranker und Verwundeter handelt, bei denen sich die Wunden schon in einer gewissen Heilung befinden, und die in fertigen, für den Transport vorbereiteten Verbänden liegen, fällt dem Krankenträger im allgemeinen die Pflicht zu, auf die Wünsche der Kranken hinsichtlich ihrer Lagerung und sonstigen Bedürfnisse genau zu achten. Außerdem hat er beim Abladen der Kranken und dem damit verbundenen Wechsel des Lagers sachgemäß zu helfen, sei es, daß die Transporte auf Übernachtungsstationen oder in anderen Lazaretten oder in Sanitätszügen untergebracht werden. Für einzelne Fälle wird der begleitende Krankenträger vom absendenden Sanitätsoffizier besondere Weisungen erhalten. Treten Blutungen oder gefahrdrohende Zufälle bei einem der Transportierten ein, so hat der Begleitmann des Wagens die Pflicht, dem Transportführer schleunigst Meldung zu machen, um das Anhalten des Wagens zu veranlassen. Auch über sonstige Wahrnehmungen hat der Krankenträger sowohl unterwegs

und abgeändert. Die ganze Krankenträgerordnung zeichnet sich durch klare Fassung der einzelnen Bestimmungen und durch übersichtliche Anordnung in hervorragender Weise aus.

wie nach Ankunft am Bestimmungsort Meldung zu erstatten (§ 54 Ziff. 3 und 4 der Krankenträgerordnung).

Bei der Dienstleistung in den Lazaretten des Kriegsschauplatzes haben die Krankenträger ihren Dienst nach den Anweisungen des Chefarztes und der übrigen Sanitätsoffiziere, sowie des Inspektors und des Lazarettaufsehers in gleicher Weise zu verrichten, wie die Militärkrankenwärter. Insoweit daher die Thätigkeit der Krankenträger zeitweilig übergeht in diejenige von Militärkrankenwärtern, gelten die für die letzteren gegebenen Bestimmungen auch für erstere (§ 204 der Kriegssanitätsordnung; § 55 der Krankenwärterordnung; oben unter II. A b S. 251).

Endlich können die Krankenträger zur Einrichtung von Hilfslazarettzügen kommandiert werden, wenn sie entweder in Zeiten der Ruhe in Feldlazaretten Dienste leisten, oder mit ihren Sanitätsdetachements in der Nähe von Orten stehen, an denen Krankentransportkommissionen errichtet sind. Auch dürfen sie zum Be- und Entladen der Lazarettzüge herangezogen werden, nicht aber zur Begleitung solcher.

Bei der Beantwortung der Frage: „in welcher Weise und inwieweit diese für die militärischen Krankenträger geltenden Bestimmungen auf das freiwillige Transport- und Begleitpersonal Anwendung zu finden haben", ist zunächst dasjenige in Erinnerung zu bringen, was oben S. 68 und 71 über die Verwendung dieses Personales in erster Linie gesagt worden ist. Bei einer solchen ausnahmsweisen Gestattung des Anschlusses einer freiwilligen Transportkolonne an die Armee im Bereiche der fechtenden Truppen wird dieselbe einem Sanitätsdetachement eingefügt. Die Mannschaften treten vollständig in das Verhältnis von wirklichen Militärkrankenträgern und aus dem Rahmen der freiwilligen Krankenpflege hinaus.

Eine derartige Verwendung wird nur in höchst seltenen Ausnahmefällen eintreten, viel seltener als im allgemeinen und namentlich in den beteiligten Kreisen angenommen zu werden pflegt. Wie richtig diese Annahme und wie wenig Neigung in den maßgebenden Kreisen vorhanden ist und der Natur der Sache nach vorhanden sein kann, Transportkolonnen der freiwilligen Krankenpflege in das Bereich der operierenden Truppen vorzuziehen, ergiebt sich aus Auslassungen des Königlich preußischen Kriegsministeriums (Schreiben an den Kaiserlichen Kommissar vom 18. Mai 1884, und Bericht an Ihre Majestät die Kaiserin Augusta vom 30. November 1884). Das Königliche Kriegsministerium bezeichnet es als eine dringende Notwendigkeit, daß bei der Ausbildung von geschultem Personal immer mehr Gewicht auf den Dienst des Krankenpflegers, als auf den des Krankenträgers zu legen sei. Die Aufgaben und Pflichten der Krankenpfleger dürften auch in dem Leitfaden für die freiwilligen Krankenträger nicht ohne Berücksichtigung bleiben, da deren Kenntnis für alle Dienstzweige von Wichtigkeit seien, zu denen die freiwilligen Kolonnen, abgesehen vom Transporte aus der Nähe des Schlachtfeldes, zugelassen würden: so für das Pflegepersonal in den Etappenlazaretten, für die Begleitung von Hilfslazarett- und Krankenzügen und für das Personal der von der freiwilligen Pflege selbst aufzustellenden Lazarettzüge. Das Königliche Kriegsministerium sichert Bestrebungen solcher Art volle Sympathie und Förderung zu, schließt aber hieran eine beherzigenswerte Warnung. Da nach den maßgebenden Einrichtungen für die Bildung der Kolonnen nur solche Leute übrig bleiben könnten, welche überhaupt nicht wehrfähig seien oder das 40. Lebensjahr bereits überschritten hätten, so erscheine es nach den bisherigen Erfahrungen ausgeschlossen, daß Leute von einer derartigen Konstitution, bezw. von einem solchen Alter dauernd den an sie herantretenden Kriegsstrapazen gewachsen sein könnten. Dieselben würden vielmehr in überwiegender Zahl statt Hilfe zu bringen, derselben bald im höchsten Grade selbst bedürfen (vgl. das oben unter II. A b S. 256 in bezug auf die körperliche Tüchtigkeit der Krankenpfleger Ausgeführte, was auch hier volle Geltung hat). Es könne daher dem eigentlichen Wesen der freiwilligen Krankenpflege nicht entsprechen, mit ihren Formationen in der ersten Linie, bezw. auf dem Schlachtfelde selbst zu erscheinen, dieselbe werde vielmehr die großen, ihr zufallenden Aufgaben im Rücken der Armee und im Inlande zu lösen haben (vgl. hierüber das S. 68 flg. und S. 253 Ausgeführte).[1]

---

[1] Dr. Ludwig Acker sagt in bezug hierauf in seinem Werkchen: „Das rote Kreuz“ (Mosbach 1888) S. 40: „Allerdings soll nach dem Wortlaut der Kriegssanitätsordnung die Beiziehung der Sanitätskolonnen zur ersten Hilfeleistung auf dem Schlachtfelde theoretisch nur eine ausnahmsweise sein, aber es ist nur zu einleuchtend — und die früheren Kriegserfahrungen haben es zur Genüge bewiesen —, daß der Krieg diese Ausnahme mehr oder weniger zur Regel machen wird. In der That ist gerade im Verlauf und unmittelbar nach Beendigung größerer Kämpfe der augenblickliche Hilfebedarf der dringendste und größte und von den staatlichen Organen allein nicht zu beschaffen.“ Diese Auffassung ist grundfalsch und ganz unmilitärisch; es kann ihr gar nicht bestimmt genug widersprochen werden. Das Festhalten einzelner an solchen, den bestehenden Vorschriften und der wohlbegründeten Auffassung der Heeres-

Die Mitglieder der den Etappeninspektionen zuzuteilenden Begleit- und Transportdetachements werden daher voraussichtlich folgende Aufgaben zu erfüllen haben:

Die Mitglieder der Transportdetachements:

1. Begleitung von Verwundeten- und Krankentransporten zu Wagen aus den vorgeschobenen Lazaretten nach den rückwärts belegenen Lazaretten (Feldlazaretten, Kriegslazaretten, Etappenlazaretten) und nach den Krankensammelstellen und Leichtkrankensammelstellen;

2. Transport von Material, eventuell auch Personal nach den vorgeschobenen Lazaretten; mit Bestimmtheit ist anzunehmen, daß die Mitgieder des Transportdetachements bei dem Transporte und der Aufstellung der zerlegbaren und transportablen Lazarettbaracke eine überaus wichtige Verwendung finden werden.

3. Ein- und Ausladen der Verwundeten und Kranken an den Etappenorten, namentlich den Krankensammelstellen in die und aus den Sanitäts- und Krankenzügen; Einrichtung von Hilfslazarettzügen;

4. Transport der Verwundeten und Kranken vom Zuge, bezw. vom Bahnhofe nach den Erfrischungs- und Verbandstationen und nach den Lazaretten und umgekehrt.

Hier trägt die ganze Thätigkeit in der Hauptsache den Charakter derjenigen von Krankenträgern.

Umgekehrt beinahe liegt die Sache bei den Mitgliedern der Begleitdetachements. Diese werden in der Regel verwendet werden:

1. als Begleitpersonal bei den Lazarett- (nur ausnahmsweise im Falle dringenden Bedarfes), Hilfslazarett- und Krankenzügen;

2. als Verwaltungspersonal für die Verband- und Erfrischungsstationen;

3. als Aushilfe beim Mangel an wirklichen Krankenpflegern zur Dienstleistung in den zurückliegenden Feld-, Kriegs- und Etappenlazaretten, und

4. auch eintretenden Falls zur Dienstleistung in den Depots (siehe unten unter C).

Die Verwendung zu den unter 1., 2. und 3. genannten Zwecken ist in der Hauptsache eine Verwendung als Pflegepersonal.

Ein ähnlicher Unterschied ist zu machen bei dem bei der Besatzungsarmee zur Vewendung gelangenden Transportpersonal. Denn

---

leitung direkt entgegenlaufenden Ansichten kann nur dazu dienen, Verwirrung zu schaffen und die Stellung der freiwilligen Krankenpflege schwieriger zu machen, ja zu gefährden.

die Thätigkeit derjenigen, welche sich dem inneren Transportdienst widmen, ist eine solche als Krankenträger, während auch hier das Begleitpersonal und das auf den Verband- und Erfrischungsstationen zur Verwendung gelangende Personal in vielfacher Beziehung Pflegedienste zu thun haben wird.

Endlich wird das Personal der freiwilligen Sanitätskolonnen zur Verwendung kommen in den Fällen, in denen die freiwillige Krankenpflege Reservelazarette oder einzelne Zweige der Wirtschaftsverwaltung in denselben übernimmt, oder selbständig Reservelazarette, Vereinslazarette, bezw. Rekonvaleszentenstationen bereitstellt, oder endlich selbst Sanitäts- und Krankenzüge ausrüstet und bereitstellt. In allen diesen Fällen wird die Notwendigkeit eintreten, dieses Personal teils als Krankenträger, teils als Pfleger (Krankenwärter) zu verwenden.[1] Überhaupt wird sich in der Praxis eine vollkommene Trennung dieser beiden Funktionen in der Mehrzahl der Fälle bis zur letzten Konsequenz nicht durchführen lassen.

b) Ausbildung.

Diese verschiedene Art der Verwendung wird und muß schwer ins Gewicht fallen bei der Ausbildung des Sanitätspersonales dieser Kategorie.[2]

Bezüglich der **Ausbildung** ist im allgemeinen zu betonen, daß dieselbe, obgleich ein theoretischer Unterricht nicht entbehrt werden kann, doch vor allen Dingen eine praktische sein muß (§ 6 Ziff. 4 der Krankenträgerordnung).

Der theoretische Unterricht, der für alle gemeinsam sein kann und muß, soll sich erstrecken auf die Kenntnis des Notwendigsten vom

[1] Eine Verwendung als Lazarettgehilfe wird nur in besonderen Fällen ganz ausnahmsweise vorkommen.

[2] Wie hieraus und aus den folgenden Ausführungen hervorgeht, vermag Verfasser der in dem oft erwähnten anonymen Aufsatze im 7. Beihefte zum Militärwochenblatte S. 306 ausgesprochenen Ansicht: „daß die Zweiteilung des Etappenpersonales in Begleit- und Transportdetachements für die Friedensausbildung desselben ohne Belang sei und daß daher die Ausbildung eine einheitliche sein müsse, da für diese Einteilung der Grund in der Verwendungsart, bezw. in einer lokalen, nicht aber sachlichen Teilung der Arbeit liege", nicht in ihrem vollen Umfange beizustimmen. Richtig ist freilich, daß die angeführten „Zweckmäßigkeitsgründe": geringerer Zeitaufwand für die Schulung und die Möglichkeit der Zuteilung des ausgebildeten Personales je nach Bedürfnis bald zu dem einen, bald zu dem anderen Detachement, für diese Einheitlichkeit sprechen. Für ausschlaggebend vermag aber der Verfasser diese Rücksichten nicht anzuerkennen.

menschlichen Körper, der wichtigsten, im Kriege vorkommenden Verletzungen und der ersten Hilfeleistungen im allgemeinen, weiter auf die Kenntnis der für diesen Zweck erforderlichen Verbandgeräte und Krankentransportmittel, endlich vielleicht noch auf die Kennzeichen des wirklichen Todes und auf die Anweisung über das Begraben der Leichen.

Unbedingt notwendig erscheint es aber, sämtliche Personen, welche in eine Sanitätskolonne eintreten wollen, beim theoretischen Unterricht über die Einrichtungen des Kriegssanitätsdienstes, sowie über das Wesen, die Aufgaben und die Organisation der freiwilligen Krankenpflege in eingehender Weise zu belehren. In vielen Fällen geschieht dies aber nicht oder nicht in ausreichender Weise. Das Selbststudium reicht hier nicht aus. Es kann nur ergänzend hinzutreten. Es ist Pflicht des Lehrers, die Leute auf die wichtigsten Punkte und Bestimmungen hinzuweisen.

Im übrigen soll die Ausbildung vornehmlich eine praktische sein, und bei diesem praktischen Unterricht tritt die Unterscheidung der verschiedenen Kategorieen bei der Verwendung des betreffenden Personales ganz wesentlich in den Vordergrund.

Alle Mitglieder freiwilliger Sanitätskolonnen müssen unterrichtet werden in dem Fortschaffen der Verwundeten und Kranken mit und ohne Trage (Auf- und Abladen, Lagerung, Wegtragen und Gebirgsschritt[1]) einschließlich der Benutzung der Räderbahre (§ 41 der Krankenträgerordnung), im Transporte derselben auf Krankentransportwagen einschließlich des Auf- und Abladens, und im Ein- und Ausladen in die zum Verwundeten- und Krankentransporte bestimmten Eisenbahnwagen verschiedener Art. Allen muß ferner die unbedingte Notwendigkeit ruhigen, überlegten und sicheren Handelns, liebevoller Sorgfalt für die ihrer Hilfe überwiesenen Kranken und Verwundeten, peinlicher Ordnung und Reinlichkeit und unbedingten Gehorsams gegen die Vorgesetzten in allen Lagen und unter allen Verhältnissen unablässig eingeprägt werden.

Dieser Grad der Ausbildung genügt unbedingt für diejenigen

[1] Der Gebirgsschritt (§ 38 Ziff. 3 der Krankenträgerordnung) steht im Gegensatze zum militärischen Schritte (Gleichtritt). Den Namen hat dieser Schritt davon, daß die Träger im Gebirge sich dessen bedienen. Er entspricht dem Gange eines Pferdes im Schritte. Der vordere Träger schreitet mit dem linken Fuße zuerst aus, ihm folgt der hintere Träger mit dem rechten, diesem wieder der vordere mit dem rechten, zuletzt der hintere mit dem linken, so daß nie zwei Füße gleichzeitig auftreten. Die Schritte müssen kurz sein, die Kniee gekrümmt; Stampfen ist zu vermeiden.

Personen, welche sich nur zum inneren Transportdienste an ihrem Wohnorte zur Verfügung stellen.

Höhere Ansprüche sind schon an diejenigen zu stellen, welche sich zur Verwendung als Begleitpersonal innerhalb des Bereiches der Besatzungsarmee oder zur Verwendung auf den Verpflegungs- und Erfrischungs- bezw. Verbandstationen bereit erklären. Diese müssen außerdem noch unterrichtet werden über den Transport auf Eisenbahnen, über die die Beschaffenheit der Krankenwagen bei den Sanitäts- und Krankenzügen betreffenden Vorschriften, über die Einrichtung der Krankenwagen der Hilfslazarettzüge (Hamburger, Grundsches und gemischtes System [1]) und über das Verhalten während der Fahrt, sowie endlich in dem Aufbau und in der Zerlegung der transportablen Baracken, sowie der Verladung derselben zum Transport. Eine Ausbildung als Krankenpfleger erscheint bereits hier bis zu einem gewissen Grade erwünscht.

Dieser Grad der Ausbildung genügt auch für diejenigen, welche im Bereiche der Etappeninspektionen einem Transportdetachement zugeteilt werden. [2]

Die Anforderungen steigern sich aber noch weiter bei denjenigen, welche sich zur Verwendung bei einem Begleitdetachement im Bereich der Etappeninspektionen bereit erklären, insofern ganz wesentlich, als bei diesen eine Ausbildung als Krankenpfleger wenigstens bis zu einem bestimmten Grade ganz unentbehrlich erscheint.

Die Verwendung bei einer Depotabteilung setzt gewisse Kenntnisse in den Depotangelegenheiten voraus (siehe nächsten Abschnitt).

Endlich kommen noch diejenigen Personen in Betracht, welche sich eventuell zur Verwendung bei einer einem Sanitätsdetachement einzufügenden Transportkolonne zur Verfügung stellen.

Wie in § 6 Ziff. 5 der Krankenträgerordnung ganz besonders hervorgehoben wird, sind die Krankenträger grundsätzlich bestimmt, die

---

[1] Vgl. Anleitung zur Herrichtung von Eisenbahngüterwagen zum Krankentransport, besonders auch unter Benutzung von Behelfsmaterial (feldmäßige Wageneinrichtung); im Auftrage des Centralkomitees des preußischen Vereins zur Pflege im Felde verwundeter und erkrankter Krieger herausgegeben von Dr. Leu, Stabs- und Bataillonsarzt in Halberstadt; Berlin 1888; Druck von J. F. Starke. (Die Eisenbahn im Dienste der Kriegssanitätshilfe, Einrichtung der Hilfslazarettzüge, feldmäßige Herrichtung von Güterwagen für die Krankenabfuhr, Material und Materialberechnung.)

[2] Für das gesamte, im Bereiche der Feldarmee zur Verwendung kommende Personal empfiehlt sich auch die Kenntnis der militärischen Signale. Dieselben sind mit Noten dem Exerzierreglement angefügt.

Verwundeten sofort der ärztlichen Hilfe zuzuführen, und nur ganz ausnahmsweise ist es denselben gestattet, selbst erst Hilfe zu leisten d. h. den Verwundeten transportfähig zu machen.[1]

Um dies zu können, bedarf es einer eingehenderen Kenntnis des menschlichen Körpers, der Kriegsverletzungen und der Verbandmittel, sowie der Fertigkeit in gewissen einfachen Handgriffen (Anlegung von Notverbänden; siehe III. Teil der Krankenträgerordnung Kapitel 1, 2, 3, 4 und 5, §§ 13 bis mit 29).[2]

Das Hauptgewicht ist in diesem Falle zu legen auf eine vollständige Ausbildung als Militärkrankenträger nach dem **vollen Umfange** der Vorschriften in der Krankenträgerordnung (§§ 6, 30 flg.). Die Leute müssen also eingehend unterrichtet werden über den Verwundetentransport bis zum Wagenhalteplatz (IV. Teil Kapitel 1 §§ 30 bis mit 32 der Krankenträgerordnung), über den Dienst auf dem Wagen-

---

[1] Von den überaus wichtigen Bestimmungen über die wichtigsten Kriegsverletzungen und die notwendigen Hilfeleistungen bei denselben seien hier nur folgende als ganz besonders beachtenswert hervorgehoben:

„Die Hauptsorge des Krankenträgers muß darauf gerichtet sein, daß die Verwundeten schleunigst der ärztlichen Hilfe — namentlich dem Hauptverbandplatz — zugeführt werden. Er halte sich deshalb nicht mit zeitraubenden Verbänden u. s. w. auf, da er dadurch leicht mehr Schaden als Nutzen stiftet, sondern labe den Verwundeten, lagere ihn zweckmäßig auf der Trage und bringe ihn baldigst zum Verbandplatze.

Ein Verbinden durch den Krankenträger ist nur bei denjenigen Wunden gestattet, welche durch starke Blutung das Leben des Verwundeten augenblicklich gefährden oder einen Transport desselben ohne Stützverband unmöglich machen, doch auch in diesen Fällen nur, wenn ein Sanitätsoffizier nicht gleich zur Stelle ist.

Jede Unreinlichkeit, welche in eine Wunde dringt, kann dem Verwundeten das Leben kosten. Deshalb berühre der Krankenträger die Wunde nicht mit den Fingern oder etwa gar mit dem Taschentuche, dem Hemde des Verwundeten u. s. w., auch unterlasse er jedes Auswischen von Blut aus der Wunde, sowie die Entfernung von Fremdkörpern.

Muß die Wunde freigelegt werden, so sind die Kleidungsstücke in den Nähten aufzutrennen.

Beim Auskleiden des Verwundeten ist immer der verletzte Teil zuletzt zu entblößen.

[2] Beim Unterricht über die erste Hilfe bei plötzlicher Lebensgefahr (Kapitel 4 §§ 24 bis mit 27 der Krankenträgerordnung) wird ganz besonders darauf aufmerksam zu machen sein, daß nach § 34 Ziff. 6 der Krankenträgerordnung die künstliche Atmung bei Verwundeten von den Krankenträgern zu unterlassen ist.

halteplatz (§ 33), über das Verhalten beim Verwundeten (§ 34), über das Aufladen der Verwundeten auf die Trage (§ 35), über das Herabheben Verwundeter vom Pferde (§ 36), über Lagerung auf der Trage (§ 37), über den Transport auf der Trage (§§ 38, 39 und 40), über den Gebirgsschritt (§ 38 Ziff. 3), über Herstellung (Improvisation) von Nottragen (§ 42), über den Verwundetentransport auf dem Krankenwagen (Kapitel 2 §§ 43 bis 46) und auf anderen Wagen, bezw. Herrichten dieser Wagen zum Verwundetentransport (Kapitel 3 §§ 47 bis mit 49), über den Verwundetentransport auf der Eisenbahn (Kapitel 4 §§ 50 bis mit 54), namentlich also auch über das Ein- und Ausladen der Verwundeten bei Lazarett- und Hilfslazarettzügen. Diese Eisenbahnübung muß sich auf die Herrichtung je eines Güterwagens nach Hamburger (§ 51 der Krankenträgerordnung), nach Grundschem (§ 52) und nach gemischtem System erstrecken (§ 9 der Krankenträgerordnung).

Da jedoch die Krankenträger der Sanitätsdetachements auch zur Dienstleistung in Lazaretten des Kriegsschauplatzes kommandiert werden können, so müssen die Mitglieder der für die Sanitätsdetachements bestimmten freiwilligen Krankenträgerkolonnen auch die Ausbildung als Krankenwärter erhalten.

Nur Personen, welche in allen diesen Punkten vollkommen genügende Kenntnisse erlangt und dies durch das Bestehen einer anderweiten eingehenden Prüfung bewiesen haben, können und dürfen überhaupt für die Verwendung bei einem Sanitätsdetachement in Frage kommen, d. h. in die betreffenden Listen eingetragen und seiner Zeit in Vorschlag gebracht werden. Diese Personen werden immer eine kleine, verschwindende Minorität bilden.

Die Durchschnittsausbildung, welche die freiwilligen Krankenträger erhalten und nach Lage der Sache erhalten können, wird hinter diesen Ansprüchen nicht unerheblich zurückbleiben und zurückbleiben müssen. Um einer geringen Minorität willen diese Durchschnittsausbildung so wesentlich zu erhöhen und auf die Gesamtheit auszudehnen, würde unausführbar und geradezu von Übel sein,[1] wie denn im allge-

[1] Hierfür dürfte auch die thatsächlich begründete Vermutung sprechen, daß im Ernstfalle nur sehr wenige Mitglieder der Sanitätskolonnen der Kriegervereine, welche meist ältere Leute und Familienväter sind, sich bereit finden lassen werden, eine Dienstleistung freiwillig wieder zu übernehmen, welche dem Dienste eines aktiven Soldaten völlig gleichsteht, und den freiwilligen Krankenträger allen den Gefahren aussetzt, denen der Kombattant und der Militärkrankenträger ausgesetzt sein muß. Das Drängen nach einer Thätigkeit

meinen ernstlich davor gewarnt werden muß, das Lehrziel zu weit oder zu hoch zu stecken. Nicht darin liegt der Wert, daß die Leute vielerlei gelehrt erhalten, sondern darin, daß sie das, was sie lernen, gründlich und ordentlich lernen und in der Praxis anzuwenden in den Stand gesetzt werden. Auch hier gilt: multum, non multa.

Der Verfasser faßt hiernach seine Auffassung dieser hochwichtigen Frage in folgendem zusammen: In der Regel wird für sämtliche freiwillige Krankenträger an einem Orte ein gemeinschaftlicher Kursus abzuhalten sein, welcher sich bis zur Erreichung der Durchschnittsausbildung erstreckt, d. h. bis zu der Ausbildung, welche für das Begleitpersonal im Bereiche der Besatzungsarmee und für die Mitglieder der Transportdetachements im Bereiche der Etappeninspektionen erforderlich erscheint. Für diejenigen, welche sich zum Eintritt in ein Begleitdetachement im Bereiche der Etappeninspektion melden, muß Unterricht in der Krankenpflege hinzutreten. Für diejenigen aber, welche eintretenden Falls beabsichtigen, Dienst bei einem Sanitätsdetachement zu thun, muß unter allen Umständen ein Ergänzungskursus hinzutreten. Der

---

in der ersten Linie tritt daher vorzugsweise bei den Friedensübungen und bei der Ausbildung als eine Art Zugmittel in den Vordergrund. (Vgl. Oberstabsarzt I. Klasse Dr. Körting bei der Besprechung der ersten Auflage dieses Lehrbuches im sechsten Hefte des XIX. Jahrganges der deutschen militärärztlichen Zeitung S. 290.) Generalarzt Dr. Port sagt bei gleicher Gelegenheit in Nr. 30 der Münchener Mediz. Wochenschrift folgendes, was allgemeiner Beherzigung dringend anempfohlen wird: „Das unberechtigte Streben der Sanitätskolonnen entspringt nicht sowohl aus dem Ehrgeize der Kolonnenmitglieder, wird vielmehr denselben durch einen ungeeigneten Unterricht eingeimpft.

Wenn die Lehrer der Kolonnen bei den größeren Übungen, die von Zeit zu Zeit veranstaltet werden, immer wieder das alte Spiel aufführen lassen, daß Scheinverwundete in Busch und Feld versteckt, dann von den Freiwilligen aufgesucht und am Fundort mit sogenannten Verbänden versehen werden, so betrachten die letzteren dieses Geschäft natürlich als ihre eigentliche Kriegsaufgabe. Wo dagegen die Felddienstübungen, die zur Ausbildung und zur Erhaltung des Eifers der Kolonnenmitglieder nicht entbehrt werden können, sich auf das beziehen, was die Kolonnen im Kriege wirklich zu leisten haben, nämlich auf den Verwundetentransport mittelst Eisenbahnwagen und mittelst Landfahrzeugen der verschiedensten Art, ferner auf die Unterbringung und auf die Verpflegung der Verwundeten, da ist von einem Streben nach Schlachtfeldthätigkeit nichts zu bemerken, weil jeder fühlt, daß auf dem der freiwilligen Hilfe zugewiesenen Gebiete unendlich viel zu leisten und der Findigkeit und Thatenlust ein weites Feld eröffnet ist."

Schwerpunkt liegt in dem zu liefernden Befähigungsnachweis, in der Prüfung und im Festhalten an dem Grunsatze: daß kein freiwilliger Krankenträger zu einer Dienstverwendung zugelassen wird, für welche er nicht genügende Ausbildung erlangt hat.

Die Ausbildung der Kolonnen selbst muß möglichst nach einheitlichen Grundsätzen erfolgen, und zwar in der Regel nach Anleitung des im Auftrage des Centralkomitees der deutschen Vereine zur Pflege im Felde verwundeter und erkrankter Krieger von Professor und Oberstabsarzt I. Klasse Dr. Starke (†) und Oberstabsarzt I. Klasse z. D. Dr. Rühlemann bearbeiteten und herausgegebenen Leitfadens für den Unterricht der freiwilligen Krankenträger (1. Auflage 1883; 5. von Dr. Rühlemann umgearbeitete Auflage 1889). Dies schließt jedoch, wie aus den folgenden Ausführungen mit absoluter Klarheit hervorgehen dürfte, nicht aus, daß es sich sowohl für die Lehrenden bei der Erteilung des Unterrichtes bezw. bei der Vorbereitung zu demselben als auch für die Lernenden beim Selbststudium dringend empfiehlt, noch weitere Quellen aufzusuchen und zu benutzen.

Zunächst ist in dieser Beziehung hinzuweisen auf die vom bayerischen Hilfsverein verfaßten und herausgegebenen: „Bestimmungen, betreffend die Ausbildung der bayerischen freiwilligen Sanitätskolonnen“ (München, in der akademischen Buchdruckerei von F. Straub 1887 als Beilage zu der noch in der Ausarbeitung begriffenen: „Instruktion über die Dienstverhältnisse der bayerischen freiwilligen Sanitätskolonne“). Diese Bestimmungen heben in der Einleitung mit Recht hervor, daß es der Ausbildung sowohl des einzelnen Mannes, als auch der Kolonnen bedarf, und daß dieser Ausbildung die einschlägigen militärischen Reglements und Instruktionen und dann auch sonst bewährte Unterrichtsbücher zu Grunde zu legen sein werden. Der Unterricht selbst wird geteilt:

a) in den ärztlichen theoretischen und praktischen Unterricht und

b) in Exerzierübungen einschließlich der Improvisationstechnik.

Ganz besonders ist darauf hinzuweisen, daß in Übereinstimmung mit der oben dargelegten Ansicht auch die bayerischen Bestimmungen in bezug auf Gang und Umfang des Unterrichtes und der Übungen darauf hinweisen, daß zunächst die Verwendung als Transportkolonnen (d. h. für Verbringung der Kranken und Verwundeten von den Feld- und stehenden Kriegslazaretten, eventuell von dem Hauptverbandplatze zur Eisenbahn) und als Begleitpersonal ins Auge zu fassen sei, in zweiter Linie aber auch die Verwendung als Krankenpfleger (Krankenwärter) und als Krankenträger (bei Zuteilung zu Sanitätsdetachements), da ein Ausscheiden der vorberegten Verwendungen im Kriege häufig nicht statthaben könne und die Begrenzung der Aufgaben hierbei jeweilig von den Verhältnissen abhängig sein werde.

Der ärztliche Unterricht soll sich erstrecken auf:

a) Anatomie des menschlichen Körpers mit besonderer Rücksichtnahme auf den Bau des knöchernen Gerüstes und den Verlauf der größeren Schlagadern; daran anschließend die Grundsätze für Behandlung der Knochenbrüche und für Blutstillung. Beiziehung von Kolonnenangehörigen zu Sektionen wäre erwünscht;

b) antiseptische Wundbehandlung, Maßregeln zur Reinigung und Reinhaltung der Wunden; Desinfektion der Hände und Instrumente; Vorführung der gebräuchlichsten antiseptischen Mittel; Hinweis auf die giftige Wirkung von Karbolsäure, Jodoform und Sublimat bei unvorsichtigem Gebrauch derselben; Vergiftungssymptome; Vorzeigung der üblichen Wundbeckmittel (Gaze, Mull, hydrophile Watte, Holzwolle, Holzfasern, Torfmoos, Torfmull, impermeable Stoffe); Anleitung zur Imprägnierung der Verbandstoffe nach der Kriegssanitätsordnung; Hinweis auf die Wichtigkeit staub- und schmutzfreier Aufbewahrung der imprägnierten Stoffe;

c) Verbandunterricht (Rollbindenverbände; Verbände mit dreieckigen Tüchern; Schienenverbände);

d) Heben, Legen, Tragen und Verladen der Verwundeten und Kranken;

e) Dienst in den Lazaretten; Hygiene der Lazarette; Desinfektion von Räumen, die mit Kranken belegt werden sollen (Tünchen der Wände, Verspänen oder Verkitten der Fugen in den Fußböden, Aufwaschen der letzteren mit Sublimatlösung);

f) Verfahren bei Unglücksfällen;

g) Grundzüge der Lehre von der Ernährung; Hinweis auf die Wichtigkeit von Kochkenntnissen für Krankenpfleger im Kriege (möglichste Ausnützung von etwa sich bietenden Gelegenheiten, um wenigstens einzelne der Kolonnenangehörigen im Kochen, Braten und Backen schulen zu lassen).

Über die Exerzierübungen, d. h. über die Ausbildung des einzelnen Mannes im Zuge ohne Krankentransportwagen, über die Ausbildung im Zuge mit Krankentransportwagen und über das Verhalten bei verschiedenen Anlässen (Ehrenbezeigungen, militärischen Gruß, Meldeformen, über das Verhalten auf dem Marsche, über Abkochen, Ruhetage, Nachtmärsche, Unterkunft, Verpflegung, Beförderung auf Eisenbahn,

Biwak u. s. w.) giebt eine Beilage ganz eingehende Anweisungen, welche sich durch Klarheit, Verständlichkeit und praktische Anwendbarkeit auszeichnen. Es muß aber hier bezüglich des speziellen Inhaltes auf die Bestimmungen selbst verwiesen werden. Für Lehrer und Instruktoren wird eine eingehende Einsichtnahme von größtem Nutzen sein.

Der Unterricht und die Übungen in der Improvisationstechnik sollen umfassen:

a) Herstellung von Bahren und sonstigen Lagerungsapparaten für Verwundete;

b) Herrichtung von Landfuhrwerken, zweiräderigen Karren und Schubkarren, von Eisenbahngüterwagen für den Verwundetentransport;

c) Herstellung von Schleifen für Schwerverwundete;

d) Herstellung von Schienen, Beinbruchladen, Stelzfüßen, Krücken;

e) Herstellung verschiedener Geräte zum Lazarettgebrauche, insbesondere unter Verwendung von Konservenbüchsen, Anleitung zum Ausschmelzen des Lothes aus letzteren, Unterricht im Löthen und den einfachsten Schlosserarbeiten;

f) Erbauung von Kochherden;

g) Herstellung von Schutzdächern und Hütten;

h) Herstellung von Öfen aus Flechtwerk, Steinen oder Konservenbüchsen;

i) Herstellung von Beleuchtungsvorrichtungen;

k) Herstellung von schwedischen Kochapparaten;

l) Einrichtung von Bodenheizung für Zelte und Hütten;

m) Herstellung von einfachen Dampfinfektionsapparaten mit Anleitung im Bedienen derselben.

Wie in bezug auf die Ausbildung der Krankenpfleger auf eine ausgiebige Benutzung des Unterrichtsbuches für Lazarettgehilfen von der Medizinalabteilung des Königlich preußischen Kriegsministeriums ausdrücklich hingewiesen worden ist, so wird sich auch bei der Ausbildung der Krankenträger eine eingehende Benutzung der offizellen Krankenträgerordnung selbst in der Mehrzahl der Fälle im Interesse der Sache empfehlen.[1] Ob bei den Vorträgen über die Thätigkeit, die Ein-

[1] Um die Ausbildung der Mitglieder der Kolonnen mit der der Krankenträger der Armee in Einklang zu bringen, hat die Inspektion der Krankenträgerkolonnen im Großherzogtum Mecklenburg-Schwerin bestimmt, daß der bisher im Gebrauch gewesene „Leitfaden für den Unterricht der freiwilligen Krankenträger der Kriegervereine“ außer Kraft gesetzt und statt dessen die für das deutsche Reichsheer geltende „Krankenträgerordnung“ als Unterrichtsbuch bei den Sanitätskolonnen des Verbandes eingeführt werde.

richtungen und die Organisation der freiwilligen Krankenpflege das gegenwärtige Lehrbuch zu Grunde zu legen sein wird, darüber wird von maßgebender Seite Entschließung zu fassen sein. Für den Lehrer empfiehlt sich außerdem auch Einsichtnahme in das in mancher Beziehung ganz vortreffliche Werk: „Lehrbuch zum Unterrichte im freiwilligen Sanitätshilfsdienste auf dem Kriegsschauplatze von Dr. Oskar Lanzer, K. K. Regimentsarzt, Wien 1889, in Kommission bei Alfred Hölder.“ Dieses Lehrbuch hat zwar zunächst nur die österreichischen Verhältnisse im Auge, allein es finden sich darin viele Bemerkungen und Winke für die Erteilung des Unterrichtes, welche auch in Deutschland mit großem Nutzen für die Sache nutzbar gemacht werden können. Für den Unterricht in der Improvisationstechnik sei auf das preisgekrönte „Taschenbuch der feldärztlichen Improvisationstechnik“ von Oberstabsarzt Dr. Julius Port (Stuttgart 1884, Verlag von F. Enke) hingewiesen. Nicht minder wird die ausgiebige Benutzung des von Heinrich Mappes in Frankfurt a. M. 1886 verfaßten, zunächst als Manuskript gedruckten und allseitig als außerordentlich praktisch anerkannten „Taschenbuches für Führer und Mitglieder der freiwilligen Sanitätskolonnen“ angezeigt erscheinen.[1] Endlich sei noch auf das 1881 bei Mittler u. Sohn in Berlin erschienene „Instruktionsbuch für den Krankenträger“ vom Stabsarzt Dr. Hering aufmerksam gemacht.

Als Lehrmittel werden hiernach an die Kolonnen seitens der Vereine vom roten Kreuz mindestens zu gewähren sein:

1. Tragbahren;

2. der obenerwähnte Leitfaden, bezw. die weiter angeführten Unterrichtsbücher;

3. Verbandkästen, welche die in dem Leitfaden vorgeschriebenen Verbandmittel enthalten und Gelegenheit bieten, die theoretisch erworbenen Kenntnisse praktisch zu verwerten, und eventuell

4. eingerichtete Eisenbahnwagen nach den angeführten Systemen,

---

[1] Dieses Taschenbuch ist im September 1890 in dritter, vermehrter Auflage in Karl Jügels Verlag in Frankfurt a. M. erschienen. Das Buch enthält eine kurze Zusammenstellung der zur raschen Errichtung von Hilfskorps nötigen Grundbedingungen (Organisation, Ausrüstung, Ausbildung, Dienst im Hospitale, Transport der Verwundeten und Kranken, Begleitung der Eisenbahnsanitätszüge, Dienst als Kolonnenführer, als Depotverwalter, als Rendant, und der Dienst beim Kommando), und betont in der neuen Auflage ganz besonders die Einordnung in die militärische und militär-sanitätliche Organisation.

Land-Krankentransportwagen und Wagen, welche zum Verwundetentransporte hergerichtet werden können (§ 48 der Krankenträgerordnung).[1]

Die Ausbildung selbst und die Erteilung des Unterrichtes muß Ärzten, und wenn irgend möglich, Militärärzten, jedenfalls aber solchen Ärzten übertragen werden, welche die zu stellenden Anforderungen aus eigener Erfahrung in der Praxis kennen gelernt haben. Die „hessischen Grundzüge" enthalten die Vorschrift, daß die Unterweisung und Übung gemäß den militärischen (preußischen) Vorschriften und Kommandos zu erfolgen habe und die Bemerkung, daß sich die Ausbildung der Truppe durch Militärärzte empfehle.

In Bayern ist einzelnen Kolonnen von der Königlichen Militärverwaltung gestattet worden, den einschlägigen Übungen der Königlichen Trainbataillone beizuwohnen. Wenn dies anderwärts auch erreicht werden könnte, so würde dies gewiß zur Förderung einer sachgemäßen Ausbildung erheblich beitragen.

Nach vollendeter Ausbildung sind die Mitglieder der Kolonnen von den Personen, welche die Ausbildung geleitet haben, vor den Vertretern der Vereine, denen sie eintretenden Falls zur Verfügung gestellt werden, und unter Zuziehung von Sachverständigen (Ärzten) zu prüfen. Es empfiehlt sich dringend, wenn irgend möglich, zu diesen Prüfungen offizielle Vertreter des amtlichen Sanitätsdienstes (aktive, von der zuständigen Behörde beauftragte Sanitätsoffiziere) hinzuzuziehen.

Nur auf diese Weise wird es möglich werden, ein halbweg sicheres Urteil darüber zu erlangen, ob die erlangte Ausbildung eine solche ist, wie sie den Anforderungen der Stelle, für welche die Mitglieder der betreffenden Kolonne ausgewählt werden sollen, entspricht (§ 5 Ziff. 3 Abs. 1 des Organisationsplanes), und die Vereine in Zukunft vor dem Vorwurfe zu sichern, daß sie ungenügend vorbereitetes Personal zur Verfügung gestellt hätten. Es empfiehlt sich gleichzeitig, bei der Prüfung und durch dieselbe festzustellen, ob die betreffende Kolonne, bezw. ihre Mitglieder bereit sind und befähigt erscheinen, lediglich zur Verwendung zum inneren Transportdienste im Bereiche der Besatzungsarmee oder auch zur Verwendung als Begleitpersonal und zum Dienste auf den Verband-, Verpflegungs- und Erfrischungsstationen innerhalb desselben Rayons, oder weiter, ob sie auch geeignet erscheinen zur Verwendung als Etappen-

[1] Die sächsischen Vereine haben zu diesem Zwecke als Lehrmittel angeschafft: Krankenwagen Modell C/87 mit 4 Tragen und Proviantwagen C/87, sowie eine Anzahl Krankentragen Modell C/87.

personal. Auch hier wieder ist nach Maßgabe der zu stellenden Anforderungen zu unterscheiden zwischen der Befähigung zur Verwendung bei einem Begleit- oder einem Transportdetachement, oder endlich auf den Verband- und Erfrischungsstationen. Der Grad der Befähigung muß in die Listen eingetragen und den leitenden Organen der freiwilligen Krankenpflege mitgeteilt werden. Nur auf diese Weise kann es ermöglicht werden, von Anfang an wirklich geschultes, d. h. zu dem Zwecke, zu dem es verwendet werden soll, genügend vorbereitetes Personal zur Verfügung zu haben und zu stellen.

Die Frage, bis zu welchem Umfange der praktischen Thätigkeit sich die einzelnen Kolonnenmitglieder für den Kriegsfall bereit erklären, dürfte mit Rücksicht darauf, daß der Grad der Ausbildung je nach der Art der ins Auge gefaßten Verwendung verschieden bemessen werden kann und soll, zweckmäßigerweise vor Beginn des Unterrichts durch Befragung der einzelnen Kolonnenmitglieder festzustellen sein.

Es muß aber weiter dafür Sorge getragen werden, daß die feste Organisation der Kolonnen, ohne welche eine gedeihliche Wirksamkeit im Kriege überhaupt nicht denkbar ist, auch nach vollendeter Ausbildung erhalten bleibe, und daß das Erlernte festgehalten und behalten, d. h. nicht wieder verlernt werde. In der Lockerung der Organisation und in dem Vergessen des Gelernten liegt eine große Gefahr, die nur durch Einrichtungen von Übungskursen (§ 7 der Krankenträgerordnung) wirksam bekämpft werden kann. Derartige Übungskurse erscheinen ganz unentbehrlich, und mit ihnen werden die bereits angedeuteten Improvisationskurse in angemessener Weise zu verbinden sein.

Ob der an sich sehr ansprechende Gedanke,[1] an Stelle wirklicher Repetitionskurse Veranstaltung dahin zu treffen, daß die älteren, bereits ausgebildeten Jahrgänge wiederum teilnehmen an den Unterrichtskursen der jüngeren Jahrgänge, sich in der Praxis als aus- und durchführbar erweisen wird, möge dahingestellt bleiben. Denn wenn auch eine solche Einrichtung neben der erneuten Übung für die bereits früher Ausgebildeten den Neueingetretenen die Möglichkeit bieten würde, an dem Beispiele der älteren Kameraden zu lernen, auch dieselbe besonders geeignet sein müßte, das Gefühl der Zusammengehörigkeit zu wecken und zu erhalten, so kann auf der anderen Seite nicht bezweifelt werden, daß

[1] Vgl. S. 307 des oft erwähnten 7. Beiheftes zum Militärwochenblatte für 1889.

das Ausbildungsgeschäft selbst wesentlich erschwert und den älteren Leuten zugemutet werden würde, ganz von vorne anzufangen, während sich rücksichtlich ihrer im wesentlichen doch nur um eine Wiederauffrischung des bereits Gelernten handelt. Die Entscheidung darüber, ob die Vorteile oder die Nachteile überwiegen, wird von Fall zu Fall erfolgen müssen.

Auf die Lebendigerhaltung des Gefühles der inneren Zusammengehörigkeit, namentlich auch zwischen Führern und Untergebenen, ist entschieden der größte Wert zu legen. Ein gesunder Korpsgeist erscheint ganz unentbehrlich für eine erfolgreiche Thätigkeit und für die Aufrechterhaltung der Disziplin. Dieses Gefühl und dieses Bewußtsein müssen aber auch dann erhalten bleiben, wenn, wie das im Mobilisierungsfalle mit Notwendigkeit eintreten wird, Mitglieder verschiedener Kolonnen in ein und demselben Detachement zu gemeinsamer Wirksamkeit vereinigt werden.[1]

c) Aufgaben und Verpflichtungen der Vereine.

Von ganz besonderer Wichtigkeit ist die weitere Frage, welche Verpflichtungen die Vereine vom roten Kreuz den Mitgliedern der freiwilligen Krankenträgerkolonnen bei deren Verwendung im Kriege zu übernehmen haben werden. Die Beantwortung dieser Frage bietet zwar große Schwierigkeiten, kann aber doch nicht umgangen werden.

Wohl ist davon auszugehen, daß die Thätigkeit für das rote Kreuz eine freiwillige sein soll, und daß daher auch bei den Mitgliedern der freiwilligen Kolonnen bis zu einem gewissen Grade auf eigene Opferwilligkeit gerechnet werden muß. Allein dieser Opferwilligkeit sind der Natur der Sache nach bestimmte Grenzen gesteckt, welche nicht überschritten werden können und dürfen.

Die Mehrzahl der aus den Krieger- und Militärvereinen hervorgegangenen freiwilligen Krankenträger werden in der Regel Familienväter sein, welche durch ihre eigene Arbeit für den Unterhalt von Frau und Kindern zu sorgen haben.

Im allgemeinen wird daher davon auszugehen sein, daß den Mitgliedern der freiwilligen Sanitätskolonnen, denen durch ihre Verwendung im Kriege ihr bürgerlicher Verdienst und daher die Füglichkeit, für ihre Familie zu sorgen, entzogen wird, neben den sonstigen, ihnen durch die

[1] Die Ausführungen S. 308 des Beiheftes gehen in dieser Beziehung entschieden zu weit.

übernommene Dienstleistung bedingten Opfern nicht auch noch die Sorge für ihren eigenen Unterhalt angesonnen werden darf.

Nun bestimmt allerdings der § 225 der Kriegssanitätsordnung (vgl. § 17 des bayerischen Organisationsplanes), daß die freiwilligen Krankenpfleger für die Dauer ihrer Dienstleistungen freie Unterkunft und freie Beköstigung erhalten sollen. Es ist auch nicht in Zweifel zu ziehen, daß dasjenige, was in § 225 der Kriegssanitätsordnung von den Krankenpflegern gesagt ist, auch für die freiwilligen Krankenträger Geltung haben soll. Allein es kann dies als ausreichend nicht angesehen werden, und verbleibt daher den Vereinen ganz unzweifelhaft die Verpflichtung, hier durch Gewährung von Gehalt, bezw. Diäten helfend und ergänzend einzutreten. Auch werden sich die Vereine der Verpflichtung, den zurückbleibenden Familien eine einigermaßen ausreichende Unterstützung zu gewähren, nicht entziehen können.

Bei den im Inlande verwendeten Kolonnenmitgliedern kommt dies weniger in Frage, weil diese in der Regel ihrem Erwerbsberufe nur teil- oder zeitweise entzogen sein werden. Es werden sich da immer ohne besondere Schwierigkeiten Mittel und Wege finden lassen, einen billigen Ausgleich der beiderseitigen Interessen herbeizuführen.

Schwerer ins Gewicht fällt dies bei den Mitgliedern der Kolonnen, welche durch ihre Verwendung bei der Etappe ihrem bürgerlichen Erwerbe ganz und dauernd entzogen werden.

Hier liegt für die Vereine die Verpflichtung vor, diesen bei der Etappe verwendeten freiwilligen Krankenträgern die erforderlichen Subsistenzmittel während ihrer Dienstleistung im Kriege zu gewähren, soweit solche nicht vom Staate gewährt oder aus staatlichen Fonds überwiesen werden (vgl. § 225 Ziff. 2 der Kriegssanitätsordnung). Nicht minder sind die Vereine als verpflichtet anzusehen, für diejenigen Mitglieder der freiwilligen Sanitätskolonnen, welche im Dienste des roten Kreuzes invalid werden, ebenso fürsorgend einzutreten, wie für die Hinterbliebenen im Dienste Verstorbener. Die Vereine werden diese allerdings weitgehende Verpflichtung bei den kriegsvorbereitenden Arbeiten in sorgsamste Erwägung zu ziehen haben, namentlich aber im Kriegsfalle mobile Kolonnen nur in dem Umfange zur Verfügung stellen können und dürfen, als Mittel vorhanden sind, die mit Rücksicht auf dieselben gebotenen Aufwendungen zu machen. Man wird nicht fehlgreifen, wenn man für die durch Entsendung eines Mannes bei einer mobilen Kolonne erwachsenden Kosten einen Durchschnittssatz von mindestens fünf Mark für Mann und Tag annimmt.

Die Füglichkeit, eine größere Zahl von Kolonnen zur Verfügung zu stellen, wird wesentlich davon abhängig zu machen sein, welche Geldmittel dem roten Kreuz zur Verfügung stehen, bezw. bei Ausbruch eines Krieges durch die Opferwilligkeit der Nation zur Verfügung gestellt werden.[1]

Das Centralkomitee der deutschen Vereine vom roten Kreuz hat die Erklärung abgegeben, daß es sich für verpflichtet erachte, alle diejenigen Mitglieder der Kriegervereine, welche von ihm in Kriegszeiten zur Hilfeleistung im Dienste des roten Kreuzes einberufen werden, während der Dienstleistung mit den erforderlichen Subsistenzmitteln zu versehen, nicht minder den bei Gelegenheit dieser Hilfeleistung invalid Gewordenen und den Familien der im Dienste des roten Kreuzes Verstorbenen soweit irgend möglich ausreichende Unterstützung zu gewähren (vgl. Direktiven über die Ausbildung freiwilliger Krankenträgerkolonnen durch die Kriegervereine, sowie Cirkulare des Centralkomitees vom 5. Februar, 27. Juni und 25. Dezember 1883).

Dagegen hat sich dasselbe außer stande erklärt, bereits gegenwärtig eine bestimmte, bindende Erklärung über die Höhe der zu gewährenden Unterstützung und die Art und Weise der zu treffenden Fürsorge abzugeben. (Über Bayern vgl. S. 295.)

Feste Bestimmungen nach dieser Richtung hat der hessische Landesverein in seinen „Grundzügen" getroffen, wo es heißt:

„Der freiwillige Krankenträger leistet seine Thätigkeit unentgeltlich; dieselbe soll kein Gewerbe oder Erwerbsart sein. Dies schließt nicht aus, daß er Ersatz erhält für das, was ihm infolge der Mobilisierung an seinem wirklichen, für ihn und seine Familie (soweit ihm die Pflicht ihrer Ernährung obliegt) nötigen Erwerb entgeht.

Dem Krankenträger am Ort wird deshalb in der Regel keinerlei Geldvergütung, freie Verpflegung oder dgl. gewährt, sondern nur ausnahmsweise, wenn die Dauer der notwendigen Dienstleistung solches als angemessen erscheinen läßt.

Der zur Thätigkeit bei der Feldarmee bestimmte freiwillige Krankenträger erhält vom Tage der Mobilmachung an

[1] Was hier von den Mitgliedern der freiwilligen Sanitätskolonnen gesagt ist, hat im Prinzip auch für die freiwilligen Krankenpfleger Geltung. Nur wird sich die Sache in der Praxis einigermaßen anders gestalten, weil es sich bei den freiwilligen Pflegern (Felddiakonen) in der Regel nicht um Familienväter, sondern um jüngere Leute handeln wird, und weil in der überwiegenden Mehrzahl der Fälle den zu Entsendenden ein bürgerlicher Verdienst nicht entzogen werden wird.

a) für sich die gesetzlichen Bezüge eines militärischen Krankenträgers und einen den besonderen Verhältnissen entsprechenden Zusatz (Taschengeld);

b) für seine Familie die den Familien einberufener Wehrmänner gesetzlich zustehende Unterstützung und je nach den besonderen Umständen des Einzelfalls einen mit Rücksicht auf die örtlichen Verhältnisse zu bemessenden Zusatz.

Die nach a und b zu gewährenden festen Sätze leistet, insoweit nicht die Behörde dafür aufkommt, der Landesverein, die Zusätze, insofern nicht dieserhalb eine besondere Vereinbarung des Zweigvereins mit dem Landesverein erfolgt, der betreffende Zweigverein, da dieser die örtlichen Verhältnisse am besten kennt. Wird ein freiwilliger Krankenträger bei Ausübung dieser seiner Thätigkeit im Krieg invalid, so gewährt der Landesverein ihm Beihilfe nach denselben Grundsätzen, nach welchen er solche den militärischen Kriegsinvaliden gewährt."

d) Thätigkeit der einzelnen Landesvereine.

Was nun die bisherige **Thätigkeit der einzelnen Landesvereine** in bezug auf die Ausbildung, Ausrüstung und Bereitstellung von Krankenträgerkolonnen anlangt, so sei folgendes hervorgehoben.

In Preußen wurde die erste Anregung zur Ausbildung derartiger Kolonnen durch das Centralkomitee des preußischen Vereins gegeben, und zwar durch ein an den Vorsitzenden der Berliner Kriegervereine und des provisorischen Gesamtvorstandes der deutschen Kriegervereine gerichtetes Schreiben vom 30. September 1881, in welchem darauf bezug genommen wurde, daß die Kriegervereine in ihren Statuten die Verpflichtung übernommen hätten, im Kriegsfalle im Interesse der Genfer Konvention thätig zu sein, sowie namentlich darauf, daß über die Grenzen hinaus, welche sich in dieser Beziehung die Vereine vom roten Kreuz gezogen haben, kaum eine lohnende Thätigkeit in dieser Richtung zu finden sein dürfte. Es wurde hierbei an die Kriegervereine die ausdrückliche Aufforderung gerichtet, im Interesse der unentbehrlichen Centralisation nicht vereinzelt vorzugehen, sondern im Anschluß an das Centralkomitee. Unterm 25. Juni 1882 hat das preußische Centralkomitee an 26 preußische Zweigverbände zum Teil durch Vermittelung der betreffenden Landesvereine vom roten Kreuz (Koburg, Sondershausen, Bremen, Hamburg, Oldenburg, Weimar und Braunschweig) ein Cirkularschreiben gleichen Inhaltes gerichtet, und dasselbe auch den außerpreußischen Landesvereinen mit dem Ersuchen mitgeteilt, sich in ähnlicher Weise an die in dem betreffenden Lande bestehenden Kriegervereine zu wenden. Endlich hat ihre Majestät die hochselige Kaiserin-Königin Augusta als Protektorin des deutschen Centralkomitees in einem an den Ehrenpräsidenten des provinzialsächsischen Kriegervereins „Kameradschaft" gerichteten allerhöchsten Kabinettsschreiben vom 17. November 1882 dem Vereine eröffnen lassen, daß der Gedanke der Herstellung einer organischen Verbindung zwischen dem Centralkomitee der deutschen Vereine vom roten Kreuz und den deutschen Kriegervereinen freudig zu begrüßen sei, und daß die dahingehenden Bestrebungen bereits im Frieden eifrig gefördert werden müßten, da eine jede für den Fall eines Krieges bestimmte Thätigkeit schon im Frieden mit Umsicht vorbereitet werden müsse. Namentlich erscheine ein Abkommen dahin erwünscht, daß die Kriegervereine mit dem Centralkomitee die Gestellung von brauchbaren Mannschaften für den Dienst der freiwilligen Sanitätspflege vereinbarten. Gerade die Kriegervereine würden in der Lage sein, von den nicht mehr zur Fahne berufenen Mitgliedern dem Centralkomitee solche zur Verfügung zu stellen, welche, die Kriegsverhältnisse aus eigener Erfahrung kennend, für die mannigfaltigsten Liebesdienste der freiwilligen Sanitätshilfe besonders geeignet erscheinen müßten.

Diese Schritte blieben nicht ohne Erfolg. Sie erstreckten sich aber, abgesehen von einigen kleinen Landesvereinen, nur auf die innerhalb des Königreichs Preußen zu formierenden Sanitätskolonnen. Das preußische Centralkomitee hat seine Aufgabe ferner dahin präzisiert und beschränkt, die aus den Krieger- und Militärvereinen (Deutscher Kriegerbund und Verband deutscher Kriegervereine) gebildeten Sanitätskolonnen mit dem oben aufgeführten Lehr- und Übungsmaterial zu versehen, von einer Unterstützung anderer Vereine aber abzusehen, weil dies zu weit führen würde.

Die Kriegervereine sind aber deshalb vorzugsweise ins Auge gefaßt worden, weil in diesen Korporationen eine Vereinigung tüchtiger gesunder und gedienter Männer gefunden wurde, „welche an Ordnung und Disziplin gewöhnt, mit warmen Herzen zusammentreten, um unter sachverständiger Leitung die für ihre Aufgaben nötigen Kenntnisse zu erwerben". Ihre Mitglieder haben die Schule der Armee durchgemacht, und in dieser Schule haben sie vor allen Dingen Gehorsam gelernt, jene schwer zu erwerbende Eigenschaft, ohne welche weder in der Armee noch sonst im Leben etwas durchgeführt werden kann. Und wo Gehorsam verlangt wird, da werden auch andere Eigenschaften, wie Pflichtgefühl, Treue, Hingebung, aufopfernde Selbstlosigkeit, gepflegt. Unter diesen Mitgliedern befinden sich viele, die schon Größeres und Ernsteres erlebt haben, und daher geeignet erscheinen, ein Beispiel zu geben für die nachfolgende Generation.

Daß die Beschränkung auf die Kriegervereine die Schwierigkeit bietet, daß die Kolonnen lediglich aus älteren, über 40 Jahre alten Männern bestehen werden, darauf ist bereits hingewiesen worden.

Über die Bildung dieser Hilfskorps hat das Centralkomitee mittels Cirkulars vom 5. Februar 1883 gedruckte Direktiven erlassen, auf deren Inhalt zu verweisen ist. Hervorgehoben sei nur die Erklärung, daß die Sanitätskolonnen, welche sich im Kriegsfalle dem Centralkomitee zur Verfügung stellen, als Teile der Vereine und mit denselben als solidarisch verbunden anzusehen sind.

Anfang 1887 waren in Preußen 93 Sanitätskolonnen mit einem Personalbestande von 2525 Mitgliedern ausgebildet. Das Centralkomitee war daher bereits damals in der Lage, anzuerkennen (Cirkular vom 31. Dezember 1887), daß durch die wirksame Unterstützung der Kriegervereine und durch die Bildung von Sanitätskolonnen ein Personal gewonnen worden sei, welches der freiwilligen Hilfsthätigkeit in einem neuen Kriege zum großen Vorteile gereichen werde.

Im Juli 1890 waren gebildet 137 Kolonnen mit 4174 Mitgliedern, von denen allerdings im Mobilisierungsfalle 1397 auszuscheiden haben, so daß 2777 ausgebildete freiwillige Träger zur Kriegsverwendung übrig blieben. Gegenwärtig (Dezember 1890) sind 189 Sanitätskolonnen (155 in Preußen selbst und 34 in den mit dem preußischen Centralkomitee verbundenen kleinen Staaten) mit 5885 Mitgliedern vorhanden.[1]

Das Centralkomitee hat auch dafür Sorge getragen, daß die ausgebildeten Sanitätskorps, welche nach vollendeter Ausbildung durch Sachverständige unter Mitwirkung von durch das Königliche Kriegsministerium abgeordneten höheren Militärärzten ꝛc theoretisch und praktisch geprüft werden, dem Dienste des roten Kreuzes dauernd erhalten bleiben. Es wird darauf Bedacht genommen, daß die erlangten Kenntnisse durch regelmäßig wiederkehrende Übungen wieder aufgefrischt und daß für ausscheidende Mitglieder Ersatz, sowie durch neu eintretende Mitglieder eine wünschenswerte Vergrößerung der Sanitätskorps herbeigeführt werde

[1] Die Ausbildung dieser Kolonnen, d. h. die Versorgung derselben mit Lehrmitteln und Lehrbüchern hat innerhalb eines Zeitraumes von ca. 6 Jahren einen Aufwand von 40 000 Mark verursacht, also den Betrag einer $2^1/_2$ jährigen Jahreseinnahme des preußischen Vereins.

(Schreiben vom 7. Dezember 1884). Ferner hat das Centralkomitee angeordnet, daß es stets über die Ausbildung und den Bestand der einzelnen Kolonnen informiert wird (Cirkularschreiben vom 1. Januar 1887), und werden zu diesem Zwecke alljährlich Fragebogen an die einzelnen Vereine versendet.

Das Königlich preußische Kriegsministerium hat wiederholt der Ausbildung der Sanitätskolonnen der Kriegervereine ausdrücklich Förderung zugesichert, und sich mit den bisher erzielten Resultaten zufrieden erklärt.

Bezüglich der Thätigkeit einzelner Vereine soll nicht unerwähnt bleiben, daß der Zweigverein des vaterländischen Frauenvereins zu Köln a. Rh. den Beschluß gefaßt hat, sich an den daselbst gebildeten festen Verbänden für Krankenträgerkolonnen thätig zu beteiligen. In Düren hat der dortige Zweigverein beschlossen: sich im Mobilisierungsfalle an der Ausrüstung einer Sanitätskolonne zu beteiligen. In Altona-Ottensen hat sich durch ein Zusammenwirken des dortigen Zweigvereins des vaterländischen Frauenvereins mit dem Vereine zur Pflege verwundeter und erkrankter Krieger im Jahre 1887 ein besonderer Verein: „Der Verein für Errichtung einer Altona-Ottensener Kolonne des roten Kreuzes" gebildet, welcher den Zweck verfolgt: dahin zu wirken, daß der militärische Kriegssanitätsdienst des deutschen Heeres in zukünftigen Kriegen durch eine gut geschulte Altona-Ottensener freiwillige Sanitätskolonne Unterstützung finde. Die Kolonne besteht zur Zeit aus: 2 Kolonnenführern, 5 Abteilungsführern, 12 Tragenführern und 36 Krankenträgern, zusammen 55 Mann, welche vollkommen uniformiert und ausgerüstet, technisch geschult und verpflichtet sind, sowohl am Orte selbst als auch auf den Etappenstationen Dienste zu leisten.

Königreich **Bayern**: Im Centralkomitee besteht eine besondere Abteilung für Kolonnenangelegenheiten. Auch hier ist der Bildung von Sanitätskolonnen seitens des bayerischen Veteranen-Krieger-Kampfgenossenbundes eine erhebliche Förderung zu teil geworden.

Die Vorschriften über Organisation und Verwendung des Transport- und Begleitdienstes für Bayern und die bayerischen Armeekorps sind zusammengefaßt im V. Abschnitte unter B § 21 bis 27 (Transport- und Begleitdienst bei der Feldarmee, Etappenpersonal) und im VI. Abschnitte unter B §§ 41 bis 46 (Transport- unter Begleitdienst bei der Besatzungsarmee, Transportpersonal) des bereits mehrfach angezogenen Organisationsplanes.

Auch hier muß man sich aus den oben dargelegten Gründen darauf beschränken, die Hauptbestimmungen, welche allgemeines Interesse bieten, herauszuheben, muß aber auch hier wiederholen, daß die zunächst nur auf Bayern berechneten Einzelbestimmungen sehr sachgemäß und geeignet erscheinen, auch anderwärts als Vorbild zu dienen. Die lehrenden sowohl als die leitenden Personen werden daher gut thun, Einblick in den Organisationsplan selbst zu nehmen.

Hiernach ist in Bayern vorgesehen:

1. Für die Etappeninspektion derjenigen Armee, in welche die Königl. bayerischen Armeekorps eingeteilt sein werden, die Bildung

a) mobiler Transportzüge zum freiwilligen Transportdetachement (Fertigstellung bis zum 12. Mobilmachungstage);

b) mobiler Begleitzüge zum freiwilligen Begleitdetachement (§ 22) (Fertigstellung bis zum 10. Mobilmachungstage).

2. Für das Inland innerhalb eines jeden Korpsbezirkes das Transportpersonal des Korpsbezirkes, welches wiederum eingeteilt ist in

a) Feld- und Ersatzmannschaften;

b) interne Begleitmannschaften;

c) Lokalmannschaften (§ 42).

Als Stamm für alle diese Mannschaften unter 1 und 2 dienen die bereits im Frieden gebildeten freiwilligen Sanitätskolonnen. Die innere Organisation und Formation, die Friedensthätigkeit, die Kriegsvorbereitungsarbeiten u. s. w. der Kolonnen werden durch die vom Centralkomitee des Landeshilfsvereins auszugebende „Instruktion über die Dienstverhältnisse der bayerischen freiwilligen Sanitätskolonnen“ einheitlich geregelt.

Der Landeshilfsverein stellt acht freiwillige Sanitätshauptkolonnen (München, Landshut, Speyer, Regensburg, Bamberg, Nürnberg, Würzburg und Augsburg) und vorläufig zehn Zweigkolonnen bereit. Nach dem Mobilisierungsplane für 1890/91 standen für die Formierung der vier mobilen Transportzüge zu 34 Personen und für die Formierung der vier mobilen Begleitzüge zu 29 Mann, sowie für deren Verstärkung und Ersatz 511 Freiwillige und 19 Ärzte zur Verfügung. Die betr. Freiwilligen haben sich zur mindestens dreimonatlichen Dienstleistung auf dem Kriegsschauplatze bereit erklärt. Für den Transport- und Lokaldienst im Inlande sind ausgebildet und stehen zur Verfügung 328 interne Begleitmannschaften und 713 bezw. 879 Lokalmannschaften, welche Zahlen sich im Laufe des Mobilmachungsjahres 1891/92 durch Nachbildung bereits beigetretener Kolonnenmannschaften nicht unbedeutend erhöhen werden. Für die planmäßig aufzustellenden vier mobilen Transportkolonnen und vier mobilen Begleitzüge sind die vorgeschriebenen Bekleidungsstücke vorhanden, nicht minder für einen großen Teil der Ersatzmannschaften und Neuformationen (männliches Pflege- und Depotverwaltungspersonal).

Für jede der acht freiwilligen Sanitätskolonnen sind zur Zeit zwei Krankentransportwagen und für die vier mobilen Transportzüge je ein Ökonomiewagen bereit gestellt (vgl. hierüber, sowie über die Ausrüstungsgegenstände für die Mannschaften im sechsten Abschnitt unter V).

Zu 1a. Normaletat eines mobilen Transportzuges: ein Zugführer, ein Stellvertreter, ein Arzt, drei Obmänner (darunter der Wagenmeister), 28 Freiwillige (darunter drei ständige Wagenbegleiter, ein Radfahrer), zwei vierspännige Krankentransportwagen, ein zweispänniger Ökonomiewagen, fünf Trainsoldaten und zehn Zugpferde (Trainsoldaten und Zugpferde werden von der Militärverwaltung gestellt). Dem Zuge kann ein zweiter Arzt beigegeben werden; jüngere Mediziner oder sonst in der Krankenpflege im engeren Sinne vorgebildete Freiwillige können ihm attachiert werden. Über die Ausrüstung eines solchen Zuges ist besondere „Ausrüstungsnachweisung" erlassen.

Die Ausrüstung und Vorbildung des Personales ist bemessen:

a) Für den (Land-)Transport zur Verbindung des Etappenhauptortes mit den vorgeschobenen Lazaretten u. s. w., und zwar in doppelter Hinsicht:

für den Materialtransport vom Etappenhauptort ab durch die Einrichtung und Ausstattung der Krankentransportwagen als Packwagen;

für den Krankentransport zum Etappenhauptort zurück durch die Einrichtung jedes der beiden Krankentransportwagen für fünf liegend oder bis zu 14 sitzend zu transportierende Kranke, und durch Ausrüstung der Mannschaften und Fahrzeuge mit Improvisationswerkzeugen und Material für Herrichtung von Landfuhrwerken zum Krankentransport.

Im Ökonomiewagen wird das Kochgerät für 25 Kranke mitgeführt.

b) Für den Transport von Kranken und Material innerhalb der einzelnen Etappenorte vom Bahnhof zu den Lazaretten und umgekehrt.

c) Für die Zuteilung zu Sanitätsdetachements und für Dienstleistung solcher Detachements auf den Etappen in und vor Festungen unter militärischer Leitung und in Anlehnung an Truppenkörper.

d) Für die Mitwirkung bei Herrichtung von Eisenbahnfahrmaterial zu Hilfslazaretten und Krankenzügen und zu offenem Bahntransport.

Die Formierung erfolgt bei den Hauptkolonnen als Stammkolonnen. Formationsort ist der Sitz der Stammkolonne. Die formierten Transportzüge warten an ihrem Formationsorte weitere Bestimmung ab. Sie werden zunächst der Trainkolonne des Lazarettreservedepots der betreffenden Armee attachiert, stehen im übrigen unter dem Armeedelegierten, der die Requisitionen, sofern die Züge nicht schon zu der bezeichneten Trainkolonne herangezogen sind, an das Landeskomitee richtet.

Zu 1 b. Mobiler Begleitzug. Normaletat: ein Zugführer, ein Stellvertreter, drei Obmänner, 24 Freiwillige, bezw. ein Arzt. Dieser Etat kann auf Requisition des Etappendelegierten nach Maßgabe disponibler marschbereiter Ersatzmannschaften erhöht werden. Über Attachierung und Beistellung eines zweiten Arztes gilt das unter 1 a Gesagte.

Ausrüstung und Vorbildung des Personales ist bemessen:

a) für den Begleitdienst auf Wasserstraßen und beim Bahntransporte, bei Sanitäts- und Krankenzügen und bei offenem Krankentransport;

b) für Besetzung und Verwaltung der Krankensammel-, Erfrischungs-, Verband- und Übernachtungsstellen;

c) für Mitwirkung bei Herrichtung von Bahnwagen für Hilfslazarette und Krankenzüge und für offene Krankentransporte.

Im Bedarfsfalle können die Begleitzüge zur Verstärkung der Transportzüge oder unter Zuweisung von Landfuhrwerken zum Dienste dieser Züge verwendet werden. Die formierten Begleitzüge warten weitere Bestimmung an ihrem Formationsorte ab; sie stehen zur Disposition des Armee- und des Etappendelegierten, welche die betreffenden Requisitionen zunächst an das Landeskomitee richten.

Die Formierung erfolgt bei einer Haupt- oder Zweigkolonne als Stammkolonne, bezw. unter Mannschaftsaushilfe seitens anderer Kolonnen. Formationsort ist der Sitz der Stammkolonne.

Alljährlich werden Bereitstellungsbestimmungen erlassen, welche feststellen:

1. wie viele mobile Transport- und Begleitzüge nach Maßgabe der eingehenden Bestandsnachweisungen der freiwilligen Sanitätskolonnen und der vom Königlich bayerischen Kriegsministerium getroffenen Anordnungen planmäßig bereit zu stellen sind;

2. bei welchen freiwilligen Sanitätskolonnen als Stammkolonnen die Formierung erfolgen soll;

3. welche Kolonnen Mannschaftshilfen zu leisten haben, und

4. bis zu welchem Mobilmachungstage die Züge zum Abgange nach dem Kriegsschauplatze bereit stehen müssen.

Zu 2. Das Transportpersonal des Korpsbezirkes besteht aus dem für die Dienstleistungen innerhalb des Korpsbezirkes bereit zu stellenden Personal. Gleichzeitig dient dasselbe aber auch dazu, das erforderliche Personal zu liefern für Mannschaftsersatz bei den mobilen Zügen, für Verstärkung mobiler Züge und für Neuformation solcher Züge.

Als Stamm für dasselbe dienen die freiwilligen Sanitätskolonnen, welche ihren Sitz in dem betreffenden Bezirk haben. Das Personal steht zunächst zur Verfügung des betreffenden Korps-(Bezirks-)Delegierten.

Im Mobilisierungsfalle wird bei sämtlichen Sanitätskolonnen die Friedenseinteilung in Abteilungen aufgehoben und es tritt an deren Stelle die Einteilung in Feld- und Ersatz-, in interne Begleit- und in Lokalmannschaften.

Zu 2a. Zu den Feld- und Ersatzmannschaften gehören diejenigen Freiwilligen, welche sich zu einer mindestens dreimonatlichen Dienstleistung auf dem Kriegsschauplatze bereit erklären und zur Verwendung daselbst disponibel sind. Sie dienen zur Bildung der planmäßig zu formierenden mobilen Züge, zu deren Komplettierung, bezw. Verstärkung und zu Neuformationen. Sie werden gleich den Mannschaften mobiler Züge eingekleidet und ausgerüstet. Die Einkleidung soll bis zum achtzehnten Mobilmachungstage erfolgt sein. Die Ersatzmannschaften teilen sich wieder in

marschbereite (vollständig eingekleidete, ausgerüstete und ausgebildete, zum sofortigen Abgang nach dem Kriegsschauplatz bereite) und noch nicht marschbereite.

Neueintretende Freiwillige sind beschleunigt, aber mit ganz besonderer Sorgfalt auszubilden.

Zu 2b. Interne Begleitmannschaften sind diejenigen Freiwilligen, welche sich zur Verwendung als Begleitpersonal auf den Bahnlinien innerhalb Deutschlands (im Bereich der Linienkommandanturen, rückwärts der Übergangsstationen) und für den Lokaldienst außerhalb ihres Wohnortes, aber innerhalb des Korpsbezirkes bereit erklären. Sie werden nicht uniformiert, erhalten aber die vorschriftsmäßige Ausrüstung. Durch die jährlichen Bereitstellungsbedingungen wird festgesetzt, für welche Zahl interner Begleitmannschaften bereits im Frieden die erforderliche Ausrüstung bereit zu legen ist.

Die Requisitionen für Deckung des Bedarfes an internem Begleitpersonal gelangen auf Veranlassung der Linienkommandanturen durch die Liniendelegierten zu den Korps-(Bezirks-)Delegierten. Die überwiesenen Mannschaften treten unter den Liniendelegierten. Wenn ständig oder für längere Zeit überwiesene Mannschaften in förmliche interne Begleitzüge mit Führern, Arzt u. s. w. formiert werden sollen, so ist dies beim Landeskomitee gemeinsam durch den Linien- und Korps-(Bezirks-)Delegierten zu beantragen.

Die Verwendung der internen Begleitmannschaften für den Lokaldienst (siehe unter 2 c) außerhalb ihres Wohnortes regelt der Korps-(Bezirks-)Delegierte. Solche Verwendungen sollen nur stattfinden, „wo und insolange der Bedarf für diesen Dienst durch Lokalmannschaften oder am Orte vorhandene Freiwillige nicht gedeckt werden kann."

Ersatzmannschaften (2 a) dürfen als interne Begleitmannschaften nur insoweit verwendet werden, als deren Ausbildung hierunter nicht leidet und die Bereitschaft für den Abgang auf den Kriegsschauplatz hierdurch nicht beeinträchtigt wird.

Zu 2 c. Als Lokalmannschaften werden diejenigen Kolonnenangehörigen bezeichnet, welche sich zur Dienstleistung lediglich an ihrem Wohnorte selbst bereit erklären. Sie sind bestimmt für den Transport der Kranken und Verwundeten vom Bahnhofe zu den Reserve- und Vereinslazaretten, oder von dort nach den Bahnhöfen, einschließlich des Aus- und Einladens aus und in Eisenbahnwagen, zum Transport bei Translokierungen u. s. w., sowie für den Dienst auf der am betreffenden Orte errichteten Verband-, Verpflegungs- und Marketenbereistation. Sie erhalten in der Regel weder Uniform noch Ausrüstung.

Ersatzmannschaften und interne Begleitmannschaften sollen für den Lokaldienst nur insoweit und nur insolange Verwendung finden, als dies ohne Beeinträchtigung ihrer Ausbildung und Bereitschaft geschehen kann.

Der bayerische Organisationsplan kennt noch eine vierte Kategorie von Mannschaften der freiwilligen Sanitätskolonnen: „die attachierten Mannschaften", welche bestehen aus allen bei den Kolonnen Neueintretenden und aus den Angehörigen der dem Landeshilfsverein und demnächst seitens dessen Centralkomitee den freiwilligen Sanitätskolonnen attachierten, am Kolonnensitze befindlichen Vereine, Gesellschaften u. s. w., bis über deren Verwendung, bezw. Zuteilung nach Maßgabe ihrer Brauchbarkeit, Vorbildung und Bereitwilligkeitserklärung Bestimmung getroffen ist."

Die Zuteilung kann stattfinden: entweder zu einer der ersten drei Abteilungen der Kolonne oder zu dem Lazarett- oder Depotpersonal. Die erstere Zuteilung verfügt die Kolonnenführung, die letztere ist seitens derselben bei dem Korps-(Bezirks-)Delegierten zu beantragen.

Angehörige solcher Vereine, welche sich nicht an einem Kolonnensitze befinden, haben ihr Gesuch um Verwendung bei Feld- und Ersatzmannschaften, im Lazarett- oder Depotdienst an den Korps-(Bezirks-) Delegierten zu richten.

Die Ausbildung des Personales erfolgt unter Zugrundelegung der als Beilage zur Instruktion über die Dienstverhältnisse der bayerischen freiwilligen Sanitätskolonnen im Jahre 1887 erschienenen: „Bestimmungen, betreffend die Ausbildung der bayerischen freiwilligen Sanitätskolonnen". Über den sachlichen Inhalt dieser Bestimmungen ist bereits oben das Erforderliche gesagt worden.

Diese bayerischen Einrichtungen sind um deswillen eingehend dargestellt worden, weil dieselben den staatlichen Vorschriften vollständig entsprechen, sachgemäß und praktisch sind und so geeignet erscheinen, jedem Landesverein u. s. w. bei Aufstellung eines Mobilisierungsplanes und bei den vorbereitenden Friedensarbeiten einen erwünschten Anhalt zu bieten.

In bezug auf die Sanitätskolonnen sind in Bayern von der Generalversammlung des Centralausschusses im Jahre 1887 noch folgende Beschlüsse gefaßt worden:

1. Mitglieder der freiwilligen Sanitätskolonnen, welche sich in Friedenszeiten die vorschriftsmäßige Bekleidung aus eigenen Mitteln beschafft haben und bei Ausbruch eines Krieges im Verbande einer mobilen Kolonne ausmarschieren, erhalten auf Verlangen aus Centralfonds eine entsprechende Entschädigung für ihre noch kriegsbrauchbaren Bekleidungsstücke;

2. a) bei Verunglückung von Kolonnenmitgliedern im Dienste während des Friedens wird der Verein mit entsprechender Unterstützung aus Vereinsmitteln nur in denjenigen Fällen eingreifen, in welchen eine Entschädigung nicht bereits aus anderen Kassen geleistet wird;

b) unter derselben Voraussetzung wird bei Verunglückung im Kriege dem Mitgliede der freiwilligen Sanitätskolonne, sowie bei nachgewiesenem Bedürfnisse auch seiner Familie entsprechende

Hilfe und Unterstützung, nach Maßgabe der verfügbaren Mittel, gewährt;

c) eine Unterstützung der Familie eines ausmarschierten verheirateten Kolonnenmitgliedes während der Kriegsdauer kann in der Regel nicht stattfinden;

3. An verdiente Mitglieder der freiwilligen Sanitätskolonnen können vom Centralkomitee, auf Antrag des bezüglichen Kreisausschusses, Ehrendiplome verliehen werden. Diese Verleihung soll in Friedenszeiten nach zurückgelegtem 15. Dienstjahre erfolgen.

Im Königreiche Sachsen[1] erfolgt die Ausbildung und Bereitstellung des Transport- und Begleitpersonales nach gleichen Grundsätzen wie in Preußen und Bayern. Der sächsische Landesverein hat mit Sachsens Militärvereinsbund (Präsident: Tannert; Vicepräsident: Druckmüller; Schatzmeister: Beyer; Sekretär: Uhde) einen Vertrag dahin abgeschlossen, daß die Militär- und Kriegervereine aus der Mitte ihrer Mitglieder freiwillige Krankenträgerkolonnen bilden und die ausgebildeten Mannschaften im Kriegsfalle dem Landesausschusse der Vereine vom roten Kreuz zur Verfügung stellen. Dieser Militärvereinsbund umfaßte am 30. April 1890 1133 Militär- und Kriegervereine mit 125 237 aktiven Mitgliedern.

Während des Friedens bleiben die Krankenträgerkolonnen selbständige Korporationen innerhalb des Verbandes der Militär- und Kriegervereine. Den die Ausbildung leitenden Arzt wählen sich die Kolonnen selbst. Dagegen tragen die Vereine vom roten Kreuz die Ausbildungskosten und stellen das Lehrmaterial, welches, mit Ausnahme der Krankentransport- und anderen Wagen sowie der Einrichtungsgegenstände für Eisenbahnwagen und eventuell der Baracken auch nach vollendeter Ausbildung in Verwahrung der Kolonnen bleibt. Nach vollendetem theoretischen und praktischen Kursus erfolgt öffentliche Prüfung durch den Landesdelegierten und die Vereinsvorstände unter Zuziehung eines höheren Sanitätsoffizieres als militärärztlichen Sachverständigen. Letzterer wird vom Königlichen Kriegsministerium, bezw. von der Königlichen Sanitätsdirektion hierzu dienstlich befehligt. Die Abhaltung von Repetitionskursen ist planmäßig vorgesehen. Die Bildung der Kolonnen erfolgt zwar nach dem Prinzip der Ortskolonnen, jedoch unter Rücksichtnahme darauf, ob die Kolonnenmitglieder sich zum Dienste bei der

[1] Auch in bezug auf die Sanitätskolonnen übergeht der Verfasser des Aufsatzes im 7. Beihefte zum Militärwochenblatte die Verhältnisse im Königreiche Sachsen gänzlich mit Stillschweigen.

Feldarmee innerhalb des Bereiches der Etappeninspektionen oder nur als interne Begleitmannschaften oder endlich nur zum Lokaldienste bereit stellen. Über diese drei Kategorieen werden getrennte Listen geführt, und ist für die beiden ersten Kategorieen die Bildung gemischter Kolonnen ins Auge gefaßt, denen eintretenden Falls auch freiwillige Pfleger und Ärzte beigegeben werden sollen.

Es bestehen bereits 20 vollständig ausgebildete und geprüfte Kolonnen mit gegen 500 ausgebildeten Mannschaften. In weiteren 15 Ortschaften sind Kolonnen zusammengetreten, welche in der Ausbildung begriffen und mit Lehrmitteln bereits versehen sind. Endlich sind in 30 Ortschaften Kolonnen vorhanden, die mit Lehrmitteln noch nicht versehen sind, und deren Ausbildungskurse erst beginnen sollen. — Einige Schwierigkeiten entstehen zur Zeit noch dadurch, daß die überwiegende Mehrzahl der Kolonnenmitglieder sich lediglich zum Ortsdienste bereit erklärt hat. Die Anmeldungen zum inneren Begleitdienste können auch noch als dem Bedürfnisse genügend bezeichnet werden. Dagegen fehlt es zur Zeit noch an einer genügenden Anzahl von Mannschaften, welche sich für den Dienst bei der Etappe bereit erklären. Namentlich hat sich eine ganze geschlossene Kolonne zu diesem Zwecke noch nicht zur Verfügung gestellt. Man hat daher mit der Formierung mobiler Kolonnen zur Zeit noch Anstand nehmen müssen. Der Grund dieses Übelstandes liegt in der Hauptsache darin, daß die oben dargelegten Verhältnisse in bezug auf Gewährung von Gehalt und Unterstützung für die Familie u. s. w. noch nicht genügend geregelt sind. Der Landesverein wird diese Regelung sobald als möglich in die Hand nehmen.

In bezug auf die Ortskolonnen im strengen Sinne des Wortes, also auf solche Kolonnen, deren Mitglieder sich lediglich und allein zur Dienstleistung am Sitze der Kolonne (Wohnorte der Mitglieder) verpflichten (Lokalmannschaften), sei noch eine allgemeinere Bemerkung hinzugefügt.

Derartige Ortskolonnen haben für die freiwillige Krankenpflege nur in dem Falle einen thatsächlichen Wert, wenn für den betreffenden Ort die Errichtung von Reservelazaretten, Vereinslazaretten oder Erfrischungs- und Verbandstationen ins Auge gefaßt ist. Denn außerdem wird es für die Kolonnenmitglieder an jeder Möglichkeit und Gelegenheit fehlen, wirkliche Dienste zu leisten, bezw. den unzweifelhaft vorhandenen guten Willen zu bethätigen. Für Errichtung von Lazaretten und Verbandstationen werden aber ganz unzweifelhaft vorzugsweise nur größere Städte mit guten Eisenbahnverbindungen gewählt werden. Wenn daher Kriegervereine an kleineren Orten, denen eine gute Eisenbahnverbindung fehlt, Ortskolonnen in der oben dargelegten Beschränkung errichten und ausbilden wollen, so wird in jedem einzelnen Falle ernstlich in Erwägung zu ziehen sein, ob die immerhin erheblichen Ausbildungskosten und die dabei von den einzelnen Kolonnenmitgliedern notwendig zu bringenden persönlichen Opfer in einem auch nur annähernd richtigen Verhältnisse stehen zu dem im Kriegsfalle möglicherweise zu erzielenden Nutzen. Es können Fälle eintreten, in denen es im Interesse einer vernünftigen Finanzverwaltung für die zahlenden Vereine vom roten Kreuz geradezu Pflicht werden wird, die Gewährung der Kosten für die Ausbildung und die Anschaffung der Lehrmittel abzulehnen.

Nach dem allgemeinen Mobilisierungsplane des **württembergischen** Sanitätsvereins hat die zweite Abteilung des Vereins für die Ausbildung, Ausrüstung und Unterhaltung einheitlich organisierter freiwilliger Sanitätskolonnen zum Dienste in der Heimat und auf dem Kriegsschauplatze zu sorgen, während der vierten Abteilung (für Krankentransport) die Verpflichtung zur Bildung eines Transportdetachements obliegt (§ 3 Ziff. 3 lit. b des allgemeinen Organisationsplanes).

Bereits im Jahre 1886 hatte der Stabsarzt Dr. Nachtigall in Stuttgart ein aus 300 Mann bestehendes Sanitätskorps gebildet. Gegenwärtig steht das württembergische freiwillige Sanitätskorps unter der ärztlichen Leitung des Stabsarztes der Landwehr, Medizinalrat Dr. Rembold in Stuttgart, welcher gleichzeitig als Instruktor funktioniert, und dem militärischen Kommando des Leutnants d. L. a. D. Kaufmann Hermann daselbst. Es zählte am 27. Juni 1890 551 Mann, von denen im Falle einer Mobilmachung **346** Mann vollkommen ausgerüstet und uniformiert zur Verfügung stehen. Kolonnen bestehen in: Berg (Stadtdirektionsbezirk Stuttgart), Biberach, Heidenheim, Ravensburg, Reutlingen, Stuttgart, Tübingen und Ulm. Dieselben beziehen ihre Mannschaften zu einem großen Teile, aber nicht ausschließlich, aus den Kriegervereinen. In einem organischen Zusammenhange mit denselben stehen sie nicht. Das Sanitätskorps steht direkt unter dem Vorstande des Sanitätsvereins; sein Kommando bildet einen Teil des Vereinsausschusses; seine Ausrüstung wird vom Vereine besorgt.

Auch im Großherzogtum **Mecklenburg-Schwerin** ist die Organisation von Krankenträgerkolonnen innerhalb des Verbandes der mecklenburgischen Kriegervereine erfolgt. Der Landesverein gewährt zur Förderung dieser Bestrebungen Geldunterstützungen. Im Jahre 1890 hatte der Mecklenburger Kriegerverband 9 Krankenträgerkolonnen mit 10 Ärzten, 20 Führern und 164 Mann, unter denen sich 98 nicht mehr landwehrpflichtige (über 40 Jahre alte) Mannschaften befanden. Für das Mobilmachungsjahr 1889/90 hatten sich bereit gestellt zum Dienste außerhalb Mecklenburg 46 Mann und 3 Führer (mobile Kolonnen) und zum Dienste innerhalb des Landes 41 Mann mit 8 Führern (immobile Kolonnen). Der Unterricht erfolgt nach der „Krankenträgerordnung“. Für die Angelegenheiten der Kolonnen ist eine besondere Kolonneninspektion gebildet (Vorstand: Dr. Oldenburg; 1. Schriftführer: A. Wiedow). Es wird fleißig geübt (im Jahre 1888 zusammen 227 Übungsstunden). Am 23. September 1888 waren sämtliche 9 Kolonnen, welche zu dieser Zeit in Mecklenburg bestanden, in der Nähe von Güstrow zu einer (der vierten) gemeinsamen Krankenträgerübung zusammengezogen worden, welche unter Leitung der Kolonneninspektion stattfand und welcher auch Vertreter des Mecklenburgischen Landesvereins beiwohnten. Es beteiligten sich an dieser Übung bezw. Vorstellung mit bestem Erfolge 6 Ärzte, 16 Führer und 132 Mitglieder mit 33 Tragen. Die benötigten Mannschaften (Verwundete ꝛc.), Pferde, Wagen und Bettstellen hatte das Kommando der 3. Abteilung des Holsteinschen Feldartillerieregiments Nr. 24 zu Güstrow zur Verfügung gestellt. Im Jahre 1889 hat eine solche gemeinsame Übung nicht stattgefunden. Wohl aber haben die Ärzte der Kolonneninspektion genaue und eingehende Besichtigungen der einzelnen Kolonnen vorgenommen.

Im Großherzogtum **Baden** ist seitens des Gesamtvorstandes des Landesvereins an die Militärvereine die Anregung zur Bildung von Transport- und Begleitkolonnen ergangen; doch ist diese Anregung bisher ohne Erfolg geblieben. Sonach gehört noch heute die Ausbildung freiwilliger Krankenträger (Mannschaften für Transport- und Begleitdetachements, sowie für Verband- und Erfrischungsstationen) zu den Aufgaben des badischen Männerhilfsvereins und seiner einzelnen Ortsvereine. Alle größeren und mehrere kleine Vereine haben bereits solche Mannschaften ausgebildet.

Der Karlsruher Männerhilfsverein hatte bereits unmittelbar nach dem deutsch-französischen Kriege ein fest organisiertes und uniformiertes freiwilliges Krankenträgerkorps gebildet.

Die ursprünglichen Satzungen dieses Korps wurden infolge des Erscheinens der Kriegssanitätsordnung durch Beschluß des Vorstandes des badischen Männerhilfsvereins vom 5. Oktober 1882 einer durchgreifenden Abänderung unterworfen. Gegenwärtig sind diese Satzungen von 1882 nach Maßgabe der Bestimmungen der Kriegsetappenordnung und des Organisationsplanes der freiwilligen Krankenpflege wiederum in eingehender Umarbeitung begriffen.

Trotzdem erscheint es angezeigt, wenigstens die Hauptbestimmungen der 1882er Satzungen zu geben. Nach diesen stellt der Männerhilfsverein bei einer Mobilmachung des deutschen Heeres, sobald solche auch das XIV. Armeekorps betrifft, ein freiwilliges Krankenträgerkorps auf, dessen rascher Zusammentritt schon im Frieden durch Ausbildung der Mannschaft und Beistellung der Ausrüstung vorbereitet wird. Die Bestimmung dieses Korps ist: im engen Anschluß an die militärischen Sanitätsanstalten bei dem Transporte der Verwundeten und Kranken mitzuwirken. In das Korps aufgenommen werden kann jeder sittlich unbescholtene Mann, welcher in Karlsruhe wohnt, körperlich befähigt ist und so viel Schulbildung besitzt, daß er die gegebenen Dienstvorschriften und Belehrungen ohne Schwierigkeit auffassen kann. Jeder Aufgenommene muß sich zu einer zweijährigen Dienstzeit verpflichten, hat aber die Wahl, ob er in der mobilen oder in der Reserveabteilung dienen will. Ein freiwilliger Austritt vor Ablauf dieser Dienstzeit ist, abgesehen von Krankheitsfällen oder anderen dringenden persönlichen Verhältnissen, nicht gestattet; während eines Krieges dagegen giebt auch der Ablauf der Dienstzeit keine Berechtigung zum Austritt. Bei der Mobilmachung wird aus der mobilen Abteilung eine freiwillige Begleitkolonne (§ 128 Ziff. 5 und 6 der Kriegssanitätsordnung) formiert und außerdem, wenn es von seiten des Armeeoberkommandos gestattet wird (§ 209 Ziff. 4 der Kriegssanitätsordnung), eine freiwillige Transportkolonne. Für die Verwendung im Bereiche der Etappeninspektionen stehen 60 Mann zur Verfügung, zum Dienste bei der Besatzungsarmee etwa 100 Mann, welche Zahl sich jedoch im Kriegsfalle wesentlich erhöhen wird.

Während des Friedens ist das gesamte Krankenträgerkorps in Züge zu je 60—72 Krankenträgern (ohne die Chargierten) eingeteilt. Jeder Zug teilt sich wieder in fünf bis sechs Patrouillen zu sechs Rotten oder zwölf Krankenträgern. An Chargierten (Vorgesetzten) stehen bei jedem Zuge ein erster und ein zweiter Zugführer, fünf bis sechs erste und ebensoviel zweite Obmänner der Patrouillen. Außerdem ist jedem Zuge ein Signalist zugeteilt. Der Stab des gesamten Korps, der vom Vorstande des Männerhilfsvereins ernannt wird, besteht aus einem Kommandeur, einem Adjutanten, einem Zahlmeister und einem Schreiber.

Die theoretische und praktische Ausbildung des Korps erfolgt nach Anordnung des Stabes durch den Kommandeur, den Arzt und die

Zugführer, und wird dem Unterrichte die jeweils in der Armee eingeführte Instruktion zum Unterrichte der Krankenträger zu Grunde gelegt. Durch praktische Übungen wird die Ausbildung befestigt und vervollkommnet. Die Pferde werden im Frieden gemietet.

Bei der Mobilmachung erfolgt, soweit es noch nicht geschehen, sofort die vollständige Einkleidung und Ausrüstung beider Abteilungen. Für 52 Mann liegen die Uniformen bereit.

Außerdem enthalten die Satzungen noch Vorschriften über die Dienstkleidung und Ausrüstung, über die Kassenverwaltung, Löhnung, Verpflegung und Unterstützung und über die Dienst- und Disziplinarordnung.

Für die Verwendung während des Friedens enthalten die Satzungen folgende Bestimmung:

„Die ausgebildete Mannschaft des Krankenträgerkorps kann außerdem auch schon im Frieden, bei besonderen Unglücksfällen und Notständen zur Hilfe angeboten und bei Ansammlung größerer Volksmengen (bei Festlichkeiten und Ausstellungen) zur Hilfe bereit gehalten werden. Für Brandfälle werden besondere Patrouillen den einzelnen Kompagnieen der freiwilligen Feuerwehr zugeteilt und deren Ausrüstung in den Feuerhäusern bereit gehalten. Ebenso werden Mannschaften bezeichnet, um für den Fall eines Eisenbahnunglücks dem Großherzoglichen Bahnamt Karlsruhe zur Hilfeleistung verfügbar zu sein, und entsprechende Ausrüstungsgegenstände im Bahnhofe aufbewahrt."

Das Transportpersonal, welches für den Verwundeten- und Krankentransport im Bereiche der Besatzungsarmee den Linienkommandanturen beigegeben werden soll (internes Begleitpersonal) wird aus freiwilligen Anmeldungen hervorgehen (Studierende, junge Kaufleute u. s. w.). Die sich Anmeldenden sind verpflichtet, sich einem Vorbildungskursus zu unterziehen.

Der Bedarf an Transportpersonal von den Bahnstationen nach den Lazaretten soll gedeckt werden: aus dem zur Verfügung stehenden Rest des Karlsruher Krankenträgerkorps, aus ausgebildeten Mitgliedern der Militärvereine und aus den zum Teil gleichfalls vorgebildeten Mannschaften der freiwilligen Feuerwehr.

Der für die Krankenpflege und Unterstützung der Soldaten im Felde (vom roten Kreuz) im Großherzogtum Hessen bestehende Hilfsverein hatte schon in der Friedenszeit vor dem französischen Kriege die Errichtung und Ausbildung freiwilliger Sanitätskorps, insbesondere im Anschlusse an die bestehenden Turnvereine, in die Hand genommen und solche Korps namentlich in Darmstadt und Offenbach ins Leben gerufen, die während des Krieges 1870/71 eine erfolgreiche Thätigkeit entwickelt haben.

Die Publikation der Kriegsetappenordnung und des Organisationsplanes der freiwilligen Krankenpflege gab dem hessischen Vereine Veranlassung, die Bildung von Krankenträgerkorps aufs neue ins Auge zu fassen. Jedoch sind mit den Krieger- und Militärvereinen Abmachungen über die Ausbildung und Gestellung freiwilliger Krankenträgerkolonnen nicht getroffen worden. Der Landeshilfsverein wendete sich bereits Anfang 1888 an das Präsidium des Landeskriegervereinsverbandes „Hessia", erhielt aber die Antwort, daß man zwar seit Jahren bemüht gewesen sei, mobile Sanitätskolonnen innerhalb der Kriegervereine ins Leben zu rufen, daß aber alle Bemühungen erfolglos geblieben seien. Nur der Mainzer Kriegerverein (Siegeskranz) hat eine Kolonne gebildet, welche aber mit dem Landesverein in keiner Verbindung steht.

Von den früher bestehenden Korps ist das Darmstädter Turnersanitätskorps längst eingegangen. Es hat sich aber in Darmstadt eine neue Abteilung freiwilliger Krankenträger gebildet, welche zur Zeit aus 42 Mann besteht, von denen sich 18 zur Verwendung bei der Feldarmee bereit erklärt haben.

Das Offenbacher Turnersanitätskorps, welches sich auf Grund umgearbeiteter Statuten nach dem Kriege neu organisiert hatte, besteht noch heute mit selbständiger Organisation. Dasselbe blüht (43 Mann), ist in ständiger Fortbildung begriffen und steht in engstem Zusammenhange mit dem Hilfsverein, von dem es jährliche Beihilfen zu seinen Ausgaben erhält. Das Korps selbst ist aus einem fliegenden und einem Lazarettkorps zusammengesetzt. Ersteres (gegenwärtig aus 12 Mann bestehend) soll sich jedem Dienste eines im Felde stehenden Sanitätsdetachements unterziehen(?), den Transport der Verwundeten von den Verbandplätzen zu den Feldlazaretten besorgen, Verwendung bei Etablierung der Feldlazarette finden, sowie den Transport der Verwundeten und Kranken von den Feldlazaretten zu den Bahnzügen und nötigenfalls von den letzteren zu den Reservelazaretten übernehmen. Diese Bestimmungen werden nach den Bestimmungen der Kriegsetappenordnung und des Organisationsplanes einigen Modifikationen zu unterliegen haben. Das Lazarettkorps hat seine Thätigkeit im Falle eines Krieges in den in Offenbach a. M. errichteten Reservelazaretten zu entfalten, den Transport Verwundeter und Kranker von der Bahn in die Spitäler, die Verpflegung durchgehender Verwundeten- und Krankenzüge zu besorgen und solche

Züge auch weiter zu begleiten. Endlich bildet es den Ersatz für das fliegende Korps heran.

In den bereits mehrfach erwähnten „Grundzügen" heißt es unter Ziff. 4 flg.:

„Die Thätigkeit eines Krankenträgers bezieht sich nicht bloß auf Kranke, sondern auch, und zwar vorzugsweise, auf Verwundete und nicht bloß auf das Tragen, sondern auch auf Anlegen und Erneuern des Verbandes, Lagern, Laben u. s. w. Die Bezeichnung Krankenträger ist also enger als die entsprechende Thätigkeit, aber immerhin die deutlichste der verschiedenen möglichen Bezeichnungen und überdies in der Amtssprache angenommen.

Das Verbinden, Lagern, Laben u. s. w., überhaupt die zu leistende Hilfe, setzt Kenntnis des menschlichen Körpers und seiner Funktionen und der (antiseptischen) Wundbehandlung voraus und erfordert somit theoretischen Unterricht; die Fähigkeit, zu verbinden, zu heben, legen, tragen, verladen und zu laben, erfordert praktische Übung.

Beides giebt dem Manne, auch wenn er keine Gelegenheit findet, sich im Kriege zu bethätigen, Kenntnisse und Fähigkeiten, welche ihm möglich machen, seinen Nebenmenschen auch im gewöhnlichen Leben in Notfällen wertvolle Dienste zu leisten. Der einfache Name eines „freiwilligen Krankenträgers" birgt also einen reichen Inhalt in sich.

Der freiwillige Krankenträger wird thätig bei der Feldarmee oder bei der Besatzungsarmee (d. h. im deutschen Inlande). Von letzterem, als der Regel, ist auszugehen. Der Krankenträger bei der Besatzungsarmee oder am Ort wird teils zum inneren Transportdienst (Transport von den Bahnhöfen nach den Lazaretten u. s. w.), teils als Begleitpersonal auf den Eisenbahnlinien verwendet. Ob und inwieweit ihnen die Mitwirkung bei Verpflegungs- und Erfrischungsstationen zu übergeben ist, hängt von den Verhältnissen ab.

Die Krankenträger im Felde wirken in gleicher Weise bei der Feldarmee und dienen insbesondere zur Verbindung des Etappenhauptortes mit den vorgeschobenen Lazaretten.

Nur besondere Notstände aber können die Verwendung freiwilliger Krankenträger in erster Linie, d. h. im Anschluß an die operierenden Truppen bedingen.

Zunächst bezieht sich die Thätigkeit der Krankenträger auf den Ort, auch die derjenigen, welche vorsorglich bereit sind, bei der Feldarmee zu wirken. Erst bei eintretendem Bedürfnis werden letztere zu einer Abteilung fürs Feld gebildet."

In bezug auf die Organisation enthält Ziff. 11 folgende Bestimmung:

„Wo sich ein Krankenträgerkorps mit selbständiger Organisation bereits gebildet hat (wie in Offenbach) oder bildet, hat sich dies, wenn es für den Kriegsfall thätig werden will, dem Zweigverein des Hilfsvereins an dem betreffenden Orte im Sinne des § 1 Ziff. 3 Abs. 3 des „Organisationsplanes" anzuschließen. Es empfiehlt sich, daß der Obmann eines solchen Korps in den Vorstand des betreffenden Zweigvereins berufen wird, damit so die gemeinsamen Beziehungen in einfachster Weise geordnet werden.

Wo ein Verein (vom roten Kreuz) ein solches Korps bildet, steht dies, solange es sich nicht gemäß dem vorhergehenden Absatz selbständig konstituiert, unter der Leitung jenes Vereins, welcher auch den Befehlshaber bestellt und die erforderlichen Satzungen erläßt."

Trägerkorps, jedoch nur zur Verwendung am Orte selbst bestehen in Alzey (16), Worms (36), Bad Nauheim (12) und Friedberg (12).

Außerdem hat der hessische Verein noch einen vollkommen neuen Weg zur Erlangung geschulter Krankenpfleger eingeschlagen, indem er die Bildung freiwilliger Krankenträger im Sinne der mehrfach erwähnten Grundzüge aus über 16 Jahre alten, noch nicht militärpflichtigen Schülern der obersten Klassen der Gymnasien und Realgymnasien in Angriff genommen hat (Verordnung des Großherzoglichen Ministeriums des Innern und der Justiz, Abteilung für Schulangelegenheiten, vom 17. Juli 1888).

Daß der Ausführung des Planes des hessischen Vereins große Schwierigkeiten entgegenstehen, liegt auf der Hand. Vor allem gingen die erhobenen Bedenken dahin, daß der Mangel der erforderlichen Körperkräfte wohl die Regel bilden werde, sowie daß für den Fall, daß sie wirklich vorhanden seien, die Gefahr nahe liege, daß dieselben leicht über das zulässige Maß in einer die Gesundheit schädigenden Weise in Anspruch genommen werden könnten. Unter allen Verhältnissen werde die Verwendung derartiger jugendlicher Krankenträger eine sehr beschränkte bleiben müssen, weil die betreffenden Schüler genötigt sein würden, die Lehrstunden innezuhalten, sonach auf eine ständige Verwendung der Kolonne namentlich außerhalb des Ortes, an welchem sich die Lehranstalt befinde, nicht gerechnet werden dürfe.

Das Centralkomitee der deutschen Vereine vom roten Kreuz hat daher auch, als die Frage das erste Mal an dasselbe herantrat, davon abgesehen, gleiche Maßnahmen bei den übrigen deutschen Landesvereinen anzuregen, namentlich mit Rücksicht auf die Thatsache, daß die Bildung von Sanitätskolonnen durch die Kriegervereine in verschiedenen deutschen Ländern zu nennenswerten Erfolgen bereits geführt habe, und es daher vorzuziehen sei, diese Angelegenheit auch fernerhin durch Anlehnung an die Kriegervereine zu einem gedeihlichen Abschlusse zu bringen.

Inzwischen hat der hessische Landesverein mit aller Bestimmtheit erklärt: daß die bisher gemachten Erfahrungen durchaus günstige seien, und daß die teilweis zu verzeichnenden Mißerfolge auf Fehlern beruhten, die bei dem ersten Versuche gemacht worden seien, die aber in Zukunft vermieden werden würden und könnten. Zu diesen bereits abgestellten Fehlern gehöre die zu späte Bereitstellung der Lehrer und der Lehrmittel. Ein zweiter Fehler habe darin bestanden, daß die Kurse zu spät im (Winter-)Semester begonnen hätten und es deshalb unmöglich gewesen sei, dieselben vollständig zu Ende zu führen. In Zukunft solle die theoretische und praktische Unterweisung sich im Winterhalbjahre vollziehen und damit bald nach Beginn des Semesters begonnen werden. Im Sommer sollen nach Bedürfnis und Möglichkeit einige Wiederholungsübungen abgehalten werden. — Dem Bedenken, daß die Schüler durch diese Unterrichtskurse den ihnen in erster Reihe obliegenden Schulpflichten zu sehr entzogen werden könnten, soll dadurch begegnet werden, daß wöchentlich nur eine Lektion erteilt werden soll. Die an der Generalversammlung des Mainzer Zweigvereins teilnehmenden Anstaltsdirektoren haben erklärt: daß eine Störung des Unterrichts nicht zu befürchten sei.

Den schwerwiegenden, auf die Körperkräfte bezug habenden Bedenken begegnet der Landesvereinsvorstand durch den Hinweis darauf: daß die Beteiligung der Schüler eine zu große gewesen sei (420 Schüler aus allen Gymnasien und Realgymnasien des Landes), und daß sich daher unter dieser großen Anzahl notwendigerweise auch solche befunden hätten, die zu schwach gewesen. In Zukunft werde der Besitz und der Nachweis einer gesunden, genügend kräftigen Körperkonstitution die unerläßliche Vorbedingung für den Eintritt in die Kolonne bilden. Der Landesvereinsvorstand geht hierbei von der gewiß richtigen Anschauung aus, daß „nur dies eine genügende Durchbildung der einzelnen ermögliche und dem Arzt die Möglichkeit gebe, am Schluß zu beurteilen, ob der einzelne die Kenntnisse und Geschicklichkeit gewonnen habe, welche für den Dienst des roten Kreuzes unbedingt erforderlich seien“.

Von anderer Seite (Zweigverein Mainz) wird noch betont, daß für den Eintritt in die Kolonne die Einwilligung des Vaters, bezw. Vormunds erforderlich sei, daß eine fortgesetzte Kontrolle seitens der Lehrer sowie der unterweisenden Ärzte stattfinde, und daß die überwiegende Mehrzahl der in Frage kommenden Schüler sich in einem Alter befinde, das sie zum Eintritte in das Heer als Einjährig-Freiwillige berechtige. Das Gesetz selbst berufe die Schüler, die das 17. Lebensjahr bereits vollendet hätten, zur Erfüllung ihrer staatlichen Pflichten, indem sie von diesem Zeitpunkte an als Wehrpflichtige des Landsturmes ersten Aufgebotes erklärt würden. Wenn das Gesetz solche Schüler für geeignet halte, als Soldaten ins Feld zu ziehen, um wie viel mehr müßten dieselben zu Krankenträgern geeignet sein.

In bezug auf die befürchtete geringe Verwendbarkeit im Kriege wird hervorgehoben: daß die älteren Schüler bei einem Kriegsausbruche ohne Gefahr leicht entbehrlich seien, da für dieselben während der Kriegsdauer an einen erfolgreichen Unterricht nicht zu denken sei, und zwar um so weniger, als dieselben bereits den Drang in sich fühlten, bei ausbrechendem Kriege ihre Kräfte dem Wohle des Vaterlandes zu widmen, und als ein großer Teil der Lehrer dann zu den Fahnen einberufen werde. Die Zurückbleibenden würden kaum für die Unterrichtserteilung in den unteren Klassen genügen.

Schließlich wird die Anschauung als unzutreffend bezeichnet, daß die Verwendung tauglicher Schüler zur Bildung von Sanitätskolonnen eine Anlehnung an die bestehenden Kriegervereine ausschließe.

Als Vorteile, welche für die Verwendung der Schüler zur Bildung derartiger Sanitätskolonnen sprechen, werden noch hervorgehoben: der höhere Bildungsgrad der Schüler, der voraussichtliche Anschluß der Lehrer an diese Schülerkolonnen, welcher großen Nutzen in bezug auf die Aufrechterhaltung der Disziplin bieten würde, sowie die Thatsache, daß die Mehrzahl der betreffenden Schüler den vermögenderen und besseren Gesellschaftsklassen angehöre, deren Herbeiziehung für die Zwecke der freiwilligen Krankenpflege nicht zu unterschätzen sei.

An allen Gymnasien und Realgymnasien des Landes ist mit Bildung solcher Schülerabteilungen vorgegangen worden. Der Zweigverein Mainz hat beschlossen, die Schüler des Gymnasiums und Realgymnasiums, die das 16. Lebensjahr überschritten und das 20. noch nicht vollendet haben, und die von ihren Eltern, ihren Lehrern und den unterweisenden Ärzten hinsichtlich ihrer Körperkraft hierzu für geeignet erklärt werden, zu freiwilligen Krankenpflegern auf Kosten des Vereins auszubilden, und die Oberaufsicht über die zu bildende Sanitätskolonne zu übernehmen. Die erstmalige Prüfung dieser freiwilligen Krankenträger in Mainz hatte das beste Ergebnis. Das im Offenbacher Realgymnasium gebildete Korps, dessen Mitglieder nach dem Urteile des Stabsarztes, welcher den Unterricht erteilt und die Ausbildung geleitet hat, zur Verwendung im Felde brauchbar sind, hat sich auch weiterhin bewährt. An den anderen Anstalten des Landes fanden Prüfungen noch nicht statt, ja es mußten teilweise die Übungen vollständig unterbleiben, da sich ärztliche Lehrkräfte nicht überall ausreichend bereit finden ließen. Nach dem Berichte 1889/90 standen zur Verfügung 139 Schülerkrankenträger (108 zum Dienst bei der Feldarmee und 31 bei der Besatzungsarmee) und 15 Lehrer (3 bei der Feld- und 12 bei der Besatzungsarmee).

Der hessische Landesverein giebt der ganz bestimmten Überzeugung Ausdruck: „daß er nach den gemachten Erfahrungen mit seinem Vorhaben das Richtige getroffen habe“.

Da ein Haupthindernis des Gelingens bisher in dem Mangel geeigneter Ärzte und in der Thatsache gefunden werden mußte, daß die Militärärzte vielfach nicht in der Lage waren, den Wünschen der Vereine, Schüler für die Krankenpflege auszubilden, nachzukommen, so hat der hessische Landesverein weitere Schritte in dieser Richtung bei den vorgesetzten Behörden gethan. In dessen Folge hat das Centralkomitee der deutschen Vereine, um seine Meinungsäußerung über die Zweckmäßigkeit dieser Maßregel im Großherzogtum Hessen von der Medizinalabteilung des Königlich preußischen Kriegsministeriums befragt, neuerdings beschlossen: „die von dem hessischen Verein angestrebte Unterstützung und Förderung, insbesondere dahingehend, daß es den Militärärzten gestattet werde, sich der Ausbildung und Unterweisung der betreffenden Schüler unentgeltlich zu unterziehen — beim Königlichen Kriegsministerium zu befürworten“.

Letzteres hat dementsprechend in dankenswertester Weise eine solche freiwillige Bethätigung der Militärärzte ausdrücklich gestattet und den Korpsgeneralarzt zugleich ersucht, die Bestrebungen des hessischen Hilfsvereins in der angedeuteten Richtung ebenfalls zu unterstützen und zu fördern.[1] Der Verein hofft daher sicher, daß hierdurch die Schwierigkeiten,

[1] Es heißt in dem betreffenden Antwortschreiben der Medizinalabteilung des Kriegsministeriums: „Eine möglichst ausgedehnte Beteiligung der freiwilligen Krankenpflege durch Bereitstellung von Pflegekräften für die Reservelazarette kann im Bedarfsfalle nur erwünscht sein und wird stets mit Dank anerkannt werden.

Gerade die Bereitstellung von ausgebildeten Krankenpflegern und Krankenpflegerinnen für die Reservelazarette, Etappenlazarette u. s. w. ist im § 209 1b

die sich der Durchführung seines Unternehmens an manchen Anstalten noch entgegenstellten, völlig beseitigt werden.

Die Erfahrung wird lehren, ob die in Angriff genommene Maßregel wirklich mit allseitig günstigem Erfolge durchgeführt werden kann. Jedenfalls liegt aber vollgenügende Ursache vor, dem unermüdlich thätigen hessischen Verein und seinen Leitern dafür dankbar zu sein, daß sie im Interesse der Sache diesen schwierigen Versuch überhaupt unternommen haben. Gelingt er, so ist ein neues Feld eröffnet, auf welchem tüchtige, freiwillige Krankenträger, bezw. Pfleger gewonnen werden können.

Im Großherzogtume Sachsen-Weimar-Eisenach bestehen 4 Sanitätskolonnen vom roten Kreuze (Apolda, Allstedt, Neustadt a. O. und Weida) und 4 Kolonnen, welche dem deutschen Kriegerbunde angehören (2 in Weimar, 1 in Sulza und 1 in Magdala mit zusammen 98 Mitgliedern). In diesen Kolonnen befinden sich 84 nicht heerespflichtige Personen. — Während des Friedens sollen die Kolonnen bei Notständen Verwendung finden. — Im Herzogtum Anhalt, Kreisverein Dessau, haben der dortige Kriegerverein und die freiwillige Feuerwehr ihre im Kriegsfalle verfügbaren Mitglieder für die dort zu errichtende Erfrischungs- und Verbandstation zur Verfügung gestellt. Weiter hat aber der dortige Militär- und Kriegerverein eine aus 50 Mann bestehende Krankenträgerkolonne dem Centralkomitee des preußischen Vereins zur Verfügung gestellt. Der Kreisverein Bernburg hat 4 Sanitäts- und Transportkolonnen in einer Gesamtstärke von 128 Mann ausbilden wollen, von denen 113 Mann im Kriegsfalle zur Verfügung des roten Kreuzes stehen werden. Wie viele davon bei der Feldarmee oder der Besatzungsarmee verwendbar sein werden, läßt sich zur Zeit noch nicht bestimmen. In Zerbst sind 50 Mitglieder des dortigen Kriegervereins bereit, sowohl im Bereiche der Etappeninspektion als bei der Besatzungsarmee Dienstverrichtungen zu übernehmen. Der braunschweigische Landesverein verfügt über eine 75 militärfreie

der Kriegssanitätsordnung und in den §§ 2 und 7 des Organisationsplanes als eine wesentliche Aufgabe der freiwilligen Krankenpflege bezeichnet und diesseits bei mannigfachen Gelegenheiten als solche betont worden. In welcher Weise und in welchem Umfange die Verwendung freiwilliger Krankenpfleger in jedem einzelnen Reservelazarett am zweckmäßigsten zu bewirken sein möchte, wird sich am besten durch entsprechende Verhandlungen der Vereine mit den Provinzialbehörden (Korpsintendantur und Korpsgeneralarzt) feststellen lassen, welche durch eine an die Königlichen Generalkommandos gerichtete Verfügung über die hierbei in Betracht kommenden Gesichtspunkte unterrichtet worden sind."

Mitglieder zählende, im Krankentransportdienste ausgebildete Kolonne der freiwilligen Feuerwehr. Eine aus Vereinsmitgliedern bestehende zweite Kolonne ist in der Ausbildung begriffen. Im Herzogtum Sachsen-Altenburg sind von den Militär- und Kriegervereinen zu Altenburg, Gößnitz, Schmöllen, Ronneburg, Roda und Kahla Sanitätskolonnen in einer Stärke von 20 bis 30 Mann gebildet und zum größten Teile auf Kosten des Landesvereines mit Ausbildungs- und Transportmitteln versehen worden. In Bückeburg sind 13 Krankenträger im Krankenträgerunterrichte des 7. Jägerbataillons mit ausgebildet worden, und stehen zur Verwendung am Orte zur Verfügung. Die Hamburger Sanitätskolonne, welche vom Landesverein mit Geld unterstützt wird, bestand Ende 1889 aus 105 aktiven Mitgliedern, von denen 90 ausgebildet waren. In Bremen hat sich eine aus 44 Mitgliedern bestehende Sanitätskolonne des Kriegervereins gebildet, deren Mitglieder sich zur Dienstleistung bei einer in Bremen zu errichtenden Verband- und Erfrischungsstation verpflichtet haben. — Erwähnenswert erscheint endlich noch die Thatsache, daß der hannoversche Provinzialverein des preußischen Vereins zur Pflege im Felde verwundeter und erkrankter Krieger im Verein mit dem Verbandsvorstande der Zweigvereine des vaterländischen Frauenvereins eine Centralstelle für die Thätigkeit der Vereine vom roten Kreuz in der Provinz Hannover gegründet hat, welche aus je zwei Mitgliedern der beiden Vorstände besteht, und welcher die Formierung und Ausbildung von Krankenträgerkolonnen, sowie die Sorge für deren gleichmäßige Bekleidung überlassen ist.

C. Das Depotpersonal.[1]

(§ 209 Ziff. 1c, § 212 Ziff. 4 und 6 der Kriegssanitätsordnung; § 4 Ziff. 3d und Ziff. 4a, § 6 Ziff. 3c, § 7 Ziff. 4 des Organisationsplanes; § 31 Ziff. 2, 5, 7, 8, 9, 10 und 11, § 32 Ziff. 5, § 33 Ziff. 3, 4, 5 und § 34 im V. Abschnitt C des bayerischen Organisationsplanes.)

Zu den Aufgaben, welche die Kriegssanitätsordnung der freiwilligen Krankenpflege gestellt, gehört die Sammlung und Zuführung der freiwilligen Gaben für die Krankenpflege. Der Organisationsplan be-

[1] Manche Bestimmung in diesem Kapitel wird erst dann vollverständlich werden, wenn man den Inhalt des nächsten Abschnittes über das Material der freiwilligen Krankenpflege und die Depoteinrichtungen selbst kennen gelernt hat. Trotzdem hat Verfasser mit Rücksicht auf die Gesamtanordnung des Stoffes Bedenken tragen müssen, eine Änderung in der Reihenfolge eintreten zu lassen.

schäftigt sich daher auch mit dem zur Erreichung dieses Zweckes erforderlichen Personal. Bei diesen Bestimmungen tritt noch schärfer, als dies bei den Krankenpflegern und Krankenträgern der Fall ist, die Scheidung zwischen dem bei den Etappeninspektionen zu verwendenden und dem zur Unterstützung des Sanitätsdienstes bei der Besatzungsarmee dienenden Personale hervor.

I. Das Depotpersonal bei der Feldarmee.

Wie bereits gesagt (vgl. zweiter Teil, vierter Abschnitt III. A d S. 124) befindet sich bei jeder Etappeninspektion, und zwar speziell bei dem Güterdepot einer jeden Sammelstation (erster Teil, dritter Abschnitt IV.) ein Unterdelegierter des Kaiserlichen Kommissars, welcher nach den Weisungen des Etappendelegierten die Verwaltung und die von den staatlichen Organen unabhängige Rechnungslegung über die freiwilligen Gaben besorgt und innerhalb der ihm von den zuständigen Eisenbahnbehörden eingeräumten Grenzen bei dem Nachschub von Personal und Material der freiwilligen Krankenpflege mitwirkt (§ 4 Ziff. 3d des Organisationsplanes).

Zur Unterstützung dieser Unterdelegierten bei der Erfüllung der ihm zufallenden Aufgaben wird für jede Etappeninspektion ein Depotdetachement planmäßig aufgestellt. Dasselbe hat außerdem noch das Personal zu stellen für die Verwaltung:

a) der Depots der freiwilligen Krankenpflege an dem Etappenhauptorte und

b) der eintretenden Falls an einzelnen Etappenorten errichteten Zwischendepots, sowie

c) für die Begleitung von Sendungen von Materialien der freiwilligen Krankenpflege über die Sammelstationen hinaus.

Dieses Depotdetachement steht zur Verfügung des Etappendelegierten. Sein Personal teilt sich:

a) in das eigentliche Depotverwaltungspersonal und

b) in das ständig überwiesene Unter- (eigentliche Arbeits-) Personal.

Das gesamte Personal trägt die vorgeschriebene Uniform und ist eintretenden Falls feldmäßig auszurüsten. Da die Leistungen des Personales zu bestehen haben in der Verwaltung des Materiales, in der Rechnungsführung und in der Mitwirkung beim Nachschube von Personal und Material der freiwilligen Krankenpflege, so wird dafür Sorge zu tragen sein, daß sich bei jedem Detachement Personen befinden, welche die gehörige Vorbildung haben zur Verwendung als Rechnungsführer, als Materialverwalter und als Packmeister.

Außerdem wird es sich empfehlen, für die Verwaltung der Vorräte an Medikamenten dem Detachement einen Apotheker beizuordnen.

Der badische Landesverein geht in dieser Beziehung von der Voraussetzung aus, daß dem für die Armee gemeinsam zu errichtenden Depot der freiwilligen Krankenpflege am Etappenhauptorte mindestens je ein landeskundiger Depotverwalter und Rechnungsführer beizugeben sein werde.

Hierauf wird bei der planmäßigen Bereitstellung dieses Personales, welche von den Vereinen bereits im Frieden zu erfolgen hat, gebührende Rücksicht zu nehmen sein. Man wird sich Personen zu dieser Verwendung zu sichern haben, welche in der Rechnungsführung bewandert sind und genügende Kenntnisse in der Warenkunde besitzen. In letzterer Beziehung erscheint wenigstens bei einem Teile des Personales das Vorhandensein genügender Kenntnisse der Verbandmittel und Verbandgerätschaften ganz unentbehrlich. Trotzdem wird es weder unbedingt nötig noch auch möglich sein, für das Depotpersonal Vor- und Ausbildungskurse einzurichten. Man wird solche Personen auszuwählen und bereit zu stellen haben, welche die erforderlichen Kenntnisse bereits besitzen, bezw. in ihrer Berufsthätigkeit zu erlernen Gelegenheit gehabt haben (Kaufleute, Spediteure, Rechnungsbeamte, abkömmliche Verwaltungsbeamte u. s. w.). Auch wird es sich empfehlen, den Depotdetachements einige ausgebildete Krankenpfleger und Krankenträger einzufügen, welche die erforderlichen Kenntnisse in bezug auf die Verbandmittel und Verbandgerätschaften u. s. w. durch die erhaltene Ausbildung sich erworben haben. Ganz besondere Sorgfalt wird seitens der Vereine darauf zu verwenden sein, sich bereits im Frieden die Mitwirkung von Männern zu sichern, welche zur Übernahme der Funktion als Depotvorstand geeignet und geneigt erscheinen. Von der Tüchtigkeit eines Depotvorstandes oder Depotverwalters, dem die wertvollsten Gaben anvertraut werden, hängt unendlich viel ab. Neben den Kenntnissen muß derselbe zugleich Thatkraft, Übersicht, praktischen Sinn, Energie und die so überaus schwierige Fähigkeit besitzen, auf der einen Seite die erforderliche Selbständigkeit in seinen Entschließungen und Maßnahmen zu entwickeln, auf der anderen Seite aber doch niemals aus dem Rahmen der feststehenden Organisation herauszutreten. Der Vorstand eines Depots gehört nicht zu den Delegierten des Kaiserlichen Kommissars; er bleibt Vereinsbeamter und wird von dem betreffenden Vereine ernannt, allein er ist der direkte Untergebene des bei der Sammelstation befindlichen Unterdelegierten und hat dessen Befehle auszuführen.

Bestimmungen darüber, wie stark diese Detachements sein sollen, bestehen nicht. Es wird dies eintretenden Falls von den Anordnungen der Militärbehörden, von dem hervortretenden Bedürfnisse und von den Wünschen, bezw. Requisitionen der betreffenden Etappendelegierten abhängen.

Es dürfte sich daher für die zur Gestellung des Depotpersonales verpflichteten Vereine empfehlen, sich bereits in Friedenszeiten die Mitwirkung einer ziemlich reichlich gemessenen Anzahl geeigneter Personen zu sichern und aus dieser dann im Mobilmachungsfalle die Detachements planmäßig zu bilden.

Im Falle der Mobilisierung hat das Detachement an Ort und Stelle weitere Bestimmungen abzuwarten und sich sodann zu dem an der Sammelstation bereits befindlichen Unterdelegierten zu begeben (§ 6 des Organisationsplanes).

In bezug auf Bayern ist hinzuzufügen, daß dem Unterdelegierten bei dem Güterdepot jener Sammelstation, welche mit den bayerischen Korpsbezirken in Beziehung steht, falls diese Stelle nicht nach Vorschlag des bayerischen Landeskomitees besetzt sein sollte, vom Kaiserlichen Kommissar nach Vorschlag dieses Komitees ein Beigeordneter (Ablatus) beigegeben werden wird, welcher bei der Verwaltung und Rechnungsablegung mit besonderer Bezugnahme auf die Lieferungen der bayerischen freiwilligen Krankenpflege und die aus Bayern kommenden freiwilligen Gaben mitzuwirken und hierüber an das Landeskomitee zu berichten hat. Ein solcher Beigeordneter wird unter denselben Voraussetzungen auch dem Depotvorstande am Etappenhauptorte derjenigen Armee, in welche die bayerischen Armeekorps eingeteilt sein werden, beigegeben werden. Derselbe wird der Ausnützung der Krankentransportwagen mobiler Transportzüge für den Materialtransport vom Etappenhauptorte ab besondere Sorge zuwenden, hierbei auch darüber wachen, daß durch den Materialtransport nicht etwa die innere Einrichtung dieser Wagen für den Krankentransport geschädigt werde (§ 32 Ziff. 2 Abs. 2 und § 33 Ziff. 5 des bayerischen Organisationsplanes).

Für die Gestellung des Unterpersonales, d. h. das Kontingent der gewöhnlichen Depotarbeiter, sind besondere Bestimmungen nicht aufzustellen. Dieselben werden erst im Bedarfsfalle, und zwar in der Regel gegen Bezahlung (Tagelohn) anzuwerben sein. Auch wird dann darauf Bedacht zu nehmen sein, geeignete Handwerker unter dieses Personal aufzunehmen. Die Fälle, in denen Vereine solches Personal zur Feldarmee hinaussenden, werden voraussichtlich immer die selteneren bleiben. In der überwiegenden Mehrzahl der Fälle werden solche Arbeiter entweder durch Vermittelung der Bahnhofskommandantur oder durch das Güterdepot am Bedarfsorte selbst herangezogen werden (vgl. Dienstvorschrift für das Güterdepot einer Sammelstation — Anlage III zu § 10 der Kriegsetappenordnung — § 2 Ziff. 7 und 8).

Hinsichtlich der allgemeinen militärischen Ordnung und des Verkehrs mit den Eisenbahnbehörden ist dieses gesamte Personal an die Befehle und Weisungen der Bahnhofskommandanten der Sammelstationen gebunden (§ 10 letzter Abs. der Kriegsetappenordnung).

II. Das Depotpersonal bei der Besatzungsarmee.

Hierzu gehört zunächst das Personal der am Etappenanfangsorte zu errichtenden Hauptdepots der freiwilligen Krankenpflege, der übrigen Depots der freiwilligen Krankenpflege innerhalb des Landes, bezw. des Korpsbezirkes (sogenannte Hilfsdepots) und der einzelnen Vereinsdepots (vgl. im sechsten Abschnitt unter II. und III.).

Dieses gesamte Personal wird von den Vereinen angestellt, trägt die vorgeschriebene Uniform nicht und untersteht dem betreffenden Korps- (Landes- oder Bezirks-) Delegierten, an welchen die betreffenden Liniendelegierten ihre Requisitionen zu erlassen haben.

Bei jedem größeren Depot soll sich an Verwaltungspersonal ein Vorstand (Depotverwalter), ein Materialverwalter, ein Rechnungsführer und ein Packmeister für den Speditionsdienst, sowie, bezw. soweit das Hauptdepot in Frage kommt, das erforderliche Personal zur Begleitung größerer Sendungen innerhalb des Korpsbezirkes vom Etappenanfangsorte bis zu den betreffenden Sammelstationen befinden. Dieses Begleitpersonal kann eintretenden Falls auch aus den internen Begleitkolonnen entnommen werden (vgl. das vorhergehende Kapitel).

Bei kleineren Depots werden zweckmäßigerweise verschiedene Funktionen auf eine Person vereinigt werden.

Das erforderliche Unterpersonal (Depotarbeiter, Schreiber u. s. w.) wird, wenn im einzelnen Falle nicht andere Bestimmungen getroffen werden, vom Depotvorstand anzunehmen und anzustellen sein. Ein Etat läßt sich in dieser Beziehung im voraus nicht feststellen.

D. Ärzte, Apotheker u. s. w.

In § 5 unter Ziff. 4 des Organisationsplanes befindet sich folgende Bestimmung:

„Die Annahme der erforderlichen Ärzte, Rechnungsführer u. s. w. ist gleichfalls Sache der freiwilligen Krankenpflege.

Die betreffenden Ärzte müssen vom Kriegsministerium bestätigt werden."

Nach der Bestimmung in § 2 Ziff. 3 des Organisationsplanes wird der Kaiserliche Kommissar, welchem die entsprechenden Mitteilungen vom Kriegsministerium gemacht werden, den Vereinen u. s. w. alljährlich mitteilen, welche Ärzte, Apotheker, Rechnungsführer u. s. w. von der freiwilligen Krankenpflege für den Kriegsfall planmäßig bereit zu stellen sind.

Über die Rechnungsführer ist oben bereits das Erforderliche gesagt worden.

Was die Ärzte anlangt, so dürfen von der freiwilligen Krankenpflege solche Ärzte, welche entweder noch in einem Militärverhältnis stehen, oder — ohne ein solches — sich bei dem Dienst bei den Truppenteilen oder Militärlazaretten bereit erklärt haben, nicht in die Listen aufgenommen werden.

Ärzte wird die freiwillige Krankenpflege bereit zu stellen haben zur Aushilfe in den Feld- und Kriegslazaretten, namentlich aber auch zum Dienst auf den Sanitätszügen und Verbandstationen. Ferner wird es praktisch erscheinen, den Transport- und Begleitdetachements freiwillige Ärzte einzufügen. Im Bereich der Besatzungsarmee werden freiwillige Ärzte zur Verwendung kommen bei den Reservelazaretten und Auslade-(Verband-)Stationen, vorzugsweise aber auch in den Vereinslazaretten, in denen das gesamte ärztliche Personal von der freiwilligen Krankenpflege zu gestellen ist.

Rüstet die freiwillige Krankenpflege selbständige Sanitätszüge aus, so wird sie auch das hierzu erforderliche ärztliche Personal zu stellen haben.

Nach einer im Einverständnis mit dem Kriegsministerium ergangenen Anordnung des Kaiserlichen Kommissars und Militärinspekteurs soll die in § 5 Ziff. 4 des Organisationsplanes vorgesehene Bestätigung durch das Kriegsministerium sich auf sämtliche von der freiwilligen Krankenpflege anzustellenden Ärzte beziehen, gleichviel ob dieselben zur Verwendung auf dem Kriegsschauplatz oder bei der Besatzungsarmee in Aussicht genommen sind. Eine Vorlage der namentlichen Listen an den Kaiserlichen Kommissar, bezw. an die Kriegsministerien hat jedoch erst beim Eintritt einer Mobilmachung zu erfolgen.

Eine Prüfung der körperlichen und fachwissenschaftlichen Tüchtigkeit soll indes schon im Frieden bei der vorläufigen Annahme eintreten.

Das gleiche gilt für die Apotheker, welche vorzugsweise bei den Vereinslazaretten und bei den Depots der freiwilligen Krankenpflege zur Verwendung kommen werden.

In bezug auf das übrige (sogenannte niedrige) Personal der freiwilligen Krankenpflege kann etwas weiteres nicht gesagt werden. Abgesehen von den freiwilligen Köchen und Köchinnen, welche den Lazarettdetachements einzufügen sind, und welche man sich bereits im Frieden möglichst zu sichern haben wird, können in dieser Richtung umfassendere Vorbereitungen nicht getroffen werden. Köche und Köchinnen werden in der Mehrzahl der Fälle aus der Mitte der gelernten Fachleute, bezw. gegen Lohngewährung zu entnehmen sein.

Sechster Abschnitt.

Das Sanitätsmaterial der freiwilligen Krankenpflege.

In bezug auf das Sanitätsmaterial der freiwilligen Krankenpflege bestimmt § 209 Ziff. 1 c der Kriegssanitätsordnung:

„Ein Teil der Thätigkeit der freiwilligen Krankenpflege besteht in der Sammlung und Zuführung der freiwilligen Gaben für die Krankenpflege."

I. Der Begriff des Materiales der freiwilligen Krankenpflege.

Die Gaben für die Krankenpflege werden, abgesehen von denjenigen in barem Gelde, teils in Lazarettbedürfnissen, teils in Erquickungsgegenständen bestehen, und zwar im allgemeinen aus solchen Gegenständen, welche die Militärverwaltung in der Regel nicht selbst liefert (§ 213 Ziff. 2 der Kriegssanitätsordnung. Noch schärfer kommt dieser Grundsatz in § 113 Ziff. 4 zum Ausdruck, wo im Schlußsatze bestimmt wird, daß der freiwilligen Krankenpflege ausschließlich die Lieferung derjenigen Gegenstände anheimzugeben sei, welche der Staat bestimmungsmäßig nicht zu liefern habe und auch ausnahmsweise nicht zu liefern beabsichtige.

Eine gleichartige Vorschrift enthält § 24 Abs. 8 der Kriegsetappenordnung, wo es heißt: „Der Etappengeneralarzt hat darauf zu halten, daß die Chefärzte die etatsmäßigen Bedarfsstücke für die ihnen untergebenen Lazarette zunächst bei den Lazarettreservedepots anfordern und der freiwilligen Krankenkenpflege ausschließlich die Lieferung derjenigen Gegenstände anheimgeben, welche der Staat bestimmungsmäßig nicht zu liefern hat und auch nicht beabsichtigt, ausnahmsweise zu liefern."

Durch das Wort „zunächst" wird freilich die Bedeutung des Wortes „ausschließlich" ganz wesentlich, und zwar dahin modifiziert, daß in den Fällen, wo die Lazarettreservedepots nicht in der Lage sind, die etatsmäßigen Bedarfsstücke zu liefern, die Depots der freiwilligen Krankenpflege zur Lieferung derselben herangezogen werden können. Hieraus folgt, daß die Depots der freiwilligen Krankenpflege jedenfalls auch im Besitze von etatsmäßigen Bedarfsstücken werden sein müssen.

Im übrigen enthält § 213 Ziff. 1 der Kriegssänitätsordnung die Bestimmung, daß der Kaiserliche Kommissar im Kriegsfalle von Zeit zu Zeit ein Verzeichnis derjenigen Lazarettbedürfnisse und Erquickungsgegenstände veröffentlichen lassen soll, deren Beschaffung durch die freiwillige Krankenpflege besonders erwünscht erscheint. Bezüglich Bayerns hat er das Landeskomitee zum Erlaß dieses Verzeichnisses zu veranlassen (§ 213 Ziff. 1 der Kriegssanitätsordnung).[1]

Gegenwärtig und für die nächste Zeit ist für die Vereine in dieser Beziehung der Nachweis der Verbandmittel, Apparate, Lazarettutensilien, Medikamente und Labemittel, welche der freiwilligen Krankenpflege zur Beschaffung zu empfehlen sind, maßgebend, welcher vom Centralkomitee der deutschen Vereine in einer Sachverständigenkonferenz vom 4. Juli 1886 festgestellt und unterm 24. Dezember desselben Jahres nach erfolgter Zustimmung des Königlich preußischen Kriegsministeriums sämtlichen deutschen Vereinen als Richtschnur zugefertigt worden ist. Die Militärmedizinalabteilung des obenbezeichneten Königlichen Kriegsministeriums hat in einem an das Centralkomitee gerichteten Erlasse vom 8. November 1886 ausdrücklich anerkannt, daß der Nachweis den neuerdings stattgehabten Verbesserungen der Feldsanitätsausrüstung der Armee Rechnung trage und zur Einführung empfohlen werde.

Der Nachweis vom 4. Juli 1886, welcher in Anlage III wörtlich abgedruckt ist, ist an die Stelle des Nachweises vom 19. Januar 1876 (vgl. v. Criegern, Das rote Kreuz in Deutschland, Anlage III S. 256 flg.) getreten.

Daß solche Verzeichnisse im Laufe der Zeit teilweis veralten, und

---

[1] In § 49 Ziff. 13 Abs. 2 des bayerischen Organisationsplanes heißt es in dieser Beziehung: „Das Landeskomitee wird im Anschlusse an die gemäß § 224 der Kriegssanitätsordnung im Mobilmachungsfalle erfolgende Bekanntmachung des Königlichen Kriegsministeriums Verzeichnisse derjenigen Gegenstände veröffentlichen, welche als freiwillige Gaben erwünscht sind, und hiermit die nötigen Mitteilungen über Sammlung und Weiterbeförderung dieser Gaben verbinden.

einer regelmäßigen Revision in nicht zu langen Zwischenräumen bedürfen, liegt auf der Hand, und zwar umsomehr, als einzelne der darin aufgeführten Gegenstände in die Praxis überhaupt nicht eingeführt worden sind, so z. B. die in Abs. I unter Ziff. 30 b aufgeführte Asbestpappe. In Berücksichtigung dieser Thatsache und besonders dazu angeregt durch ein Schreiben des Kaiserlichen Kommissars und Militärinspekteurs der freiwilligen Krankenpflege vom 13. Februar 1890, auf dessen Inhalt unter Ziff. V näher einzugehen sein wird, hat das Centralkomitee der deutschen Vereine einen aus den Geheimräten von Bergmann, Gurlt und Mehlhausen bestehenden Ausschuß beauftragt, eine Zusammenstellung der schon in Friedenszeiten von der freiwilligen Krankenpflege auf Vorrat zu beschaffenden Gegenstände auszuarbeiten. Dieses Verzeichnis ist als Anlage V abgedruckt. Im übrigen wird auf diesen Gegenstand bei den Ausführungen über die Bereitstellung des Materiales während des Friedens unter V. eingehender zurückzukommen sein.

Der Organisationsplan der freiwilligen Krankenpflege enthält in dieser Richtung in § 6 Ziff. 4 nur die ganz allgemeine Bestimmung: „daß die freiwillige Krankenpflege für die Bereitstellung der erforderlichen Vorräte für die Depots nach den ihr militärischerseits zugehenden Direktiven zu sorgen habe“.

Eine noch größere Klarheit über die Frage, welche Gegenstände von der freiwilligen Krankenpflege im Kriegsfalle zu liefern sein werden, wird im Laufe der Zeit durch die Ausführung der Vorschrift in § 12 Ziff. 2 und 3 des Organisationsplanes herbeigeführt werden. Denn wenn das preußische Kriegsministerium, bezw. die Kriegsministerien in Bayern, Sachsen und Württemberg alljährlich feststellen, welche Vorbereitungen für den Mobilmachungsfall seitens der freiwilligen Krankenpflege planmäßig zu treffen sind — Feststellungen, die sich unbedingt auch auf das eventuell zu liefernde Sanitätsmaterial beziehen werden — und wenn der Kaiserliche Kommissar alljährlich Übersichten über den vorhandenen Bestand an Personal und Material einreicht, so werden alle etwa noch vorhandenen Zweifel ihre sachliche Erledigung finden.[1]

---

[1] Der bayerische Organisationsplan enthält in den §§ 48 und 49 Ziff. 1 die Bestimmung, daß die freiwilligen Gaben auch Verwendung finden sollen: für Erhaltung guter Gesundheitsverhältnisse der Truppen und für die Labung und Erquickung der Soldaten im Felde. — Dieser Auffassung vermag der Verfasser nicht ganz beizupflichten, derselbe muß

II. Sammlung, Transport und Verwendung der Gaben für die Feldarmee.

Von der Sammlung dieser Gaben handelt zunächst der § 224 Ziff. 2 der Kriegssanitätsordnung, wo es heißt: „An die Genossenschaften und Vereine wird das Ersuchen gerichtet werden, ihre Gaben an Lazarettbedürfnissen der von dem Kaiserlichen Kommissar (in Bayern von dem bayerischen Landeskomitee) zu bezeichnenden Stelle zuzuweisen."

In § 212 Ziff. 1 a. a. O. heißt es weiter: „Es ist wünschenswert, daß alle freiwilligen Gaben für die Krankenpflege wie für das Heer überhaupt zunächst bezirks- und provinzweise gesammelt werden, am zweckmäßigsten wohl durch die Vereine, deren Sendungen sich die einzelnen Personen anzuschließen hätten."

Der Kaiserliche Kommissar, bezw. die Landes- und Provinzialdelegierten (in Bayern für jeden Korpsbezirk der dem stellvertretenden Generalkommando zugeteilte Delegierte) werden im Einvernehmen mit dem betreffenden stellvertretenden Generalkommando einen Ort in jedem Lande, bezw. jeder Provinz, oder in jedem größeren Bezirke, und eine

---

vielmehr dabei stehen bleiben, daß die Fürsorge der freiwilligen Krankenpflege und speziell der Vereine vom roten Kreuz sich zu beschränken hat auf die Fürsorge für Verwundete und Kranke, und daß der gesunde, in Reih und Glied stehende Soldat für das rote Kreuz nur insoweit in Frage kommt, als es sich in einzelnen Ausnahmefällen darum handeln kann, ganz bestimmte Krankheitsgefahren durch vorsorgliche Maßnahmen zu beseitigen. Daß die freiwillige Krankenpflege an sich nicht berufen ist, mitzuwirken bei dem Gesundheitsdienste im Felde, geht aus den einschlagenden Bestimmungen klar hervor. Ebenso erscheint es im Interesse des roten Kreuzes geboten, die Sammlung und Beförderung sogenannter **Liebesgaben** für gesunde Truppen, welche mit der Pflege verwundeter und erkrankter Krieger in keinem Zusammenhange stehen, durch die Pflegevereine vom roten Kreuz für die Zukunft mit aller Bestimmtheit von der Vereinsthätigkeit auszuschließen. Die Vermischung dieser beiden, im Prinzip gänzlich verschiedenen Thätigkeiten hat während des Krieges 1870/71 geradezu unheilvolle Folgen gehabt, und zu dem nicht unberechtigten Vorwurf eines unverantwortlichen Mißbrauches des durch die Genfer Konvention gewährleisteten Neutralitätszeichens (des roten Kreuzes) geführt. Die Fürsorge für die gesunden Truppen (Kombattanten) gehört unter allen Umständen nicht zu den Aufgaben der freiwilligen Krankenpflege, und Liebesgabentransporte dürfen nicht unter der Deckung des roten Kreuzes befördert werden. Es ist daher dringend zu wünschen, daß diejenigen Vereine, bei denen Sammlung, Transport und Verteilung von Liebesgaben an gesunde Truppen noch zu den satzungsgemäßen Vereinszwecken gehören, sobald als möglich in dieser Beziehung eine Abänderung der betreffenden Bestimmungen herbeiführen.

Annahmestelle an demselben bezeichnen, an welche die Gaben der freiwilligen Krankenpflege hinzuliefern sind.

Diese Bestimmung ist, soweit die Worte „in jedem Lande" in Frage kommen, als aufgehoben anzusehen, da der Sammelort im Lande durch Ziff. 4 des § 7 des Organisationsplanes vorgeschrieben wird, wo es heißt: „An jedem Etappenanfangsorte wird von der freiwilligen Krankenpflege ein Depot für das betreffende Armeekorps angelegt, fortlaufend ergänzt und verwaltet. Aus ihnen erfolgt die Komplettierung der Bestände der Sammelstationen nach den Direktiven des Liniendelegierten, sowie die Versorgung der Lazarette des Korpsbezirkes und der innerhalb dieses Bereiches der freiwilligen Krankenpflege übergebenen Verpflegungs- und Erfrischungsstationen in Gemäßheit der Anordnungen des Korpsdelegierten."

Einigermaßen schwierig erscheint die Beantwortung der Frage: ob durch diese Bestimmung die in § 112 Ziff. 2 Abs. 1 der Kriegssanitätsordnung (bezw. § 13 Ziff. 4 der alten Etappeninstruktion) enthaltene Vorschrift, „daß als Abnahmestelle am Etappenanfangsorte stets ein Lazarett der Militärverwaltung zu bestimmen sei," als aufgehoben zu betrachten sei.

Es fällt hierbei ins Gewicht, daß es in § 46 Ziff. 2 Abs. 2 der Militär-Eisenbahnordnung noch gegenwärtig heißt: „Freiwillige Gaben für die bewaffnete Macht oder Teile derselben treten durch Abgabe an die Ersatztruppenteile (für Lazarette an das nächste Lazarett der Militärverwaltung) in den Besitz der Militärverwaltung."

Der Verfasser hat die Überzeugung gewinnen müssen, daß beide Bestimmungen nebeneinander Geltung haben, daß aber die letztere nur Bezug hat auf diejenigen Gaben, welche vom Spender von vornherein für gewisse Lazarette bestimmt sind.

Freiwillige Gaben können vom Spender bestimmt werden für einen bestimmten Truppenteil, für ein bestimmtes Lazarett, für einen bezeichneten größeren Truppenverband der mobilen Arme u. s. w., oder sie können den Organen der freiwilligen Krankenpflege (Vereinen, Orden u. s. w.) für die Zwecke derselben ganz allgemein zur Verfügung gestellt werden.

Die für einen gewissen Truppenteil bestimmten freiwilligen Gaben sind an dessen Ersatztruppenteil (soweit solche für größere Truppenverbände, Stäbe u. s. w. nicht bestehen, werden besondere Bestimmungen getroffen werden), die für bestimmte Lazarette gespendeten an das nächste Lazarett als Abnahmestelle der Militärverwaltung abzugeben.

Von dort aus gehen diese Gaben als Militärgut, bezw. Durchgangsgut zu den Güterdepots der Sammelstationen und auf den Kriegsschauplatz. Die direkte Annahme und Beförderung solcher Güter durch die Eisenbahn ist unbedingt ausgeschlossen.

Dagegen wird für diejenigen Gaben, welche den Organen der freiwilligen Krankenpflege von vornherein zu freier Verfügung gestellt worden sind, das am Etappenanfangsorte errichtete Depot der freiwilligen Krankenpflege zunächst die Abnahmestelle zu bilden haben.

Der Vorstand dieses Depots übergiebt sodann die für das Güterdepot und die Reservelazarette bestimmten Lieferungsgegenstände zur Weiterbeförderung an eine vom stellvertretenden Generalkommando bezeichnete weitere Abnahmestelle (in der Regel ein Militärlazarett), womit dieselben — unbeschadet der den Organen der freiwilligen Krankenpflege vorbehaltenen Mitwirkung bei der Verwaltung und selbständigen Rechnungslegung — in das Eigentum und in den Besitz der Militärverwaltung zu deren freien Verfügung übergehen.

Diese Auffassung der Sachlage stimmt mit den betreffenden Bestimmungen im bayerischen Organisationsplane (§§ 31 und 49) überein.

Über die innere Organisation und Einrichtung dieser Depots enthält der bayerische Organisationsplan beachtenswerte Winke (§ 31 Ziff. 4). Näher darauf einzugehen, würde an dieser Stelle zu weit führen. — Bei Aufstellung von Mobilisierungsplänen werden diese Winke wohl in Betracht zu ziehen sein.

Von da aus werden alle Bestände nach der für den Korpsbezirk bestimmten Sammelstation (siehe des ersten Teiles dritten Abschnitt unter IV.) geführt und dort dem betreffenden Güterdepot einverleibt, in diesen jedoch getrennt und von den durch den Staat gelieferten Lazarettgegenständen verwaltet. Diesen Transporten können Begleiter aus dem Personale der freiwilligen Krankenpflege beigegeben werden.

Aus den Bestimmungen in den §§ 5 und 9 der Anlage III zu § 10 der Kriegsetappenordnung (Dienstvorschrift für das Güterdepot einer Sammelstation) geht mit völliger Bestimmtheit hervor, daß die Materialtransporte der freiwilligen Krankenpflege, soweit sie nicht bereits am Etappenanfangsorte in den Besitz der Militärverwaltung übergegangen sind, nicht als Lagergut, sondern als Durchgangsgut behandelt werden und demgemäß nicht der I. Abteilung des Güterdepots (Lazarettabteilung), sondern der II. (Abteilung für Durchgangsgut) einverleibt werden sollen. In Abteilung I gelangen lediglich die Vorräte der Lazarettverwaltung.

Zur selbständigen Verwaltung dieser Materialien wird dem Güterdepot ein Unterdelegierter der freiwilligen Krankenpflege mit dem erforderlichen Depotpersonale zugeteilt. Wegen dieses Unterdelegierten vgl. oben im vierten Abschnitte des zweiten Teiles unter III. A d.

Die Bestimmung in § 10 Ziff. 4 der Anlage III, wo es heißt: „Den etwaigen Begleitern der Lieferungen der freiwilligen Krankenpflege kann zwar, wenn sie es wünschen und der Dienstbetrieb dadurch nicht behindert wird, die Herstellung der Verpackung ihrer Güter in Gegenwart eines der Unteroffiziere oder Oberlazarettgehilfen des Hilfspersonales überlassen werden, doch ist ihnen hierbei eine Verfügung über den Inhalt solcher dem Depot überwiesenen Güter nicht zu gestatten" bildet eine Ergänzung des § 212 Ziff. 6 der Kriegssanitätsordnung, wo es heißt: „Die von den Sammelstationen mit Lieferungen der freiwilligen Krankenpflege vorzuführenden Züge werden nach Anordnung des Chefs des Feldsanitätswesens beladen und dahin geschafft, wo der Bedarf sich geltend macht. Solche Züge können durch geeignete Mitglieder der freiwilligen Krankenpflege begleitet werden."

Der Zusatz: „Es sei denn, daß sich die Begleiter auch als die Geschenkgeber dieser Sendung ausweisen", kann sich nach dem bisher Ausgeführten nicht auf die Lieferungen der freiwilligen Krankenpflege, sondern nur auf die Begleiter der freiwilligen Gaben für die kämpfenden Truppen (sogenannte Liebesgaben), die hier nicht weiter in Betracht kommen, beziehen.

Die in den Güterdepots vorhandenen, aus Lieferungen der freiwilligen Krankenpflege entstammenden Vorräte an Lazarettgegenständen stehen zur Verfügung des Chefs des Feldsanitätswesens, bezw. des Etappengeneralarztes. Sie können nach deren Anweisung direkt an stehende Kriegslazarette u. s. w. abgegeben werden.

Die Ablieferung der Sachen an die Güterdepots der Sammelstellen soll jedoch nicht in allen Fällen den definitiven Abschluß der Thätigkeit der freiwilligen Krankenpflege und ihrer Organe bilden, sondern es können deren Gaben auf Antrag des Etappendelegierten zunächst bis zum Hauptetappenorte weiter vorgeführt werden (§ 9 Abs. 2 der Kriegsetappenordnung). Auch hier können bedeutende Sendungen von freiwilligen Gaben durch geeignete Mitglieder der freiwilligen Krankenpflege begleitet werden (§ 9 Abs. 3 der Kriegsetappenordnung). An den Etappenhauptorten können in diesen Fällen besondere Depots der freiwilligen Krankenpflege errichtet werden, aus denen dann die Verwendung der Gaben nach Bedarf erfolgt.

Nicht minder können vorwärts vom Etappenhauptorte an einzelnen Etappenorten, in Beziehung zu größeren stehenden Kriegslazaretten, zu Belagerungs- und Cernierungskorps u. s. w., sobald sich ein Bedürfnis hierzu herausstellt, Depots der freiwilligen Krankenpflege — sogenannte Zwischendepots — gebildet werden.

Wegen Nutzbarmachung der in einem bestimmten Lande gesammelten Gaben für ein bestimmtes Armeekorps kann sich der betreffende mobile Korpsgeneralarzt mit dem betreffenden Etappengeneralarzte in Verbindung setzen, welcher dann den betreffenden Feldlazarettdirektor mit entsprechender Anweisung versieht. Dieser regelt hierauf das weitere mit dem ihm beigegebenen Korpsdelegierten. Letzterer hat sich wegen der Ausführung der Requisition mit dem Etappendelegierten, dem speziell die Regelung des Depotwesens obliegt, in Vernehmen zu setzen.

Über die Errichtung sogenannter mobiler, d. h. bis in den Bereich der operierenden Truppen, bezw. der einzelnen Armeekorps vorzuschiebenden Depots der freiwilligen Krankenpflege, wie solche im Kriege 1870/71 mehrfach errichtet worden sind, finden sich weder in der Kriegssanitätsordnung, noch in der Felddienstordnung, noch endlich in der Kriegsetappenordnung und in Anlage II zu § 6 derselben (Organisationsplan der freiwilligen Krankenpflege) irgend welche Bestimmungen. Die Frage ist daher bis auf weiteres zu verneinen.

Ebenso enthalten die angeführten Verordnungen keine direkte und bestimmte Entscheidung der Frage: ob und inwieweit bei der bereits erwähnten Füllung der Lazarettreservedepots eine Mitwirkung der freiwilligen Krankenpflege stattzufinden haben werde.

Auch diese Frage dürfte zu verneinen sein, indem die Ergänzung der Bestände des Lazarettreservedepots aus den Beständen der Güterdepots erfolgen soll. Dagegen steht es nach dem oben Ausgeführten der freiwilligen Krankenpflege frei, an dem Standorte des Lazarettreservedepots (in der Regel wird dies der Etappenhauptort sein; § 112 der Kriegssanitätsordnung) ebenfalls ein Depot der freiwilligen Krankenpflege zu errichten, so daß dann Lazarettreservedepot und Depot der freiwilligen Krankenpflege an einem Orte nebeneinander bestehen.

Zieht man alle diese Bestimmungen in Erwägung, so wird man zu der Überzeugung gelangen müssen, daß in vielen Beziehungen noch weitere ausführende und ergänzende Bestimmungen notwendig erscheinen. Vieles wird sich aber auch in der Praxis von selbst, vielleicht in etwas modifizierter Form regeln. Allein fort und fort wird dabei daran festzuhalten sein, daß es, wenn das Ganze gelingen soll, durchaus erforderlich bleibt, daß jeder Beteiligte sich streng an die gegebenen Bestimmungen hält und nicht etwa sich der Hoffnung hingiebt, dieselben im Ernstfalle nach eigenem Ermessen modifizieren zu können. Erscheint eine Abänderung oder Ergänzung bestehender Bestimmungen durch die Umstände geboten, so wird es Sache des Kaiserlichen Kommissars sein, sich hierüber in erster Lienie mit dem Chef des Feldsanitätswesens zu einigen.

Im Bereiche der Besatzungsarmee wird diese Einigung mit den stellvertretenden Kommandobehörden, durch Vermittelung des stellvertretenden Militärinspekteurs und dessen Centralstelle bezw. des betreffenden Landesdelegierten erfolgen müssen.

III. Die Verwendung der Materialbestände der freiwilligen Krankenpflege im Bereiche der Besatzungsarmee.

Hierbei wird es sich namentlich um die Versorgung der Lazarette des Korpsbezirks (Reserve-, Festungs- und Vereinslazarette) und der innerhalb dieses Bereiches der freiwilligen Krankenpflege übergebenen Verpflegungs- und Erfrischungsstationen handeln.

Nach § 7 Ziff. 4 des Organisationsplanes soll diese Versorgung aus dem am Etappenanfangsorte errichteten Depot der freiwilligen Krankenpflege erfolgen. Die Anordnungen über die Art und Weise, wie dies zu geschehen, hat der betreffende Korps- (Landes- oder Provinzial-) Delegierte zu treffen.

Der Hauptdepotvorstand wird daher zweckmäßigerweise sofort eine Trennung der Depotbestände eintreten lassen in solche, welche nach den Direktiven des Liniendelegierten zur Komplettierung der Güterdepots der Sammelstation, und in solche, welche nach den Anordnungen des Korpsdelegierten zur Versorgung der betreffenden Anstalten innerhalb des Korpsbezirks dienen sollen.

Zur Erreichung des Zweckes einer planmäßigen Versorgung der im Korpsbezirk belegenen Reserve- und Vereinslazarette, sowie der Verband- und Erfrischungsstationen u. s. w. werden zweckmäßigerweise an geeigneten Orten auf Weisung der zuständigen Organe

Hilfsdepots

errichtet werden. Diese Hilfsdepots werden teils vom Hauptdepot aus gefüllt, teils können denselben Gaben direkt zugewiesen werden. In letzterer Beziehung können dieselben zugleich Sammelstellen freiwilliger Gaben für einzelne Bezirke bilden und nach Ausscheidung des Ungeeigneten und Unbrauchbaren die Weiterbeförderung der eingegangenen Gaben an das Hauptdepot besorgen.

Ergänzend wird hinzutreten müssen die Errichtung von

Vereinsdepots

im strengen Sinne des Wortes, deren Errichtung in § 212 der Kriegssanitätsordnung dem Sinne nach vorgesehen und daher als vollkommen zulässig zu betrachten ist.

Den Vereinen und Ritterorden ist die Berechtigung vorbehalten worden, Lazarettzüge aus eigenen Mitteln auszurüsten, Reservelazarette oder einzelne Verwaltungszweige derselben auf eigene Kosten zu übernehmen und endlich auch Vereinslazarette einzurichten und zu unterhalten. Sollen und wollen die Vereine und Orden in diesen Richtungen eine selbständige Thätigkeit entwickeln, so müssen ihnen auch notwendigerweise die erforderlichen Mittel dazu zur Verfügung stehen, sie bedürfen der Vorräte, und diese müssen sie in selbständigen Depots sammeln, über deren Bestände sie sich die Verfügung vorbehalten.

Diese Errichtung von Vereinsdepots wird namentlich an den Centralstellen der Landesvereine und der Ritterorden und eintretenden Falls an allen den Punkten in Frage kommen, an denen eine selbständige Thätigkeitsentfaltung der freiwilligen Krankenpflege thatsächlich eintritt, also an Orten, an denen Vereinslazarette errichtet oder einzelne Verwaltungszweige in Reservelazaretten, bezw. die selbständige Verwaltung solcher und von Erfrischungs- und Verpflegungsstationen übernommen werden sollen.

IV. Sammlung der Gaben im Inlande durch die Vereine und Orden.

Die Sammlung der Gaben im Inlande bedarf ebenfalls einer sorgfältigen Organisation.

Was zunächst die wichtigste Gabe, das Geld, anlangt, so wird dessen Sammlung, vorausgesetzt, daß sich die genügende Zahl williger Geber findet, wenig Schwierigkeiten bieten. Es wird sich darum handeln, über das ganze Land ein Netz von Sammelstellen zu ziehen, und zwar so viel Sammelstellen als irgend möglich, sodann Bestimmungen darüber zu treffen, welche Beträge zur Verfügung der Zweigvereine (Provinzial-,

Bezirks-, Ortsvereine u. s. w.) bleiben, bezw. an diese abgeliefert werden sollen. — Der Restbetrag ist an die Hauptkasse des Vereins zu senden.

Der bayerische Organisationsplan enthält über die Organisation der Geldsammlungen in § 49 Ziff. 18—22 eingehende Bestimmungen, aus denen besonders hervorgehoben werden mag, daß jede Geldgabe, bezüglich welcher der Geber keine besonderen Bestimmungen trifft, „als zur Verfügung des Landeskomitees" (also der Hauptkasse) gestellt erachtet werden soll, und daß zur Vermeidung jeder unnötigen Zersplitterung die Kreissammelkomitees in eigener Kompetenz über ihre Geldbestände nur innerhalb der von seiten des Landeskomitees festgesetzten Aversalsumme verfügen dürfen, während die übrigen Bestände entweder dem Landeskomitee einzuliefern sind, oder nach dessen spezieller Anleitung an Delegierte, Vereinslazarette, Erfrischungsstellen, Depots u. s. w. abzugeben sind.

Als allgemeine Regel dürfte hiernach festzuhalten sein, daß in jedem Lande über die Organisation der Geldsammlungen im Kriege durch Vereinbarung zwischen den zum gemeinsamen Wirken berufenen Vereinen, Orden und Genossenschaften bereits im Frieden bestimmte Normen festzustellen sind. Ein gemeinsames Wirken sämtlicher Vereine u. s. w. erscheint hier nicht nur wünschenswert, sondern geboten, weil außerdem eine höchst bedenkliche Zersplitterung der Mittel eintreten müßte.

Größere Schwierigkeiten bietet eine zweckmäßige Sammlung des Materiales im engeren Sinne.

Als Hauptziel ist hierbei im Auge zu behalten, daß an das Hauptdepot am Etappenanfangsorte, an die Hilfsdepots und an die Hauptvereinsdepots nur wirklich brauchbare Gegenstände abgeliefert werden. Es muß also mit der Sammlung des Materiales zugleich dessen sorgfältige Sichtung verbunden werden. Die Opferfreudigkeit der Bevölkerung ist gewiß groß. Jeder giebt gern, niemand will sich ausschließen, selbst der Ärmste nicht. Die Erfahrung lehrt aber, daß oft ohne Wahl gegeben wird, Dinge, welche für die Krankenpflege ganz ungeeignet sind (**Unbrauchbares**), außerdem aber auch alte Dinge von schlechtester Qualität (sog. Schund).

Es ist geradezu unglaublich, wie viel derartiger „Schund" 1870/71 an die Sammelstellen und auch an die Depots abgeliefert worden ist. Die nachträgliche Sortierung in den Hauptdepots hat unendliche Zeit und unglaubliche Mühe gekostet, und trotzdem sind unter Aufwendung großer Mühe und sehr erheblicher Kosten Dinge auf den Kriegsschauplatz hinausgeschafft worden, welche sich dort für eine geordnete Krankenpflege als absolut unbrauchbar herausstellten. Es ist hierbei zu erwägen, daß jede unbrauchbare Sache einer brauchbaren, vielleicht schmerzlich vermißten den Platz wegnimmt. Über die Notwendigkeit einer sorgfältigen Sichtung vgl. die Ausführungen in den als Anlage IV abgedruckten „Erläuterungen", welche den Landes-, Provinzial- und Zweigvereinen durch gemeinschaftliches Cirkular des Centralkomitees der deutschen Vereine und des Vorstandes des vaterländischen Frauenvereins vom 19. Februar 1887 zugefertigt worden sind.

Zur Vermeidung der Sammlung und des Transportes unbrauchbarer Dinge empfiehlt es sich, an jedem Orte ein Sammelkomitee zu bilden, welches die erste Sichtung der Gaben vornimmt und das für brauchbar Erachtete an ein Sammelkomitee eines kleineren Bezirkes (Bezirkssammelstelle) weiter befördert, durch welches eine zweite Sichtung und Ausscheidung des Unbrauchbaren, namentlich aller unsauberen Gegenstände, bezw. des minder Brauchbaren erfolgt. Das minder Brauchbare darf, soweit dies überhaupt zulässig erscheint, nur an Ort und Stelle Verwendung finden. Weiter gesendet darf es in keinem Falle werden. — Die Bildung dieser Bezirkssammelstellen wird sich zweckmäßig der politischen und territorialen Einteilung des betreffenden Landes (Provinzen, Regierungsbezirke, Kreise u. s. w.) anschließen.

Die betreffende Centralstelle wird dann Anweisung ergehen lassen, ob die Gaben aus den Bezirkssammelstellen direkt an das Hauptdepot am Etappenhauptorte, bezw. an die Hilfsdepots abgegeben, oder zur endgültigen Sichtung an das Vereinshauptdepot abgegeben werden sollen. Die Versorgung der in der Nähe befindlichen Lazarette und Erfrischungsstationen wird in der Regel direkt aus den Bezirks- und Hilfsdepots zu erfolgen haben. Wird hierher wirklich etwas Unbrauchbares oder minder Brauchbares geliefert, so kann es leicht noch beseitigt und durch Brauchbares ersetzt werden, oder, soweit minder Brauchbares in Frage kommt, in irgend einer Weise Verwendung finden.

Sache einer umsichtigen Vereinsleitung wird es sein, denjenigen Weg zu finden, der für die maßgebenden örtlichen Verhältnisse passend erscheint. Der Grundsatz aber hat ganz allgemeine Gültigkeit: daß in den Hauptdepots nur wirklich brauchbares Material bester Qualität aufgespeichert werden, und namentlich nur soches Material nach den Sammelstationen gesendet oder an die Abnahmestellen abgeliefert werden darf.

Die freiwillige Krankenpflege muß unter allen Umständen die Gefahr vermeiden, daß von ihr geliefertes Material von der Militärverwaltung als unbrauchbar oder selbst als minder brauchbar zurückgewiesen werden kann. Denn daß die Militär- und Sanitätsbehörden-Abnahmestellen das Recht und die Verpflichtung haben, zur Vermeidung unnützen Transportes die abgelieferten Gegenstände einer Prüfung zu unterwerfen und Unbrauchbares von der Annahme auszuschließen, steht außer allem Zweifel.

Das bisher Ausgeführte hat in gewisser Beziehung auch auf dasjenige Material Bezug, welches von den Vereinen angekauft wird. Man darf unter allen Umständen nur Waren bester Qualität kaufen,[1] und sich niemals durch den Reiz der Billigkeit verführen lassen, mit Minderwertigem fürlieb zu nehmen. Diese falsch angebrachte Sparsamkeit rächt sich, wie die Erfahrung lehrt, immer. Zur Erreichung dieser Zwecke wird bei jeder Vereinsleitung ein Ausschuß, der sich lediglich mit den Depotangelegenheiten beschäftigt, einzusetzen, aber auch dafür Sorge zu tragen sein, daß in diesen Ausschüssen auch wirklich sach- und warenverständige Frauen und Männer eine maßgebende Stimme haben.

Nach dem allgemeinen Mobilisierungsplan des württembergischen Sanitätsvereins ist bei denselben eine besondere (V.) Abteilung, „die Depotabteilung", gebildet worden, welcher die Anschaffung, Lagerung, Verarbeitung und Verpackung von Bettzeug, Verbandmitteln, Instrumenten, Arzneien, Desinfektionsmitteln und anderen zur Krankenpflege erforderlichen Gegenständen, ferner von Bekleidungsgegenständen, Nahrungs- und Genußmitteln, von Küchengeräten, Eßgeschirren, Trinkgefäßen und ähnlichen, sowie eintretenden Falls die Fürsorge für die Versendung dieser Gegenstände obliegt. Auch die Vereine vom roten Kreuz im Königreich Sachsen haben einen gemeinsamen Ausschuß niedergesetzt, welcher nach Maßgabe der im Landesausschuß, bezw. in den beteiligten Vereinsdirektorien gefaßten Beschlüsse für die Füllung und Verwaltung der Depots einschließlich der Gabensammlungen Sorge tragen soll.

V. Die Bereitstellung des Materiales während des Friedens.[2]

Der Mangel einer rechtzeitigen Vorbereitung in bezug auf das Depotwesen hat sich im Jahre 1870 schwer fühlbar gemacht. Es gilt

[1] Diese Vorschrift wird vor allen Dingen bei dem Ankaufe von Wein, Spirituosen und anderen Stärkungsmitteln streng befolgt werden müssen.

[2] Vergl. hierüber den Vortrag des Vorsitzenden des Gesamtvorstandes des badischen Landesvereines, Major a. D. Platz, in der Landesversammlung des

also für künftige Fälle gleich ungünstige Erfahrungen zu vermeiden. Diese Fürsorge für die Depots während des Friedens giebt den Frauen- und Männervereinen reiche Gelegenheit zu einer höchst ersprießlichen gemeinsamen Thätigkeit.

Die Fürsorge für die Depots ist zunächst eine erhaltende. Den Vereinen liegt die Verpflichtung ob, das, was sie haben, auch zu konservieren. Sie haben dabei sorgfältig zu erörtern, was ist der Erhaltung wert, was ist ihrer fähig, und dafür Sorge zu tragen, daß die aufbewahrten Sachen immer in gutem Stande bleiben, und daß diejenigen, welche durch die Lagerung dem Verderben ausgesetzt sind, rechtzeitig ausgeschieden werden. Die Erhaltung wird sich vorzugsweise auf die Wäschedepots beziehen. Die Wäschedepots sind daher wohl überall, soweit es die Verhältnisse gestatten, in einem befriedigenden Zustande, und zu Besorgnissen für die Zukunft liegt in dieser Beziehung keine Veranlassung vor. Freilich darf die Fürsorge hierfür niemals einschlafen.

Bei der Erhaltungsfrage darf nicht außer Betracht gelassen werden, daß in den neuen Nachweisen der Verbandmittel die Streichung aller früher zur Verwendung gekommenen Verbandmittel, der Charpie, der Verbandleinewand, der leinenen Kompressen, der Verbandjute und der leinenen Binden, sowie der Salbenläppchen erfolgt ist, und daß daher diese Dinge in Zukunft nicht mehr aufbewahrt werden dürfen. Es werden daher auch die Vorräte an alter, gebrauchter Leinewand, die ja für gewisse Zwecke immer noch verwendbar bleibt, wesentlich zu beschränken sein. Alte, irgendwie einmal gebrauchte Verbandgegenstände und Apparate dürfen unter keinen Umständen im Depot bleiben.

Zu dieser Erhaltung der vorhandenen Depots muß aber deren Ergänzung, bezw. die Errichtung neuer Depots hinzutreten.

In einem künftigen Kriege wird bei der großen Vermehrung der verwendbaren Truppenmassen und bei der eingetretenen Verbesserung der Schießwaffen (Schnellfeuer) für bei weitem größere Massen von Verwundeten Sorge zu tragen sein als bisher. Es werden daher eintretenden Falls die zur Krankenpflege benötigten Gegenstände in solcher Massenhaftigkeit gebraucht werden, daß sie dann weder durch Veranstaltung von Sammlungen, noch durch Geld und Kauf rasch genug beschafft werden können. Die Herstellung, Aufsammlung und zweck-

badischen Frauenvereines zu Mosbach am 11. Oktober 1890 über die Aufgaben der Frauenvereine mit Bezug auf die Vorbereitung für die freiwillige Krankenpflege im Kriege abgedruckt in Nr. 4 des XV. Jahrganges der Blätter des badischen Frauenvereines vom 15. November 1890.

mäßige Zusammenstellung dieses Verbandmateriales erfordert demgemäß unausgesetzte Thätigkeit auch im Frieden.

Ein bestimmtes Quantum dieser Gegenstände muß zu sofortiger Verwendung stets bereit sein, ein weiteres Quantum muß unter allen Umständen bis zum sechsten, zehnten oder achtzehnten Tage nach Beginn der Mobilmachung fertig gestellt werden können.

Das oben Seite 318 bereits erwähnte Schreiben des Kaiserlichen Kommissars und Militärinspekteurs vom 13. Februar 1890 sagt in dieser Beziehung:

„In betreff der von dem verehrlichen Centralkomitee der deutschen Vereine vom roten Kreuz im Juli v. J. mir übersandten und an das Kriegsministerium, allgemeines Kriegsdepartement, übermittelten Zusammenstellung der Leistungsfähigkeit der Vereine der freiwilligen Krankenpflege hat das gedachte Departement aus dem Umstande, daß nach dieser Zusammenstellung Verbandstoffe und sonstige Vorräte gar nicht oder nur gering vorhanden seien, zu der Bemerkung sich veranlaßt gesehen, daß es sich seines Erachtens nicht empfehle, grundsätzlich von der Bereithaltung aufbewahrungsfähiger Materialien abzusehen. Die von den Vereinen gehegte Voraussetzung, daß solche sich jederzeit würden beschaffen lassen, gebe bei plötzlich eintretendem allgemeinen Bedarf keine Sicherheit für die rechtzeitige Erfüllung der erst dann gemachten Bestellungen. Das verehrliche Centralkomitee hat in seinem Rundschreiben vom 5. November v. J., welches die Provinzial- und Landesvereine von neuem zu regerer Thätigkeit für die Vorbereitungen auf den Kriegsfall auffordert, allerdings in dem dasselbe begleitenden Schema auch auf die Ansammlung von Vorräten von Verbandzeug, Leinenstücken, Wäsche u. s. w. schon hingewiesen, indessen würde ich es bei der ziemlich allgemeinen Abneigung der Vereine, solche Materialien in Friedenszeiten zu beschaffen und die Kosten für deren Aufbewahrung zu übernehmen, für sehr wünschenswert erachten, wenn Wohldasselbe geneigen wollte, bei geeigneter Gelegenheit die Vereine noch im besonderen auf diese Seite der Vorbereitung für den Kriegsfall aufmerksam zu machen."

Das infolge dieser Anregung aufgestellte Verzeichnis derjenigen Verbandmittel und sonstigen Gegenstände, deren Beschaffung seitens der freiwilligen Krankenpflege schon in Friedenszeiten empfohlen wird (Anlage V), ist vom Centralkomitee den preußischen Provinzialvereinen zur Pflege im Felde verwundeter und erkrankter Krieger mittels Zirkulars vom 22. April 1890 mit dem Ersuchen übersendet worden, darauf hinzuwirken, daß die Zweigvereine der betreffenden Verwaltungsbezirke im Sinne der Mitteilung des Kaiserlichen Kommissars und Militärinspekteurs sich auch die Beschaffung der in der Zusammenstellung enthaltenen Gegenstände angelegen sein lassen möchten. Mit den Landesvereinen ist das Centralkomitee der deutschen Vereine in gleichem Sinne ins Vernehmen getreten.

Das Verzeichnis bezieht sich in der Hauptsache auf die in Abschnitt I des Nachweises vom 4. Juli/24. Dezember 1886 (Anlage III) aufgeführten Verbandgegenstände, chirurgischen Apparate u. s. w. — Von den in Abschnitt II und III dieses Nachweises aufgeführten Lagerungs und Bekleidungsgegenständen bezw. Lazarettutensilien sind von der Beschaffung auf Vorrat nur auszuschließen, die von Wolle angefertigten Gegenstände und die Kataplasmenwärmer, welche nicht mehr gebraucht werden. Im allgemeinen stellt das Verzeichnis den Grundsatz auf, daß von der Beschaffung auf Vorrat auszuschließen sind: alle Gegenstände, die durch längeres Lagern dem Verderben ausgesetzt sind, also namentlich:

1. sämtliche mit Desinfektionsmitteln imprägnierte Verbandstoffe;
2. alle aus Kautschuck angefertigten Stoffe und Gegenstände, und
3. alle wollene Gewebe (Flanell).

Dringend empfohlen wird dagegen die Beschaffung von Desinfektionsapparaten zum Sterilisieren von Verbandgegenständen vor deren Verwendung, sowie zur Desinfektion von Instrumenten, welche Beschaffung bereits in der ersten Auflage dieses Lehrbuches S. 320 als: „unter allen Umständen geboten“ bezeichnet worden ist.

Von der Anschaffung im Frieden ist weiter auszuschließen, alles, was im Bedürfnisfall, den Besitz von Geld vorausgesetzt, rasch gekauft und angeschafft werden kann. Die Anschaffung muß daher in der Regel auf solche Gegenstände beschränkt werden, welche im Bedürfnisfall nur schwer oder ohne Zeitaufwand nicht zu beschaffen sein würden. Die allmähliche Anschaffung größerer Wäschevorräte durch eigene Arbeit der Frauenvereine ist in hohem Grade praktisch, da die Wäsche durch längere Aufbewahrung nicht leidet. Man darf bei den Anschaffungen und bei der Verwendung der Geldmittel nicht zu ängstlich sein, nicht zu weit gehen in der Befürchtung, vielleich eine vergebliche Arbeit zu thun. Es ist schließlich besser, daß eine Anzahl Gegenstände verderben, bezw. unverwendet wieder ausgeschieden werden müssen, es ist besser, daß einmal eine Summe Geldes unnötig ausgegeben wird, als daß im Falle des plötzlichen Bedarfes die Depots leer sind und die Vereine sich als leistungsunfähig herausstellen. Bei dem Ausbruch eines Krieges werden die Vorräte niemals zu groß sein. Für eine bestimmte Anzahl Kranker und Verwundeter (je nach der Größe des Landes, bezw. des Vereins 200—600) sollen sämtliche in dem Verzeichnisse Anlage V und in dem Nachweise III, Abschnitt II und III, bezw.

auch IV, verzeichneten Gegenstände beim Eintritte der Mobilisierung zur sofortigen Verwendung soweit als dies irgend möglich erscheint, bereits vorhanden sein.[1]

Bei Anschaffungen zur Füllung, Ausstattung und Ergänzung neu anzulegender oder bereits bestehender Depots haben sich die Vereine streng an dieses Verzeichnis bezw. an den betreffenden Nachweis zu halten. — Das in den als Anlage IV abgedruckten „Erläuterungen u. s. w." Gesagte muß, obgleich es sich in einigen Punkten durch das neue Verzeichnis erledigt hat, im allgemeinen doch noch dringend einer eingehenden Berücksichtigung empfohlen werden.

Die entsprechend gefüllten Depots bedürfen einer fortgesetzt sorgfältigen Überwachung und Verwaltung. Die vorhandenen und die neu angeschafften Gegenstände sind kaufmännisch in der Art zu buchen, daß die Depotverwaltung in jedem Augenblick im stande ist, über die

[1] Der badische Landesverein z. B. hat in dieser Beziehung besondere Bestimmung dahin getroffen, daß für die Depots der freiwilligen Krankenpflege bei der Sammelstation, am Etappenanfangsorte und in der zu armierenden Festung die dem Verderben nicht ausgesetzten Vorräte an Sanitätsausrüstung soweit thunlich in den der Centralleitung des badischen Landesvereins unterstehenden Vereinsdepots bereits im Frieden aufzubewahren sind, so daß dieselben im Momente der Mobilmachung lediglich zu vervollständigen sein werden. Daß im Königreich Bayern in bezug auf die Bereitstellung und Bereithaltung des Materiales und namentlich der erforderlichen Adjustierungen und Ausrüstungsgegenstände der mobilen Formationen die umfassendsten Vorbereitungen getroffen worden sind, darauf ist schon hingewiesen worden. Die Kreisausschüsse des Frauenvereins sind angewiesen worden, alles so vorzubereiten, daß bis zum 1. April 1889 das Nötige beschafft oder wenigstens dessen Beschaffung durch Verträge so gesichert, daß in den ersten sechs bis acht Tagen nach Beginn einer Mobilmachung das Betreffende in mustergültiger, verwendbarer Weise abgeliefert werden könne.

Im Großherzogtum Sachsen-Weimar hat die Frau Großherzogin es als ganz besonders empfehlenswert bezeichnet, die Beschaffung des für die Krankenpflege erforderlichen Materiales an Verbandmitteln, Bekleidungsstücken u. s. w. schon gegenwärtig in Angriff zu nehmen. Und der Zweigverein des hessischen Vereins zu Mainz sagt in dem Berichte über seine letzte Generalversammlung sehr richtig: „Um die Zwecke des roten Kreuzes erreichen zu können, ist eine umfassende Vorbereitung dringend geboten. Hierzu gehört in erster Reihe die Anschaffung der Gegenstände, die für die Kranken- und Verwundetenpflege im Kriegsfalle erforderlich sind, und die auch sofort im Ernstfalle zur Verwendung kommen müssen, so daß deren Anschaffung nicht bis zum Gebrauchsfalle verschoben werden kann." Der Verein hat demgemäß beschlossen, mit der Anschaffung solcher dem Verderben nicht wesentlich ausgesetzter Gegenstände voranzugehen, sowie vor allen Dingen ein geeignetes Lokal für die Aufbewahrung der anzuschaffenden Gegenstände zu beschaffen.

Bestände genaue Auskunft zu geben. Es empfiehlt sich weiter eine Sonderung der bleibenden Bestände (Lagergut) von denjenigen Gegenständen, die nur bis zu ihrer Weiterbeförderung an die Zweigvereine oder aber an Centralstellen vorübergehend aufbewahrt werden (Passiergut). Diese Einrichtung wird im Kriege ganz besondere Bedeutung gewinnen. Sehr zu befürworten ist die Erwerbung und Einrichtung geeigneter Depoträume. Bei der Einrichtung sind die Gegenstände nach ihren Gattungen getrennt aufzubewahren und ist hierbei möglichste Übersichtlichkeit anzustreben.

Ein solches wohleingerichtetes Depot bedarf für den Kriegsfall nur einer Erweiterung und Vergrößerung, bezw. der Vermehrung des Personales. Die leitenden Persönlichkeiten sind vorhanden, die Grundsätze, nach denen verfahren werden soll, stehen fest, und der Rahmen, innerhalb dessen das Ganze sich einfügen muß, ist gegeben. Die Schwierigkeiten sind dann viel geringer, als wenn im plötzlichen Bedarfsfalle alles aus roher Wurzel neu geschaffen werden muß. Das ist gewiß nicht zu unterschätzen.

Ein Teil der für die Depots bereits im Frieden zu beschaffenden Gegenstände wird in der Regel von den Vereinen, und namentlich den Frauenvereinen, selbst anzufertigen sein. Den Vereinen müssen daher Muster zur Verfügung gestellt werden, nach denen sie diese Gegenstände anfertigen können.

Die Hauptvereine müssen dafür sorgen, daß den Zweigvereinen derartige Muster rechtzeitig zugehen, nicht minder aber eine Zusammenstellung der Dinge, welche bei Ausbruch eines Krieges alsbald in mehr oder minder großen Massen gebraucht werden. Diese Übersendung kann und darf nicht aufgeschoben werden bis zum Ausbruch des Krieges. Dann ist in der Regel der Eisenbahnverkehr unterbrochen. In der Eile wird es dann gar nicht möglich sein, die passenden Muster auszuwählen, namentlich auch um deswillen nicht, weil es oft an genügender Kenntnis davon fehlen wird, welche Mittel den einzelnen Vereinen zu Gebote stehen, und welche Stoffe denselben vorzugsweise zugänglich sind.

Jeder Verein muß im voraus wissen, welche Arbeit er übernehmen kann und will. Steht dies fest, so kann er sofort nach Erlaß des Mobilmachungsbefehles mit voller Kraft an die Arbeit gehen und Brauchbares liefern. Vom Beginn und Fortstellung der Arbeit wird dem Vereinsvorstand Anzeige zu erstatten sein, welcher hierdurch in die Lage versetzt wird, Anordnung zu treffen, an welche Sammelstellen die gefertigten Arbeiten versendet werden sollen.

Die Hauptvereine aber haben die Pflicht, ihre Zweigvereine schon jetzt zur Erklärung darüber aufzufordern, welche der in der Zusammenstellung aufgeführten Gegenstände sie zur Lieferung, bezw. Anfertigung übernehmen wollen, und was sie sofort oder wenigstens bis zum zehnten, bezw. achtzehnten Mobilmachungstag zu liefern übernehmen.

So hat z. B. der badische Landesverein eine Mustersammlung angelegt, welche sich erstreckt auf nahezu alle Gegenstände, welche die Kriegssanitätsordnung in ihrer revidierten Beilage 5 zu § 63 (Medizinisch-chirurgischer Etat) aufzählt. Und der badische Frauenverein hat nicht nur eine Aufforderung an seine Zweigvereine erlassen, sich aus einem gleichzeitig mitgeteilten Verzeichnisse der Verbandmittel- nud Lazarettgegenstände, welche zur Herstellung und Lieferung durch Frauenvereine geeignet sind, diejenigen Gegenstände auszusuchen, welche nach den örtlichen Verhältnissen von dem betreffenden Zweigvereine geliefert werden können, die Muster durch Vermittelung des Vereinsvorstandes zu beziehen und die Zahl der betreffenden Gegenstände zu bezeichnen, deren Lieferung bis zum zehnten Mobilmachungstage bestimmt zugesagt werden könne, sondern es ist auch in der am 11. Oktober 1890 zu Mosbach abgehaltenen Landesversammlung ein Antrag angenommen worden, in welchem die Landesversammlung, überzeugt von der Notwendigkeit einer planmäßigen Friedensvorbereitung, den Zweigvereinen empfiehlt: daß sie die Anfertigung größerer Mengen solcher Gegenstände, welche sich ohne zu verderben längere Zeit aufbewahren lassen, schon im Frieden in Angriff nehmen. Anfang 1890 waren bereits 100 Zweigvereine mit den nötigsten Mustern versehen und in der Lage, die Zahl der von ihnen im Kriegsfalle bis zum zehnten Mobilmachungstage zu liefernden Gegenstände zu bezeichnen. Die gemachten Zusagen sind in einem Verzeichnisse zusammengestellt. Einzelne Vereine haben bereits Stoffe zur Herstellung der Gegenstände angekauft oder bereits mit der Verarbeitung begonnen. In ähnlicher Weise hat der weimarische Frauenverein eine engere Auswahl von Gegenständen getroffen, welche nach sachverständiger Ansicht als vorzugsweise geeignet erscheinen für die Beschaffung durch die inländischen Vereine. Hiernach wurde für die einzelnen Centralvereine je eine Musterkiste zusammengestellt, welche die notwendigsten Gegenstände enthält, während ihnen gleichzeitig ein Verzeichnis derjenigen Sachen zugesendet wurde, deren Anfertigung und Anschaffung daneben als besonders wünschenswert erachtet werden mußte.[1]

---

[1] Nach dem Jahresberichte des patriotischen Institutes der Frauenvereine für 1889 hat sich ergeben, daß auf eine zweckentsprechende Vorbereitung von

Endlich empfiehlt es sich, Quantitäten von Rohstoffen anzuschaffen, und die Vereine, namentlich die Frauenvereine, mit deren successiver Verarbeitung zu Verbandmitteln und zu Wäsche u. s. w. zu beauftragen.

Als Mittel, diese Arbeiten zu fördern und zu erleichtern, dienen die **Musterdepots**, Sammlungen einer Auswahl von Mustern der zu einem eingerichteten Depot unumgänglich notwendigen Verbandgegenstände, chirurgischen Apparate, Lagerungs- und Bekleidungsgegenstände. Das Centralkomitee der deutschen Vereine hat im Anschlusse an den Nachweis der Verbandmittel u. s. w. vom 4. Juli 1886 ein solches Verzeichnis zusammengestellt, welches in Anlage VI abgedruckt ist. In den Geschäftsräumen des Centralkomitees in Berlin ist ein solches „Musterdepot" aufgestellt.

Das vom württmebergischen Sanitätsvereine im Jahre 1887 angelegte Musterdepot enthält eine vollständige Sammlung der im Falle eines Krieges zu beschaffenden Verbandmittel, Lazarettutensilien u. s. w. mit Angabe der Preise und Bezugsquellen.

Die Notwendigkeit der Aufstellung solcher Musterdepots ist gegenwärtig allgemein anerkannt. Alle Landes- und Provinzialvereine und wohl auch die Mehrzahl der größeren Zweigvereine sind bereits im Besitze solcher Depots. In Bayern ist vom Frauenverein am Sitze eines jeden Kreisausschusses ein solches Depot angelegt worden. Doch wäre es im hohen Grade wünschenswert, daß von dieser nützlichen Einrichtung noch mehr als bisher Gebrauch gemacht würde, und es dahin käme, daß jeder Verein, selbst der kleinste, im Besitze eines solchen Musterdepots sei. Es wird sich dies unter allen Umständen erreichen lassen, sobald nur erst die erforderliche Einsicht und der darauf begründete gute Wille vorhanden ist. Denn die durch die Anschaffung erwachsenden Kosten (205 Mark 65 Pf.) können kaum als unerschwinglich bezeichnet werden. Der große Nutzen einer solchen Maßregel würde sich im Falle einer Mobilisierung erweisen.

Was nun endlich diejenigen Gegenstände anlangt, deren Anschaffung und Aufspeicherung im Frieden nicht rätlich erscheint, so muß deren zukünftige Lieferung für den Fall einer Mobilisierung durch mit anerkannt gut und leistungsfähig anerkannten Firmen, großen Fabriken und Lieferanten abzuschließende Verträge bereits im voraus sichergestellt werden. Diese Firmen u. s. w. haben sich zu verpflichten, bis zum zehnten

---

Verbandstücken voraussichtlich nur in den größeren Orten zu rechnen sein wird, daß man sich aber im Falle des Bedürfnisses der regsten Beteiligung auch der kleineren und kleinsten Orte sich versichert halten dürfe. —

Mobilmachungstage die in jedem einzelnen Falle speziell zu bezeichnenden Artikel in bestimmten Quantitäten an die Vereine nach Probe und zu einem vereinbarten Preise franko an einen im voraus zu bestimmenden Abnahmeort zu liefern. Für den Nichtlieferungsfall sind hohe Konventionalstrafen festzusetzen.

Solche Verträge sind bereits seitens verschiedener Landesvereine abgeschlossen worden. So hat z. B. der Landesausschuß der Vereine vom roten Kreuz im Königreich Sachsen mit leistungsfähigen Firmen über die sofortige Lieferung von Verbandgegenständen verschiedener Art (namentlich auch von Gummiwaren) für 600 Verwundete, auf 14 Tage berechnet, im Falle einer Mobilisierung Verträge abgeschlossen.

In bezug auf Leib- und Bettwäsche dürfte es sich empfehlen, bei der Verwaltung großer Hospitäler anzufragen, ob und unter welchen Bedingungen dieselben geneigt sein würden, im Falle plötzlichen Bedarfes von ihren großen Vorräten das augenblicklich Erforderliche an die Vereine abzugeben.

Allein es müssen noch weitergehende Ansprüche an die Vereine gestellt werden.

Nach der festbegründeten Überzeugung des Verfassers werden die Vereine nicht im stande sein, die ihnen obliegenden Aufgaben im Kriege voll zu erfüllen, wenn sie nicht im Besitze ausreichenden Transportmateriales sind, d. h. von Krankenwagen (§§ 43—49 der Krankenträgerordnung), Gerätewagen (Ökonomieutensilienwagen) und Krankentragen, letztere in größerer Anzahl.

Der bayerische Landeshilfsverein besitzt gegenwärtig bereits 16 Krankentransportwagen, 4 Ökonomiewagen und über 100 zur Verwendung im Felde disponible Krankentragen. Die Beschaffung weiterer 4 Ökonomiewagen im Laufe des Jahres 1890 war beabsichtigt. Für die 16 Krankentransportwagen ist Wäsche und Verbandmaterial bereit und magaziniert. Die Ablieferung erfolgt am zweiten Mobilisierungstage. Für je zwei weitere Wagen kann die Bereitstellung in kürzester Frist erfolgen.

Es liegt auf der Hand, daß die Beschaffung dieser unentbehrlichen Gegenstände, deren Herstellung Zeit erfordert, nicht bis zum wirklichen Bedarfsfalle aufgeschoben werden darf.

Hierzu kommen die notwendigen Mannschafts-Ausrüstungsgegenstände: die Uniformen, welche für die im Mobilisierungsfalle sofort zur Verfügung zu stellenden Pfleger- und Trägerkolonnen bereit liegen müssen, Leibriemen, Tornister, Mannschaftstaschen mit Einrichtung an Verband-, Labe- und Erfrischungsmitteln, Kochgeschirre, Labeflaschen mit Trinkbecher, Brotbeutel, Beile, Leinen mit Karabinerhaken, Verbandtaschen, Taschenmesser mit Korkzieher, Notizbuch, Feuerzeug, Kamm u. s. w.[1]

Weiter empfiehlt sich die Herstellung fertiger Verbandkästen, wie solche z. B. vom bayerischen Frauenvereine zum Preise von 30 M. 60 Pf. hergestellt werden.

Außerdem hat der bayerische Landesverein die Verpflichtung übernommen, solche Gegenstände der Lazaretteinrichtung, welche im Mobilisierungsfalle schwer zu beschaffen sein würden, anzuschaffen und bereit zu stellen, sobald dies vom Königlichen Kriegsministerium gewünscht werden wird (§ 27 Abs. 2 des bayerischen Organisationsplanes).

In bezug auf die Sanitätszüge ist bereits im zweiten Abschnitte des zweiten Teiles unter II. B a und b S. 77 und 79 darauf hingewiesen worden, daß die Aufstellung planmäßig ausgerüsteter Lazarettzüge im Frieden für die freiwillige Krankenpflege außerhalb des Bereiches der Ausführbarkeit liegt, und daß sich dieselbe daher darauf wird beschränken müssen, soweit irgend möglich die Vorbereitungen für die Ausrüstung und Bereitstellung von Hilfslazarettzügen zu treffen. Es erscheint dies um so notwendiger als, wie bereits bemerkt, die Aufstellung und Ausrüstung von Lazarettzügen seitens der freiwilligen Krankenpflege von den Staats- und Militärbehörden mit Sicherheit erwartet wird. Die Depots werden daher bereits im Frieden das Ausrüstungsmaterial für mindestens einen solchen Zug enthalten müssen. Denn wenn das nicht geschieht, so würde die Beschaffung dieses Materiales nach eingetretener Mobilisierung mit so viel Schwierigkeiten verbunden sein und so viel Zeit in Anspruch nehmen, daß die Indienststellung des Zuges erst zu spät würde eintreten können (vgl. oben S. 79). Zu dem

[1] Rupprecht a. a. O. empfiehlt als Ausrüstung für das Lazarettpersonal: a) eine Instrumententasche mit Kleiderscheere, Verbandscheere, Pinzette, Fieberthermometer in Metallhülse, Pulsuhr, Stecknadeln, Sicherheitsnadeln, Tropfröhrchen für die Augen, Spatel aber keine Sonde, weil gefährlich und schädlich; b) eine sog. Reinigungstasche bestehend aus einem an den Arm zu hängenden Wachstuchbeutel von 20 Centimeter Höhe und 17 Centimeter Breite; Inhalt: Reinigungsbürsten, Rasiermesser, Kamm, Wundwatte, Seifenspiritus- und Ätherflasche (in Flaschenhülsen), Nadelkissen, von den Pflegerinnen am Schürzenbande zu tragen. — Pfleger und Träger müssen versehen sein mit Bandmaß, Messern, Sägen, Zangen, Hämmern und Nägeln, um im Falle des Bedarfs Lattenbetten und Feldbettstellen anfertigen zu können. — Selbstangefertigte Strohmatten als Notstützverbände für zerschossene und zerbrochene Gliedmaßen.

dort Gesagten sei noch erläuternd hinzugefügt, daß das für die Einrichtung der Krankentransportwagen erforderliche Material sich aus den §§ 51 und 52 der Krankenträgerordnung (mit Abbildung), aus der Beilage 6 zu § 63 der Kriegssanitätsordnung unter D (Transportgegenstände beim Lazarettreservedepot) und E (Ökonomiegeräte für einen Lazarettzug) und namentlich auch aus den Ausführungen in der bereits angeführten Dr. Leu'schen Anleitung zur Herrichtung von Eisenbahngüterwagen zum Krankentransport §§ 6 flg. ergiebt, sowie daß vor allen Dingen auch die eingepaßten Ausrüstungsgegenstände für mindestens zwei Küchenwagen, für den Magazin-, den Speisevorrat-, sowie den Verwaltungs- und Apothekerwagen bereit gestellt werden müssen.

Thatsächlich ist in bezug auf die Anschaffung und Bereitstellung dieser so überaus wichtigen Materialien wohl noch wenig geschehen. In Württemberg bereitet der Sanitätsverein die Ausrüstung eines Lazarettzuges vor. In Bayern (Organisationsplan § 27 S. 45) sollen sich bis zu dem Zeitpunkte, wo über die Aufstellung eines geschlossenen Lazarettzuges seitens der bayerischen freiwilligen Krankenpflege vom Königlich bayerischen Kriegsministerium Bestimmung getroffen sein wird, die vorbereitenden Friedensarbeiten beschränken auf die listenmäßige Feststellung der Zusammenstellung und Rangierung des Personal- und Wagenbedarfs, sowie des medizinisch-chirurgischen und des ökonomischen Etats eines Lazarettzuges für 200 Kranke. Wenn dann ein solcher Lazarettzug im Kriegsfalle auf Anordnung oder mit Genehmigung des Kriegsministeriums aufgestellt werden soll, so wird letzteres die Abgabe der erforderlichen Eisenbahnwagen und deren Ausstattung auf seine Kosten durch die Königlichen Eisenbahnbehörden veranstalten, während dem Landeskomitee die Abstellung der gesamten Lazaretteinrichtung, einschließlich der Verpflegungsgegenstände, der Ärzte, des Verwaltungs-, Pflege- und Begleitpersonales obliegt. Für Ausrüstung von Hilfslazarettzügen auf dem Kriegsschauplatze führen die mobilen Begleitzüge die Gerätschaftsausrüstung nach Dr. Portschem System (jeder Lazarettzug für den Transport von 200 Verwundeten) mit sich. Seitens des Frauenvereines ist für einen Lazarettzug für 200 Mann das gesamte Wäsche- und Verbandmaterial bereit gestellt und gesichtet (vgl. auch: „Der Eisenbahntransport verwundeter und erkrankter Krieger" von Dr. J. zur Nieden, Landsberg a. W. 1882, Kap. II, IV und V; sowie des Dr. J. Port bereits angezogene Taschenbuch der feldärztlichen Improvisationstechnik S. 146 flg.).

Bettstellen, welche die unerläßliche Grundlage eines geordneten Lazarettdienstes bilden, müssen in großer Anzahl vorrätig gehalten werden. Oberstabsarzt Dr. Port stellt es als anzustrebendes Ziel hin, daß es dahin gebracht werden müsse, daß jeder Kranke oder Verwundete innerhalb 24 Stunden nach seinem Zugange mit einem ordentlichen Bett ausgerüstet werden könne. Bedarfsartikel, welche so massenhaft gebraucht werden wie die Betten, können nicht erst im Bedarfsfalle angeschafft oder improvisiert werden (vgl. Dr. Port, Gedanken über den Ausbau der Kriegskrankenpflege, abgedruckt in der Münchener medizinischen Wochenschrift Nr. 1 1889; und von demselben: Über Schirmbetten und Freiluftlazarette, in der deutschen militärärztlichen Zeitung 1888 — beide in Sonderabdrücken erschienen.)

In dem letzterwähnten Aufsatze heißt es: „Wer den Verwundeten Betten und das erste Obdach liefert und dies mit solcher Raschheit thut, daß die Verwundeten unmittelbar nach der Schlacht darin untergebracht werden können, der greift an die Wurzel des Kriegselendes, unter dessen Bann die Verwundeten aller Völker und Zeiten bis auf den heutigen Tag standen. Wenn sich der Sicherstellung der antiseptischen Wundbehandlung, die durch den Staat erfolgt ist, die Sicherstellung der Lagerstätten und des ersten Obdaches von seiten der Hilfsvereine anschlösse, so würde für den Kriegssanitätsdienst ein neuer, glücklicher Zeitabschnitt beginnen.“ In dem v. Coler-Wernerschen Werke über die transportable Lazarettbaracke Abschnitt V, II. S. 328 flg. wird das Bett als der wichtigste Teil der Einrichtung eines Lazarettes bezeichnet. „Es beherrscht die Frage der inneren Ausstattung der auf die Krankenunterkunft bezüglichen Räume.“ Es heißt an der angeführten Stelle weiter:

„Das Bett soll als Lagerstätte besonders für Verwundete und Verletzte von sicherem Gefüge, frei von Erschütterungen und Schwankungen sein, ein gleichmäßiges und festes Unterlager bieten, um die verletzten Teile in der zu ihrer Heilung geeigneten Stellung erhalten und die hierfür nötigen Geräte anbringen zu können. Es soll als Ruhestätte für Schwache und Erholungsbedürftige bequem sein, hinreichend weich, um durch störende Härte die Ruhe und den Schlaf nicht zu beeinträchtigen, elastisch, um ein Einliegen auf den belasteten Stellen, Druck und Druckschäden der Körperteile zu verhüten, genügend lang und breit, um jede Haltung und Lagerung des Körpers und der Gliedmaßen zu gestatten. — Die richtige Höhe des Lagers ist von Wichtigkeit für den Kranken selbst beim Einsteigen in das Bett und Verlassen desselben, doch darf sie aus Rücksicht hierauf nicht zu niedrig bemessen werden. Denn je größer der Abstand zwischen Lager und Fußboden ist, um so sorgfältiger und besser läßt sich die Reinlichkeit des letzteren erhalten und übersehen, und um so vollkommener regelt sich der Luftausgleich im Krankenraum. Die höhere Lage des Kranken bringt auch diesen selbst in gleichmäßiger erwärmte und reinere Luftschichten, sie erleichtert zugleich den Pflegedienst und steigert vor allem durch die mehr aufrechte Haltung, welche sie dem Arzte beim Untersuchen, Verbinden und sonstigen Eingriffen gestattet, sehr wesentlich die Sicherheit der letzteren. Nach Bauart und Stoff muß das Bett leicht und sicher zu reinigen sein, um nicht durch Übertragung von Krankheiten gesundheitsgefährdend zu wirken."

Welche Art von Bettstellen anzuschaffen sein werden, namentlich ob eiserne oder hölzerne, diese Frage wird nach diesen endgiltigen Regeln zu beantworten sein. Dr. Port verwirft die eiserne Bettstelle als Kriegsbett, und schlägt S. 9 a. a. O. ein eigenartig konstruiertes hölzernes Bett vor. Auch die Kriegssanitätsordnung schreibt in Beilage 6 A 26 und Beilage 11 zu § 72[1] hölzerne Feldbettstellen für die Feldlazarette vor. Ebenso empfiehlt dieselben Abschnitt II des Nachweises (Anlage III). In dem oben S. 25 von Waldhauer und Windelbandt angeführten Aufsatze wird das Modell eines primitiven, aus getrocknetem, gedämpftem, gedörrtem und gefirnißtem Holze hergestellten, zerlegbaren Bettes, welches leicht, billig, überall herstellbar nnd verhältnismäßig haltbar sein, auch den Vorteil bieten soll, mit kleinen Modifikationen als Tragbahre benutzt werden zu können, empfohlen. Allein auch die eisernen Bettstellen bieten in ihren jetzt vervollkommneten Konstruktionen unleugbare Vorteile. Für den ersten Bedarf und namentlich für gewisse Fälle schwerer Verwundung sind dieselben ganz unentbehrlich. Wegen des leichteren Transportes sind zusammenlegbare eiserne Bettstellen zu empfehlen. Dieselben werden daher von den Anschaffungen der freiwilligen Krankenpflege wohl kaum ausgeschlossen werden dürfen (z. B. die außerordentlich praktische, bewährte und billige — 10 Mark bei großen Bezügen — zusammenlegbare Bettstelle von Karl Schulz, erste Berliner Eisenmöbelfabrik, Berlin Süd, Hasenhaide 9, angenommen von der Medizinalabteilung des Königlich preußischen Kriegsministeriums). Diese Bettstelle ist seit länger als Jahresfrist in Militärlazaretten erprobt und nach mehrfachen aus dem Gebrauche hervorgegangenen Abänderungen zu seiner jetzigen Gestalt und Bauart verbessert worden.[2]

[1] In § 72 der Kriegssanitätsordnung heißt es: „Der Chefarzt hat auf die möglichst rasche Beschaffung von Feldbettstellen Bedacht zu nehmen, da erst hierdurch die unerläßlichen Grundbedingungen für sichere Lagerung der verwundeten Glieder, die Reinlichkeit und Lüftung des Fußbodens und des Zimmers erfüllt werden.

[2] Das Werk über die transportable Lazarettbaracke sagt S. 344 folgendes: „Es hat sich auch bei andauernder Belegung mit Leuten von schwerem Gewicht und gleichzeitiger Anwendung von Streckverbänden vollständig fest und wider=

Über eine Reihe zusammenlegbarer Bettstellen und Betteinrichtungen finden sich eingehende Darstellungen in dem oft angezogenen Werke über die transportable Lazarettbaracke im V. Abschnitte unter II. S. 331 bis 344.

Die Frage, ob die Vereine namentlich bereits während des Friedens transportable, zerlegbare Baracken anschaffen sollen, ist zweifellos zu bejahen. Daß die Vereine und Orden bei ihrer Kriegsthätigkeit die Baracke nicht werden entbehren können, ist bereits dargethan worden. Dieselben werden namentlich im Bereiche der Besatzungsarmee zur Anwendung gelangen. Anschaffung derselben bis zum Kriege zu verschieben, erscheint unausführbar; es ist dringend notwendig, bereits im Frieden einen Vorrat an Baracken zu schaffen, der schon bei der Mobilmachung disponibel sein muß, und in der Aufmarschlinie wie nach den ersten kriegerischen Aktionen die wichtige Aufgabe erfüllen kann, dem ersten dringendsten Bedürfnisse abzuhelfen. In dieser Beziehung sei auf die Ausführungen S. 73 und 75 des von Coler-Wernerschen Werkes hingewiesen, wo es heißt:

„Inzwischen ist Zeit gewonnen zur Neuanfertigung von Baracken, die, mögen sie für das Inland oder den Kriegsschauplatz bestimmt sein, in der Mehrzahl am zweckmäßigsten nach dem Prinzip der transportablen zu konstruieren sind. — Denn wenn man auch dazu gelangen sollte, einen gewissen Bestand von zerlegbaren Baracken im Frieden vorrätig zu halten, der größte Teil wird immer erst im Kriege selbst zu beschaffen sein. Die Hauptsache bleibt daher immer die Voraussetzung einer billigen und schnellen Herstellung zur allgemeinen Anwendung für den Kriegsbedarf. Denn es handelt sich um die Deckung eines Massenbedarfes." —

Alles dies ist zwar gesagt in bezug auf den amtlichen Sanitätsdienst; allein bis zu einem gewissen Grade gilt es unzweifelhaft auch für die freiwillige Krankenpflege. — Die Vereine und Orden seien an die von Esmarch aufgestellten, heute allgemein als richtig anerkannten Sätze erinnert, daß in Zukunft die Benutzung vorhandener Gebäude zu Lazarettzwecken (Notlazarette) durchaus auf den Notfall beschränkt werden

---

standsfähig erwiesen, bietet bei Ausstattung mit einer Roßhaarmatratze ein weiches und bequemes Lager, das trotz seiner Einfachheit allen Anforderungen genügte, und zu keinen Klagen Anlaß gab, und ist hierdurch, wie durch sein mäßiges Gewicht, den geringen Raumbedarf bei der Verpackung, sowie die äußerst leichte Handhabung beim Aufstellen für den Gebrauch und Zusammenschlagen für die Versendung besonders geeignet, um bei transportablen Lazaretten in Benutzung gezogen zu werden. Deshalb hat auch Dr. Gutsch dasselbe für seine Lazaretteinrichtung angenommen.

wendigkeit dieser Schulung des Personales wird dann noch mehr in die Augen fallen, wenn der Gedanke, aus dem freiwilligen Personale im Anschlusse an die Begleit- und Transportdetachements besondere Barackendetachements zu bilden, zur erfreulichen Thatsache geworden sein wird. Der Besitz von Baracken wird also für die Vereine zugleich als Lehrmittel bei der Ausbildung von Krankenträgerkolonnen von größtem Vorteile sein.

Das Centralkomitee erkennt die Wichtigkeit der Baracke voll an. In dem oft erwähnten Rundschreiben vom 5. November 1889 empfiehlt es die Anschaffung von zerlegbaren Baracken: „um einer wichtigen Verband- und Erfrischungsstation sofort den nötigen Rückhalt gewähren zu können, oder um ein in Aussicht genommenes Lazarett zu erweitern“.

In dem durch das Rundschreiben vom 22. April 1890 versendeten Verzeichnisse der Verbandmittel u. s. w. wird die Beschaffung transportabler Baracken recht dringend empfohlen. (Vgl. den Wortlaut in Anlage V.) Auch ist das Centralkomitee unter gewissen Bedingungen und Voraussetzungen bereit, den Vereinen bei Anschaffung von Baracken innerhalb der Grenzen der hierfür alljährlich zur Verfügung stehenden Mittel auf den Beschluß eines hierzu besonders eingesetzten Ausschusses hilfreich zur Seite zu stehen. Es können jedoch Beihilfen zur Beschaffung von Baracken nur dann bewilligt werden, wenn dieselbe bereits in Friedenszeiten im Anschluß an ein bestehendes Krankenhaus regelmäßig benutzt werden soll, wenn sich die betreffende Krankenanstalt verpflichtet, im Falle eines Krieges Räumlichkeiten, Material und Personal dem Centralkomitte bezw. dem betreffenden Landesvereine in einem, durch Vereinbarung festzustellenden Umfange zur Verfügung zu stellen, und wenn dieselben an Knotenpunkten von Eisenbahnen oder an den großen Verkehrswegen gelegen sind. — Lediglich zu Übungszwecken beim Unterrichte der freiwilligen Krankenpfleger und Träger sollen in Anbetracht des hohen Preises und der Schwierigkeit der Aufbewahrung transportable Baracken einstweilen nicht bewilligt werden.

In bezug auf die innere Einrichtung der Baracke, oder wie es richtiger heißt: eines transportablen Lazarettes muß auf die Ausführungen im V. Abschnitte des von Coler-Wernerschen Werkes über die transportable Lazarettbaracke S. 302 flg. verwiesen werden.

---

richtige Bauleitung und geschulte Kräfte nicht rasch genug zu beschaffen sein werden. Nur durch solche ist die Zusammenstellung der vorgearbeiteten, zweckentsprechenden Baracke möglich.“

An dieser Stelle sei nur noch ganz besonders hervorgehoben die Lazaretteinrichtung von Dr. Gutsch in Karlsruhe (S. 315). Dieselbe stellt das vervollkommnete Friedenshospital in einer der Versendung ins Feld angepaßten Form dar. In demselben findet man in räumlich engen Grenzen zwar, aber ohne Beeinträchtigung der für das Heilverfahren gebotenen Vollständigkeit die Hilfsmittel und Vorteile vereinigt, welche ihnen die geordnete Krankenpflege in den Lazaretten des Heimatlandes bietet.[1] In einer Denkschrift wird Dr. Gutsch die Grundsätze darlegen, von denen er bei der inneren Einrichtung der Baracke ausgegangen ist. Er erblickte seine Aufgabe „nicht in der Erfindung von Neuheiten, als vielmehr in der transport- und gebrauchsfertigen Zusammenstellung der für ein Lazarett von dieser Größe und Bestimmung erforderlichen Ausrüstung“. Dr. Gutsch faßt das Bett nebst allem Zubehör als Einheit des Lazarettdienstes auf, und erhält aus einer der Krankenziffer entsprechenden Summe dieser Einheiten unter Hinzufügung der erforderlichen Verbandmittel, ärztlichen Geräte, Arzneien u. s. w. die Ausstattung der Baracke. Den Vereinen, welche Baracken anschaffen, ist deren Einrichtung nach dem Dr. Gutschschen Systeme dringend anzuempfehlen. Um diese Einrichtung noch besser, als dies bisher möglich war, in der Praxis zu erproben und deren Brauchbarkeit und Vorteile den Vereinen u. s. w. vor Augen zu führen, ist die Errichtung eines nach diesem Systeme eingerichteten Barackenprobelazarettes in der Gesamtzahl von 60 Betten in der Nähe des Tempelhofer Garnisonlazarettes für den Zeitraum eines halben Jahres durch die freiwillige Krankenpflege mit Unterstützung der Militärsanitätsverwaltung ins Auge gefaßt.

---

[1] Die für die Vereine vom roten Kreuz durch Dr. Gutsch (Spezialarzt für Chirurgie in Karlsruhe) und Apotheker W. Löblin daselbst zusammengestellte transportable Lazaretteinrichtung ist bestimmt für 100 Kranke und 18 Mann Personal, umfaßt fünf Krankenbaracken (ungeteilt) und zwei Wirtschaftsbaracken (durch zwei Querwände dreigeteilt) und wiegt 756 Zentner (fünf Krankenbaracken zu 75 Zentner = 375 Zentner, zwei Wirtschaftsbaracken zu 81 Zentner = 162 Zentner, fünf Krankenbarackeneinrichtungen zu 34 Zentner = 170 Zentner, eine Operationszimmereinrichtung 18 Zentner, fünf Bettpäcke der Ärzte und Beamten zu 0,8 Zentner = 4 Zentner, zwei Tischkasten zu 2,5 Zentner = 5 Zentner, acht Bettpäcke des Unterpersonales zu 0,75 Zentner = 6 Zentner, zwei Tischkasten der Küche und Wäscherei zu 5 Zentner = 10 Zentner [einschließlich Knorrschen Konserven, Nahrungsmittel für acht Tage, Kochgeräte und Schlächterei nach dem System von Major a. D. Hahn in Berlin] und eine Wäschereieinrichtung 6 Zentner), kann daher bequem in fünf Eisenbahnwagen mittlerer Größe (30 cbm Laderaum und 100 Doppelzentner Tragkraft) verladen werden, und kostet insgesamt ca. 50000 Mark.

müsse. Man werde also in der unmittelbaren Nähe eines Schlachtfeldes, wie früher, alle disponiblen Gebäude zu Notlazaretten verwenden, aber auch sofort Barackenlazarette errichten, sobald Arbeitskräfte und Material vorhanden oder zu schaffen seien. Dagegen sollen Reservelazarette nicht anders als nach dem amerikanischen Barackensystem eingerichtet werden.[1]

Eine ausgedehnte Verwendung im Frieden erscheint namentlich auch um deswillen geboten, weil die mit der Baracke zu erzielenden Erfolge mit abhängig sind von der Kenntnis und der Geschicklichkeit dessen, der sie benutzt. Voraussetzung dieser Benutzung ist und bleibt aber das Verständnis des Wesens der Baracke und ihrer sachgemäßen Handhabung, sowie die Feststellung der wichtigen Anzeigen für ihren Gebrauch. Die transportablen Baracken haben seit fast sieben Jahren im Friedenssanitätsdienste die mannigfachste Anwendung gefunden und immer großen Nutzen gestiftet. Ihr Hauptwert besteht darin, daß sie ein wirksames Mittel zur Absonderung bei Epidemien und zur Isolierung von Infektionskranken, die mit anderen nicht unter einem Dache untergebracht werden dürfen, bietet, namentlich für die ersten Fälle einer auftretenden Epidemie, nicht minder zur Errichtung vorläufiger Lazarettanlagen oder vorübergehender Erweiterung stehender Lazarette bezw. zu deren Entlastung.[2] Es heißt in dieser Beziehung S. 71 des Werkes über die Lazarettbaracke: „Wie anders würden die Verhältnisse sich gestalten, wenn in den großen Städten transportable Baracken vorhanden wären, die jeden Augenblick zur Versendung und Aufstellung bereit, an einem für die erfolgreiche Isolierung der ersten Seuchenfälle geeigneten Orte sofort errichtet werden könnten."

Aber auch für kleinere Gemeinwesen, besonders für solche, die kein Krankenhaus haben und unter gewöhnlichen Verhältnissen auch keines brauchen, eignet sich diese Baracke, deren Beschaffung keineswegs mit unüberwindlichen Schwierigkeiten verbunden ist, zur Benutzung.

---

[1] Für ein kleines Lazarett von 60 Kranken oder Verwundeten sind erforderlich drei Döckersche Baracken ohne Abteilungen, und eine mit Abteilungen für die Verwaltung einschließlich Küche und Schlafräume für das Pflegepersonal. An Personal: zwei Ärzte, zwei ökonomische Beamte, fünf bis sechs Krankenpflegerinnen (einschließlich einer Köchin) oder vier bis fünf Krankenpfleger (einschließlich eines Koches). Als Regel: Für jede Baracke zwei geschulte Pfleger oder Pflegerinnen, die vermehrt werden müssen, sobald viel Schwerverwundete aufgenommen werden. Bei Leichtverwundeten genügen weniger.

[2] Über die Friedensverwendung der Baracke vgl. das von Coler-Wernersche Werk S. 70 flg.

Aus dem Ausgeführten geht nun mit Klarheit hervor, daß der Besitz transportabler Baracken für die Vereine und Orden zum Zwecke der Kriegsvorbereitung unentbehrlich erscheint, daß er aber für die Vereine, welche die Hilfeleistung bei Unglücksfällen und allgemeinen Notständen in den Kreis ihrer satzungsgemäßen Thätigkeit ziehen, von ganz besonderem Werte sein wird.[1]

In bezug auf die Kriegsvorbereitung ist noch ein wichtiges Moment hervorzuheben. Wie oben ausgeführt, erfordert die Aufstellung und der Transport der zerlegbaren transportablen Baracke zwar kein technisch vollkommen ausgebildetes Personal. Dies schließt jedoch nicht aus, daß diejenigen Begleitmannschaften, denen die Aufstellung, die Auseinandernahme, die Verpackung, Verladung, Wiederaufstellung, Evakuierung, Wiederbelegung u. s. w. der der freiwilligen Krankenpflege gehörigen Baracken im Kriege obliegen wird, eine möglichst genaue Kenntnis der Baracke, ihrer Einrichtung und Zusammensetzung besitzen müssen. Geschulte, wohleingeübte Kräfte müssen auch hier mitgebracht werden, soweit es sich um die Verwendung im Bereiche der Etappeninspektion handelt, sie müssen vorhanden sein, soweit die Verwendung im Bereiche der Besatzungsarmee in Frage kommt.

Es liegt daher die Notwendigkeit vor, einen Teil der Begleitmannschaften, und auch einen kleinen Teil des Pflegepersonales nach dieser Richtung hin im Frieden zu schulen.[2] Die unbedingte Not-

---

[1] Der sächsische Landesverein hat in seinem Vereinskrankenhause (der deutschen Heilstätte zu Loschwitz) eine Döckersche Baracke versuchsweise aufstellen, mit allen erforderlichen Einrichtungen (Bad, Wasserleitung, Beschleußung) versehen und in Gebrauch nehmen lassen, namentlich um zu erproben, ob sich die Baracke auch zu langer, dauernder Benutzung in stehenden Lazaretten empfiehlt. Freilich ist zu diesem Zwecke die Baracke, welche zunächst längere Zeit an demselben Flecke stehen bleiben soll, mit einem Untergrunde (Betonisierung) versehen worden, der sie vor dem Eindringen der Tagewasser schützt. Die Anschaffung zweier weiterer Baracken ist in Aussicht genommen. Der Landesverein in Bückeburg hat seinen Vorstand mit der Anschaffung einer Baracke mit innerer Einrichtung beauftragt.

[2] In dem mehrfach angezogenen Aufsatze des Dr. Waldhauer heißt es sehr richtig: „Bei der Genauigkeit, mit der man arbeiten muß, bedarf es zur Zusammenstellung wohlgeübter Kräfte, sonst gäbe man die Idee der transportablen Baracken lieber ganz auf, wenigstens zur Zeit.“ Weiter heißt es dort: „Das Material muß bis zur Zusammenstellung vorgearbeitet in bestimmten Depots bereit liegen, so daß es im Falle des Bedarfes nur verladen zu werden braucht, um sofort nach seiner Ankunft an Ort und Stelle zusammengestellt zu werden. Die nötige Anzahl geschulter Arbeiter muß mitgenommen werden, da an einem fremden, vielleicht abgelegenen Orte die

Endlich steht mit der Notwendigkeit der Bereitstellung des erforderlichen Materiales die Frage über die Notwendigkeit der Errichtung von Vereinslazaretten im Frieden wenigstens in mittelbarem Zusammenhange. Der Verfasser bejaht auch diese Frage. Wie er bereits in seinem roten Kreuz in Deutschland dargelegt hat, erscheint zunächst der Einwand, daß die Vereinslazarette nicht besonders dazu geeignet seien, eine Pflanzschule für die Krankenpfleger und Pflegerinnen zu bilden, nicht stichhaltig. Erfahrungen und gewichtige Stimmen erklären sich für die gegenteilige Ansicht, so z. B. Oberst z. D. Dr. Julius Naundorff, welcher in dem Aufsatze: Friedens- und Kriegshospitäler, in dem Handbuche der deutschen Frauenvereine unter dem roten Kreuz, die Unentbehrlichkeit der eigenen Krankenhäuser für die Vereine mit dem Hinweise begründet, daß eine Pflegerinnenschule in größerem Umfange und mit vollem Erfolge nur in Vereinskrankenhäusern denkbar erscheine.

Weitere Bedenken werden auf die Kostspieligkeit derartiger Lazarette gegründet. Auch dieser Einwand hat seine Berechtigung: die Errichtung und Unterhaltung eines Lazarettes kostet Geld, viel Geld. Dr. Naundorff berechnet die Kosten für die Errichtung eines Krankenhauses auf je 3000 Mark für das Bett exklusive der Betriebsanlagen, und den jährlichen Aufwand für einen Kranken mit 5—600 Mark, so daß er den Wert der Errichtung eines Krankenbettes an den Hospitälern der freiwilligen Hilfe mit 12 000 Mark kapitalisiert. Diese Berechnung dürfte kaum zu hoch gegriffen sein. Es verhält sich hier nicht anders, wie mit anderen Dingen in der Welt; ist ein Unternehmen an sich auch noch so gut und nützlich, es fehlt aber zu seiner Ausführung an den dazu erforderlichen Mitteln, so muß es eben so lange unausgeführt bleiben, bis es gelingt, die erforderlichen Mittel zu beschaffen. Es folgt aber daraus keineswegs, daß von vornherein jeder Versuch zur Herbeischaffung dieser Mittel aufgegeben werden müsse. Darüber sich klar zu werden, ob die Errichtung eines Vereinslazarettes finanziell ausführbar erscheine oder nicht, wird in jedem einzelnen Falle Sache des oder der betreffenden Vereine sein.

Die Gründung von Vereinslazaretten im Frieden ist von berufener Seite, z. B. von Dr. von Esmarch, bereits früher unter ausführlicher Darlegung der dafür sprechenden Gründe angeregt und befürwortet worden. — In Bayern sind im Frieden zwei Vereinslazarette benutzbar, eines zu 18, eines zu 100 Betten. — Ferner besitzen Friedens-Vereinslazarette: der Verein zur Ausbildung von Krankenpflegerinnen in Bremen ein 1888 neu erbautes Krankenhaus, der Verein zu Frankfurt a. M. das Krankenhaus des Pflegerinneninstitutes, der Zweigverein des vaterländischen Frauenvereins zu Elberfeld (50 Betten), der Hamburger Verein (50 Betten), der hessische Aliceverein das auch vom Hilfsverein mit Geld unterstützte Alicehospital, der Albertverein das Carolahaus zu Dresden, der sächsische Landesverein die deutsche Heilstätte zu Loschwitz. Ferner bestehen solche Lazarette in Karlsruhe, Hannover (Clementinenhaus), Kassel u. s. w., in gewisser Beziehung auch in Koburg (Begründung eines Siechenhauses durch den Landesverein). Auch das vom Frauenlazarettverein gegründete und unterhaltene Augustahospital in Berlin ist hierher zu rechnen.[1]

Die gemachten Erfahrungen sind verschiedene; die Gründung dieser Anstalten hat viel Geld gekostet; die Fortführung und Unterhaltung dieser Krankenhäuser ist zum Teil mit den größten Schwierigkeiten verbunden. Allein, daß die Anstalten nützlich wirken, daß sie bereits im Frieden ein Segen sind, daß sie die Vereinsthätigkeit fördern, das vermag niemand zu leugnen. Der Schwerpunkt unter den für die Gründung von Vereinsfriedenslazaretten sprechenden Momenten liegt aber nach Ansicht des Verfassers darin, daß sie für den Kriegsfall ein Centrum bilden, an welches sich dann die weitere Ausbildung eines Vereinskriegslazarettes anschließen kann. Zur Erreichung dieses Zweckes bedarf es keiner umfassenden Krankenanstalten, keiner sogenannten Musterspitäler. Auch ein kleineres, bescheideneren Verhältnissen angepaßtes Lazarett kann genügen: es wird die Möglichkeit bieten, die vorhandenen, zur Aufnahme von Verwundeten und Kranken bestimmten Bauten durch Errichtung von Baracken zu erweitern. Die Hauptsache bleibt: der ganze Verwaltungsapparat ist vorhanden; es sind geschulte Leute da, die mit den Verhältnissen vertraut sind und den Grundstock für die umfangreichere Kriegsverwaltung bilden können. Jedenfalls wird, wenn die Thätigkeit in dieser Weise vorbereitet ist, das Zusammenwirken mit den staatlichen Behörden und namentlich mit der staatlichen Lazarettkommission eintretenden Falls ein leichteres und für die Sache selbst ersprießlicheres sein. Unter allen Umständen steht fest, daß die Bildung von Vereinslazaretten im Kriege nicht oder wenigstens nur unter den größten Schwierigkeiten ausführbar sein wird, wenn nicht schon im Frieden umfassende Vorbereitungen dazu getroffen und ganz bestimmte Grundlagen, auf denen weiter gebaut werden kann, geschaffen werden. Noch

[1] Hierzu kommen noch mehr als 30 Johanniterkrankenhäuser, 33 evangelische Diakonissenkrankenhäuser und zahlreiche katholische Ordenskrankenhäuser.

schwieriger wird in diesem Falle die Errichtung oder Übernahme von Reservelazaretten seitens der Vereine sich gestalten.

Da nun nach dem oben bereits Dargelegten gerade in der Übernahme und Ausübung der Lazarettpflege der Schwerpunkt für die Thätigkeit der freiwilligen Krankenpflege im Bereiche der Besatzungsarmee liegt, so muß auch die Errichtung von Vereinslazaretten im Frieden in der bestimmten Überzeugung dringend befürwortet werden, daß die auf die Errichtung von Vereinslazaretten verwendeten Mittel ganz erheblichen Nutzen schaffen werden, vorausgesetzt natürlich, daß die Errichtung in praktischer Weise erfolgt und die Verwaltung im richtigen Geiste geführt wird.

Aus dem bisher Ausgeführten geht soviel mit Bestimmtheit hervor, daß denjenigen Vereinen, welche nicht in der Lage sind oder Bedenken tragen, bereits im Frieden Vereinslazarette zu errichten, aber doch im Kriege solche Lazarette ins Leben zu rufen und zu unterhalten beabsichtigen, die Verpflichtung obliegt, bereits während des Friedens die dazu erforderlichen Vorarbeiten vorzunehmen. Aus den eingegangenen Übersichten über die Leistungsfähigkeit der einzelnen Vereine geht jedoch hervor, daß die in dieser Richtung getroffene Fürsorge im allgemeinen als eine ausreichende nicht bezeichnet werden kann. In der deutschen Heilstätte zu Loschwitz soll die Zahl der Betten im Kriegsfalle auf mindestens 150 erhöht werden. Der badische Landesverein hat sich für den Kriegsfall bereit erklärt, in Karlsruhe, vielleicht auch in Mannheim und Freiburg gegen Vergütung nach § 215 Ziff. 4 der Kriegssanitätsordnung solche Lazarette anzulegen; ferner hat eine Anzahl Zweigvereine des vaterländischen Frauenvereins (Oschersleben, Schleswig im Verein mit dem Vorstand des dortigen Männerkreisvereins, Emden 12 Betten, Iserlohn 100 Betten, Ballenstädt im Verein mit dem Männerverein 20 Betten), eine gleiche Erklärung abgegeben. Im Großherzogtum Hessen stehen für den Kriegsfall zur Verfügung: das Diakonissenhaus „Elisabethstift" in Darmstadt (in seinem Krankenhause 30 Betten, in seiner Baracke 20 Betten, welche der Landesverein liefern würde), das Schwesternhaus der barmherzigen Schwestern (40 Betten und Raum für ebensoviel neu einzurichtende Betten) und das Alicehospital, in welchem der Alicefrauenverein 36 Betten bereit stellt; ferner im Kriegsfalle zu errichtende Vereinslazarette zu Worms (100 Betten) Butzbach, Friedberg (20 Betten) und Darmstadt, wo eine umfassende Lazarettgründung ins Auge gefaßt ist. Im Großherzogtum Sachsen-Weimar, wo in Weimar selbst das Sophienkrankenhaus voraussichtlich zur Verfügung der freiwilligen Krankenpflege stehen wird, sollen in den Krankenhäusern zu Buttstädt, Ostheim a. d. R. und Lengsfeld a. d. Feldabahn eine Anzahl Betten zur Verfügung gestellt werden. Im Herzogtume Anhalt werden eine Anzahl Betten im Kreiskrankenhause zu Dessau, 20 Betten im Kreiskrankenhause zu Zerbst und ein in Ballenstädt zu errichtendes Vereinslazarett von 25—30 Lagerstätten zur Verfügung stehen. In Bremen werden zur Verfügung stehen: etwa 100 Betten in der allgemeinem Krankenanstalt, 100 Betten in einer zu errichtenden Baracke, 40—50 Betten im evangelischen Diakonissenhause, 50 Betten im St. Josephstifte (Krankenschwestern des heiligen Franziskus) und 60 Betten in dem Vereinskrankenhause vom roten Kreuz, in Summe: ca. 350 Betten.

So anerkennenswert auch die in der letztgenannten Stadt getroffenen Vorbereitungen sind, so liegt doch auf der Hand, daß die Betten, welche in den übrigen deutschen Staaten nach dem jetzigen Stande der Dinge für den Kriegsfall zur Verfügung stehen, dem voraussichtlich sehr großen Bedürfnisse in keinem Falle genügen können würden. Nur zwei Landesvereine haben in dieser Richtung wirklich umfassende und genügende Vorbereitungen getroffen: der württembergische Sanitätsverein und der Landesverein im Königreiche Bayern.

In Württemberg stehen dem Sanitätsvereine zur Verfügung an 62 Orten Platz für 2000 Betten in bereits vorhandenen Gebäuden, und 1000 Betten in noch zu errichtenden Baracken; 1000 Stück Betten sind bereits vorhanden. Für das Bedürfnis der ersten 6 Mobilmachungswochen ist in folgender Weise Fürsorge getroffen. In 22 Orten sind genügende Räumlichkeiten zur Aufnahme von je mindestens 20 Verwundeten und Kranken und je 20 komplette Betten zum sofortigen Gebrauche sicher und bereit gestellt. Es ist Raum vorhanden für die sofortige Aufstellung von 750 Betten. An 15 dieser Orte ist Platz vorhanden zur Erweiterung der Lazarettanlagen durch den Bau von Baracken, so daß innerhalb 3—4 Wochen weitere 400 Betten aufgestellt werden können: 660 Stück Betten stehen zur sofortigen Verwendung bereit. Außerdem ist in Aussicht genommen die Aufstellung von 200 kompletten Betten durch den betreffenden Frauenverein an Ort und Stelle binnen weniger Wochen. In der Zeit vom 10. bis zum 30. Mobilmachungstage können in 13 Orten mit bereits vorhandenem Platze ca. 440 Betten aufgestellt werden; außerdem ist bei den in Frage kommenden Gebäuden noch Platz gesichert für die Errichtung von Baracken mit zusammen 340 Betten. 100 ausgerüstete stehen bereit; 150 können binnen kurzer Frist hergerichtet werden. Nach dem 30. Mobilmachungstage können an 27 Orten Lazarette für mindestens 800 Betten errichtet werden; 200 fertige Betten sind vorhanden. Durch Barackenbauten ließe sich die Zahl der Plätze noch um ca. 300 vermehren. An 7 Orten sind Rekonvaleszentenstationen mit ausgerüsteten Plätzen für 14 Offiziere und 20 Mann und ca. 50 noch leeren Plätzen bereit gestellt. Für den ärztlichen Dienst ist in 44, für Krankenpflege an 38, für die Verwaltung an 48 Orten Vorsorge getroffen, bezw. sind geeignete Personen hierzu bereits aufgestellt.

Im Königreiche Bayern ist auf Anregung des Königlichen Kriegsministeriums und bezw. des Generalkommandos des II. Armeekorps die Bereitstellung von Vereinslazaretten in der Pfalz und in den drei fränkischen Regierungsbezirken in Aussicht genommen, und sind die betreffenden Vorarbeiten bereits im Gange. Während sich die Bereitstellung dieser Lazarette in den drei fränkischen Regierungsbezirken innerhalb der ersten Mobilmachungsperiode nicht in sichere Aussicht stellen läßt, werden in Kaiserslautern, Neustadt a. H. und Ludwigshafen a. Rh. 700 Lagerstellen bis zum 10. Mobilmachungstage bereit gestellt sein. Der bayerische Frauenverein will 2161 Betten etablieren (764 Betten in Oberbayern, 934 Betten in der Oberpfalz, 463 Betten in Schwaben; 5 Kreise stehen noch aus). Durch die bestehenden, d. h. auch im Frieden in Aktivität befindlichen 158 Zweigvereine des bayerischen Landesvereins, denen sich gegebenen Zusagen gemäß im Kriegsfalle 100—150 anschließen werden, sollen 200—300 Vereinslazarette eintretenden Falls errichtet werden. — Der Schwerpunkt aber dieser Vorbereitungsarbeiten in Bayern liegt in der Herausgabe einer Instruktion zur Errichtung von Vereinslazaretten der freiwilligen Krankenpflege im Kriege für das Königreich Bayern durch das Landeskomitee. (Bearbeitet vom Generalarzt I. Klasse a. D. Dr. Friedrich, gedruckt in der Akademischen Buchdruckerei von F. Staub, München 1890.) Nachdem das Kriegsministerium an das Landeskomitee die Aufforderung hatte ergehen lassen, im Falle einer Mobilmachung einzelne Geschäftszweige in den Reservelazaretten zu übernehmen, bezw. Vereinslazarette herzustellen, fanden weitere Verhandlungen statt, bei denen es sich herausstellte, daß vorläufig die Übernahme einer Thätigkeit in den Reservelazaretten nicht geboten erschien, daß vielmehr die Errichtung und Sicherung von Vereinslazaretten in der Pfalz und in den drei fränkischen Kreisen der Vorzug zu geben sei. Diese Modalität würde auch von den in Frage kommenden Faktoren als ganz besonders den Interessen der freiwilligen Krankenpflege liegend befunden. Dabei wurde es aber mit Recht als geboten erachtet, den Organen der freiwilligen Krankenpflege eine Anweisung zu geben, nach welcher sie bei den im Frieden vorzunehmenden Vorbereitungen für Errichtung von Vereinslazaretten vorzugehen hätten. Zu diesem Zwecke ist von Generalarzt Dr. Friedrich eine Zusammenstellung angefertigt worden, in welcher Weise im Einklang mit den Vorschriften der Kriegssanitätsordnung und des Friedenslazarettreglements ein Vereinslazarett auszurüsten sei, und wie dessen planmäßige Vorbereitung durchgeführt werden müsse. Diese Instruktion und deren Anlagen sollen im Anschlusse an die §§ 36 bis mit 39 des Organisationsplanes der freiwilligen Krankenpflege im Kriege dazu dienen: A. die Errichtung von Vereinslazaretten in Friedenszeiten planmäßig so vorzubereiten, daß deren Fertigstellung an einem bestimmten Mobilmachungstage vollständig gesichert ist und B. maßgebende Normen zu bieten, während des Krieges die planmäßig vorbereiteten Vereinslazarette zu erweitern, sowie nicht planmäßig vorbereitete Vereinslazarette zu errichten. Bezüglich der einzelnen Bestimmungen muß auf das überaus wertvolle Werk selbst, welches für keinen Verein, der die Errichtung von Vereinslazaretten ins Auge fassen will, in Zukunft entbehrlich erscheinen dürfte, verwiesen werden. Die Anlagen enthalten die Etats der Vereinslazarette sowie die Anweisung für die Bereitstellungsvorarbeiten: 1. Personalbedarf, 2. Lage und Räumlichkeiten, 3. Einrichtungsgegenstände, 4. Wäsche und Bekleidungsstücke, 5. Verbandgegenstände, 6. ärztliche Instrumente und Geräte, 7. Arzneimittel (Materialwaren, Desinfektionsmittel), 8. Verpflegungsgegenstände und 9. eine Beschreibung der in der Kriegssanitätsordnung aufgenommenen Notfeldbettstelle, sowie einer vom Generalarzt Dr. Port vorgeschlagenen Feldbettstelle mit Abbildungen. — Um eine geordnete Vorbereitung einheitlich zu regeln, erschien die Auffstelluug einer Schablone unumgänglich nötig, innerhalb deren die betreffenden Komitees bei möglichster Freiheit nach den lokalen Verhältnissen ihre Thätigkeit entfalten können und sollen. Besonderer Wert ist darauf zu legen, daß von den Ortskomitees bereits während des Friedens ganz genau festgestellt werde, inwieweit sie im stande sein werden, den in den Etats enthaltenen Forderungen im mobilen Falle nachzukommen, um rechtzeitig durch die Vermittelung der Centralstellen bezw. des Landesdelegierten mit den Militärbehörden darüber verhandeln zu können, inwieweit diese letztere beihelfend mitzuwirken haben werde. Hierbei kann es vorteilhaft erscheinen, darauf hinzuwirken, möglichst viele geeignete Gegenstände leihweise (mit oder ohne Vergütung) im Bereitstellungsfalle zu erhalten, weil hierdurch die sehr maßgebende Kostenfrage wesentlich herabgemindert werden kann. —

Endlich sei noch ein Wort über die Ansammlung und Bereitstellung von Geldmitteln während des Friedens für den Fall eines Kriegsausbruches gesagt. Das Centralkomitee der deutschen Vereine besitzt einen eisernen Fonds von über einer Million Mark, welcher nur im Falle eines Kriegsausbruches angegriffen und verausgabt werden darf, und es ist gewiß ein großer Segen, daß durch diese Maßregel das Vorhandensein erheblicher Geldmittel für einen plötzlichen Bedarfsfall gesichert erscheint. Das Centralkomitee geht aber von der Ansicht aus, daß mindestens drei Millionen Mark beim Kriegsausbruche zur Verfügung stehen müssen, um mit Erfolg in die Aktion eintreten zu können. Ebenso enthalten die Satzungen einzelner Landesvereine, z. B. des Großherzogtums Hessen, bestimmte Vorschriften, welche dahin gehen, daß durch Geldansammlung während des Friedens ein unangreifbares Kapital für Kriegszwecke sichergestellt werden soll. Andere Vereine legen zu diesem Zwecke einen bestimmten Teil oder Prozentsatz der Jahresbeiträge zinsbar als einen nur für die Kriegsthätigkeit verwendbaren Reservefonds an. Dies ist gewiß sehr weise und vorsichtig. Allein diese Vorsicht wird zu einem erheblichen Nachteil, sobald durch die Geldansammlung eine nützliche Thätigkeit, eine planmäßige Vorbereitung für die Kriegsthätigkeit beeinträchtigt oder gar verhindert wird. Die Vereine sollen vor allen Dingen leisten; der Staat verlangt für den Kriegsfall sachliche und persönliche Hilfe und Thätigkeit, nicht aber Geld. Denn dafür, daß für den Kriegsfall genügendes Geld vorhanden sein wird, ist gesorgt. Und auch den Vereinen wird es, wie oben bereits gesagt, im Kriegsfalle, wo alle Hände zu geben bereit sind, an Geld nicht fehlen. Eine unterlassene Kriegsvorbereitung aber, eine aus falscher Sparsamkeit versäumte nutzbringende Leistung, bezw. Anschaffung ist im Falle der Not nicht mehr nachzuholen. So richtig daher an sich der Satz sein mag, daß das Vorhandensein großer Geldmittel beim Ausbruche eines Krieges eine notwendige Voraussetzung für sofortige und umfassende Aktionsfähigkeit bildet, und daß gerade beim Ausbruche des Krieges erhebliche Summen zur Komplettierung der Ausrüstung und Anschaffungen aller Art gebraucht werden, so darf man doch diesem Satze keine zu weite, die Sache schädigende Ausdehnung geben. Also keine Verschwendung, aber auch keine mißverstandene Sparsamkeit oder Kapitalansammlungssucht.

Schlußwort.

Die Nachrichtenvermittelung.

In bezug auf die Nachrichtenvermittelung enthält § 8 Abs. 1 des Organisationsplanes der freiwilligen Krankenpflege folgende Bestimmung:

„Die Organisation des Centralnachweisebüreaus ist im Kriegsministerium besonders vorbereitet und der Umfang der Beteiligung der freiwilligen Krankenpflege planmäßig geregelt."

Die Kriegssanitätsordnung enthält, oder, wie hier wohl gesagt werden muß, enthielt hierüber folgende Bestimmungen: § 209 Ziff. 1 unter C bezeichnet als zur Thätigkeit der freiwilligen Krankenpflege gehörig: Die Vermittelung von Nachrichten über die in den Lazaretten befindlichen Verwundeten und Kranken an die Angehörigen derselben.

In bezug hierauf bestimmt § 223 Ziff. 1 im allgemeinen, daß den in den Lazaretten thätigen Mitgliedern der freiwilligen Krankenpflege die Verpflichtung obliegen solle, dahin zu wirken, daß die Verwundeten und Kranken ihren Angehörigen möglichst selbst schriftliche Nachrichten geben, oder, sofern die Kranken hierzu außer stande sind, bezw. ärztliche Bedenken dem Selbstschreiben entgegenstehen, die schriftliche Benachrichtigung der Angehörigen selbst übernehmen.

Außerdem sollte zu dem Zwecke der Auskunftserteilung über den Aufenthalt der Verwundeten und Kranken des deutschen Heeres sowohl als der verbündeten und feindlichen Truppen an die Angehörigen in Berlin ein Centralnachweisebüreau errichtet werden, zu dessen Errichtung sich die freiwillige Krankenpflege erboten hatte.

In § 223 Abs. 2 ist diese Thatsache ganz ausdrücklich verlautbart, worin unzweifelhaft eine Annahme dieses Angebotes erblickt werden mußte. Allein diese Annahme war doch unter einiger Reserve geschehen, denn es heißt weiter im Abs. 3: „Falls das Centralnachweisebüreau von der freiwilligen Krankenpflege errichtet wird, erhält dasselbe dazu seitens des preußischen Kriegsministeriums die nötigen Räumlichkeiten und das erforderliche Material."

Zu gleichem Zwecke hatten sich die Organe der bayerischen freiwilligen Krankenpflege erboten, ein Nachweisebüreau in München zu errichten (§ 223 Ziff. 2 Abs. 2 der bayerischen Kriegssanitätsordnung).

Das Material für die Auskunftserteilung selbst besteht in den fünftägigen Zugangs- und fünftägigen Abgangsmeldungen der Lazarette, welche dort von den Rendanten aufzunehmen und an das Königlich preußische, in Bayern an das Königlich bayerische Kriegsministerium einzureichen sind. Ein Duplikat der bayerischen Meldungen geht gleichzeitig und direkt an das Königlich preußische Kriegsministerium. Das Kriegsministerium läßt diese Meldungen sodann an das Centralnachweisebüreau gelangen (§ 93 der Kriegssanitätsordnung und § 93 Abs. 2 der bayerischen Kriegssanitätsordnung).

Von den Reservelazaretten sind diese Zugangs- und Abgangsmeldungen an den stellvertretenden Generalarzt zu richten (§ 195 Ziff. 2). Diese Meldungen der Reservelazarette schließen auch die aus den Vereinslazaretten in sich, da die in § 195 bezeichneten Rapporte und die Krankenblätter (Beilage 7 der Kriegssanitätsordnung) der Vereinslazarette an diejenigen Reservelazarette einzureichen sind, an welche sie vom stellvertretenden Generalarzte gewiesen werden (§ 219 Ziff. 4). Die Rapporte über die in Privatpflege befindlichen Kranken gehen durch die mit der Kontrolle der Leute beauftragten Kommandobehörden an die stellvertretenden Generalkommandos. Formulare zu diesen Meldungen befinden sich in den Beilagen 22 und 23 der Sanitätsordnung.

Außerdem erhält das Centralnachweisebüreau sogenannte Zählkarten (Beilage 49 der Kriegssanitätsordnung), auf welche Vor- und Familienname, Charge, Truppenteil mit genauer Bezeichnung nach der staatlichen, bezw. provinzialen Benennung, die Krankheit oder Verwundung nach Tag, Ort, Art, Körperstelle, Waffe, und die notwendig gewordenen Operationen, der Tag des Zuganges: Woher?, der Standort des meldenden Lazarettes, die Nummer des Hauptkrankenbuches, Tag und Ort des Abganges: Wohin?, und eventuell bei Verstorbenen die Todesursache einzutragen sind. Diese ausgefüllten Karten gewähren die Unterlagen, auf Grund derer den Angehörigen der Verwundeten und

Kranken die erforderliche Auskunft gegeben wird. Die Karten selbst werden im Büreau aufbewahrt und bilden einen Teil des Materiales, welches nach Abschluß der Thätigkeit an das betreffende Kriegsministerium abzuliefern ist (§ 223 Ziff. 7). Die einzelnen Abschnitte der Zugangs- und Abgangsmeldungen aber, soweit sie Kranke und Verwundete des deutschen Heeres betreffen, sendet das Büreau an die betreffenden Ersatztruppenteile, damit durch diese die mobilen Truppenteile über den Verbleib ihrer Verwundeten und Kranken in Kenntnis bleiben. Soweit sich dieselben aber auf Kranke und Verwundete der verbündeten und feindlichen Truppen beziehen, verbleiben sie in einstweiliger Verwahrung des Centralnachweisebüreaus. Eine anderweite Verwertung und Benutzung dieses dienstlichen Materiales durch das Centralnachweisebüreau ist unter allen Umständen unstatthaft.

Inwieweit diese Bestimmungen der Kriegssanitätsordnung als noch in Kraft stehend angesehen werden dürfen, läßt sich mit völliger Bestimmtheit nicht beantworten. Dieselben stehen zum Teil mit der neuen Bestimmung in § 8 des Organisationsplanes in Widerspruch, und so weit dies der Fall ist, haben dieselben nach § 8 Abs. 2 des Organisationsplanes als aufgehoben zu gelten (vgl. oben S. 7 und 60). Offenbar ist die Errichtung des Centralnachweisebüreaus seitens der freiwilligen Krankenpflege nicht mehr beabsichtigt, sondern dieses Centralbüreau wird im und beim Königlichen Kriegsministerium in Berlin selbst errichtet werden.

Diese Auffassung findet durch § 51 des bayerischen Organisationsplanes Bestätigung, wo es heißt:

„Im Mobilmachungsfalle wird bei dem Königlich preußischen Kriegsministerium in Berlin ein Centralnachweisebüreau, bei dem Königlich bayerischen Kriegsministerium ein bayerisches Nachweisebüreau errichtet werden.

Die bayerische freiwillige Krankenpflege wird bei dem Nachweisebüreau des Königlich bayerischen Kriegsministeriums durch eine bemessene Anzahl von Mitgliedern vertreten, welche nach den Bestimmungen des Vorstandes an den Arbeiten teilnehmen und insbesondere für die mündliche Auskunftserteilung verwendet werden wird. In welchem Umfange dieses Personal planmäßig bereit zu stellen ist, bestimmt das Königlich bayerische Kriegsministerium. Die bezüglichen Friedensvorarbeiten beschäftigt das Centralkomitee des Landeshilfsvereins (Abteilung für das Delegiertenwesen)."

Ähnliche Ausführungsbestimmungen zu der Vorschrift in § 8 des

Organisationsplanes, namentlich über die Art und das Maß der Beteiligung der freiwilligen Krankenpflege, stehen für Preußen und die anderen deutschen Länder mit eigenen Kriegsministerien noch zu erwarten.

Hiermit sind die Gegenstände, mit denen sich dieses Lehrbuch zu beschäftigen hat, erschöpft. Soviel wird unter allen Umständen aus den vorstehenden Ausführungen hervorgehen, daß der Thätigkeit der freiwilligen Kriegskrankenpflege ein großes, ebenso dankbares, als schwieriges Arbeitsfeld übergeben worden ist, und daß es der Anspannung aller Kräfte bedarf, wenn den Erwartungen, welche der Staat auf die freiwillige Hilfe und Beteiligung der Bevölkerung setzt, auch nur einigermaßen entsprochen werden soll. Allen denjenigen aber, welche ihre Kräfte der Lösung dieser humanitär-patriotischen Aufgabe weihen, sei zum Schlusse das beherzigenswerte Wort zugerufen:

„Werdet nicht müde!“

Genfer Vertrag

vom 22. August 1864 nebst Zusatzartikeln vom 20. Oktober 1868.

Artikel 1.

Die leichten und die Hauptfeldlazarette sollen als neutral anerkannt und demgemäß von den Kriegführenden geschützt und geachtet werden, solange sich Kranke oder Verwundete darin befinden.

Die Neutralität würde aufhören, wenn diese Feldlazarette mit Militär besetzt wären.

Artikel 2.

Das Personal der leichten und Hauptfeldlazarette, inbegriffen die mit der Aufsicht, der Gesundheitspflege, der Verwaltung, dem Transport der Verwundeten beauftragten Personen, sowie die Feldprediger, nehmen solange an der Wohlthat der Neutralität teil, als sie ihren Verrichtungen obliegen und als Verwundete aufzuheben und zu verpflegen sind.

Artikel 3.

Die im vorhergehenden Artikel bezeichneten Personen können selbst nach der feindlichen Besitznahme fortfahren, in den von ihnen bedienten leichten oder Hauptfeldlazaretten ihrem Amte obzuliegen, oder sich zurückziehen, um sich den Truppen anzuschließen, zu denen sie gehören.

Wenn diese Personen unter solchen Umständen ihre Thätigkeit einstellen, so wird die den Platz behauptende Armee dafür sorgen, daß sie den feindlichen Vorposten zugeführt werden.

Zusatzartikel I.

Das im Artikel 2 der Konvention bezeichnete Personal führt nach der Besetzung durch den Feind fort, soweit es das Bedürfnis erheischt, den Kranken und den Verwundeten des Feldlazarettes oder Hospitals, zu dem es gehört, seine Sorgfalt zuzuwenden.

Sobald dieses Personal sich zurückzuziehen wünscht, hat der Kommandant der Besatzungstruppen den Zeitpunkt des Abzuges zu bestimmen, den er, jedoch nur auf eine kurze Zeitdauer, falls eine militärische Notwendigkeit hierfür vorliegt, hinausschieben kann.

Zusatzartikel II.

Seitens der kriegführenden Mächte sind Bestimmungen zu treffen, durch welche den in die Hände der feindlichen Armee gefallenen neutralen Personen der unverkürzte Genuß ihres Gehaltes gesichert wird.

Artikel 4.

Das Material der Hauptfeldlazarette unterliegt den Kriegsgesetzen und die zu diesen Lazaretten gehörigen Personen dürfen daher bei ihrem Rückzuge nur diejenigen Gegenstände mitnehmen, welche ihr Privateigentum sind. Das leichte Feldlazarett (ambulance) dagegen bleibt unter gleichen Umständen im Besitze ihres Materiales.

Zusatzartikel III.

In den in den Art. 1 und 4 angegebenen Verhältnissen bezeichnet die Benennung „ambulance" die Feldlazarette und andere zeitweise Anstalten, welche den Truppen auf das Schlachtfeld folgen, um auf demselben die Kranken und Verwundeten aufzunehmen.

Artikel 5.

Die Landesbewohner, welche den Verwundeten zu Hilfe kommen, sollen geschont werden und frei bleiben.

Die Generale der kriegführenden Mächte haben die Aufgabe, die Einwohner von dem an ihre Menschlichkeit ergehenden Rufe und der daraus sich ergebenden Neutralität in Kenntnis zu setzen.

Jeder in einem Hause aufgenommene und verpflegte Verwundete soll demselben als Schutz dienen. Der Einwohner, welcher Verwundete bei sich aufnimmt, soll mit Truppeneinquartierung, sowie mit einem Teile der etwa auferlegten Kriegskontribution verschont bleiben.

Zusatzartikel IV.

In Übereinstimmung mit der Absicht des Art. 5 der Konvention und den in dem Protokoll von 1864 niedergelegten Vorbehalten wird hierdurch festgestellt, daß bei der Verteilung der Lasten, welche aus der Einquartierung der Truppen und aus den zu leistenden Kriegskontributionen erwachsen, das Maß des von den betreffenden Einwohnern an den Tag gelegten mildthätigen Eifers in Betracht zu ziehen ist.

Artikel 6.

Die verwundeten oder erkrankten Militärs sollen ohne Unterschied der Nationalität aufgenommen und verpflegt werden. Den Oberbefehlshabern soll es frei stehen, die während des Gefechtes verwundeten Militärs sofort den feindlichen Vorposten zu übergeben, wenn die Umstände dies gestatten und beide Parteien einverstanden sind.

Diejenigen, welche nach ihrer Heilung als dienstunfähig befunden worden sind, sollen in ihre Heimat zurückgeschickt werden.

Die anderen können ebenfalls entlassen werden, unter der Bedingung, während der Dauer des Krieges die Waffen nicht wieder zu ergreifen.

Die Verbindeplätze und Depots nebst dem sie leitenden Personal genießen einer unbedingten Neutralität.

Zusatzartikel V.

In Erweiterung des Art. 6 der Konvention wird hierdurch festgesetzt, daß, mit Ausnahme derjenigen Offiziere, deren Anwesenheit bei der betreffenden Armee auf den Erfolg der Waffen von Einfluß sein würde und innerhalb der durch den 2. Abschnitt dieses Artikels gezogenen Grenzen, die in die Hände des Feindes gefallenen Blessierten, selbst wenn sie nicht als unfähig zum Fortdienen erkannt werden, nach erfolgter Herstellung, oder womöglich noch früher in ihre Heimat zurückzusenden sind, unter der Bedingung jedoch, daß dieselben während der Dauer des Krieges nicht wieder die Waffen führen dürfen.

Artikel 7.

Eine deutlich erkennbare und übereinstimmende Fahne soll bei den Feldlazaretten, Verbindeplätzen und Depots aufgesteckt werden. Daneben muß unter allen Umständen die Nationalflagge aufgepflanzt werden.

Ebenso soll für das unter dem Schutze der Neutralität stehende Personal eine Armbinde zulässig sein; die Verabfolgung einer solchen bleibt indessen der Militärbehörde überlassen.

Die Fahne und die Armbinde sollen ein rotes Kreuz auf weißem Grunde tragen.

Artikel 8.

Die Einzelheiten der Ausführung der gegenwärtigen Konvention sollen von den Oberbefehlshabern der kriegführenden Armeen nach den Anweisungen ihrer betreffenden Regierungen und nach Maßgabe der in dieser Konvention ausgesprochenen allgemeinen Grundsätze angeordnet werden.

(Die Anlage II bildet die am Schluß befindliche Karte.)

Anlage III.

Nachweis

der Verbandmittel, Apparate, Lazarettutensilien, Medikamente und Labemittel ꝛc, welche der freiwilligen Krankenpflege zur Beschaffung oder zur Bereithaltung in Musterdepots zu empfehlen sind.

Festgestellt in der Sachverständigenkonferenz, Berlin, den 4. Juli 1886, und mittels Erlasses des Königlichen Kriegsministeriums vom 8. November 1886 als Richtschnur für die Vereine der freiwilligen Krankenpflege empfohlen.

Mitgeteilt den Vereinen durch gemeinschaftliches Rundschreiben des Centralkomitees der deutschen Vereine und des Vorstandes des vaterländischen Frauenvereins vom 24. Dezember 1886.

Abschnitt I.

Verbandgegenstände, chirurgische Apparate ꝛc.

1. Leinwand (Leinen und Drell), auch gemischte und ganz baumwollene Stoffe, wie Shirting, Stouts, Mull, Gaze u. s. w., sind zu diesen Zwecken verwendbar. Absolutes Erfordernis aber ist es, nur ganz reine Stücke in Gebrauch zu nehmen.

2. Verbandtücher aus neuer oder gebrauchter, noch starker Leinwand, Drell, Stouts u. s. w. zu Armtüchern oder anderen Verbänden, und zwar:

   a) viereckige,
   b) große dreieckige,
   c) kleine dreieckige.

Je zwei der dreieckigen schneidet man aus quadratischen Stücken, deren Seiten 90—120 cm lang sind.

3. Kompressen aus entfettetem, achtfach zusammengelegtem Mull, etwa 40 cm und 20 cm breit.

4. Stecklaken oder Unterlagen, große Stücke alter Leinwand, am besten ganze oder halbe Bettlaken.

5. Kissenbühren oder Kissensäcke, 30—40 cm breit, 55—85 cm lang. Das dazu verwendete Material muß fest sein. Sie bleiben an einem Ende offen und werden erst beim Gebrauch mit Haferspreu gefüllt.

6. Binden:

a) von Cambric zu 5 m,

b) von Mull zu 5 m,

c) von Flanell zu 2—8 m,

d) von Gaze zu 8, 5 und 4 m.

Die letzteren 4 m langen werden nur eingegipst mitgeführt.

Die Binden werden gerissen oder nach dem Faden geschnitten; ihre Breite variiert zwischen 4 und 12 cm.

Flanellbinden müssen aus feinem Flanell gerissen und dürfen nicht gestückt sein. Das Umsäumen der Binden, sowie das Annähen von Bändern am Ende derselben ist unzulässig. Das freie Ende der gerollten Binde darf nicht festgenäht, sondern muß mit einer Sicherheitsnadel befestigt werden.

7. Watte, und zwar sowohl gewöhnliche ungeleimte, wie auch entfettete (Wundwatte).

8. Jute, Oakum, beide nur als Polstermaterial, nie zu Wundverbänden.

Die sämtlichen Ziff. 1—8 aufgeführten Verbandgegenstände dürfen erst zur Versendung verpackt werden, nachdem sie in dem Depot zuvor desinfiziert worden sind. Zu dieser Desinfektion ist der von Rietschel und Henneberg (Berlin) konstruierte transportable Desinfektionsapparat ganz besonders geeignet.

Bei der antiseptischen Wundbehandlung finden ferner noch folgende Gegenstände Verwendung:

9. Präparierte Verbandstoffe:

a) Sublimatmull.

Bereitungsweise:

Die zur Imprägnierung des Mulls zu verwendende antiseptische Flüssigkeit setzt sich nach folgender Formel zusammen:

Rcpt.	Hydrarg. bichlor	50,0
	Spiritus	5000,0
	Aq. destill.	7500,0
	Glycerin	2500,0
	Fuchsin	0,5

Mit dieser Menge Flüssigkeit lassen sich etwa 400 m Mull imprägnieren. Durch den Fuchsinzusatz soll lediglich eine Rotfärbung des Mulls behufs Unterscheidung von nicht imprägnierten Stoffen bewirkt werden.

Der Mull wird in die antiseptische Flüssigkeit eingetaucht und gut durchknetet, nach Verlauf einer Viertelstunde wieder herausgenommen, stark abgepreßt und nach Art der Wäsche auf einer Leine getrocknet. Das Trocknen darf nicht im Sonnenlicht erfolgen, da sonst der Fuchsin ausbleicht. Zum Trocknen sind im ungeheizten Raume (8—10° R.) etwa 12 Stunden, im geheizten Zimmer (15° R.) etwa 9 Stunden erforderlich. Nach dem Trocknen werden die Mullstücke (von 40 m) wieder glatt zusammengelegt und mittels einer Schraubenpresse (Buchbinder=

presse) zu Würfeln von 11,5 cm Höhe zusammengedrückt und in dieser Form mit Bindfaden festgeschnürt.

Der Glycerinzusatz bedingt, daß der Mull auch nach völligem Trocknen sich noch etwas feucht anfühlt. Die Mullpreßstücke werden in rotes Papier eingeschlagen und „Sublimatmull 40 m, nach Vorschrift des Königlichen Kriegsministeriums bereitet am (Datum)" signiert.

Wenn die Umstände eine Beschleunigung der Zubereitung erfordern, so ist das in der Imprägnierungsflüssigkeit enthaltene Wasser durch Spiritus zu ersetzen.

b) Carbolmull.

Bereitungsweise:

Man läßt 5 Teile Harz schmelzen, setzt 7 Paraffin und 1 kristallisierte Carbolsäure zu, tränkt die Mullstücke in dieser Lösung und läßt dieselben gleich darauf so stark auspressen oder auswalzen, daß sie porös bleiben.

Die Verpackung findet, wie bei dem Sublimatmull, in Packeten zu je 40 m statt, jedoch werden die Packete in blaues Papier eingeschlagen und „Carbolmull 40 m" signiert.

c) Jodoformmull (25 %).

Bereitungsweise:

8 m Mull (1,16 breit) wiegen 250 g. Dafür wird eine Lösung von 600 g Jodoform, 250 Glycerin, 250 Alkohol gebraucht, Mull wird nun auf einer reinen Platte ausgebreitet; die Lösung, in der Jodoform nicht vollkommen aufgelöst, sondern nur fein verteilt ist, wird stets umgeschüttelt und aus einer Flasche mit engem Hals auf den Mull gespritzt, wobei letzterer öfter umgelegt wird. Ist so schon eine möglichst gleichmäßige Verteilung erzielt, so wird dieselbe dadurch vollständig gemacht, daß der Mull mehrmals durch eine Wringmaschine gepreßt wird; der dabei abfließende Flüssigkeitsüberschuß wird immer wieder aufgegossen und diese Prozedur drei- bis viermal wiederholt. Schlägt man darauf die einzelnen Teile auseinander, so ist ein Beweis für die gleichmäßige Verteilung die ebenmäßig gelbe Farbe des Stoffes.

Zu trocknen, wie bei Sublimatmull angegeben. In Packeten zu 10 m zu verpacken, in gelbem Pergamentpapier einzuschlagen und „Jodoformmull 10 m" zu signieren.

d) Sublimatwundwatte.

Bereitungsweise:

Analog den Vorschriften für Sublimatmull.

Beim Trocknen muß darauf gesehen werden, daß die Watte recht locker liegt.

Die Verpackung erfolgt in Preßstücken von je 1 kg. Dieselben werden in rotes Papier eingeschlagen und „Sublimatwundwatte 1 kg" signiert.

e) Carbolwundwatte.

Bereitungsweise:

Zu 250 g Watte nimmt man 250 g einer 10‰igen Carbollösung; man breitet die Watte aus, bespritzt dieselbe mit der Lösung, indem man die Platten wiederholt auseinandernimmt und umkehrt. Zweckmäßig wendet man hiernach, wie bei Jodoformmull angegeben, die Wringmaschine an, um eine gleichmäßige Durchtränkung zu erzielen. Auf die Wichtigkeit dieser Wringmaschine bei Anfertigung der antiseptischen Verbandstoffe wird hiermit besonders hingewiesen.

Verpackung und Signatur analog dem Carbolmull.

f) Sublimatcatgut.

Bereitungsweise:

Das Catgut wird in eine 5‰ige wässerige Sublimatlösung gelegt, in welcher die dünnere Sorte 8, die stärkeren 10, bezw. 12 Stunden zu verbleiben haben. Demnächst wird das Catgut in Alkohol bis zum Gebrauch aufbewahrt.

g) Sublimatseide.

Bereitungsweise:

Die Seide wird ausgekocht, sodann einige Stunden in eine 5‰ige wässerige Sublimatlösung, welche 20% Glycerin enthält, gelegt und demnächst trocken in ein Stück wasserdichten Verbandstoffes eingeschlagen. Unmittelbar vor dem Gebrauch wird sie in 3‰iges Carbolwasser oder 1‰ige Sublimatlösung gelegt.

h) Antiseptische Drains.

Bereitungsweise:

Die Drains werden 6—12 Stunden in 5%iger Carbollösung desinfiziert und demnächst in einer ebenso starken frischen Carbolsäurelösung aufbewahrt. Ist zur Aufnahme der antiseptischen Drains und des Catguts nur ein Gefäß vorhanden, so werden erstere — in wasserdichtem Verbandstoffe — trocken aufbewahrt und erst unmittelbar vor dem Gebrauch in eine 3‰ige Carbolsäure- oder 1‰ige Sublimatlösung gelegt.

i) Desinfizierende Schwämme.

Bereitungsweise:

Der Waschschwamm wird von den etwa anhaftenden Konkrementen befreit, nach wiederholter Begießung mit heißem Wasser kräftig durchgeknetet und sodann 12 Stunden in die unter g erwähnte Sublimatlösung gelegt.

Der desinfizierte Schwamm wird in leinenen Beuteln trocken aufbewahrt.

Die unter a bis i aufgeführten antiseptischen Verbandgegenstände müssen in besonderen Kisten verpackt und mit der Signatur „Zum antiseptischen Verband“ versehen werden.

Zweckmäßig ist es, in diesen Kisten eine angemessene Menge von wasserdichten Deckstoffen beizupacken, ebenso gute Seife, Nagel- und Badebürsten, sowie Rasiermesser.

Eine kleine Quantität Sublimat, Jodoform, Ol. Terebinthinae und Acid. carbol. liquefact. darf in diesen Kisten nicht fehlen. Ebenso empfiehlt es sich, jeder solchen Kiste ein Mensurglas und ein Becken aus emailliertem Eisenblech beizugeben.

Anmerkung: Auch andere, wie die genannten antiseptischen Verbandstoffe können in Betracht kommen, namentlich Moos (in Form der Moospappe), Holzwolle, Jodoformseide u. a.

10. Verbandpäckchen.

Das Verbandpäckchen besteht aus zwei antiseptischen Mullkompressen von 40 cm Länge und 20 cm Breite, einer Cambricbinde von 3 m Länge und 5 cm Breite, einer Sicherheitsnadel und einer Umhüllung von wasserdichtem Verbandstoff von 28 cm Länge und 18 cm Breite.

11. Kopfnetze

von Filet, aus groben baumwollenen Fäden gehäkelt und mit einem Zugbande am Rande versehen.

12. Wasserdichte Stoffe u. s. w.

zu Unterlagen, zum Schutz der Bettwäsche, Umschlägen u. s. w., als: Wachstuch, Krankenleder, Guttapercha- und Pergamentpapier, Kautschukzeuge, gefirnißtes Seidenpapier und gefirnißter Shirting.

Ein guter Firniß zur Herstellung der beiden letztgenannten Stoffe wird dadurch bereitet, daß man in ein Pfund kochendem Leinölfirniß ein Lot weißes Wachs auflöst und nach Erkaltung der Masse zwei Lot Sikkativ hinzurührt. Mittels eines großen Malerpinsels bestreicht man das Seidenpapier einmal und hängt es dann auf seinen Fäden in einem luftigen Raume auf. In 24 bis 28 Stunden ist der Firniß trocken. Beim Shirting muß das Bestreichen dreimal in 24 stündigen Zwischenräumen wiederholt werden. Frisch gefirnißte Stoffe in größerer Menge zusammenzupacken, ehe sie ganz trocken geworden sind, ist gefährlich, weil sie sich erhitzen können; auch kleben die Flächen dann leicht aneinander. Durch Aufstreuen von Talkpulver läßt sich das Zusammenkleben verhüten.

13. Eisbeutel von doppelt gummiertem Stoff mit Verschlußkappe.

14. Luft- und Wasserkissen.

15. Kautschukringe zur Kontraextension.

16. Kautschukschläuche und Kautschukbinden zur künstlichen Blutleere.

17. Gips und Gipsbinden in Blechkasten.

18. Tapetenspan (Schusterspan).

19. Bandeisen.

20. Telegraphendraht.

21. Einfache Verbandtaschen für Wärter.

22. Unterbindungspincetten (vernickelt).

23. Holzkästchen mit je sechs Messern verschiedener Größe.

24. Pravaz'sche Spritzen (neusilberne).

25. Wunddouchen (Irrigatoren) von Glas, Blech oder emailliertem Eisenblech. Dazu Ansatzspitzen von Glas, Hartgummi oder Kautschuk und Gummischlauch.

26. Eiterbecken, nierenförmig:

a) von Blech,

b) emailliert.

27. Badewannen von Zinkblech für Arme und Beine.
28. Chloroformapparate, enthaltend:
    a) ein Drahtgestell,
    b) zwei wollene Trikotbezüge,
    c) eine Chloroformflasche,
    d) eine Zange zum Hervorziehen der Zunge.
29. Kisten oder Säcke mit Handwerkzeug.
30. Schienen und Lagerungsapparate:
    a) Hohlschienen von emailliertem Eisenblech für Arme und Beine, letztere mit Querstab (sog. T-Schienen nach v. Volkmann). Sämtliche Schienen in drei Größen.
    b) Englische Schienen.
    c) Schienen von Siebdraht (große und kleine).
    d) Schlittenapparat nach v. Volkmann zur Extension mit Eisenrollen, Heftpflaster, Stricken und Sandsack. Das Heftpflaster muß auf langen Stücken von Barchent gestrichen sein.
    e) Drahthosen mit Polster und Gurten.
    f) Watsonsche Schienen.
    g) Volkmanns Supinationsschiene.
    h) Asbestpappe[1] und Zinktafeln mit Scheren.
    i) Doppelt geneigte Ebenen, jede mit Steppdecke und Fußkissen.
31. Drahtbügel (Reifenbahren) von Kupferdraht, große und kleine.
32. Bestecke zum Aufschneiden des Gipsverbandes, Gipsschere und Gipsmesser enthaltend.
33. Etuis mit Heft-, Umstechungs- und Karlsbader Nadeln verschiedener Größe.
34. Bestecke mit je sechs elastischen Kathetern je 2 zu $5^1/_3$, $4^2/_3$ und 4 mm stark.
35. Kornzangen, Kugelzangen, Kleiderscheren.
36. Operationsanzüge für Ärzte:
    a) von doppelt gummiertem Stoff,
    b) von Leinwand.
37. Operationsleuchter mit Reflektor und Kerzen.
38. Inhalationsapparate oder Spray für Verwundungen des Mundes und Schlundes.
39. Schlundröhren.
40. Bestecke von Meißeln verschiedener Art.

Abschnitt II.

Lagerungs- und Bekleidungsgegenstände.

1. Bettstellen. Im allgemeinen wird es sich empfehlen, hölzerne Bettstellen zu wählen und dieselben erst im Falle und möglichst am Orte des Bedarfs zu beschaffen. Zweckmäßig dürfte es jedoch sein, für den ersten Bedarf,

---

[1] Asbestpappe ist in der Praxis nie eingeführt worden.

namentlich für gewisse Fälle schwerer Verwundung, eine Anzahl eiserner Bettstellen vorrätig zu halten, von denen einzelne des leichteren Transportes wegen zusammenlegbar konstruiert werden könnten.

Jede Bettstelle muß ca. 193 cm (6″ 2′) lang, 87 cm (2′ 5″) breit, die eisernen müssen mit Ölfarbe gestrichen und mit einem Kopf- und Fußbrett versehen sein. Der Boden wird durch Schnüre, Bretter oder durch Drahtgeflecht, welches letztere vermöge seiner Elastizität eine besonders angenehme Lagerstätte darbietet, hergestellt.

2. Strohsäcke und Strohkopfkissen. Der Strohsack, aus grauer Leinwand gefertigt, muß 2 Bund Stroh à 20 Pfund aufnehmen können und gefüllt genau der Länge und Breite der Bettstelle entsprechen. Er muß daher ca. 200 cm lang und 100 cm breit sein.

3. Matratzen und Kopfpolster. Dieselben können mit Roßhaar, Indiafaser oder Seegras gestopft sein und müssen in Betreff ihrer Größe den Bettstellen angepaßt werden. Der größte Teil der Matratzen muß aus einem Stück bestehen; etwa 10% sind dreiteilig herzustellen. Als Hülse für die Matratze ist Drillich zu wählen; für die Hülse des Kopfpolsters genügt starke graue Leinwand. Die Füllung mit Roßhaar oder Indiafaser muß ca. 20 Pfund pro Stück betragen.

4. Bettdecken aus Wolle oder Baumwolle gewebt oder als Steppdecke gearbeitet. Bei diesen Decken ist neben der Größe das Gewicht zu berücksichtigen. Eine gute wollene Decke — den weißen wird vor den gefärbten der Vorzug zu geben sein — muß, bei einer Länge von ca. 265 cm und einer Breite von ca. 195 cm, ca. 5½ Pfund schwer sein.

5. Bettlaken aus starker Leinwand ca. 2,30 m lang, 1,55 m breit.

6. Deckenbezüge und Kopfpolsterbezüge, erstere 1,90 m lang und 1,30 m breit, letztere 0,82 m lang und 0,65 m breit.

7. Rückenstützen, in der Breite der Bettstelle, aus leichtem Holz und stellbar nach Art eines Notenpultes konstruiert.

8. Schlummerrollen.

9. Weiche, viereckige, am besten mit Pferdehaaren gestopfte Kissen verschiedener Größe, die zur bequemen Lagerung einzelner Körperteile in großer Anzahl gebraucht werden. Der Überzug besteht am zweckmäßigsten aus weißer Leinwand.

10. Hemden aus Shirting, Leinwand oder Wolle. Es ist darauf zu achten, daß die Ärmel nicht zu enge und daß der Verschluß am Halse durch Bänder, nicht durch Knöpfe zu bewerkstelligen ist.

11. Socken aus Wolle oder Baumwolle.

12. Unterbeinkleider aus Leinwand oder Barchent.

13. Unterjacken, wollene, gestrickte oder gewebte.

14. Krankenkleider (Jacke, Rock und Beinkleid) aus Drillich oder Flanell.

15. Leibbinden.

16. Pantoffeln und Schuhe aus Leder, Stroh, Tuchecken, Filz u. s. w.

17. Halstücher aus baumwollenen oder wollenen Stoffen.

18. Taschentücher von Leinwand oder Baumwolle.

19. Handtücher.

Abschnitt III.

Lazarett-Utensilien.

Zu dieser Gruppe müssen eine größere Anzahl von Gerätschaften gerechnet werden, die mit der Krankenpflege im engeren Sinne des Wortes nichts zu thun und eine mehr wirtschaftliche Bedeutung haben.

Sie betreffen die Ökonomie des Lazarettes, namentlich die Wäsche und Küche, sind aber für Kriegslazarette, bei denen auf alle, auch die kleinsten Bedürfnisse Rücksicht genommen werden muß, von der größten Bedeutung.

Es lassen sich diese in den früheren Abschnitten nicht aufgeführten Gerätschaften in folgende Gruppen zusammenfassen:

1. Küchen-, Wasch- und Eßgeräte.

Hierzu gehören:

Blechkrüge zu Trink- und Waschwasser, Blecheimer zu Wasser, Teller, Trinkbecher, Eßnäpfe, Messer, Gabeln, Löffel, kleine Kaffeekannen u. s. w. Namentlich ist auch auf solche Trinkgeschirre Rücksicht zu nehmen, die bequem im Liegen zu gebrauchen sind.

In diese Gruppe gehören auch vor allem kompendiöse Kochapparate, welche die Zubereitung einfacher Speisen und Getränke gestatten (Petroleum-Kochapparate und Theemaschinen).

Besonders anzuführen sind hier noch Kohlenfilter zum Reinigen des Trinkwassers, große Fleischmesser, ferner Korkzieher und Seife in Stücken.

2. Beleuchtungsgegenstände, zweckmäßige Feuerzeuge, Stearinlichter, Wachsstöcke, einfache Leuchter, Laternen und Lampen, letztere von einfachster Konstruktion.

Am meisten zu empfehlen sind die kleinen Petroleumlampen mit breitem Fuß und einem Handgriff, wie solche in den Kasernen allgemein gebraucht werden.

Nachtlichter müssen ebenfalls als notwendige Beleuchtungsgegenstände hervorgehoben werden.

3. Schreibmaterialien, Lektüre, Spiele, Toilettengegenstände. Schreibpapier, Kouverts, Federn, Bleistifte, Tintenfässer in zweckmäßiger Form; ferner Kämme, Bürsten, kleine Handspiegel, Bohrer (sog. Theaterbohrer) zum Aufhängen der Kleider, kleine Bestecke mit Nähzeug u. s. w.

4. Thermometer zur Messung der Körpertemperatur, am besten in hölzernen oder messingenen Hülsen, die sogenannten Maximal-Thermometer sind für die Kriegslazarette besonders zweckmäßig, weil vielfach ungeübten Händen und Augen die Messung anvertraut werden muß. Dieselben sind nicht von Instrumentenmachern, sondern von tüchtigen Mechanikern zu beziehen und müssen vor dem Ankauf von Sachverständigen sorgfältig geprüft werden.

5. Zimmer- und Badethermometer, für beide Zwecke dasselbe Instrument, ausschließlich in Holzrahmen.

6. Waschbecken von emailliertem Eisenblech.

7. Steckbecken. Dieselben müssen vorzugsweise von gutem Zinn oder verzinntem Eisenblech und stark gearbeitet sein.

8. Uringläser, birnförmige (Enten). Uringläser aus Guttapercha sind wegen des in denselben sich entwickelnden Geruches nicht anwendbar.

9. Spucknäpfe und Spuckgläser. Gewöhnliche platte Schalen von Porzellan oder glasiertem Thon nach Art der Untersätze von Blumentöpfen oder besondere, aus Glashandlungen zu beziehende Gläser.

10. Verbandeimer von emailliertem Eisenblech mit sehr gutem Verschluß, vom Klempner anzufertigen.

11. Sitzwannen.

12. Kataplasmenwärmer.

13. Krücken, zweiarmig, mit Handgriff, verschiedener Länge, besonders guter Polsterung und am Fußende mit Gummiunterlage.

14. Bettvorleger, Fußdecken und Läufer aus Strohgeflechten oder Bast; auch Kokosmatten sind für Kriegslazarette, die häufig steinerne Fußböden haben, sehr erwünscht. Wollene Teppiche nur für Rekonvaleszentenzimmer geeignet.

15. Betttische einfachster Konstruktion, aus einem Brett bestehend, das quer über dem Bette zu liegen kommt.

16. Nachtstühle können nur ausnahmsweise zu beschaffen sein. Bei denselben ist dann auf sicheren Verschluß und vollkommene Desinfektionsfähigkeit des Inhaltes Rücksicht zu nehmen.

17. Einfache Nachttische, ebenfalls nur ausnahmsweise zu beschaffen.

Abschnitt IV.

Arzneien, Desinfektions-, Nahrungs- und Genußmittel.

A. Arzneimittel.

1. Acid. hydrochloricum in Gläsern zu 10 g.
2. Acid. salicylicum in Gläsern zu 100 g.
3. Acid. carbolic. liquefactum in Gläsern zu 100 g.
4. Acid. phosphor. in Gläsern zu 10 g.
5. Acid. boricum pulv. in Gläsern zu 50 g.
6. Acid. citricum in Gläsern zu 100 g.
7. Argentum nitricum in Gläsern zu 5 g.
8. Camphora in Form des Oleum camphorat. (1 : 5) in Gläsern zu 25 g.
9. Chininum hydrochloricum 0,3 als Pulver ohne Beimischung in Schachteln zu 25 Stück.
10. Chloral. hydratum in Gläsern zu 5 g.
11. Chloroform aus Chloralhydrat in dunklen Gläsern zu 250 g.
12. Collodium in Bestecken.
13. Cortex Chinae contus in Packeten zu 250 g.
14. Charta sinapisata in Blechbüchsen zu 25 Stück.
15. Emplastr. adhaesivum extensum in Rollen zu 20 cm Länge und 10 cm Breite.
16. Flores Chamomillae in Packeten zu 500 g.

17. Fol. menthae piperit., ebenso.
18. Glycerin in Flaschen zu 100 g.
19. Gummi arabicum pulv.
20. Hydrargyrum bichloratum pulv. in Flaschen zu 10 g.
21. Hydrargyrum chlorat. mite in Pulvern zu 0,2 g mit 0,3 g Sacchar. lactis.
22. Jodoformium in Gläsern zu 25 g.
23. Kalium permanganic. purum in Gläsern zu 25 g.
24. Kalium chloricum in Gläsern zu 25 g.
25. Kalium jodatum in Gläsern zu 25 g.
26. Liquor Ammonii caustici in Gläsern zu 25 g.
27. Liquor ferri sesquichlorati in Gläsern zu 10 g.
28. Liquor Plumbi subacetici (Bleiessig) in Flaschen zu 25 g.
29. Magnesia usta in Flaschen zu 50 g.
30. Morphinum hydrochloricum
    a) in Pulvern: Morph. hydrochlor. 0,01 g.
    Sacchar. lactis 0,3 g.
    in Schachteln zu 10 Pulvern.
    b) in Lösung: Morph. hydrochlor. 2 g.
    Glycerin 48 g.
    Aquae 60 g.
31. Magnesia sulfurica in Gläsern zu 100 g.
32. Natrum bicarbonic.
    a) in Gläsern zu 100 g rein,
    b) als Pulv. aërophorus in Gläsern zu 100 g.
33. Oleum Lini in Flaschen zu 250 g.
34. Oleum olivarum in Flaschen zu 250 g.
35. Oleum Ricini in Flaschen zu 250 g.
36. Oleum Therebinthinae in Flaschen zu 100 g.
37. Opium pulveratum in Pulvern Op. 0,06 g.
    Sacch. lactis 0,3 g.
    In Schachteln zu 10 Stück.
38. Pulvis Ipecacuanhae opiatus (Pulv. Doweri) in Dosen zu 0,6 g, Schachteln zu 10 Pulvern.
39. Pulv. liquirit. compos. in Schachteln zu 100 g.
40. Pulv. Salicylic. cum talco in Schachteln zu 100 g.
41. Radix Rhei pulv. in Schachteln zu 25 g.
42. Spiritus aether. in Flaschen zu 50 g.
43. Spiritus camphoratus zu Injektionen.
    Camphor 1.
    Spiritus 7.
    Aquae 2.
    In Flaschen zu 25 g.
44. Tinctura Opii simplex in Flaschen zu 25 g.
45. Tinctura aromatica } in Flaschen zu 100 g.
46. Tinctura amara } in Flaschen zu 100 g.
47. Tinctura Chinae compos. } in Flaschen zu 100 g.

48. Choleratropfen, bestehend aus Tinct. Opii simpl., Tinct. Semin. Strychni, Tinct. Valerianae aether. in Flaschen zu 25 g.
49. Tinctura Opii benzoïca in Flaschen zu 50 g.
50. Tinctura Rhei vinosa in Flaschen zu 100 g.
51. Tinctura Valerianae aether. in Flaschen zu 25 g.
52. Tinctura ferri chlorati aether. ebenso.
53. Unguentum Plumbi, 54. Unguentum Zinci, 55. Vaselini } in Büchsen zu 25 g.

Besondere Aufmerksamkeit ist einer kompendiösen Verpackung von vorzüglichstem, vorher erprobtem Gips zuzuwenden (in geklebten Blechkästen von 5 kg Gewicht, in denen auch die gegipsten Binden Platz finden). Graduierte Gläser sind zur Bereitung der Desinfektionsflüssigkeiten den entsprechenden Sendungen zuzufügen, ebenso geeignete Gefäße zur Mischung aus emailliertem Eisenblech.

Genaueste Signierung jeder Flasche, Schachtel u. s. w. ist bei den Arzneien besonders wichtig und muß auch äußerlich eine deutliche Unterscheidung zwischen äußeren und inneren Arzneien erleichtert werden.

B. Desinfektionsmittel.

1. Acid. carbolic. crudum (rohe Carbolsäure) in Flaschen zu 500 g.
2. Calcaria chlorata (Chlorkalk) in Fässern zu 10—50 kg.
3. Kalium permangan. crudum in Flaschen zu 250 g.
4. Hydrat. bichlorat. (Sublimat) in Flaschen zu 50—100 g.
5. Zincumchlorat (Chlorzink) in Flaschen zu 50—100 g.

C. Labemittel, Nahrungsmittel.

1. Gewürze. Kochsalz. Zimmet. Gewürznelken. Weißer Pfeffer. Englisch Gewürz. Ingwer. Mostrich.
2. Kondensierte Milch.
3. Kakao.
4. Chokolade.
5. Zucker.
6. Eier.
7. Fleischextrakt und Peptone.
8. Kaffee, gemahlen in Pfundbüchsen.
9. Thee in Päckchen zu 100 g.
10. Rauchfleisch.
11. Schinken (trichinenfrei).
12. Gothaer Schlagwurst (desgl.).
13. Sardellen.
14. Holländischer und Schweizerkäse.
15. Maccaroni.
16. Mehl.
17. Graupen.
18. Gries.
19. Sago.
20. Englische Bisquits (Cakes).
21. Backobst.
22. Eingemachte Gurken (saure).
23. Eingemachte Früchte.
24. Himbeersaft.
25. Selters- und Sodawasser.
26. Rum.
27. Kognak.
28. Ungarwein.
29. Xeres (Cherry).
30. Rotwein.
31. Porterbier.
32. Citronen.
33. Konserviertes Fleisch.
34. Desgl. Gemüse.
35. Tabak.
36. Cigarren.

Erläuterungen zu dem vorstehenden Nachweise

der Verbandmittel, Apparate, Lazarettutensilien 2c

vom 19. Februar 1887.

Im Anschluß und in weiterer Ausführung unseres den neuen „Nachweis der Verbandmittel" u. s. w. begleitenden Schreibens vom 24. Dezember 1886 gestatten wir uns folgende erläuternde Bemerkungen:

Die Zusammensetzung der „Musterdepots" wird durch den neuen „Nachweis" mehr oder weniger beeinflußt. Die in Abschnitt II des Nachweises aufgeführten Lagerungs- und Bekleidungsgegenstände, ebenso wie die im Abschnitt III enthaltene Zusammenstellung der Lazarettutensilien sind von der neuen Bearbeitung kaum betroffen worden; dagegen sind im Abschnitt I (Verbandmittel und Apparate) so durchgreifende Änderungen eingetreten, daß auf dieselben in ihrer Bedeutung für die Ausrüstung der Depots im Kriege, sowie für die Zusammensetzung der Musterdepots im Frieden besonders hingewiesen werden muß.

Die durchgreifendste Maßregel ist die gänzliche Streichung aller früher zur Anwendung gekommenen Verbandmittel, der Charpie, der Verbandleinwand, der leinenen Kompressen, der Verbandjute und der leinenen Binden, sowie der Salbenläppchen (s. Nr. 3, 4, 8, 11 des alten Nachweises).

Dafür sind folgende Stoffe als Verbandmittel eingereiht (Nr. 3, 6, 9).

1. Mull, entfettet, nicht appretiert, in großen Stücken, in Kompressen nicht unter 40 cm Länge und 20 cm Breite und als Binden, zum geringeren Teil nicht imprägniert, sonst imprägniert zu liefern, wie Nr. 9 vorgeschrieben.

2. Gaze, appretiert, in Stücken und als Binden (Nr. 6), diese zum Teil mit Gips imprägniert zu liefern.

3. Cambric, wie weicher, elastischer Baumwollstoff, in Stücken und als Binden zu liefern, soll überall da zur Anwendung kommen, wo früher die Flanell- und leinenen Binden gebraucht wurden.

4. Watte, sorgfältig entfettete, Wundwatte, zum Teil rein, zum Teil imprägniert (s. Nr. 9) zu liefern.

NB. Diese vier Verbandstoffe bilden die Grundlage aller Verbände; für ihre ausreichende Beschaffung in vorzüglicher Qualität zu sorgen, wird eine der wichtigsten Aufgaben der freiwilligen Krankenpflege im Kriege sein, und sind die Bezugsquellen für dieselben schon im Frieden festzustellen. Von der richtigen, vorgeschriebenen Beschaffenheit dieser Grundstoffe in völlig desinfiziertem Zustande, sowie von der richtigen Imprägnierung derselben in der Nr. 9 vorgeschriebenen Weise hängt der Erfolg der Wundbehandlung zum großen Teile ab.

Es wird wohl nur den Vereinen an besonders bevorzugten Orten, wo, wie an Universitätskliniken, großen Krankenhäusern, sachverständige Männer zur Leitung und Beaufsichtigung der bezüglichen Arbeiten sich bereit finden lassen, gelingen, den Anforderungen in Nr. 9 nachzukommen. Die Arbeiten sind an sich einfach, erfordern aber eine große Gewissenhaftigkeit, Sauberkeit und eine gewisse Übung. Außerdem sind größere Räumlichkeiten zum Trocknen der Stoffe, wo angängig ein Desinfektionsapparat und eine Wringmaschine, sowie eine Schraubenpresse erforderlich. Wo alle diese Bedingungen erfüllt sind, da möge man nicht zögern, für diesen wichtigen Zweig der freiwilligen Hilfe schon im Frieden vorbereitende Maßregeln zu treffen, und würde es in hohem Grade erwünscht sein, wenn wir von etwaigen Vorbereitungen nach dieser Richtung rechtzeitig unterrichtet würden.

Den in den Nr. 3, 6, 7, 9 angeführten unmittelbaren Verbandstoffen, zu denen wir auch undurchlässige Deckstoffe, Drainröhren, Catgut rechnen, Gegenstände, bei deren Beschaffung wir auf die Fabriken angewiesen sind, stellen wir die mittelbaren Verbandstoffe entgegen, die zur Polsterung der Schienen und Sicherung des Verbandes u. s. w. notwendig sind. Hier ist vor allem die in großen Massen erforderliche gewöhnliche, ungeleimte Watte, dann Oakum, Jute, Werg, Holzwolle u. s. w. anzuführen.

Die früher in so großen Massen verlangten Flanellbinden sind nur in geringer Menge zu liefern, da zum eigentlichen Verbande Mull- und Cambricbinden dienen.

Leinwand in großen Stücken, auch Shirting und dergl. (Nr. 1) ist von der Lieferung seitens der freiwilligen Krankenpflege nicht ausgeschlossen, weil sie, wenn auch nicht zum Verbande von Wunden, so doch in vielen Fällen bei anderen äußeren Leiden und inneren Krankheiten zu Umschlägen, Unterlagen u. s. w. Verwendung finden kann. Aus demselben Grunde wird auch Flanell in Stücken willkommen sein.

Auf die Anfertigung der Verbandpäckchen (Nr. 10) werden die Frauenvereine bei Beginn eines Krieges ihre ganze Kraft zu verwenden haben. Die neuen Modelle zu denselben werden rechtzeitig versandt werden.

Während für die eigentlichen Verbandmittel eine ganz ungewöhnliche Vermehrung der Leistungen von der freiwilligen Krankenpflege verlangt wird, kann für die chirurgischen Apparate eine außerordentliche Vereinfachung der Verhältnisse konstatiert werden.

Wenn in dem Nachweise von 1875 noch eine große Anzahl teurer, zum Teil schwer zu beschaffender, namentlich aber schwer zu verpackender Apparate verlangt wurde, so ist jetzt eine wesentliche Erleichterung eingetreten: die Armtragekapseln, Beinbruchladen, Drahtkamaschen, Beinbruchschweben u. a. fallen für gewöhnlich weg. Als typischer Lagerungsapparat für die unteren Extremitäten ist die v. Volkmannsche T-Blechschiene (Nr. 30), als Stütze für die oberen Extremitäten die v. Volkmannsche Supinationsschiene (30 g) zu bezeichnen.

Beide Arten von Schienen sind in größeren Mengen zu beschaffen, erstere in drei Größen: a) bis zur Hinterbacke, b) bis zur Mitte des Oberschenkels, c) bis zum Knie reichend.

Durch die leicht zu verpackenden englischen und Siebdrahtschienen, durch die Anwendung von Telegraphendraht, Bandeisen, Asbest- und gewöhnlicher Pappe, durch Schusterspan, Zinktafeln und andere einfache Mittel werden viele Apparate entbehrlich, umsomehr, wenn durch die sorgsamste und kompendiöseste Verpackung und Lieferung von Gipsbinden und bestem, vorher sorgfältig erprobtem Gips in wohlverklebten Gipskästen von Blech (Nr. 17) die Anlegung auch komplizierter Verbände für Lazarett und Transport ermöglicht und erleichtert wird.

Ebenso wird die Zahl der früher so viel verlangten Arm- und Fußwannen in Zukunft eine geringe sein.

Für die Musterdepots werden durch diese Vereinfachungen nur insofern Veränderungen eintreten, als die in dem Nachweis von 1875 angeführten zahlreichen Apparate wesentlich reduziert werden können. Neuanschaffungen würden nur in bezug auf die v. Volkmannschen Supinations- und Suspensionsschienen, eine für die rechte, eine für die linke Seite zu erfolgen haben. Dieselben können von allen Instrumentenmachern bezogen werden. Eine Auswahl der angeführten antiseptischen Verbandstoffe darf in dem Musterdepot nicht fehlen. Wir sind gern bereit, die für alle Vereine maßgebenden Verbandgegenstände zu übersenden. Die Anschaffung und Bereitung der eigentlichen Verbandstoffe, der chirurgischen Apparate ꝛc eignet sich nur für die größeren Vereine oder für solche, die in dieser Beziehung besondere Hilfsquellen haben.

Es ist im Frieden dafür Sorge zu tragen, daß die größeren Vereine sich in den Besitz des Rietschel-Hennebergschen Desinfektionsapparates setzen. Derselbe gestattet durch strömenden, überhitzten Wasserdampf in wenigen Minuten große Massen Verbandstoffe, Watte, Lagerungs- und Bekleidungsgegenstände, Bettwäsche, Kissen ꝛc vollständig zu desinfizieren. Im Kriegsfalle soll jedes größere Depot in den Besitz eines solchen Apparates treten.

Dieselben Schwierigkeiten, die der freiwilligen Krankenpflege in Beschaffung der Verbandmittel im Kriege entgegentreten werden, müssen auch bei Beschaffung der wichtigen impermeablen Deck- und Unterlagestoffe hervorgetreten. Auch hier werden die größeren Vereine schon im Frieden für sichere Bezugsquellen Sorge tragen müssen, und wir werden es mit großem Danke anerkennen, wenn die Vereine uns in einiger Zeit auch über die in dieser Beziehung getroffenen Maßregeln und ihre eventuelle Leistungsfähigkeit Nachricht zukommen lassen würden.

Ehe wir die Besprechung des Abschnittes I des Nachweises verlassen, bitten wir die Vereine dringend, zu verhindern, daß alte, irgendwie einmal gebrauchte Verbandgegenstände und Apparate ihren Weg in die Depots finden. In den früheren Kriegen haben wir die Erfahrung gemacht, daß eine große Masse unnützen Ballastes sich anhäuft, indem von allen Seiten bei Verletzungen und äußeren Schäden einmal angeschaffte Instrumente und Bandagen eingeliefert wurden. Eine strenge Sichtung am ersten Ort der Einlieferung ist hier dringend geboten, und der Nachweis nach dieser Richtung bietet einen unfehlbaren Maßstab.

Über die Verpackung der imprägnierten Verbandstoffe enthält Nr. 9 genaue

Angaben. In bezug auf die Verpackung der Nr. 3 angeführten Kompressen wird bemerkt, daß dieselben, zu 500 Stück zusammengepreßt, in weißes Pergamentpapier eingeschlagen werden. Ebenso werden die gepreßten Stücke von Cambric, Gaze, Mull verpackt. Die wasserdichten Deckstoffe und Ölleinwand werden gerollt und ebenso eingeschlagen.

Die Binden von Cambric, Gaze und Mull werden in Ölleinwand eingeschlagen und in besonderen Kästen von leichtem Holz, Blech oder Pappe zu je 100—300 Stück verpackt und die Kästen in Packpapier eingeschlagen; Flanellbinden zu je 10 Stück in Papier eingewickelt. Wundwatte in Preßstücken zu 100, 250 g und 1 kg wird in weißes Pergamentpapier eingeschlagen; gewöhnliche Watte in ebensolchen Preßstücken in Packpapier. Überall sind sorgfältige Aufschriften mit Datum der Verpackung und Namen des verantwortlichen Vereins oder Arztes anzubringen.

Alle diese scheinbar geringfügigen Umstände müssen beobachtet werden, um Unsicherheiten und Verwechselungen zu vermeiden. Darin liegt die Schwierigkeit des antiseptischen Verbandes, daß nicht nur bei der Anlegung desselben, sondern schon bei der Herstellung und Bereithaltung der Verbandstoffe ein so hohes Maß von gewissenhaftester Genauigkeit und Sorgfalt erforderlich ist. Das ganze Verfahren muß daher auch schon im Frieden geübt werden.

In Abschnitt II: Lagerungs- und Bekleidungsgegenstände ist kaum eine Änderung in dem Nachweis 'eingetreten und bietet die Herstellung von Bettwäsche, Leibwäsche und Kleidern für die Kranken und Verwundeten ein großes Feld für die Thätigkeit der Frauenvereine. Daß auch hier die größte Sorgfalt und Auswahl bei den fertig eingelieferten Gegenständen stattfinden muß, ist selbstverständlich, namentlich gilt dies für gebrauchte Decken, Matratzen, Kissen aller Art; wo es angeht, werden dieselben einer Desinfektion unterzogen und Kissen, Schlummerrollen u. s. w mit reinen Überzügen versehen.

Es ist ein besonderer Segen der antiseptischen Wundbehandlung, daß die Bedeutung der Reinlichkeit am und im Krankenbette in Fleisch und Blut der Ärzte und Pfleger übergegangen ist, und es werden in Zukunft auch in dieser Beziehung größere Anforderungen an die freiwillige Krankenpflege gestellt werden wie bisher. Man möge sich daher auch nicht scheuen, alle unsauberen Gegenstände, die für Bett und Kleidung eingeliefert werden, zurückzuweisen.

Nachzutragen ist in diesem Abschnitte noch: Operationsröcke für Ärzte, einfache leinene und solche von doppelt gummiertem Stoff.

Abschnitt III: Lazarettutensilien hat wesentliche Veränderungen nicht aufzuweisen. Sämtliche dort aufgeführte Gegenstände werden für die Depots der freiwilligen Krankenpflege in Betracht kommen, umsomehr, als hier eine größere Anzahl von kleineren Bedarfsartikeln zu berücksichtigen ist, die von den militärischen Behörden nicht geliefert werden können, die aber zur Erleichterung der Kranken und Verwundeten mehr oder weniger beitragen. Mit Rücksicht auf den antiseptischen Verband wird auf den erhöhten Bedarf an Waschbecken hingewiesen. Zu Ziff. 6 ist noch hinzuzufügen: „Wasserkannen von demselben Material."

Eine möglichst vollständige Zusammenstellung von Ökonomie- und Küchengeräten ist besonders da notwendig, wo seitens der Vereine größere selbständige Aufgaben zu erfüllen sind, z. B. die Ausrüstung eines Hilfslazarettzuges, die

Einrichtung einer Verband- und Erfrischungsstation auf dem Kriegsschauplatze, die Beteiligung an der Einrichtung eines Kriegslazarettes. In diesen Fällen muß an alles gedacht sein, und bereitet das Fehlen einer scheinbaren Kleinigkeit oft dieselben Verlegenheiten, wie das der wichtigsten Gegenstände, weil eben beide nicht zu haben sind.

Von diesen Gesichtspunkten aus ist die Zusammenstellung im Abschnitt III aufzufassen. Für die Musterdepots ist nur die Anschaffung der in Ziff. 2, 4, 5—10 bezeichneten Gegenstände zu empfehlen. Dagegen ist ein möglichst genaues Verzeichnis der in den oben bezeichneten besonderen Fällen erforderlichen Ökonomie- und Küchengeräte anzufertigen.

Was im letzten Abschnitt IV des Nachweises zunächst die Lebensmittel und Erfrischungen anlangt, so ist zu bedenken, daß es sich bei den Verwundeten und Kranken weniger um kühlende, säuerliche Mittel handelt (Fruchtsäfte u. dgl.), als vielmehr um belebende, kräftigende und anregende Speisen und Getränke; namentlich müssen diejenigen Nahrungs- und Genußmittel bevorzugt werden, die in die einförmige und auf die Dauer widerstehende Kost der Lazarette Abwechselung bringen. Auch hier werden die Anforderungen gesteigerte sein, und nicht genug Aufmerksamkeit kann auf eine strenge Auswahl des Gebotenen verwandt werden.

Durch nichts wird in den Lazaretten soviel Freude erregt, als durch eine richtige und sorgfältige Auswahl von Genußmitteln. Nichts diskreditiert den Absender in so hohem Grade, als die schlechte, ja wohl gar gesundheitsschädliche Beschaffenheit von Speisen und Getränken; ist doch auch zu beachten, daß in diesem Falle Mühe und Kosten des Transportes verschwendet sind.

Bei der Beschaffung von Arzneien müssen wir der Militärverwaltung die Garantie der Reinheit der Mittel bieten. Dies geschieht am besten dadurch, daß auf jeder Schachtel, Flasche u. s. w. der Name des Vereins und des dispensierenden Apothekers vermerkt wird. Im letzten Kriege sicherten wir uns bei dem Berliner Centraldepot die rasche und zuverlässige Lieferung der Medikamente dadurch, daß ein von sämtlichen Apothekern Berlins bestimmter Obmann die Bestellungen in Empfang nahm, an die verschiedenen Apotheken verteilte und nach stattgefundener Sammlung ablieferte. Eine Selbstdispensierung durch die Vereine ist nicht zu empfehlen. Für größere Lieferungen von Arzneien und Desinfektionsmitteln sind die bekannten zuverlässigen chemischen Fabriken und Droguenhandlungen in Anspruch zu nehmen.

Die zum antiseptischen Verbande gehörigen Medikamente werden den antiseptischen Verbandkisten zum Teil beigepackt, natürlich in besonderen Blechkästen.

Für die Musterdepots kommt der Abschnitt IV nicht in Betracht.

Für die Einrichtung der Depots auf dem Kriegsschauplatze ist die Verpackung möglichst gleichartiger Gegenstände erwünscht. Sehr willkommen sind unter besonderen Umständen die kombinierten Lazarettkisten, die in den Depots nicht ausgepackt, sondern bei Ablösung von Feldlazaretten durch Kriegslazarette und bei allen nicht reglementierten Lazarettformationen im ganzen zur Verwertung kommen. Solche kombinierte Kisten, die namentlich bei dem Kieler Hilfsverein und Provinzialverein und dem hannoverschen Provinzialverein eingeführt waren, sind im vorigen Kriege bei der ungenügenden Fühlung der

Depots der freiwilligen Krankenpflege mit den staatlichen Reservedepots nicht zur gebührenden Geltung gekommen, wie das in Zukunft der Fall sein wird. Es mögen daher diejenigen Vereine, die mit dieser Art der Packung vertraut sind, bei derselben verbleiben.

Auf die Verpackung ist im allgemeinen große Sorgfalt zu verwenden, damit bei den oft schwierigen Transportverhältnissen die Gegenstände nicht verdorben werden.

Die Kisten für den antiseptischen Verband werden am besten schon im Frieden bereit gehalten, mit roter Ölfarbe gestrichen und mit doppeltem Verschluß versehen. Diese Kisten sollen in den Depots nicht ausgepackt, sondern möglichst im ganzen an die Bedarfsstelle abgeliefert werden; wo es möglich ist, sollen die Kisten zurückgeschickt werden.

Alle Flaschen müssen möglichst isoliert und so verpackt werden, daß eine Zertrümmerung vermieden wird.

Im Speditions- und kaufmännischen Getriebe erfahrene Männer sind für alle diese Verhältnisse in Anspruch zu nehmen. Die Sendungen werden im ganzen so kostbar sein, daß es sich wohl lohnt, der sorgfältigen, möglichst übersichtlichen Packung alle Sorgfalt zuzuwenden. — In welcher Weise die Sammlung der Lazarettbedürfnisse zu geschehen hat, darüber werden im Kriege jederzeit von der Centralstelle aus besondere Dispositionen getroffen werden, soweit es sich um die Versorgung der für die Feld- und Kriegslazarette bestimmten Depots handelt. Für alle Leistungen im Bereiche der heimatlichen stellvertretenden Kommandobehörden sind die Anordnungen der für die Bezirke der einzelnen Landes- und Provinzialvereine bestellten Delegierten maßgebend. Es ist notwendig, hervorzuheben, daß die Vereine eines Landes, einer Provinz, zunächst den nach Maßgabe ihrer übernommenen Verpflichtungen mehr oder weniger erheblichen Bedarf für die Reservelazarette, Verband- und Verpflegungsstationen, für die Ausrüstung der Sanitätskolonnen u. s. w. sicherstellen, bevor sie an weitere Sendungen denken.

Überall ausgleichend und verpflichtet, jeden Ausfall zu decken, muß im Kriege das Centralkomitee erwarten, von der Leistungsfähigkeit der Vereine möglichst früh unterrichtet zu werden.

Wir setzen dabei voraus, daß im Kriege die Frauenvereine gemeinschaftlich mit den sich bildenden Männervereinen in ihrer auf den Krieg gerichteten Thätigkeit völlig in die Organisation des roten Kreuzes aufgehen.

Da aber auch im Frieden die Beziehungen der Frauenvereine zu der Verwundeten- und Krankenpflege sich viel lebhafter gestalten werden wie bisher, so werden wir dafür Sorge tragen, daß für die auf den Krieg vorbereitende Thätigkeit auch im Frieden ein gemeinsames Organ geschaffen wird.

Auf die Organisationsfrage spezieller einzugehen, liegt außerhalb des Rahmens der vorstehenden Erläuterungen. Unter allen Umständen ist es aber, wie für alle Zweige der freiwilligen Krankenpflege, so namentlich für die materielle Hilfe auf dem Kriegsschauplatze notwendig, daß im Kriege alle Vereine sich der Gesamtorganisation der deutschen Vereine vom roten Kreuz unmittelbar anschließen. Wo über diese prinzipiell wichtigste Frage noch Zweifel bestehen sollten, müssen dieselben im Frieden ihre Erledigung finden.

Wir sind überzeugt, daß auch die hier zur Erörterung gekommenen Fragen der Kranken- und Verwundetenpflege und die gemeinsame Arbeit an derselben das Gefühl der Zusammengehörigkeit von Männer- und Frauenvereinen erhöhen wird, zum Wohle des Vaterlandes und zum Heile der verwundeten Krieger.

Berlin, den 19. Februar 1887.

Das Centralkomitee der Deutschen Vereine vom roten Kreuz.
Otto Graf zu Stolberg.

Der Vorstand des Vaterländischen Frauenvereins.
Charlotte Gräfin von Itzenblitz.

Anlage V.

Verzeichnis

derjenigen Verbandmittel und sonstigen Gegenstände, deren Beschaffung seitens der freiwilligen Krankenpflege schon in Friedenszeiten empfohlen wird.

---

1. Neue, nicht gebrauchte Leinwand, Shirting, Stouts, Mull, Gaze, Cambric in ganzen Stücken.

   Namentlich wird die Beschaffung der drei letztgenannten Stoffe in größeren Quantitäten empfohlen, da diese jetzt fast ausschließlich zu Verbänden — an Stelle der früheren Charpie und alten Leinwand — benutzt werden.

   In der chirurgischen Klinik der Charité werden beispielsweise monatlich ca. 8—10 000 m Mull, 800 m Gaze und 500 m Cambric gebraucht.
2. Verbandtücher.
3. Kompressen aus entfettetem Mull.
4. Stecklaken oder Unterlagen aus neuer Leinwand.
5. Kissenbühren oder Kissensäcke.
6. Binden von Cambric, von Mull zu je 5 m und von Gaze zu 8, 5 und 4 m. Die letzteren 4 m langen Gazebinden werden nur eingegipst verwandt.

   Da Gips, dem Zutritt der Luft ausgesetzt, zu Verbandzwecken leicht unbrauchbar wird, so wird empfohlen, die fertigen Gipsbinden aus der Fabrik von A. Marotzky in Neu-Buckow-Mecklenburg zu beziehen, welche dieselben von vorzüglicher Güte in luftdicht verschlossenen Pappschachteln oder Blechkästchen liefert.
7. Watte, sowohl gewöhnliche ungeleimte, wie auch entfettete.

   Watte wird ebenfalls in großen Quantitäten gebraucht.
8. Kopfnetze.
9. Tapetenspan (Schusterspan).
10. Einfache Verbandtaschen für Wärter.
11. Unterbindungspinzetten (vernickelt).
12. Kästchen mit je 6 Messern verschiedener Größe, vernickelt und — Schneide und Griff — aus einem Stück gearbeitet.
13. Pravazsche Spritzen (neusilberne zum Zusammenschrauben mit Stempel von Asbest) nach Overlach.

14. Wunddouchen (Irrigatoren) von Glas oder emaillirtem Eisenblech, dazu Ansatzspitzen von Glas.
15. Eiterbecken, nierenförmig, emaillirt oder aus Zinkblech.
16. Badewannen von Zinkblech für Arme und Beine.
17. Chloroform-Apparate.
18. Kisten oder Säcke mit Handwerkzeug.
19. Schienen und Lagerungsapparate aller Art.
20. Drahtbügel (Reihenbohrer) von Kupferdraht.
21. Bestecke zum Aufschneiden des Gipsverbandes.
22. Etuis mit Heft und Umstechungsnadeln verschiedener Größe.
23. Bestecke mit je 6 elastischen, auch einigen silbernen Kathetern verschiedener Stärke.
24. Kornzangen, Kugelzangen, Kleiderscheren.
25. Operationsleuchter mit Reflektor.
26. Inhalationsapparate.
27. Schlundröhren.
28. Bestecke mit Meißeln verschiedener Art.
29. Operationsanzüge für Ärzte und Wärter von Leinwand.

Von der Beschaffung auf Vorrat müssen ausgeschlossen werden alle Gegenstände, die durch längeres Lagern dem Verderben ausgesetzt sind.

Hierher gehören:

1. sämtliche mit Desinfektionsmitteln imprägnierte Verbandstoffe,
2. alle aus Kautschuk angefertigten Stoffe und Gegenstände,
3. alle wollenen Gewebe (Flanell).

Dringend zu empfehlen ist dagegen die Beschaffung von Desinfektions-Apparaten zum Sterilisieren von Verbandgegenständen vor deren Verwendung, sowie zur Desinfektion von Instrumenten.

Hierzu eignet sich besonders gut: Hennebergs Desinfektor mit Gasfeuerung, Konstruktion Ao.

Die Firma Rietschel und Henneberg, Berlin, Brandenburgerstraße Nr. 81, liefert den kompletten Apparat zum Preise von 450 Mark.

Für jeden Ort, in dem voraussichtlich im Falle eines Krieges ein Reservelazarett etablirt werden wird, müßte schon in Friedenszeiten ein derartiger Apparat beschafft werden.

Recht dringend empfohlen wird endlich die Beschaffung transportabler Baracken.

Derartige Baracken sind von vielen Krankenhäusern bezw. Militärlazaretten im Anschluß an feste Gebäude bereits seit einer Reihe von Jahren in dauernden Gebrauch genommen; sie haben sich vorzüglich bewährt und werden voraussichtlich in einem künftigen Kriege behufs Unterbringung von Verwundeten und Kranken eine hervorragende Rolle spielen.

In Friedenszeiten würden diese zu beschaffenden Baracken zur Isolierung einzelner Kranker, namentlich solcher, die mit Infektionskrankheiten behaftet sind, sowie zur zeitweisen Räumung der festen Krankenhäuser sehr gute Dienste leisten. Auch ist darauf Wert zu legen, daß möglichst viele Personen, namentlich aber freiwillige Krankenpfleger aus dem Stande der Techniker und Bauhandwerker über die Konstruktion der Baracken, über Aufbau und Abbruch derselben unterrichtet werden.

Von den auf ihre Zweckmäßigkeit bisher geprüften Baracken wird als geeignetste zur Anschaffung empfohlen die „Militär-Lazarett-Baracke (neuestes System Döcker)" mit Leistenverschluß, ohne innere Abteilungen, beiderseitig mit Leinwand bekleidet mit außen angehängtem Klosettraum, gewöhnlichem Fußboden mit Unterlagshölzern.

Die Baracke ist 15 × 5 m groß und gewährt den erforderlichen Raum zur Aufstellung von 18 Bettstellen.

Der Preis beträgt, je nach der Stärke der verwendeten Hölzer 3350 bis 3785 Mark. — Spezifizierter Kostenanschlag anbei.

Die Lieferung vermittelt Georg Goldschmidt, Berlin SW., Friedrichstraße Nr. 241.

Kostenanschlag II

über transportable Lazarett-Baracken

(neuestes System Döcker) ca. 15 × 5 m.

A. a)	1 Stück Militär-Lazarett-Baracke (neuestes System Döcker) mit Leistenverschluß ohne innere Abteilungen, beiderseitig mit Leinwand bekleidet, 1 außen angehängten Klosettraum, gewöhnlichem Fußboden mit Unterlagshölzern, ohne Verpackungskisten, die Rahmen der Wand- und Dachtafeln aus 33 mm starkem Holz gefertigt, also ca. 31 mm stark wie bisher geliefert	2925 ℳ
b)	Pro Baracke 2 Dachreiter	105 „
c)	Pro Baracke 2 Stück Rouleaux an dem Klosettvorbau aus Marquisenleinen mit Schnüren 2c zum Ziehen à 10 ℳ	20 „
d)	Pro Baracke 12[1] Stück Scheibengardinen aus creme Köper mit Messinggarnitur à 5,50 ℳ	66 „
e)	Pro Baracke 12 Stück Holzjalousien verstellbar à 19,50 ℳ	234 „
		3350 ℳ

[1] Bei Leinwandbaracken 12 Stück. Bei Pappbaracken 14 Stück, also bei den letzteren 2 Gardinen à 5,50 = 11 ℳ mehr.

Kostenanschlag III

über transportable Lazarett-Baracken

(neuestes System Döcker) ca. 15 × 5 m mit verstärkten Rahmenhölzern.

B. a) 1 Stück Militär-Lazarett-Baracke (neuestes System Döcker) mit Leistenverschluß, Leinwandbekleidung wie in Anschlag II. Die Wandtafeln aus 45 mm starkem Holz gefertigt einschließlich 2 Dachreiter) . . . . 3300 ℳ

c), d), e) wie im Kostenanschlage II . . . . 20 „ / 66 „ / 234 „

3620 ℳ

b) Dieselbe, jedoch Wand- und Dachtafeln aus 45 mm starkem Holz (einschließlich 2 Dachreiter) . . . . 3465 ℳ

c), d), e) wie im Kostenanschlage II . . . . 20 „ / 66 „ / 234 „

3785 ℳ

c) Dieselbe, die Wandtafeln aus 40 mm starkem Holz gefertigt (einschließlich 2 Dachreiter) . . . . 3176 ℳ

c), d), e) wie im Kostenanschlage II . . . . 20 „ / 66 „ / 234 „

3496 ℳ

d) Dieselbe, jedoch Wand- und Dachtafeln aus 40 mm starkem Holz gefertigt (einschließlich 2 Dachreiter) . . . . 3274 ℳ

c), d), e) wie im Kostenanschlage II . . . . 20 „ / 66 „ / 234 „

3594 ℳ

Anlage VI.

Verzeichnis

der zu einem Musterdepot gehörigen Gegenstände

aufgestellt im Anschluß an den Nachweis der Verbandmittel ꝛc vom 4. Juli 1886.

NB. Die auf Liste Nr. 1 verzeichneten Gegenstände können von dem Fabrikanten J. Thamm in Berlin NW., Karlsstraße Nr. 14, die auf Nr. 2 verzeichneten Gegenstände von dem Vorstande des Vaterländischen Frauenvereins in Berlin, Wilhelmstraße 73, bezogen werden.

Liste Nr. 1.

Verbandgegenstände, chirurgische Apparate ꝛc.

Lfde. Nr.	Nachweis Seite	Nachweis Nr.	Abschnitt I des Nachweises	Betrag ℳ	Betrag ₰
1.	9	17	Gips und Gipsbinden in Blechkasten	17	50
2.	9	18	Tapetenspan (Schusterspan)	1	—
3.	9	20	Telegraphendraht à Meter	—	05
4.	9	25	Irrigatoren, von emailliertem Eisenblech exklusive Zubehör	2	—
5.	9	26	Eiterbecken, nierenförmig, von Blech, emailliert .	1	60
6.	9	27	Badewannen von Zinkblech für Arme und Beine	22	50
7.	9	30a	Hohlschienen von Eisenblech für Arme und Beine, letztere mit Querstab (sog. T-Schienen nach Volkmann). Sämtliche Schienen in drei Größen	20	75
8.	9	30b	Englische Schienen	—	20
9.	9	30c	Schienen von Siebdraht (große und kleine) .	1	40
10.	9	30d	Schlittenapparat nach v. Volkmann zur Extension mit Eisenrollen, Heftpflaster, Stricken und Sandsack	7	50
11.	9	30e	Drahthosen mit Polster und Gurten	12	75
12.	9	30f	Watsonsche Schienen fürs Kniegelenk	8	—
13.	9	30g	Volkmanns Supinationsschiene (rechte und linke für Arm und Hand)	24	—
14.	10	31	Drahtbügel (Reifenbahren) von Kupferdraht, große und kleine	6	50
				125	75

Liste Nr. 2.

Lagerungs- und Bekleidungsgegenstände.

Lfde. Nr.	An- zahl	Abschnitt II des Nachweises	Betrag ℳ	Betrag ₰
1.	3	Lazaretthemden Nr. 1, 2 und 3	9	60
2.	1	Paar Barchentunterhosen	3	—
3.	1	Paar leinene Unterhosen	2	50
4.	1	Paar baumwollene Socken	1	—
5.	1	Paar wollene Socken	1	60
6.	1	Barchentunterjacke	3	95
7.	1	baumwollenes Taschentuch	—	30
8.	1	baumwollenes Halstuch	—	40
9.	1	Drillich-Krankenanzug (Rock, Jacke und Hose) . .	14	45
10.	1	Paar Pantoffeln	2	50
11.	1	Strohsack	2	35
12.	1	Strohkopfkissen	—	95
13.	3	Kissenbühren Nr. 1, 2 und 3	2	15
14.	1	leinene Unterlage	1	50
15.	1	leinenes Untersteck laken	3	10
16.	1	roter und 1 weißer Schlummerrollenbezug	—	90
17.	1	roter und 1 weißer Oreillerbezug	1	60
18.	1	leinenes Bettlaken, Decken- und Kopfkissenbezug . .	11	20
19.	2	baumwollene Armtücher 90, 110 und 120 cm breit	1	50
20.	1	Kopfnetz	—	25
21.	1	wollenes Hemd	2	75
22.	1	rotwollene Unterjacke	5	—
23.	1	leinener Operationsrock	4	—
24.	1	Päckchen 1. Verband	—	20
25.	1	Proben von Mull, Gaze, Cambric, Flanell nebst Binden nach Angabe des Abschnittes I des Nachweises der Verbandmittel rc vom 4. Juli 1886	3	15
			79	90

Sach- und Personenregister.

(Die Zahlen geben die Seitenzahl an.)

FSC
www.fsc.org
MIX
Papier | Fördert gute Waldnutzung
FSC® C083411

Kolibri 360 GmbH
Ferdinand-Jühlke-Straße 7
99095 Erfurt, Deutschland
produktsicherheit@kolibri360.de